支气管镜介入治疗

Interventional
Bronchoscopy

第2版

主编 王洪武 金发光 柯明耀

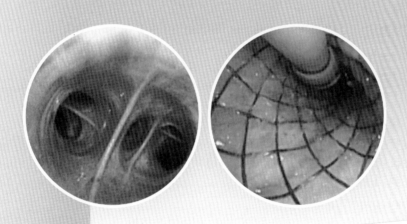

人民卫生出版社

图书在版编目（CIP）数据

支气管镜介入治疗 / 王洪武，金发光，柯明耀主编 . —2 版 . —北京：人民卫生出版社，2017
ISBN 978-7-117-24046-8

Ⅰ.①支… Ⅱ.①王… ②金… ③柯… Ⅲ.①气管镜 – 应用 – 呼吸系统疾病 – 介入性治疗 Ⅳ.①R560.5

中国版本图书馆 CIP 数据核字（2017）第 012217 号

| 人卫智网 | www.ipmph.com | 医学教育、学术、考试、健康，购书智慧智能综合服务平台 |
| 人卫官网 | www.pmph.com | 人卫官方资讯发布平台 |

支气管镜介入治疗
第 2 版

主　　编：王洪武　金发光　柯明耀
出版发行：人民卫生出版社（中继线 010-59780011）
地　　址：北京市朝阳区潘家园南里 19 号
邮　　编：100021
E - mail：pmph @ pmph.com
购书热线：010-59787592　010-59787584　010-65264830
印　　刷：中农印务有限公司
经　　销：新华书店
开　　本：787×1092　1/16　印张：23
字　　数：560 千字
版　　次：2012 年 3 月第 1 版　2017 年 3 月第 2 版
　　　　　2022 年 11 月第 2 版第 8 次印刷（总第 11 次印刷）
标准书号：ISBN 978-7-117-24046-8/R · 24047
定　　价：159.00 元
打击盗版举报电话：010-59787491　E-mail：WQ @ pmph.com
（凡属印装质量问题请与本社市场营销中心联系退换）

编 者 （按姓氏拼音排序）

保鹏涛（解放军第 309 医院呼吸科）

陈　愉（广州医学院第一附属医院广州呼吸疾病研究所呼吸内科）

陈正贤（广东省人民医院呼吸内科）

杜艳萍（厦门大学附属中山医院呼吸内科）

范伟斌（北京集翔多维信息技术有限公司）

傅恩清（第四军医大学唐都医院呼吸内科）

高继伟（中国煤矿工人北戴河疗养院尘肺病科）

庚国军（福建省厦门市中医院胸外科）

黄志俭（福建省厦门市第二医院厦门市呼吸中心）

贾　玮（天津胸科医院呼吸科）

金发光（第四军医大学唐都医院呼吸内科）

柯明耀（福建省厦门市第二医院厦门市呼吸中心）

赖国祥（南京军区福州总医院呼吸与危重症医学科）

李春梅（第四军医大学唐都医院呼吸内科）

李冬妹（煤炭总医院肿瘤内科）

李　蕾（煤炭总医院麻醉科）

李时悦（广州医学院第一附属医院广州呼吸疾病研究所呼吸内科）

李王平（第四军医大学唐都医院呼吸内科）

李月川（天津胸科医院呼吸科）

梁素娟（煤炭总医院呼吸科）

吕莉萍（安徽省胸科医院呼吸介入科）

宋之乙（中日友好医院胸外科）

孙培培（首都医科大学附属北京朝阳医院呼吸与危重症医学科）

陶梅梅（煤炭总医院呼吸科）

田　庆（解放军总医院胸外科）

童朝晖（首都医科大学附属北京朝阳医院呼吸与危重症医学科）

王伯良（第四军医大学唐都医院呼吸内科）

王洪武（煤炭总医院呼吸科）

王晓娟（首都医科大学附属北京朝阳医院呼吸与危重症医学科）

王小平（第四军医大学唐都医院呼吸内科）

王兆霞（煤炭总医院肿瘤内科）

王　臻(首都医科大学附属北京朝阳医院呼吸与危重症医学科)

谢永宏(第四军医大学唐都医院呼吸内科)

许　飞(南昌大学第一附属医院呼吸内科)

叶春晖(江苏省淮安市第一人民医院呼吸科)

雍雅智(福建省厦门市第二医院厦门市呼吸中心)

曾奕明(福建医科大学附属第二医院)

张洁莉(煤炭总医院肿瘤内科)

张　楠(煤炭总医院呼吸科)

张志浩(中国煤矿工人北戴河疗养院尘肺病科)

赵卫国(解放军第 309 医院呼吸科)

周艳秋(煤炭总医院呼吸科)

周云芝(煤炭总医院呼吸科)

邹　珩(煤炭总医院肿瘤内科)

学术秘书

苗　青(煤炭总医院呼吸科)

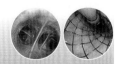

前　言

　　《支气管镜介入治疗》自 2011 年出版以来，深受广大读者欢迎，现已成为呼吸介入治疗领域重要的参考书。

　　支气管镜介入治疗是一门实操性很强的技术，也是一门需不断创新、持续发展的艺术，不但要有熟练的操作技巧，还要有完善的整合理念。本书在再版过程中，大大缩减了文字篇幅，简化了理论阐述，补充了近几年最新进展，特别是在大多数章节中增加了操作视频，突出其实用性。

　　本书凝聚了国内 40 多位支气管镜专家的集体智慧，当年的中、青年学者现已更加成熟，许多作者已成为这一领域的知名专家。但作者们仍不忘初心，在紧张的工作之余，对原来的稿件又进行了深加工，突出重点，简单易懂，特别是精选了许多宝贵的视频资料奉献给广大读者。这些视频资料既有基本技术（如氩等离子体凝固、冷冻、球囊导管扩张、支架置入、硬质镜等）的规范化操作，又有某些特殊良、恶性疾病的治疗流程，包括几种技术的联合应用，每步操作清晰可见，如云流水，似临其景，就像手把手演示一样。这样，一本全新的书就呈现在大家面前，相信大家看后肯定爱不释手。

　　但由于很多技术还缺乏统一规范，加上作者水平有限，书中错误在所难免，敬请广大读者指正。

　　希望各位同行不断交流学习，为促进我国呼吸内镜介入治疗技术的快速发展，做出应有的贡献。

王洪武　金发光　柯明耀

2017 年 2 月

目　录

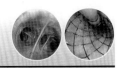

第一章

概　论

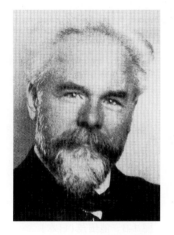

图 1-1　Gustav Killian（德国）

人类试图通过器械来观察自身体内的管腔已有两千多年的历史，但内镜的真正发展还是起于近代，一般可将其发展阶段分为：硬管式窥镜、半可屈式内镜、纤维内镜、超声与电子内镜等。目前按功能分别用于消化道、呼吸道、胸腔、腹腔、胆道、泌尿系、妇科、血管、关节腔等。支气管镜自 1897 年问世，至今已有 120 年的历史。1897 年，有"支气管镜之父"之称的德国科学家古斯塔夫·凯伦（Gustav Killian，1860—1921，图 1-1），首先报道了用长 25cm，直径为 8mm 的食管镜为一名患者从气道内取出骨性异物，从而开创了硬质窥镜插入气管和对支气管进行内镜操作的历史。随后支气管镜的发展经历了传统硬质支气管镜阶段，纤维支气管镜阶段，和现代电子支气管镜、纤维支气管镜、电视硬质气管镜、超声支气管镜等共用的三个历史阶段。

一、传统硬质支气管镜（rigid bronchoscope，RB）阶段

Killian 之后，美国医生薛瓦利埃·杰克逊（Chevalier Jackson，1865—1958，图 1-2）受到很大启发，1899 年 Jackson 因对食管镜进行了改良，发明了历史上真正的硬质支气管镜，被誉为美国的"气管食管学之父"。Jackson 给食管镜安装了独立的目镜，并在其末端设置了一个小灯，发明了用以照亮远端气道的辅助管道照明系统以及气道分泌物的吸引管。同时，他为支气管镜技术制定了规范化的操作程序，利用他改进的气管镜挽救了无数气道异物患者的生命。1934 年 W.B.Saunders 公司出版了 Jackson 所著的关于气管镜、食管镜和胃镜的专著。

Mayo Clinic 的 Anderson 等在 1965 年描述了运用硬质支气管镜获取一例疑诊结核的双肺弥漫性病变患者的肺组织标本，并确诊为转移性腺癌，这是历史上第一次经

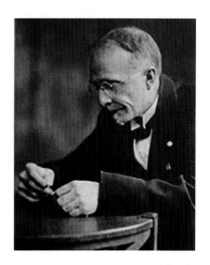

图 1-2　Chevalier Jackson（美国）

支气管镜肺活检术。20世纪中叶,Broyles 等进一步发展了光学长焦距镜头,使其既能观察前方,又能旋转角度观察其他方向,从而能够检查双侧支气管和双肺的上、下叶支气管,还设计了各种钳子,并证明支气管镜不仅可取出异物,而且也能用来诊断和治疗其他支气管和肺部疾病,使硬质支气管镜成为当时胸外科的主要诊疗手段之一,奠定了现今各型硬质气管镜的基础。

二、纤维支气管镜(flexible fiberoptic bronchoscope,FFB)阶段

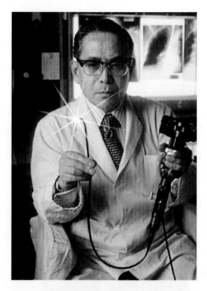

图 1-3　池田茂(日本)

1964年日本胸外科医生池田茂(Shigeto Ikeda,1925—2001,图1-3),在工作中发现传统的硬质支气管镜有一定的局限性和缺点,如操作难度大,患者需要进行全身麻醉以及不能到达更远端支气管等。因而他着手研制以能传导光线的玻璃纤维束为光传导源的可曲式支气管镜。1968年他任日本国立癌症中心气管食管镜室主任时在 Johns Hopkins 医学院向世人介绍了纤维支气管镜,这被誉为支气管镜发展历史上的里程碑。1970年池田教授到访著名的 Mayo Clinic,将由 Olympus 公司制造的纤支镜介绍给 Anderson 等人,在美国首先试用了3个月。随后纤维支气管镜技术在世界迅速得到普及,直到今天仍然是胸外科医生、呼吸内科医生、麻醉医生、急诊医生、耳鼻喉科医生等临床工作中不可缺少的工具。

1974年,池田茂等人发起成立了世界支气管病学协会(World Association of Bronchology,WAB),并在东京举行了第一届世界支气管镜大会(World Congress for Bronchoscopy,WCB)。在本次大会上,池田茂被推选为协会主席。WCB 以后在亚洲、美洲和欧洲轮流举行,每两年一届,至2016年已举办了19届可喜的是,第21届 WCB 将于2020年在中国上海举行。

纤维支气管镜的问世,使人们第一次完整地观察到了支气管树的腔内结构。池田茂等人为包括亚段在内的各级气管、支气管、肺组织进行了重新命名,并于1972年出版了英文版的纤维支气管镜图谱。纤维支气管镜在肺部疾病的诊断上起到了划时代的作用,尤其是在中心型肺癌的诊断中可以起到决定性作用,通过病灶活检和刷片细胞学检查而确诊肺癌。纤维支气管镜检查在肺癌早期诊断中起到了重要作用,使早期肺癌手术后5年生存率上升到83%。除了对中心型肺癌诊断以外,还可以通过 X 线或 CT 引导做经支气管肺活检,经支气管壁针吸活检或肺组织远端盲检等方法诊断外周性肺癌、肺弥漫性疾病和肺结核等。除了诊断以外,纤维支气管镜还可应用于治疗。通过纤维支气管镜引导可进行微波、电刀、氩气刀、激光、光动力治疗等,还可行高压球囊扩张、支架置入、气管插管、气道分泌物吸引、机械通气的气道管理、异物摘除、支气管肺泡灌洗等。

纤维支气管镜虽然有以上优势,但因管腔狭小、操作器械单一受限,吸引管口径小易堵塞,在很多气道疾病如大咯血及气道异物的治疗上受到了限制;另外因光导纤维等光学器件传导的清晰度欠佳,对气管、支气管黏膜的早期细微病变无法识别。以上这些都是纤维支气管镜的缺点所在。

三、现代电子支气管镜、纤维支气管镜、电视硬质支气管镜共用时代

随着电子技术和光学技术的不断发展,1983 年美国 Welch Allyn 公司研制成功了电子摄像式内镜。该镜前端装有高敏感度微型摄像机,将所记录下的图像以电信号方式传至电视信息处理系统,然后把信号转变成为电视显像机上可看到的图像。不久后,日本 Asahi-Pentax 公司即推出了电子支气管镜。电子支气管镜的清晰度高,影像色彩逼真,能观察到支气管黏膜细微的病变,配合以高清晰度电视监视系统和图像处理系统,极大地方便了诊断、教学和病案管理。近年来,自荧光支气管镜(autofluorescence bronchoscopy,AFB)、超声支气管镜(endobronchial ultrasound,EBUS)、窄谱支气管镜、光学相干断层、成像细胞内镜、共聚焦显微内镜以及各种导航技术也相继问世。

近 10 年来,随着全麻技术安全性的提高和介入肺脏医学技术的飞速发展,硬质支气管镜又重新受到许多医生的重视。硬质支气管镜操作孔道大、气道控制好、吸引好,如出现大出血,可通过器械、大孔径吸引管、激光、电刀、氩气刀等相关治疗而进行有效控制;另外由于孔径大,可插入大活检钳直接钳取气道肿瘤;也可用硬镜尖端斜面对肿瘤进行直接剥离,还可以插入可弯曲式支气管镜和其他各种介入器械进行镜下治疗,同时可通过侧孔进行高频机械通气,可适用于复杂气道病变的治疗,相对安全性高,有纤维支气管镜和电子支气管镜无法比拟的优势。

四、支气管镜在我国的应用和发展

支气管镜技术在我国自 1954 年开展以来,已有 60 多年的历史。我国著名的耳鼻咽喉科专家徐荫祥教授曾于 1940—1941 年赴美国费城坦伯尔大学师从 Jackson 教授,专门学习气管食管学,并最早在国内开展气管食管镜手术。20 世纪 50 年代初我国已有十余家医院可以将硬质支气管镜用于气道异物的摘取和气管肿瘤以及气管结核的诊断。后来由于种种原因,包括对外交流较少以及经费不足等,我国的支气管镜技术发展相对缓慢。20 世纪 70 年代初,北京协和医院在国内首先引进纤维支气管镜,随后多家单位也相继引进纤维支气管镜。改革开放以后,随着对外交流的增加,以及医疗卫生技术的快速发展,支气管镜技术也逐渐得到国内的重视和发展。1984 年中华医学会南京分会办起了全国唯一的《内镜》杂志,主要介绍和交流消化内镜的新技术。1991 年 10 月中华医学会呼吸分会在武汉举行的第四次全国呼吸病学术会议上成立了中国纤维支气管镜学组。1992 年的一项全国性调查表明在 600 张床位以上的综合医院中已经 100% 开展了支气管镜检查和治疗,300 张床位以上的医院中有 81.5% 开展了纤维支气管镜检查。1994 年 6 月在天津召开了第一届全国纤维支气管镜学术大会。2000 年 3 月中华医学会支气管镜学组在《中华结核和呼吸杂志》上发表了《纤维支气管镜(可弯曲支气管镜)临床应用指南(草案)》,内容包括国内常规支气管镜检查、治疗和经支气管镜肺活检的适应证、禁忌证、操作常规、并发症的处理等,进一步规范了支气管镜技术。2002 年中华医学会呼吸病学分会发表了《支气管肺泡灌洗液细胞学检测技术规范(草案)》,规范了支气管肺泡灌洗技术及检测常规。2002 年上海进行了可曲式支气管镜(包括纤维支气管镜和电子支气管镜)应用的调查,发现 2001 年二级以上医院开展的支气管镜诊疗项目累计已达 14 项之多,其中不乏一些国际领先的技术,如气道支架置入、微波、电刀、氩等离子体凝固、激光、冷冻、高压球囊扩张、光动力治疗、后装放疗、腔内超声等。近

年来,电子支气管镜在国内基本上得到普及,在三级甲等医院已达100%,在二级甲等医院亦可达到50%以上。另外,荧光、窄谱、超细、超声等支气管镜技术也在国内得到了迅猛发展。钟南山、王辰院士很关心支气管镜下介入诊疗技术的发展,多次牵头举办支气管镜新技术学术大会,促进了支气管镜技术的快速发展。目前,北京、上海、广州、西安等大城市都相继开展了国际上所有的各种支气管镜新技术,达到了国际领先水平。近年来王洪武教授提出了中央型气道的八分区方法和气道病变的分型方法,可准确判断病变的位置,有助于气管镜介入治疗方法的选择。

　　纵观我国介入肺脏医学的发展现状,我国一批中青年医务工作者不畏困难、创造条件、努力拼搏,并在气道良恶性肿瘤、支气管结核等疾病的腔内介入诊断与治疗,肺癌经皮介入射频消融、氩氦刀冷冻、微波热凝及组织间放射性粒子植入治疗、自发性气胸及支气管胸膜瘘的封堵等方面均做了很多有益的探索;特别是随着同国外同行间的交流日益增多,我们与国外的差距正在缩小。介入性肺脏医学涉及的领域包括胸外科、呼吸内科、危重症学科、耳鼻喉科、麻醉科和放射科等多个临床学科,也属于微创医学的范畴。介入性肺脏医学的诞生是临床医学发展的必然趋势,符合医学历史发展的客观规律。另外,电子技术、光学技术、计算机技术、医用材料学、纳米科学等的发展必定又将为支气管镜技术的发展注入新的动力,我们相信,支气管镜微创技术在不远的将来还会有更新的突破。

(金发光)

参 考 文 献

1. Killian G.Ueber directe bronchoscopic.MMW,1898,27:844-847.

2. Boyd D.Chevalier Jackson:The father of American bronchoesophagology.Ann Thorac Surg,1994,57:502-505.

3. Jackson C,Jackson CL.Bronchoscopy,esophagoscopy,and gastroscopy:a manual of perioral endoscopy and laryngeal surgery.Philadephia:W.B.Saunders Co.,1934:1865-1958.

4. Broyles EN.Optical and visual aids to broncho-esophagology.Ann Otol Rhinol Laryngol,1949,l58(4):1165-1170.

5. Broyles EN. The relationship of bronchoscopy to chest surgery.Laryngoscope,1952,62(8):784-786.

6. Andersen HA,Fontana RS.Transbronchoscopic lung biopsy for diffuse pulmonary diseases:technique and results in 450 cases.Chest,1972,62(2):125-128.

7. Ikeda S,Yanai N,Ishikawa S.Flexible bronchofiberscope.Keio J Med,1968,17(1):1-16.

8. 张捷,王长利.支气管镜发展史.中华医学杂志,2006,36(2):96-99.

9. 中直第一医院肺科支气管镜检查小组.一三五例支气管结核的分析.中华结核病杂志,1955,3(3):199-203.

10. 王鸣岐,吴亚梅,王健,等.全国356所综合性医院内呼吸专业设置情况的调查报告.中华结核和呼吸杂志,1992,15(2):117-118.

11. 王蓉,刘昌起.第一届全国纤维支气管镜学术会议纪要.中华结核和呼吸杂志,1994,17(6):326-328.

12. 中华医学会呼吸病学分会支气管镜学组.纤维支气管镜(可弯曲支气管镜)临床应用指南(草案).中华结核和呼吸杂志,2000,23(3):134-135.

13. 中华医学会呼吸病学分会.支气管肺泡灌洗液细胞学检测技术规范(草案).中华结核和呼吸杂志,2002,25(7):390-391.

14. 白冲,李强,王昌惠,等.上海市可曲性支气管镜应用情况调查.中华结核和呼吸杂志,2004,27(3):195-196.

15. 王俊,李剑锋,李运,等.电视激光硬质气管镜在大气道肿瘤治疗中的应用体会.中华胸心血管外科杂志,2005,21(2):66-68.

16. 王洪武,李冬妹,周云芝,等.硬质气管镜治疗810例次呼吸道病变的疗效分析.中华结核和呼吸杂志,2013,36(8):626-627

17. Seijo LM,Sterman DH.Interventional pulmonology.New Engl J Med,2001,344(10):740-749.

18. Bolliger CT,Mathur PN,Beamis JF,et al.ERS/ATS statement on interventional pulmonology.Eur Respir J,2002,19(2):356-370.

19. 金发光.介入性肺脏病学技术的发展现状与展望.解放军医学杂志,2008,33(7):785-789.

20. 金发光,李王平,穆德广,等.七种肺脏介入技术联合应用对肺癌早期诊断的价值.中华医学杂志,2009,89(24):1667-1671.

21. Sarkiss M. Anesthesia for bronchoscopy and interventional pulmonology：from moderate sedation to jet ventilation. Curr Opin Pulm Med,2011,17(4):274-278.

22. Rubio ER,Boyd MB. Standardization of interventional pulmonology training. Chest,2010,138(3):761-762.

23. Colt HG. Development and organization of an interventional pulmonology department.Respirology,2010,15(6):887-894.

24. 王洪武.恶性气管狭窄的多学科综合治疗.肿瘤防治研究,2014;41(1):5-7.

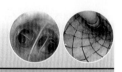

第二章

呼吸道的应用解剖及功能

呼吸道通常以喉环状软骨为界分为上、下呼吸系统两部分,临床上通常把鼻、咽、喉称上呼吸道,把气管、主支气管及肺内的各级支气管称下呼吸道。呼吸道主要是传导气体的通道,其末梢部分气道亦参与气体交换。呼吸道是支气管镜检查和治疗的主要对象,因而,在检查前,必须熟悉呼吸道的正常解剖及其功能。

第一节　上呼吸道解剖结构

一、鼻

鼻可分为外鼻、鼻腔、鼻窦三部分。外鼻位于面部中央。鼻腔始于鼻前庭,位于硬腭上,由鼻中隔分为左右两个鼻腔。鼻腔的侧壁有 3 个弯曲伸入腔内的骨性突起,称为鼻甲,在各个鼻甲的下方,分别形成上、中、下三个鼻道。鼻中隔黏膜有丰富的毛细血管网,鼻出血易在此部位发生。操作支气管镜时,大部分患者是从鼻腔插入,经鼻道穿过后鼻孔通向喉腔。操作支气管镜时要从通畅的鼻腔插入,一侧鼻中隔弯曲或下鼻甲肥大时,应从另一侧插入,鼻黏膜充血、水肿时,可使用鼻黏膜收缩剂后再插入。

二、咽

咽可分为鼻咽、口咽和喉咽三个部分。咽部为鼻腔和口腔后方的通道,上起颅底,下止于环状软骨平面下缘,相当于第 6 颈椎食管入口平面,成人全长约 12~14cm。后方为颈椎,两侧与颈部大血管和神经相邻。

鼻咽部位于鼻腔的后方,经后鼻孔与鼻腔相通。鼻咽两侧各有一咽鼓管开口,其后方有一光滑的唇状隆起,称为咽鼓管隆突,隆突之后上方有一凹陷,称为咽隐窝,是鼻咽癌的好发部位。口咽位于口腔的后方,上起软腭游离缘,下达会厌上缘,软腭中央呈圆锥形之下垂体是腭垂。喉咽位于喉的后部,上连口咽,下接食管,上宽下窄,形成漏斗状。喉咽部外下方即喉两旁深窝为梨状隐窝。

三、喉

喉上通喉咽,下接气管,既是呼吸器官,又是发音器官(图 2-1-1)。喉腔由单个的甲状软

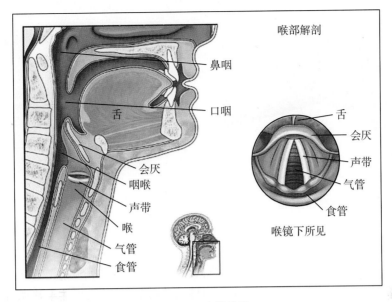

图 2-1-1　喉的构造

骨、环状软骨、会厌软骨,以及成对的柱状软骨、小角软骨、楔状软骨,还有软骨间的关节和(或)喉肌及韧带等组成。喉腔内部有两对皱襞,上面一对是室襞(亦称假声带);其下面一对为声襞(声带)。两侧声带之间的裂隙为声门,是喉腔最狭窄部分。静息呼吸时声门随之缩舒,深呼吸时,声门大开。根据喉腔的解剖特点及功能,进行支气管镜检前应口服强止咳药,检查时应进行局部麻醉,气管镜进入声门时应嘱患者深吸气,以便支气管镜顺利插入气管。

第二节　气管、支气管的应用解剖

一、气管

　　气管为后壁略扁平的隧道状管道,上端平第 7 颈椎下缘与喉相连,向下至胸骨角平面分为左、右支气管,分叉处为气管杈(图 2-2-1)。气管杈处有一向上凸出的半月状嵴,称为气管隆突(图 2-2-2)。

　　气管的长度和直径大小,因性别和年龄而不同。成年人约长 10~12cm,横径约 1.8~2.5cm。气管由软骨、平滑肌纤维和结缔组织构成。气管软骨呈 U 字形,约占气管周径的2/3,多数为 14~16 个,其缺口向后由平滑肌纤维和结缔组织构成的膜壁所封闭。气管内覆以黏膜,黏膜上皮为假复层纤毛柱状上皮,上皮细胞的层数随支气管分支内径变小而减少,上皮中有纤毛细胞、杯状细胞、基底细胞、刷细胞、神经内分泌细胞和神经上皮小体。气管、支气管外膜由透明软骨和结缔组织构成。

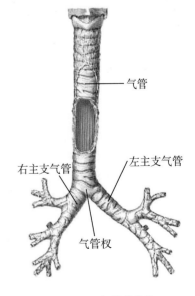

图 2-2-1　气管的构造

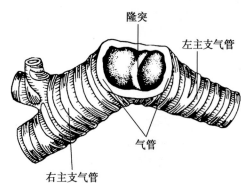

图 2-2-2　隆突的构造

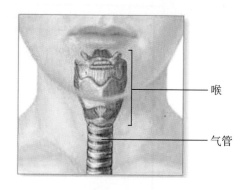

图 2-2-3　气管颈段

气管依其所在的部位而分为颈段和胸段两部分,气管颈段(图 2-2-3)位置较表浅,在颈前正中环状软骨弓下缘与胸骨颈静脉切迹方向可清楚扪及,长约 6~7cm,有 7~8 个气管软骨环。气管周围组织疏松,故气管容易移动。当仰头或低头时,气管可上下移动约 1.5cm;头转向一侧时,气管随之转向同侧,而气管后方的食管则移向对侧。故颈部或纵隔其他器官病变可推挤牵拉气管,使气管移向一侧。气管颈部上段位置较浅,且较固定,下段位置较深,距皮肤约 4cm。故气管切开位置应在上段,同时应保持头正中位,并尽量后仰,使气管贴近体表。

气管切开术一般多切开 2、3 气管软骨环。因气管颈段前方有上述诸多重要结构,在施行气管切开时应予以注意,尤其是幼儿应高度重视解剖结构。

气管胸段(图 2-2-4)的前方有胸骨柄、胸骨舌骨肌、胸骨甲状肌的起始部、胸腺、甲状腺下静脉、左头臂静脉、主动脉弓、头臂干和左颈总动脉等。头臂干和左颈总动脉从主动脉弓发出后分别位于气管的右侧和左侧上行入颈部。后方为食管,后外有喉返神经。右侧有右肺和右胸膜、右头臂静脉、上腔静脉和奇静脉。左侧上有主动脉弓和左锁骨下动脉。

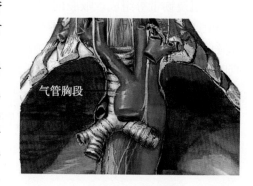

图 2-2-4　气管胸段

二、支气管

气管在胸骨角平面分成左、右支气管(见图 2-2-2),支气管镜下的辨认标志为隆突。左右支气管在第 5 胸椎平面分成 65°~80°角。

(一) 右主支气管

长约 2cm(自隆突到右上叶管口上缘),右主支气管粗、短而陡直,为气管向下的延续,其下缘与气管中线的夹角为 25°~30°。气管内异物多坠入右主支气管。右主支气管平第 5 胸椎体高度进入右肺门,其前方有升主动脉,右肺动脉和上腔静脉,后上方有奇静脉沟擘。

右主支气管分为上叶支气管和中间段支气管(上叶管口下缘到中叶支气管上缘)。中间段支气管长约 1.5cm,又分为中叶与下叶支气管。

1. 右上叶支气管 与支气管约成90°角,起自右支气管后外壁,上叶支气管距开口约1.0cm~1.2cm处又分出三个肺段支气管,即尖段、后段与前段,也有少数发生变异,仅分为2支肺段支气管。

2. 右中叶支气管 约距上叶开口下方1.5cm处开口于中间段支气管的前壁。距中叶开口约1.0~1.5cm处又分出两个段支气管,即外侧段和内侧段,少数为上下叶开口,如同左肺上叶的舌支。

3. 右下叶支气管 即右支气管的延长部分,开口于中叶支气管后下方。在下叶支气管后壁与中叶支气管开口的对侧或略低0.3~0.6cm处有下叶背段开口,有时下叶背段开口略偏于外侧。在背段开口下方约1.5cm处即在下叶支气管内壁有内基底段的开口。由内基底段开口再往下约0.5cm处,又分为三个基底段,即前基底段、外基底段和后基底段。前基底段的开口在下叶支气管的前外侧壁,其下约1cm处有外基底段即后基底段的开口,有时这三个基底段开口处于对等地位,呈三角形。在下叶内基底段开口下后壁有时有背下段开口存在。

（二）左主支气管

左主支气管细长而倾斜,长约4cm,其下缘距气管中线夹角为40°~50°,平第6胸椎高度进入左肺门。左主气管前方有左肺动脉,后方有食管、胸导管和胸主动脉,上当有主动脉弓跨过。左主支气管分为上叶和下叶支气管。

1. 左上叶支气管 左上叶支气管开口在左支气管前外侧壁,相当于8~2点钟部位,距气管隆突约4.0cm,离上叶开口1.0~1.5cm处又分为2支,即上支和舌支。上支继续呈弧形弯曲向上方,不到1.0cm处发出前支相继又发出后支。舌支位于前下方,相当于右肺中叶,又分出上舌支和下舌支。

左上叶支气管分支可有下列各种异常情况:①上叶的上支和舌支各单独由左主支气管分出;②由于上支前支的移位,使上叶支气管形成三分支型;③由于前支的分裂或尖后支的分裂,使上支形成三分支型。

2. 左下叶支气管 向下、外侧后方走行,距下叶支气管开口不到1.0cm处后壁有下叶背段开口。下叶支气管继续下行1.0~2.0cm又形成两分支,一为前内基底段,另一为外后基底段。内基底段与前基底段起自前方的共同支,合称为前内基底段;外基底段与后基底段起自后方的共同支,分别为外基底段和后基底段。有人主张内基底段不是独立分支,只是前基底段而已,从而认为左肺仅有八个肺段支。

下叶支气管也可以有下列各种异常情况:①有背下支或内基底支存在;②偶尔只有外基底支和后基底支存在而缺少前基底支。

（三）支气管树的命名

支气管树的命名,国内外尚未完全统一,我国基本上沿用国际命名法(图2-2-5,表2-2-1)。随着超细支气管镜的出现,可观察到6~8级细支气管,对于肺中带和外带的部分病变亦能发现和诊断。

三、气管、支气管的组织结构

气管、支气管的组织结构基本相似,由内向外共分为4层,即黏膜层、黏膜下层、纤维软骨层和外膜。黏膜又分为上皮、基底膜和固有层。黏膜下层由疏松结缔组织所组成,其中有

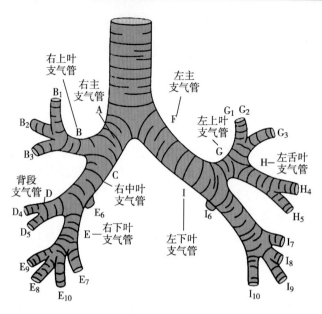

图 2-2-5　支气管树模式图

表 2-2-1　支气管树的命名

支气管名称	右侧	左侧
Ⅰ级 （主干支气管）	右主支气管 右中间段支气管	左主支气管
Ⅱ级 （叶支气管）	右上叶支气管 右中叶支气管 右下叶支气管	左固有上叶支气管 舌叶支气管 左下叶支气管
Ⅲ级 （段支气管）	右上叶 $\begin{cases}\text{尖段支}(B^1)\\\text{后段支}(B^2)\\\text{前段支}(B^3)\end{cases}$ 右中叶 $\begin{cases}\text{外侧支}(B^4)\\\text{内侧支}(B^5)\end{cases}$ 右下叶 $\begin{cases}\text{背段支}(B^6)\\\text{内基底段支}(B^7)\\\text{前基底段支}(B^8)\\\text{外基底段支}(B^9)\\\text{后基底段支}(B^{10})\end{cases}$	左上叶 $\begin{cases}\text{尖后段支}(B^{1+2})\\\text{前段支}(B^3)\\\text{上舌段支}(B^4)\\\text{下舌段支}(B^5)\end{cases}$ 左下叶 $\begin{cases}\text{背段支}(B^6)\\\text{内前基底段支}(B^{7+8})\\\text{外基底段支}(B^9)\\\text{后基底段支}(B^{10})\end{cases}$
Ⅳ级 （亚段支气管）	右上叶 $\begin{cases}1\begin{cases}\text{尖亚段支}(B^{1a})\\\text{前亚段支}(B^{1b})\end{cases}\\2\begin{cases}\text{后亚段支}(B^{2a})\\\text{外亚段支}(B^{2b})\end{cases}\\3\begin{cases}\text{外亚段支}(B^{3a})\\\text{内亚段支}(B^{3b})\end{cases}\end{cases}$	左上叶 $\begin{cases}1+2\begin{cases}\text{尖亚段支}(B^{1+2a})\\\text{后亚段支}(B^{1+2b})\\\text{外亚段支}(B^{1+2c})\end{cases}\\3\begin{cases}\text{外亚段支}(B^{3a})\\\text{内亚段支}(B^{3b})\\\text{上亚段支}(B^{3C})\end{cases}\end{cases}$

续表

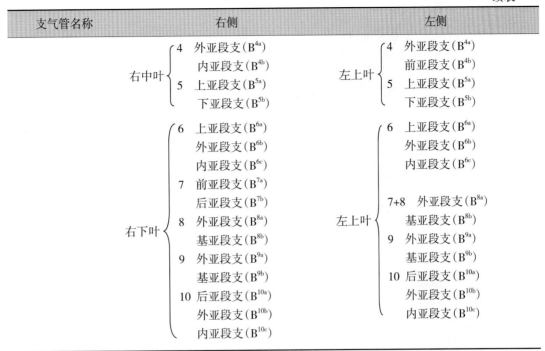

支气管名称	右侧	左侧
右中叶	4 外亚段支（B^{4a}） 内亚段支（B^{4b}） 5 上亚段支（B^{5a}） 下亚段支（B^{5b}）	4 外亚段支（B^{4a}） 前亚段支（B^{4b}） 5 上亚段支（B^{5a}） 下亚段支（B^{5b}）
		左上叶
右下叶	6 上亚段支（B^{6a}） 外亚段支（B^{6b}） 内亚段支（B^{6c}） 7 前亚段支（B^{7a}） 后亚段支（B^{7b}） 8 外亚段支（B^{8a}） 基亚段支（B^{8b}） 9 外亚段支（B^{9a}） 基亚段支（B^{9b}） 10 后亚段支（B^{10a}） 外亚段支（B^{10b}） 内亚段支（B^{10c}）	6 上亚段支（B^{6a}） 外亚段支（B^{6b}） 内亚段支（B^{6c}） 7+8 外亚段支（B^{8a}） 基亚段支（B^{8b}） 9 外亚段支（B^{9a}） 基亚段支（B^{9b}） 10 后亚段支（B^{10a}） 外亚段支（B^{10b}） 内亚段支（B^{10c}）

较大的血管、淋巴管，并含有黏液-浆液混合腺。腺体穿过上述的弹力纵束进入固有层，再开口于黏膜表面。慢性呼吸道感染时，黏液腺常有肥大，可致气管腔狭窄。纤维软骨层由弹力纤维、气管软骨及其间的软骨韧带组成。在气管、支气管的膜部，在黏膜下层深层出现横行的平滑肌。气管、支气管外膜是由疏松的结缔组织所形成的一层薄层。

第三节 气管、支气管周围的淋巴结分布

气管、支气管周围的淋巴结肿大和伴癌性转移时，常压迫气管、支气管，引起管腔变形和狭窄。另外，转移癌也可通过转移的淋巴结侵及气管和支气管而加重狭窄，同时也可影响气管、支气管的动力学变化。近年来，随着支气管内超声内镜（EBUS）技术的发展，支气管镜对气道周围及外周病变也有很好的诊断价值，同时对引导支气管镜治疗也有非常重要的作用。因此，熟悉淋巴结的分布部位，对支气管镜检、诊断和治疗都是有帮助的。

日本肺癌协会1978年定型的气管、支气管周围淋巴结命名如下（图2-3-1）。

1. 纵隔上淋巴结 位于胸腔内气管上1/3的纵隔最上淋巴结。

2. 气管旁淋巴结 位于气管两侧的淋巴结，即位于纵隔上淋巴结和气管支气管淋巴结之间的淋巴结。

3. 气管前淋巴结 是指纵隔上淋巴结以下，位于气管前壁的淋巴结，右侧的气管前淋巴结前达上腔静脉后壁，左侧的气管前淋巴结达无名静脉后壁。

3a 纵隔前淋巴结：右侧的位于上腔静脉前壁之前，左侧的位于无名静脉的前壁之前。

3b 气管后淋巴结：是指位于气管后壁的淋巴结。

4. 气管支气管淋巴结 位于气管和支气管构成钝角处的淋巴结。在右侧位于奇静脉

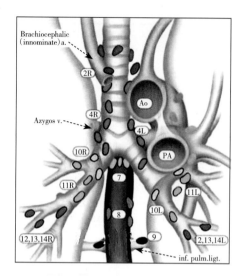

上纵隔淋巴结

● 1 最高纵隔淋巴结

● 2 上段气管周围淋巴结

● 3 血管前和逆气管

● 4 下段气管周围
（包括奇静脉淋巴结）

N2=single digit, ipsilateral
N3=single digit, contralateral or supraclavicular

主动脉淋巴结

● 5 主动脉下淋巴结

● 6 主动脉周围淋巴结
（包括降主动脉和膈神经）

下纵隔淋巴结

○ 7 隆突下

● 8 食管周围
（隆突下方）

● 9 肺韧带

N1 淋巴结

○ 10 肺门淋巴结

● 11 肺叶内淋巴结

● 12 肺叶淋巴结

● 13 肺段淋巴结

● 14 肺亚段淋巴结

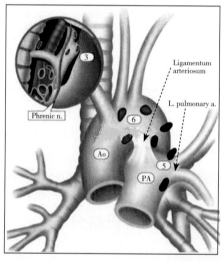

图 2-3-1　气管、支气管周围的淋巴结

内侧,在左侧被主动脉弓内侧壁所包围,位于动脉导管和动脉韧带淋巴结附近。

5. 主动脉下淋巴结　位于主动脉弓下缘和左肺动脉上缘之间,亦称动脉导管或动脉韧带淋巴结。

6. 主动脉旁淋巴结　位于升主动脉和主动脉弓外侧壁的淋巴结。

7. 气管叉下淋巴结　位于气管分叉部的淋巴结。

8. 食管旁淋巴结　位于气管权以下,邻近食管的淋巴结。

9. 肺韧带淋巴结　位于肺韧带内的淋巴结。位于肺下静脉后壁和下缘的淋巴结亦包括在内。

10. 主支气管周围淋巴结　位于主支气管周围的淋巴结。

11. 肺叶间淋巴结　位于肺叶支气管间的淋巴结。在右侧,根据需要可分为肺上中叶间淋巴结肺叶间淋巴结上和中下叶间淋巴结肺叶间淋巴结下。

12. 肺段淋巴结　位于肺段周围的淋巴结。

13. 肺段下周围淋巴结　位于肺段下支气管周围或包括末梢支气管周围在内的淋巴结。1~9 称为纵隔淋巴结；10~12 称为肺门淋巴结；13 和 14 称为肺内淋巴结。

第四节　呼吸道的动力学变化

支气管镜下可见声带位于喉腔的内下方,呈白色,表面光滑,边缘菲薄,两侧对称。它的前半部叫膜间部,在两侧声带之间;后半部在两侧杓状软骨之间,叫软骨间部。在平静呼吸时,膜间部呈三角形,软骨间部近似方形。深呼吸时,由于声带突的外转而使整个声门裂呈菱形,此时可见其下方的气管软骨环。发声时,两侧声带紧张,靠近,声门裂膜间部呈一狭窄的裂隙,甚至关闭,还可以见到由于气流冲击声带而发生的震动。当声带麻痹或声带上有病变时,可影响声带的活动。在进行支气管镜检时,当支气管镜要通过声门以前时,应让患者深吸气,声门张开,有利于气管镜的插入。

呼吸时,气管、支气管有一定的活动性。吸气时横径变宽,长径变长,呼气时相反。咳嗽时支气管迅速短缩、管腔变窄,使气管、支气管呈残月状,这是由于后方的膜部凸入软骨的半环腔内所致。气管、支气管内膜突然变窄,可以引起气流流速加大,有效地冲净黏膜。某些疾病,如变态反应性疾病、慢性支气管炎哮喘型、丁卡因麻醉过敏等,均可引起支气管平滑肌痉挛,使呼吸道明显变窄。支气管镜检时,部分患者可发生支气管平滑肌痉挛,引起严重呼吸困难。

气管隆突在吸气时锐如刀状,在呼气时则前后径缩短、隆突增宽,这是由于气管下部的后壁膜部向腔内凸入之故。当气管叉下淋巴结增大压迫隆突时,可使隆突变短、变宽、变形和固定,不受呼吸运动的影响。支气管嵴部亦有类似的情况,可在受癌肿浸润和管外淋巴结压迫时,出现管壁僵直及嵴部增宽、固定。

（金发光）

参 考 文 献

1. 彭志源.医院呼吸科临床技术操作规范手册.合肥:安徽音像出版社,2004.

2. 刘长庭.纤维支气管镜诊断治疗学.北京:北京大学医学出版社,2009.

3. 任心良,曾因明,陈伯銮.现代麻醉学.北京:人民卫生出版社,2009.

4. 张朝佑.人体解剖学.北京:人民卫生出版社,2009.

5. 周康荣.胸部颈面部 CT.上海:上海医科大学出版社,1996.

6. Unroe MA,Shofer SL,Wahidi MM. Training for endobronchial ultrasound:methods for proper training in new bronchoscopic techniques. Curr Opin Pulm Med,2010,16(4):295-300.

7. Hermens FH,Limonard GJ,Termeer R,et al. Learning curve of conventional transbronchial needle aspiration in pulmonologists experienced in bronchoscopy. Respiration,2008,75(2):189-192.

8. Park J,Jang SJ,Park YS,et al. Endobronchial ultrasound-guided transbronchial needle biopsy for diagnosis of mediastinal lymphadenopathy in patients with extrathoracic malignancy.J Korean Med Sci,2011,26(2):274-278.

9. Navani N,Booth HL,Kocjan G,et al. Combination of endobronchial ultrasound-guided transbronchial needle aspiration with standard bronchoscopic techniques for the diagnosis of stage I and stage II pulmonary sarcoidosis.

Respirology,2011,16(3):467-472.

10. Khoo KL,Ho KY. Endoscopic mediastinal staging of lung cancer. Respir Med,2011,105(4):515-518.

11. Tian Q,Chen LA,Wang HS,et al.Endobronchial ultrasound-guided transbronchial needle aspiration of undiagnosed mediastinal lymphadenopathy.Chin Med J(Engl),2010,123(16):2211-2214.

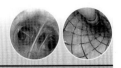

第三章

支气管镜最新设备介绍

第一节　奥林帕斯 EVIS LUCERA ELITE 290 系统

一、EVIS LUCERA ELITE 290 系统的特点

1. 通过使用 HDTV 画质（BF-H290）可实现高清晰度观察。精细、清晰的图像提供了对支气管表面进行详细、精确的观察。

2. 与 BF-260 和 BF-1T260 相比，BF-Q290 和 BF-1TQ290 在未增大插入部直径的情况下，显著改善了画质，实现的画质与 BF-6C260 相当。

3. 更高的帧频，更少的闪光和分色（彩虹效果降低）。AFI 模式中图像帧率从 10Hz 提高到 20Hz，目前与白光图像相同。因此分色更少，确保方便观察。290 系统增加了旋转滤色片的速度，以提高闪光效果。

4. 通过增强颜色再现功能　新款图像处理装置可提供优质图像。镜子与系统的有效组合提供了优质的成像。

5. 支持多高清信号传输　16∶9 和 16∶10 的输出模式可兼容 HDTV 监视器。可支持模拟、HD-SDI 和 DVI 信号输出。

6. 有预冻结功能　在捕捉静止图像时，预冻结功能有助于医师节省时间并消除疲劳感。CV-290 将自动暂时存储一系列快速连续的手术图像。当捕捉静止的图像时，预冻结功能将分析之前的图像，显示并保存所希望的视图中最清晰的图像。本功能有助于医师在可能的最短时间内获得清楚的影像记录。

7. 可与外部设备的直接连接避免了复杂的电缆连接，从而加快了传输速度。

8. 奥林帕斯文件处理系统提高了网络的可扩展性。

9. 画中画及索引功能有效辅助观察。

10. 作为数据管理的标准，可兼容便携式存储器，并可简单连接及上传数据。

11. 可兼容的文件设备支持 DV 传输，可外接录像设备。

12. 通过自体荧光成像（AFI）　290 系统的 CV-290 和 CLV-290SL 能提供高画质、低噪点、平滑准确的成像，提高了诊察能力并支持对黏膜的准确观察（仅限 BF-F290）。AFI 技术以精细、清晰、高对比度的图像突出显示炎性和肿瘤组织，从而轻松地区分正常和异常组织，有助于病变的及早检出。通过照射激励光（390~470nm），观察胶原蛋白等荧光物质发出的自体荧

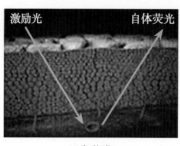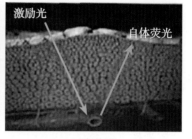

图 3-1-1　AFI 的原理

光,波长 540~560nm 的光被循环血红蛋白吸收(图 3-1-1)。自体荧光非常微弱,常规的 CCD 很难捕获,奥林帕斯兼容 AFI 功能的内镜采用了高灵敏度的 CCD,可实现清晰稳定的图像 (图 3-1-2)。

13. EVIS LUCERA ELITE(290 系统)所具备的窄带成像(NBI)可提供相当于 EVIS LUCERA SPECTRUM(260SL 系统)两倍的可视距离,在有效降低噪点的同时,图像由暗到明的转换速度更加迅速。NBI 是一种光学成像强调技术,可增强黏膜表层的血管和其他组织的可视性,NBI 将白光过滤为特定波长的光,这些光将被血红蛋白吸收,并且只能穿过人体组织的表层。从而大大增强了表层结构和黏膜毛细血管的视觉对比度。

14. 高清晰度电子放大　利用 1.4、1.6、1.8 倍的电子放大可实现近距离观察(图 3-1-3),并可保持高画质(仅限 BF-H290)。

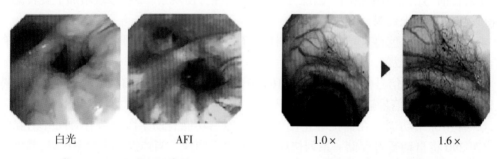

白光　　　　　AFI　　　　　　　1.0×　　　　　　1.6×

图 3-1-2　AFI 显示的图像　　　　　　图 3-1-3　NBI 放大系统

二、EU-ME2 PREMIER PLUS 通用型超声内镜图像处理装置

(一) 特点

1. 高画质图像　新研发的信号优化处理设计为电子环扫提供了高分辨率图像。将电子和机械扫描功能融为一体,拓展了超声支气管镜的应用范围。

2. 功能增强,便于使用　用于超声内镜和小探头的一体化图像处理装置。键盘上所见的位置更合适,还有内置触摸板和轨迹球,以方便操作。EU-ME2 的键盘可以控制图像处理装置和超声内镜图像处理装置。

3. 采用 EU-ME2,通过微创 EBUS-TBNA 技术可准确采集样本　EBUS-TBNA 用于观察和肺癌分期,可提高肺癌分期的准确性,从而可以提高治疗水平。EU-ME2可以实时观察目标淋巴结或肿块,并在超声引导下确认针的放置。

(二)独特的新功能

1. 组织谐波(THE)模式(图3-1-4) 超声波穿过组织时将发生扭曲,并产生谐波分量。THE模式利用这些分量来构建目标区域的图像。谐波成像的优势包括提高分辨率,改善信噪比,以及减少伪像。

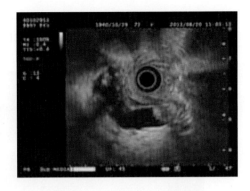

图3-1-4 组织谐波(THE)模式

2. 弹性成像(ELST)模式 弹性成像(elastography,elasticity imaging)是Ophir等于1991年首先提出,近十余年得到了迅速的发展,丰富了临床医师的诊断信息,具有重要的临床价值及广阔的应用前景。弹性成像的基本原理是对组织施加一个内部(包括自身的)或外部的动态或静态/准静态的激励,组织将遵循弹性力学、生物力学等物理规律产生一个响应,例如位移、应变、速度的分布产生一定改变。利用超声成像方法,结合数字信号处理或数字图像处理技术,估计出组织内部的相应变化,间接或直接反映组织内部的弹性模量等力学属性的差异即超声弹性成像。

实时组织弹性成像(real-time tissue elastography,RTE)即将受压前后回声信号移动幅度的变化转化为实时彩色图像,弹性系数(反映组织抵抗弹性变形的能力)小的组织受压后位移变化大,显示为红色;弹性系数大的组织受压后位移变化小,显示为蓝色;弹性系数中等的组织显示为绿色;以色彩对不同组织的弹性编码,借其反映组织硬度,据此鉴别局灶性病变的良恶性,在乳腺疾病中的应用最为常见。

日本Izumo根据颜色分布将淋巴结分为三种类型(图3-1-5):1型,非蓝色(绿色,黄色和红色)为主;2型,部分蓝色、部分非蓝色(绿色,黄色和红色);3型,蓝色为主。使用凸阵超声支气管镜配合新型内镜超声主机,对75枚肺门和纵隔淋巴结(33枚为良性,42枚为恶性)的弹性成像图进行评估,发现1型100%为良性;2型良、恶性各占46.9%和57.1%;3型良、恶性各占5.4%和94.6%;这一方法的敏感性、特异性、阳性预计值、阴性预计值和诊断准确率分别为100%、92.3%、94.6%、100%和96.7%。结果表明,这一无创技术有助于鉴别肺门和纵隔淋巴结的良恶性,更有助于在超声引导下经支气管针吸活检术中预测淋巴结的转移情况。

3. 脉冲波多普勒(PW)模式 脉冲多普勒可在指定位置测量血流速率,同时显示横截面图像(图3-1-6),以确定目标血管。

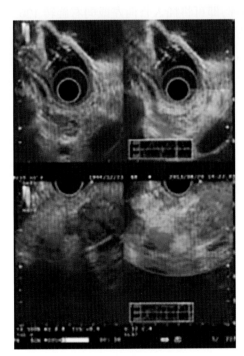

图3-1-5 淋巴结弹性成像

4. H-FLOW 模式   H-FLOW 模式对于显示内镜先端周边的细小血管尤其有用(图 3-1-7),并有助于避开血管,在 EUS-FNA/EBUS-TBNA 中进行准确操控。

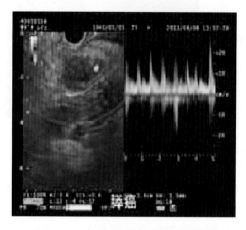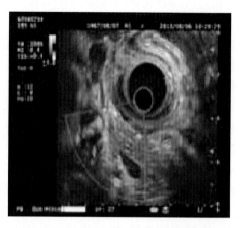

图 3-1-6 脉冲多普勒测量血流速率   图 3-1-7 H-FLOW 模式显示内镜先端周边的细小血管

5. 造影谐波 EUS(CH-EUS)模式   CH-EUS 模式采用谐波描出技术,可提示医生判断肿瘤及其他异常生长(图 3-1-8)。

三、BF-1TQ 290 电子支气管镜

1. 出色的高画质   与前一代旗舰型(BF-6C260)相比具有高分辨率的画质。

2. 插入管旋转功能   只需旋转内镜操作部上的环,即可将插入管向左或向右旋转 120°(图 3-1-9)。本功能使支气管镜医师实现对插入管的精准控制。操作者可以通过操作旋转控制环而不是支气管镜的操作部来改变插入管的方向,这样有助于更轻松的操作和顺畅的插入,减轻操作者的疲劳感。

支气管镜医师可轻松地调整支气管镜先端的位置,有助于选择向其中插入内镜诊疗附件的支气管。内镜诊疗附件的操作涉及支气管镜医师和助手两个方面。可利用插入管旋转功能调整钳子管道口至对于整个团队每个人最便捷、易于触及的位置。

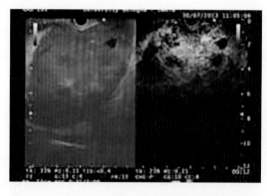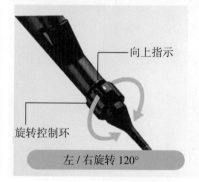

向上指示

旋转控制环

左/右旋转 120°

图 3-1-8 CH-EUS 模式显示肿瘤及其他异常生长   图 3-1-9 插入管旋转钮

宽广的弯曲角度：

BF-H290 和 BF-Q290 拥有宽广的弯曲角度,有助于顺畅地插入肺上叶支气管,并在插入内镜诊疗附件的情况下实现更大的弯曲角度。

3. 宽大的钳子管道　钳子管道直径增大至 3.0mm,提高了使用大钳杯活检钳等各种诊疗附件的能力,同时也提高了吸引量。

4. NBI(窄带成像)　NBI 是一种光学成像强调技术,可增强黏膜表层血管的可视性。NBI 明亮度是 BF-1T260 与 CV-260、CLV-260SL 配套使用时的 2 倍。

5. 防水的一触式接头　新型的接头设计大大优化了病例检查前和检查过程中的内镜设置步骤。接头完全防水,无需防水帽,更无须担心因意外浸泡而产生的昂贵的维修费用。

BF 290 系列电子支气管镜规格参数见表 3-1-1。

图 3-1-1　BF 290 系列电子支气管镜规格参数

	BF-Q290	BF-H290	BF-1TQ 290
光学系统视野方向	0°	0°	0°
视野角度	120°	120°	120°
景深	2~100mm	2~100mm	2~100mm
插入部先端部外径	4.8mm	6.0mm	6.1mm
弯曲部外径	4.9mm	5.7mm	5.7mm
旋转	左 120°/右 120°	左 120°/右 120°	左 120°/右 120°
弯曲度	上 210°/下 130°	上 210°/下 130°	上 210°/下 130°
有效长度	600mm	600mm	600mm
全长	890mm	860mm	860mm
钳道内径	2.0mm	2.8mm	3.0mm

四、图像管理中枢 IMH-20

IMH 具备无缝式记录、管理和编辑高清图像和视频的功能。其先进的压缩技术可延长拍摄时间,并兼容多种媒介。凭借其先进的编辑及图像管理功能,IMH 将有效地增强内镜操作。

五、便携式存储卡 MAJ-1925

便携式存储媒介目前是数据交换的标准配置,EVIS LUCERA EUTE 内镜系统运用专有的便携式存储技术,使用户能够方便的连接及下载相关数据。

第二节　PENTAX 高分辨率电子内镜

一、纤细型电子支气管内镜

可用于检查的支气管内镜,配有 2.0mm 的钳子管道。全屏显示清晰图像。与高频电、YAG 激光和半导体激光兼容,180° 旋转式 PVE 接头。EB-1575K 可低温等离子消毒。设备规格参数见表 3-2-1。

表 3-2-1　PENTAX 纤细型电子支气管镜规格参数

	EB-1570K	EB-1575K		EB-1570K	EB-1575K
视野角	120°	120°	插入部外径	5.1mm	5.2mm
景深	3~50mm	3~50mm	钳子管道内径	2.0mm	2.0mm
弯曲角度	上 210° / 下 130°	上 210° / 下 130°	有效长度	600mm	600mm
先端部外径	5.5mm	5.5mm	总长度	860mm	860mm

二、治疗型电子支气管内镜

性能出色,可用于治疗的支气管内镜,配有 2.8mm 的钳子管道。全屏显示清晰图像。与高频电、YAG 激光和半导体激光兼容。180° 旋转式 PVE 接头。EB-1975K 可低温等离子消毒。设备规格参数见表 3-2-2。

表 3-2-2　PENTAX 治疗型电子支气管镜规格参数

	EB -1970K	EB-1975K
视野角	120°	120°
景深	3~50mm	3~50mm
弯曲角度	上 180° / 下 130°	上 180° / 下 130°
先端部外径	6.3mm	6.3mm
插入部外径	6.2mm	6.4mm
钳子管道内径	2.8mm	2.8mm
有效长度	600mm	600mm
总长度	860mm	860mm

三、超细型电子支气管内镜(EB-1170K)

3.8mm 超细内镜便于插入,具有更宽的观察范围。1.2mm 钳子管道,可使用各种治疗工具。优异的屏幕成像效果。小巧的 PVE 接头。210° 向上大弯曲角度。设备规格参数见表 3-2-3。

表 3-2-3　PENTAX 超细型电子支气管镜规格参数

	EB -1170K		EB -1170K
视野角	120°	插入部外径	3.7mm
景深	3~50mm	钳子管道内径	1.2mm
弯曲角度	上 210° / 下 130°	有效长度	600mm
先端部外径	3.8mm	总长度	860mm

四、电子影像处理机

设备规格参数见表 3-2-4。

表 3-2-4　EPK-1000 电子影像处理机规格参数

	EPK-1000
成像系统	彩色 CCD
光源	
灯泡	100W 短弧氙气灯
灯泡平均寿命	400h
备用光源灯泡	1W 发光二极管
光亮度控制	自动 / 手动
测光方式选择	平均 / 峰值, 自动测光伺服系统
色调调整	Red ± 5 级, Blue ± 5 级
视频输出	RGB × 2, Y/C × 2, Video × 1, Computer × 1
外围连接	外围设备控制串口 RS-232C × 1, 外设遥控 × 2
数字影像输出	SERIAL 端口 × 1
电源要求	
电压	230V（PAL）
功耗	1.0A
频率	50~60Hz
外形尺寸	420mm（长）× 380mm（宽）× 155mm（高）
重量	15kg

第三节　富士能 EB-530/470/270 系列电子支气管内镜

一、优越的性能

1. 微型超级 CCD 芯片　530 系列支气管镜搭载微型 SUPER CCD 芯片, 在红色光谱范围内, 通过使用 RGB 过滤, 可以提供更加生动的色彩, 有效地帮助医生对病灶的诊断。

2. 宽广的视野角度　EB-530H 的视野角度比常规视野角度宽 20°, 达到 140°。宽阔的视野角度可以在不使用电子缩放的情况下提供更宽广的观察范围, 配合微型 SUPER CCD 提供的高质量图像, 提升了细节诊疗的效率。

3. 广泛的适用性　530 系列支气管镜拥有 3 种型号, 包括高清广角型（EB-530H）、治疗型（EB-530T）与细镜型（EB-530P）。医生可以根据诊疗目的选择合适的型号, 达到精准的筛查并提高了治疗效果。

4. 舒适的操作性　在内镜操作过程中,轻型手柄降低了医生的负担。全新设计的按钮分布贴合医生的双手,提高了操作效率。

5. 改良的头端设计　530 系列的双头灯设计可以消除重要部位的阴影,提供明亮、清晰的内镜图像。钳道内径最大化,可以配合使用多种治疗附件并提高了吸引的效率。

6. 顺畅的插入能力　短小的头端部与坚硬段长度缩短的设计,配合更小的弯曲半径,提升了内镜操作的灵活性,使内镜更容易插入支气管上叶。

7. 一次性吸引按钮　一次性使用的吸引按钮方便医生进行吸引操作,吸引过程更加顺畅。改良的结构设计,进一步提升了内镜的吸引性能。

8. 轻便的连接部　530 系列支气管镜的连接部更细,更轻,更容易操控。内镜的安装、拆卸更加方便,并且显著降低清洗、消毒过程中内镜连接部过重引起的不便。

二、不同型号内镜的特性

1. EB-530 型　设备规格参数见表 3-3-1。

表 3-3-1　EB-530 系列设备规格参数

	EB-530H 高清广角型	EB-530T 治疗型	EB-530P 细镜型
视野角度	140°	120°	120°
观察距离	3~100mm	3~100mm	3~100mm
先端部外径	5.4mm	5.8mm	3.8mm
弯曲部外径	4.9mm	5.9mm	3.8mm
弯曲角度	上 180°/ 下 130°	上 180°/ 下 130°	上 180°/ 下 130°
有效长度	600mm	600mm	600mm
全长	870mm	870mm	890mm
钳道内径	2.0mm	2.8mm	1.2mm

2. EB-470 型

(1) EB-470S 标准型:气管镜钳道大,头端更细,与此同时,内镜先端装有先进的微型CCD,高分辨率的影像可提供较以往更清晰、更精确的画面。同时内镜先端采用绝缘聚合材料,可广泛与高频治疗仪器和激光装置使用。

(2) EB-470T 治疗型:外径细,内置钳道宽,治疗空间更大,该镜因吸引性能加强,吸引按钮采用新型结构,即便最困难的检查过程也变得简便可行。内镜先端采用绝缘聚合材料,可与高频治疗仪器和激光装置配合使用。

(3) EB-470P 细镜型:新型儿科用支气管镜 EB-470P 的外径仅为 3.8mm,钳道直径1.2mm,更容易插入周边支气管;此外,EB-470P 拥有超高品质的画面影像和 120° 大视野角,可提供卓越的视觉效果。

EB-470 系列设备规格参数见表 3-3-2。

表 3-3-2　EB-470 系列设备规格参数

	EB-470S 标准型	EB-470T 治疗型	EB-470P 细镜型
视野方向	0°	0°	0°
视野角度	120°	120°	120°
观察距离	3~100mm	3~100mm	3~100mm
先端部外径	4.9mm	5.9mm	3.8mm
弯曲部外径	4.9mm	5.9mm	3.5mm
弯曲角度	上 180° / 下 130°	上 180° / 下 130°	上 180° / 下 130°
有效长度	600mm	600mm	600mm
全长	870mm	870mm	890mm
钳道内径	2.0mm	2.8mm	1.2mm

3. EB-270 型

(1) EB-270S 标准型：钳道大而头端更细，内镜采用绝缘聚合材料，可充分应用于高频治疗和 YAG 激光治疗。

(2) EB-270T 治疗型：外径细，单钳道为 2.8mm，治疗空间更大。该镜因吸引性能加强，活检钳管道结合部重新设计，即便再困难的治疗过程也变得简便可行。

(3) EB-270P 细镜型：此为新型儿科用的电子支气管镜，外径仅 3.8mm，钳道直径 1.2mm，更容易插入周边支气管。

EB-270 系列设备规格参数见表 3-3-3。

表 3-3-3　EB-270 系列设备规格参数

	EB-270S 标准型	EB-270T 治疗型	EB-270P 细镜型
视野方向	0°	0°	0°
视野角度	120°	120°	120°
观察距离	3~100mm	3~100mm	3~100mm
先端部外径	4.9mm	5.9mm	3.8mm
弯曲部外径	4.9mm	5.9mm	3.5mm
弯曲角度	上 180° / 下 130°	上 180° / 下 130°	上 180° / 下 130°
有效长度	600mm	600mm	600mm
全长	870mm	870mm	870mm
钳道内径	2.0mm	2.8mm	1.2mm

三、EPX-4450HD 高清电子内镜图像处理器

先进的图像处理技术呈现清晰、明亮的图像；简便的操作界面，可满足操作者高效的工作要求；EPX-4450HD 作为富士胶片划时代的创新性产品，能提供高清的诊疗环境。设备规格参数见表 3-3-4。

表 3-3-4　EPX-4450HD 高清电子内镜图像处理器设备规格参数

	EPX-4450HD
DVI 输出	HD-SDI，HDTV：1080i（2ch）
	DVI 数字视频接口：1280×1024p
模拟输出	RGB 1280×1024p
	SDTV（120V/NTSC，230V/PAL）：RGB，Y/C，Composite
色彩调节	共 9 挡调节
轮廓强调	高 / 低，共 9 挡调节
对比度	3 挡
高清锐化	高 / 中 / 低 / 关闭
色彩强调	高 / 中 / 低 / 关闭
FICE	电子分光技术，10 种预设
iris 测光模式	平均 / 峰值 / 自动
图像存储	CF 卡
电源要求	
电压	230V（PAL）
功耗	0.5A
频率	50Hz
外形尺寸	390mm（长）×105mm（宽）×460mm（高）
重量	9.5kg

四、可扩展电子分光色彩强调技术（flexible spectral imaging color enhancement，FICE）

由于不同波长的光穿透黏膜的深度不同，FICE 根据需要提取经黏膜吸收后的三段不同波长的光（400~700nm），组成一幅 FICE 图像，有针对性地对组织黏膜进行图像强调，从而帮助医生鉴别诊断。FICE 结合光学放大内镜，能更清楚地观察到黏膜细微结构的形态变化，提高早期病变的诊断率。使用内镜按钮选择 3 个常用波长预设模式，只需轻轻一按，就可快速转换到需要的模式上。

五、EB-530US 凸形扫描的超声电子支气管内镜

该款内镜是一种新型的用于诊断的超声电子支气管内镜，经改良其操作性和插入部降低了患者的不适感，提高了操作效率。此外，设备还可提供高画质影像，能够进行安全的超声诊断。

1. 配备蜂窝式超级 CCD　内镜顶端安装有蜂窝式超级 CCD，可以提高超声影像的分辨率。超细的内镜头端部外径仅为 6.7mm，减轻了患者的痛苦，提高了操作性和插入性。

2. 多种方法提高操作性　可以探查、诊断、治疗支气管区域的病变并取样。通过多种方法提高了内镜的操控性和诊断的安全性。

3. 两根导光束确保穿刺安全性　两根导光束在相对的位置以照亮前方视野、消除阴影。合适的穿刺针角度有利于对目标位置进行穿刺（图 3-3-1）。

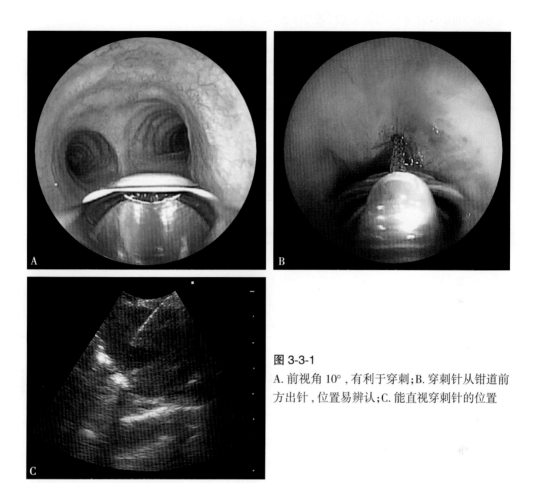

图 3-3-1
A. 前视角 10° , 有利于穿刺 ; B. 穿刺针从钳道前
方出针 , 位置易辨认 ; C. 能直视穿刺针的位置

4. 合适的弯曲角度 (上 130° / 下 F90°) 便于穿刺　弯曲角度大 , 便于目标位置的穿刺
(图 3-3-2) 。

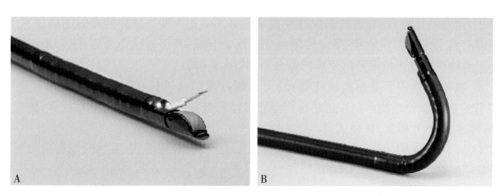

图 3-3-2　凸形超声探头
A. 穿刺针从钳道前方出针 ; B. 弯曲角度大 , 便于目标位置的穿刺

5. EB-530US 规格和功能参数(表 3-3-5,表 3-3-6)

表 3-3-5　EB-530US 产品规格参数

型号	EB-530US	型号	EB-530US
视角	10°（前斜视）	弯曲角度	130°/90°
观察范围	3~100mm	钳道直径	2.0mm
视野角	120°	有效长度	610mm
头端部外径	6.7mm	全长	880mm
插入部外径	6.3mm		

表 3-3-6　EB-530US 超声功能参数

扫描模式	彩色多普勒 / 能量多普勒 / 脉冲 /B 模式 /M 模式
扫描方法	电子凸形扫描
扫描角度	65°
超声频率	5MHz/7.5MHz/10MHz/12MHz

6. SU-8000 超声处理器　SU-8000 超声处理器(图 3-3-3)采用 ZONE Sonography™ 技术和声速补正技术,可以提供高画质影像。系统采用一体式紧凑型设计,简化了超声内镜检查。

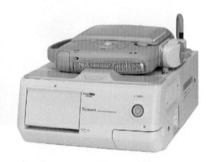

图 3-3-3　SU-8000 超声处理器

(1) ZONE Sonography™ 技术:是一种创新技术。传统超声系统在体内扫查时的声速取决于物理因素。由于波越窄,采集数据的时间就越长,所以限制了图像的质量。ZONE Sonography™ 技术挑战传统的超声扫查理念,采用宽波束超声波,在相当大的区域内可以较快地获得大量的回声数据。数据采集瞬间完成,由此可以进行比较高级的影像处理,以确保提供高画质影像。

(2) 声速补正技术:先进的影像处理技术能够预估超声波在体内传播时的最佳速度,并形成影。由于声速存在差异,横向传输的分辨率会衰减,补正并优化之后,能够提高横向分辨率。这种声速补正技术可以提高影像分辨率(图 3-3-4)。

(3) 在不同模式下显示高清图像:超声诊断技术的改进提高了超声影像的质量。SU-8000 先进的影像处理技术允许用户自行设置显示影像的模式。扫描模式:C 模式,能量多普勒,脉冲多普勒,B 模式,M 模式。

(4) 频率切换:SU-8000 实现了 5、7.5、10、12MHz 四种频率模式的选择,能够清晰显示管壁及其周围器官的影像(表 3-3-7)。

(5) CompactFlash(CF)卡槽:高清检查影像直接存储在 CF 卡内。

SU-8000 产品规格参数见表 3-3-7。

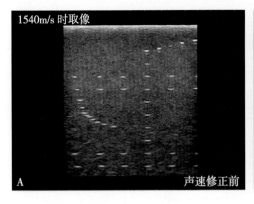
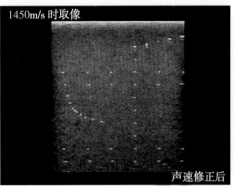

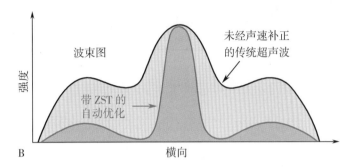

图 3-3-4 声速补正技术可以提高影像分辨率

表 3-3-7 SU-8000 产品规格参数

	AC230V
电源	50Hz
	1.4A
消费电流（额定）	1.2A
兼容性	EG-530U 系列所有内镜
	EB-530U 系列所有内镜
	Video terminal
	S-video
	RGB PC
视频输出端子	RBG PC/TV
	DVI
	HD-SDI 端子 × 2
音频输出端子	RCA
	DVI
视频输入端子	S-video（处理器）
	S-video（SP702）

续表

控制端子		远程端子×2
		脚踏开关
		键盘
		RS232C（处理器）
		RS232C（SP702）
网络端子（单通道）		以太网（100BaseTX）
图像存储	存储	CF 存储卡、联网的共享文件夹
	文件格式	TIFF、JPEG
外部尺寸（宽×高×深）		375mm×215mm×445mm（包括凸出部分）
重量		14kg

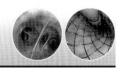

第四章

支气管镜技术的操作方法和步骤

支气管镜检查和治疗技术已广泛应用于临床,成功的关键因素之一是操作方法和步骤是否正确。因而学习和熟练掌握操作方法和步骤是非常重要的。

一、术前检查

1. 详细询问病史,测量血压及进行心、肺体检。

2. 拍摄胸部 X 线片或胸部 CT 片,必要时行胸部磁共振检查,以确定病变的部位。

3. 对于拟行活检或镜下介入治疗的患者,应在检查前查血小板计数、凝血酶原时间和部分凝血活酶时间。有出血危险的患者,即便不行活检或治疗,仅行普通支气管镜检查,也应在术前常规检查血小板计数和(或)凝血酶原时间。

4. 对疑有慢性阻塞性肺疾病(COPD)的患者应测定肺功能。若肺功能重度下降[FEV1<40% 预计值和(或)SaO_2<93%],应测定动脉血气分析。

5. 对高血压或体检有心律失常或有其他的心脏病史患者应常规进行心电图检查,必要时进行心脏 B 超和心功能检查。

6. 对有凝血障碍、血小板减少或有出血危险的患者,但又必须进行支气管镜检查或进行镜下治疗的患者,应进行血型和交叉配血等检查,做紧急输血的准备工作。

二、患者准备

1. 向患者提供口头或书面指导,以提高对其操作的耐受性。最好能详细向患者介绍检查或治疗的目的、意义、操作过程、安全性、可能发生的并发症及配合检查的注意事项,以达到清除患者的紧张情绪,解除顾虑,增强信心,以便能更好地配合检查。

2. 详细了解患者的药物过敏史,尤其是要了解患者的手术史和对麻药的过敏史。

3. 支气管镜检查前 6 小时开始禁食,检查前 2 小时开始禁饮水。

4. 如无禁忌证,应该对受检者进行镇静。

5. 阿托品在检查前不作为常规应用,应注意患者有无青光眼或前列腺肥大。

6. 患者若经静脉应用镇静剂,应提前建立静脉通道,并保留至术后恢复期结束。

7. 有活动性义齿的患者应在麻醉前取出。

8. 吸氧和(或)静脉应用镇静剂可能会升高 $PaCO_2$,因此对于支气管镜检查前 $PaCO_2$ 已升高者,应避免静脉应用镇静剂,且在氧疗时应保持低浓度给氧。

9. 脾切除、安装有人工心脏瓣膜或有心内膜炎病史的患者,应预防性使用抗生素。

10. 心肌梗死后 6 周内应尽量避免支气管镜检查,如系病情需要进行支气管镜检查或治疗时,应有心脏内科医师在场并进行心电监护和做好心肺复苏准备。

11. 哮喘患者在支气管镜检查前应预防性使用支气管扩张剂。

12. 对于一直口服抗凝剂的患者,如需要进行活检或镜下治疗,在检查前应至少停用 3 天,或用小剂量维生素 K 拮抗,极少情况下,当患者必须使用抗凝剂时,应将其国际标准化比值降至 2.5 以下,并且应用肝素。

13. 对于一些特殊患者,如老年(年龄≥70 岁以上)、低氧血症、心律失常、心肌梗死或中心气道严重狭窄需进行镜下治疗的患者,应做好一切紧急抢救措施,包括气管插管、心肺复苏、机械通气等。

三、知情同意

患者有权了解与他们病情、治疗方案选择有关的信息。需要告知患者多少信息,根据具体情况可有所不同。在英国,由医生决定告知患者的信息量。但是医生要实事求是并直接回答患者提出的任何问题。若医生认为提供信息会对患者健康有害,他们也有隐瞒信息的权利。护理人员可做出进一步解释。

由实施支气管镜检查的临床医生负责获取患者有效的知情同意。做出有效知情同意的患者应具备以下能力:能够表示同意,对自己的情况有充分的了解,并且完全出于自愿。

四、镇静和麻醉

镇静和麻醉是支气管镜检查和治疗成功的主要环节之一。若镇静和麻醉良好,支气管镜检查或治疗就能顺利进行,患者的痛苦也可减少。各种镇静和麻醉药的选择,因医生的经验而不同,大部分患者可在局部麻醉下完成。但对于特殊患者(如婴幼儿)或特殊检查或治疗(如硬质镜下的检查或介入治疗)必须采用全身麻醉。

(一) 镇静

镇静需明确两个问题。一是镇静剂是否需要;二是如何选择镇静剂。这都应该根据患者的具体情况而进行决定。

支气管镜检查或治疗是一项令人不适的操作,使用镇静剂的目的是为了增加患者的舒适度和耐受性,同时可使医生的操作更为容易。在欧美,绝大多数患者是在镇静下进行的。然而,到目前为止尚无足够证据表明,需要常规使用镇静剂。对于特别紧张或强烈要求镇静的患者,镇静剂应该是有益的。相反,对于重度 COPD 患者,镇静有增加不良反应的危险,故镇静应该避免或在严密观察下进行。

有限的关于支气管镜检查中采取镇静处理的随机对照研究表明,应用咪达唑仑的患者中,有相当一部分镇静效果差。如果镇静不充分,60% 患者在操作过程中有不适感,而且 25% 的患者不愿接受复查。但是,如果镇静能逐渐诱导进入浅睡眠状态,患者对支气管镜检查和治疗的耐受性就高。但是,Williams 等人研究认为:患者虽然有适当的监护和复苏设备,但镇静仍会降低患者的安全性。目前广泛应用于临床的苯二氮䓬类加麻醉剂的联合用药方案,易引起低氧和二氧化碳潴留。因而,关于镇静剂是否需要,要根据患者的精神因素、耐受情况以及全身情况而定。

如何选择镇静剂,其目标是保证患者的安全,其中常用的药物有以下几个:

(1)咪达唑仑:咪达唑仑是一种水溶性苯二氮䓬类药物,半衰期约 2 小时,通常认为优于地西泮。起效迅速,在健康人体中维持时间短暂,由于代谢功能损害而使其作用时间延长者不足 10%。许多研究者通常是在检查前按 0.07mg/kg 剂量单位用药。但单位镇静并不能保证镇静的效果。比较好的方法是逐渐加大剂量到出现检查耐受程度的提高,诱导遗忘的效果,这样在必要时患者更易接受复查。在后一种方案中,咪达唑仑在 0.07~0.67mg/kg 范围。重度 COPD 或神经肌肉疾病患者需要特殊的监护。但是较小的剂量也可达到满意的镇静和遗忘效果。如初次剂量是 2mg,如有必要时 2 分钟后再以 1mg/min 追加剂量。虽然遗忘作用对接受支气管镜检查的患者很重要,但是,目前尚无直接对比研究能证明,使用足以产生完全遗忘作用的剂量和仅有镇静作用的较小剂量是两者间效果差异的原因。

(2)氟马西尼:氟马西尼是苯二氮䓬类的特异性拮抗剂,能够逆转过度镇静,内镜室需常备。因其体内清除时间短,即使重复给药或静脉滴注,患者也有可能再次进入镇静状态。对于长期应用苯二氮䓬类药物的患者,氟马西尼能诱发戒断症状和癫痫发作。其首剂通常是 250~500μg。应当意识到,即使有氟马西尼这种特异性拮抗剂,装备完善的复苏室和医生对于镇静患者的仔细观察仍是不可缺少的。

(3)丙泊酚:丙泊酚(2.6-二丙泊酚)是一种乳剂,用于诱导和维持麻醉。三项随机对照研究均显示,该药的镇静效果充分,起效和清除都很迅速。它有咪达唑仑和地西泮/芬太尼联合所不具备的优势。其中一项研究显示,丙泊酚的平均镇静剂量为 155mg,相当于该药诱导麻醉的剂量。这项研究使用了微量输液泵,以达到预期血药浓度。丙泊酚的镇静效果确实优于其他一些镇静药物,但价格昂贵,并且要求由有经验的专业医生使用。

(4)含麻醉药物的联合用药方案:联合应用苯二氮䓬类和麻醉剂的方案已经得到广泛应用。此方案可将苯二氮䓬类的促遗忘作用和麻醉剂的止痛、镇静作用联合起来,达到理想效果。但是,这种联合应用与单用咪达唑仑相比,更易引起动脉血氧饱和度下降和二氧化碳潴留。吗啡为常用的麻醉剂,而人工合成的短效麻醉剂效果更佳。联合应用的咪达唑仑(0.05mg/kg)和纳布啡(0.2mg/kg),与单用咪达唑仑相比,仅轻度升高 CO_2 水平。阿尔芬太尼是一种人工合成的,作用强的短效麻醉剂,0.05~1.0mg 的阿尔芬太尼就能达到咪达唑仑的镇静水平,且镇咳作用更强。

总之,关于镇静剂目前国际公认观点为:①如无禁忌证,应该对受检者进行镇静;②镇静剂的剂量应逐渐增加,直到取得满意的镇静和遗忘效果。

(二)局部麻醉

我国目前常用的局部麻醉药物有 3 种:即 0.5%~1% 盐酸丁卡因(丁卡因),2%~4% 利多卡因,5%~10% 普鲁卡因。一般情况下成人总量丁卡因不应超过 0.06~0.07g,利多卡因不超过 0.20~0.40g,普鲁卡因不超过 1g。若超过这些剂量,常会引起不良反应。其中利多卡因麻醉较丁卡因安全,是支气管镜检查和治疗过程中最常用的局麻药。使用 10% 或 4%W/V 利多卡因气雾剂,或 2%W/V 利多卡因凝胶,即可麻醉前鼻孔。凝胶更易被患者接受,且血药浓度较低。咽部麻醉可使用 10% 利多卡因喷雾剂。声带麻醉有数种方法,支气管镜通过鼻腔和鼻咽部后,可以在直视下声带喷洒 2%~4% 利多卡因(边进边喷)。吸入 4ml 2%~4% 利多卡因喷雾剂也能够对口咽部和声带进行满意的麻醉。目前国内局部麻醉方法有以下 3 种,主要是根据各个单位的传统方法而进行。

（1）气管内滴入法：先用喷雾器将 2% 利多
卡因 2ml 左右分 2~3 次喷入鼻腔和咽腔部，然后
用喉注射器经鼻孔分次注入（每次约 1ml），同时
令患者用力吸入共 5ml，此后，在可曲支气管镜
输入过程中，通过可曲支气管镜分次注入气管内
5~8ml，全部总量不超过 2% 利多卡因 15ml（欧洲
指南建议不超过 8.2mg/kg）。

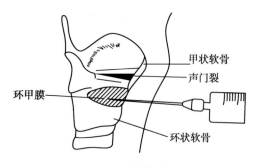

甲状软骨
声门裂
环甲膜
环状软骨

图 4-1　环甲膜穿刺

　　（2）环甲膜穿刺麻醉（图 4-1）：先用喷雾器将
2% 利多卡因 2~3ml 分 2~3 次喷入鼻腔和咽喉部，
然后用 5ml 注射器及 6~7 号注射针刺入环甲膜内 1cm 左右，注入 2% 利多卡因 4~5ml。此
法简单准确，麻醉作用可靠。但应避免穿刺过深，以防创伤性出血。对于咯血原因待查的患
者，不宜使用此方法。因少数病例于穿刺麻醉后，经穿刺部的针眼，难免有少量血液流入气
管、支气管内，易对原发出血造成诊断困难。

　　（3）雾化麻醉：雾化麻醉吸入麻醉法，方法简单，但麻醉时间长，麻醉效果略差。

　　支气管镜检查或治疗过程中，局部使用利多卡因，很少使血药浓度达到中毒水平
（>5mg/L）或出现中毒症状。最近一项研究建议，利多卡因的最大剂量应为 8.2mg/kg，此剂量
超过了利多卡因浸润麻醉的推荐剂量（≤3mg/kg），这可能与黏膜只能局部吸收药物有关。

　　总之，行鼻部麻醉时，2% 利多卡因凝胶的效果优于利多卡因喷雾。成人利多卡因的总
量应限制在 8.2mg/kg，如果按体重 70kg 的患者计算，2% 利多卡因用量不超过 29ml。对于老
年患者、肝功或心功能损害的患者，应格外小心。

　　（三）抗胆碱能药物

　　抗胆碱能药物阿托品常用于支气管镜检查的术前准备，其目的是减少分泌和抑制迷走
神经亢进（血管迷走意外）。阿托品常用于硬质支气管镜麻醉，在可曲支气管镜检查和治疗中，
使用此类药物仅能轻度提高患者的镇静效果和对支气管镜检查的依从性。另有研究表明，
术前应用阿托品可以减少利多卡因的用量，除此之外没有其他明显的优点。术前应用抗胆
碱能药物能减轻局麻药引起的支气管痉挛，对哮喘患者可能有一定的价值。但是，阿托品能
引起心动过速和心律失常，还能引起视物模糊、青光眼和尿潴留等。因而，支气管经检查前
无须常规应用阿托品，是否应用，应根据患者病情的需要而定。

五、操作步骤

　　1. 插管途径　可曲支气管镜的插管途径一般有 3 种：一是经口气管套管插入法；二是
经口直接插入法；三是经鼻孔插入法。国内多采用经鼻插入法，但是，随着介入性肺脏病学
技术的不断开展，经口插入法，尤其是经口套管插入法亦愈来愈多。

　　（1）经口套管插入法：主要优点是便于支气管镜反复的拔出和再插入，故需要有气管套
管将支气管镜引入气管内。气管套管往往用气管插管代替，套管可以为硬管，亦可以为轻管。
患者体位大多采取仰卧位，少数可取坐位。在局麻后，先放上咬口器，将支气管镜套上气管
套管，当看到声门后经支气管镜引导将气管套管插入气管，用胶布固定咬口器和气管套管外
部，再将气管镜沿气管内腔插入至气管内，为了减少支气管镜在气管套管内的摩擦力，可在
先端部涂以 2% 利多卡因胶冻或橄榄油，但不许应用任何含有凡士林的润滑剂。

经口直接插入法是先在患者口部放上咬口器,不用气管套管,直接将支气管镜从口腔插入气管内,但一定要注意,防止咬口器滑脱而造成气管镜咬伤。

经口套管插入法,其优点是:①因有气管套管保护,反复拔出或重插支气管镜不增加患者痛苦,适合于需要支气管镜反复进行的操作,如镜下介入治疗(电刀、氩气刀、冷冻、高压球囊扩张等);②活检钳和毛刷采取标本后可连支气管镜一起拔出,以防活检钳和毛刷经吸引管抽出后造成标本损失;③对呼吸功能不全的患者,从套管内可高浓度给氧,必要时亦可进行人工机械通气;④检查或治疗时如发生大出血,便于引流,保持呼吸道通畅,可防止因窒息而发生死亡。

(2) 经鼻插入法:2% 利多卡因喷雾或滴入鼻腔、咽喉部进行局麻,再向鼻腔滴入 1% 麻黄素,然后术者一般左手持操作部,右手持插入管,选择一通畅的鼻孔,徐徐由鼻道进入,在插入时,视野内必须沿着鼻道之空隙部推进,切忌盲目乱插,以防鼻黏膜擦伤出血。一般插到 15cm 左右的深度时,即可望见会厌及咽后壁,此时一面调整支气管镜的弯曲度,一面看清会厌的所在部位,徐徐推进。若看不见会厌时,切勿盲目往前插入,否则易误插到食管或口腔等处。靠近会厌时,即可看清会厌后下方之喉腔及声门,此时可叫患者深呼吸或发出"啊"、"咿"的声音,观察声门活动情况。对麻醉良好者,待声门开放时,迅速将支气管镜先端部插入气管内,通过自如。若麻醉不足,喉部稍受刺激后声门即紧闭,可稍待片刻后再行试插,如通过有困难时,可加喷麻药少许,待麻醉充分后再行试插。

目前,一般检查或简单的介入治疗多采用经鼻插入法,其优点是:①此方法弯曲度较小,较易进入喉腔和气管;②患者易耐受,痛苦小;③支气管镜不通过口腔,相对较安全,不易咬伤。

(3) 特殊插入法:对某些特殊患者,尤其是危重监护病房,可曲支气管镜在疾病诊断和清除气道分泌物方面都有重要价值。对于气管插管或气管切开患者,均可插入合适大小外径的支气管镜进行检查和治疗。

2. 喉部的观察和支气管镜的操作　一旦看到声门,应观察声带运动、咽、会厌和声带有无异常,特别注意有无肿瘤。在准备通过声门之前,应判断声带麻醉是否充分,用支气管镜前端轻轻刺激声门,患者如果剧烈咳嗽,声门紧闭时,应再滴入适量利多卡因,等待 2 分钟左右,直到没有刺激反应,此时,在患者平静吸气时,或让患者发出"啊"或"咿"的声音时,将支气管镜缓慢、轻柔地通过声门。

初学者须有心理准备,支气管镜操作是有一定技巧的,并不像看上去那么简单。只有反复的操作练习,才能掌握其中的技术和技巧。使用肺模型可有助于练习其操作技巧,例如各种弯曲和旋转动作等。

尽管可曲支气管镜型号各异,但大体构造和操作原理是相同的,都是通过手柄控制前端部的运动。控制部件是非常精细的仪器,操作时要十分小心。用力或过度弯曲可损伤导丝和纤维导光束。当可曲支气管镜顶端位于狭窄的支气管开口时,切不可试图用力扭转或弯曲;在退出时,须先将支气管镜顶端回复到中立位,千万不要在控制部件仍处于"卡"的位置退出。对于有经验的操作者,手指能敏感地觉察到轻微的力量变化,这对于避免对患者和仪器造成的损伤是很重要的。

在将可曲支气管镜送入气管时,须将顶端调节到中立、前视位。尽可能用一只手(左手)掌握支气管镜,用拇指调节控制部件。用右手操纵支气管镜的插入部、活检钳、刮匙、毛刷或吸引管等。在检查过程中,要保证被观察的支气管全部范围一直处于视野当中,适当、轻微地调节角度和转动,可维持这种视野,并能避免在支气管镜前进时刮擦气管、支气管壁,从而减少咳嗽和出血。对于较远端的支气管(段或亚段支气管),支气管镜前进时可能会遇到阻力和视线模糊,此时,可适当后退,调整角度,再稍前进即可。千万不能用力转动角度或用力推送支气管镜。

支气管镜通过声门后,可根据需要经吸引孔注入利多卡因。一般在进入气管时给予2%利多卡因2ml,至隆突时再注入2ml,然后左-右主支气管内各注入1~2ml即可满足。但有些患者反应较大,需逐段注入麻药。在支气管镜前进过程中,如遇到分泌物可通过吸引工作孔道吸出,要保证视野清晰。出血会使视野模糊,特别是活检或镜下介入治疗时出血的可能性更大。应保持吸引通道通畅,随即吸引。对于出血量较大的,要使用内孔道较大的支气管镜,如2.8mm或3.0mm的内孔道支气管镜。如果吸引不通畅,或视野模糊,发现时,立即退出支气管镜,清理支气管线段的血凝块并擦清视头后,再次插入继续操作。

3. 气管、支气管的检查和辨认　　当支气管镜通过声门后,要随时注意观察气管的全貌,如气管的形态、黏膜的色泽、软骨环的清晰度等。正常的气管黏膜红白相间,粉红色的黏膜,位于气管平滑肌的表面,色泽光亮,表面无血管可见,间以白色的软骨环,界限清晰(图4-2)。自鼻孔至隆突的长度约为28~30cm。隆突在吸气是边缘锐利,随呼吸活动,随心搏而搏动。呼气时隆突之边缘略变短、变钝。观察隆突全貌后,将支气管镜之操作部向患者右侧转90°~130°左右,并将先端部往上方抬起90°左右,即可看见右上叶支气管开口,往内伸入,即可看到右上叶各段支开口,必要时可进一步插入段口内观察亚段支气管的情况(图4-3)。观察完毕后,将支气管镜退至右支气管开口处,然后逐渐向右

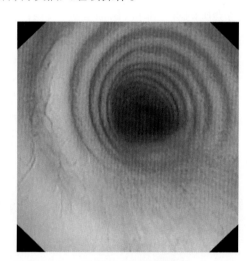

图4-2　气管软骨环

中、下支气管插入。远望时可见三个开口呈前后排列,即中叶、下叶及下叶背支(图4-4)。然后依次将支气管镜伸入中叶、下叶背支及下叶基底支气管逐步观察(图4-5)。初学者的困难常表现在找不到右上叶支气管开口,往往一下就插到中、下叶支气管。下叶背支有时也找不到,这是因为需要将支气管镜往中叶的反方向观察。主要原因都是因为对支气管的解剖名称、部位、方向不熟悉之故。如有示教镜,在有经验的医师指导下,多看几次后就知道了。

左侧的支气管较细长而呈一定的弧度,上叶开口距隆突约5cm左右,上、下叶开口相邻在一起,进入左上叶后即分出上支和舌支,上支又分出前支和尖后支,尖后支又分为尖支和后支(图4-6);舌支又分为上舌支和下舌支(图4-7),下叶除背支向背部开口外,基底支分为三个开口,前外方为前内基底支,中部开口为外基底支,后下方开口为后基底支,一般较易辨认(图4-8)。总之,要正确掌握正常各段支气管的开口部位及识别正常与异常变化的界限,需要经过多次实践,才能逐步掌握。

此外,在操作时须注意,进入段以远的支气管之内,应尽量减少吸引次数,因吸引后可使

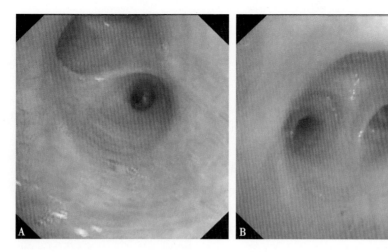

图 4-3 右肺上叶
A.右上叶后段观察;B.右肺上叶

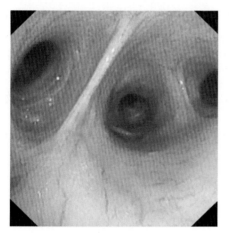

图 4-4 右肺中、下叶、背段

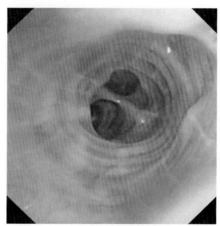

图 4-5 右肺下叶基底段亚段

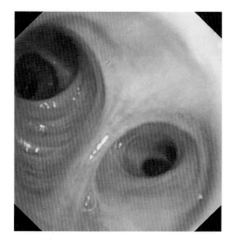

图 4-6 正常左上叶上支(前段、尖后段)

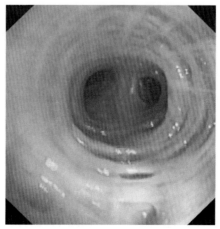

图 4-7 左舌叶:左为上舌支和右为下舌支

小支气管闭塞。

六、检查过程中的注意事项

1. 应监测患者的血氧饱和度。

2. 通过吸氧,使患者的血氧饱和度维持在90%以上,以减少操作中及术后恢复期严重心律失常的发生率。

3. 经支气管镜注入利多卡因时,应尽量减少其用量,成人利多卡因的总用量应限制在 8.2mg/kg(按体重 70kg 的患者计算,2% 利多卡因用量不超过 29ml)。对于老年患者,肺功能或心功能损害的患者,应格外注意,防止意外发生。

4. 镇静剂应逐渐加量,直至患者充分镇静,并遗忘操作过程。

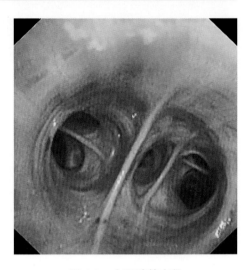

图 4-8　左下叶基底段

5. 弥漫性肺疾病患者行经支气管镜肺活检时,不必将 X 线透视或 CT 扫描作为常规,但局灶性肺疾病患者在行经支气管镜肺活检时,应考虑在 X 线或 CT 引导下进行。

6. 在进行支气管镜引导的介入治疗过程中,应选择内孔≥2.8mm 的治疗镜,以便于引流通畅,必要时行气管插管。

7. 检查时心电监护不必常规使用,但对于有高血压和心脏病病史的患者,以及低氧血症的患者,应常规进行心电监护。

8. 在行支气管镜检查或治疗过程中,至少要有两位助手配合,其中一位必须是专职护士。

9. 支气管镜室应备有复苏设备。

七、支气管镜检查后注意事项

1. 部分患者(特别是肺功能损害和镇静后的患者)在支气管镜检查后仍需要持续吸氧一段时间。

2. 对于经支气管镜肺活检的患者,应在活检 1 小时后进行胸部影像学检查,以排除气胸,尤其对术后胸闷、气短、胸痛的患者要立即进行胸部影像学检查。

3. 应通过口头或书面形式告知已行支气管肺活检的患者,在离开医院后仍有发生气胸的可能。

4. 对于镇静后的患者,应口头及书面建议其在 24 小时内不要驾车、签署法律文件、高空作业或操作机械设备。

5. 使用了镇静剂的门诊患者,最好有人陪伴回家。对于老年人或行支气管肺活检的高危患者,应该住院观察,确因困难不能住院者,应有人在家中陪夜。

八、硬质支气管镜操作特点

硬镜操作的一个基本条件是在头部后仰的时候,保持气道从口腔、咽喉、声门、气管和隆突在一条直线上。因为有光源照明,视野清楚。硬镜的操作比气管导管插管简单,同时,操作也方便。硬镜插入的方法有多种,应根据操作者的经验、患者的状况以及麻醉师的要求选择。一般来说,麻醉师习惯使用直接喉镜引导的气管插管方法,但因占用了口腔、咽喉和声门空间,影响操作者的视野,同时对周围组织的损伤较大。内科医生习惯使用传统的徒手持镜方法,直接用内镜找声门,但在操作时要选择患者麻醉过程中较安静的时候进行,避免过早进行操作而影响操作的质量,同时避免因用力过大导致的周围组织损伤。

（金发光　李王平）

参 考 文 献

1. Barlési F,Dissard-Barriol E,Gimenez C,et al. Tolerance of fiberoptic bronchoscopy by self-administered questionnaire：in the words of the patients. Rev Mal Respir,2003,20(3 Pt 1):335-340.

2. Maguire GP,Rubinfeld AR,Trembath PW,et al. Patients prefer sedation for fibreoptic bronchoscopy. Respirology,1998,3(2):81-85.

3. Putinati S,Ballerin L,Corbetta L,et al. Patient satisfaction with conscious sedation for bronchoscopy. Chest, 1999,115(5):1437-1440.

4. Williams T,Brooks T,Ward C.The role of atropine premedication in fiberoptic bronchoscopy using intravenous midazolam sedation. Chest,1998,113:1394-1398.

5. Ni YL,Lo YL,Lin TY,et al. Conscious sedation reduces patient discomfort and improves satisfaction in flexible bronchoscopy. Chang Gung Med J,2010,33(4): 443-452.

6. Steinfort DP,Irving LB. Patient satisfaction during endobronchial ultrasound-guided transbronchial needle aspiration performed under conscious sedation.Respir Care,2010,55(6):702-706.

7. Hirose T,Okuda K,Ishida H,et al. Patient satisfaction with sedation for flexible bronchoscopy. Respirology, 2008,13(5):722-727.

8. Hadzri H,Azarisman S,Fauzi A,et al. Can a bronchoscopist reliably assess a patient's experience of bronchoscopy? JRSM Short Rep,2010,28;1(4):35.

9. Bernasconi M,Chhajed PN,Muller P,et al. Patients' satisfaction with flexible bronchoscopy in a hospital-based community practice. Respiration,2009,78(4):440-445.

10. Hermens FH,Limonard GJ,Termeer R,et al. Learning curve of conventional transbronchial needle aspiration in pulmonologists experienced in bronchoscopy.Respiration,2008,75(2):189-192.

11. Mitsumune T,Senoh E,Adachi M. Prediction of patient discomfort during fiberoptic bronchoscopy.Respirology, 2005,10(1):92-96.

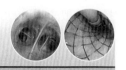

第五章

支气管镜介入治疗的麻醉选择

一、概述

支气管镜检查和治疗所必经的途径:口或鼻、咽喉部、声门、气管、隆突、支气管,其表面黏膜富含感觉神经纤维,支气管镜进入整个途径势必造成患者的不适感、疼痛,咽喉部刺激导致恶心呕吐,声门与隆突受刺激后剧烈咳嗽,呛咳不仅影响术者观察术中视野及影响活检、灌洗等操作,还会影响肺通气功能,导致 SpO_2 急剧下降,继而增加心脑血管并发症的发生率。同时呛咳增加了气管镜碰撞、摩擦支气管黏膜,致使支气管黏膜损伤,术后不良记忆增加。

二、支气管镜介入治疗的麻醉方法

主要包括:局部麻醉;局部麻醉 + 监控麻醉(MAC);全身静脉麻醉等。

(一)局部麻醉

局部麻醉是应用局部麻醉药暂时阻断身体某一区域的神经传导而产生麻醉作用,简称局麻。局麻简便易行,安全性大,能保持患者清醒,对生理功能干扰小,并发症少。适用于较表浅局限的中小型手术。应注意控制局部麻醉药的总量(详见第四章"四、镇静和麻醉")。

(二)局部麻醉 + 监控麻醉(MAC)

1. MAC 技术即监控麻醉(monitored anesthesia care,MAC) 麻醉医生参与局麻患者的监测和(或)对接受诊断性或治疗性操作的患者使用镇静 - 镇痛药物,以解除患者焦虑及恐惧情绪,减轻疼痛和其他伤害性刺激,提高围术期的安全性和舒适性。

MAC 期间麻醉医生应常规作血氧饱和度和无创血压的监测,防止低氧血症和低血压的发生。对老年患者或已有心肺功能减退的患者应作心电图监测,同时要不断对镇静状态进行评分,避免镇静、麻醉过深。

2. MAC 常用药物有阿片类止痛药芬太尼等,镇静药咪达唑仑,静脉麻醉药丙泊酚和依托咪酯等。

3. 实施方法 先予 2% 利多卡因 5ml 雾化吸入行表面麻醉,肌注阿托品 0.5mg,建立静脉通道,常规监测 SpO_2、BP、ECG、呼吸,配备、氧气、麻醉机、气管插管、除颤仪等抢救设备及抢救药品。缓慢静脉推注咪达唑仑 0.05mg/kg 和芬太尼 1~2μg/kg,也可用小剂量丙泊酚或依托咪酯推注并泵注维持。患者 2~5 分钟后进入镇静状态，面部扣一内镜面罩，该面罩的中部硅胶盖上有直径为 5mm 的孔，以供不同外径大小的支气管镜通过，在施行检查或治疗的同时，通过面罩延长管连接麻醉机，可对患者进行辅助或控制通气，解决了操作与通气同时进行的问题，患者即使发生呼吸抑制，也不会发生低氧血症而导致心脑血管意外，大大提高了支气管镜检查的安全性（图 5-1）。患者术中可被唤醒，术中密切监护患者生命体征，观察患者是否出现舌根后坠、呼吸抑制、低氧等情况，若有上述情况，采用加大氧流量、抬高下颌、气囊面罩加压人工呼吸等方法救治。

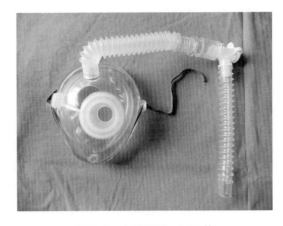

图 5-1　内镜面罩 + 三通管

面罩中部硅胶盖上有直径为 5mm 的孔，供不同外径大小的内镜通过

（三）全身静脉麻醉

1. 全身静脉麻醉即在静脉麻醉诱导后，采用多种短效静脉麻醉药复合应用，间断或连续静脉注射维持麻醉的方法。全身静脉麻醉是目前无痛支气管镜介入治疗检查的主要麻醉方法。优点是提高患者舒适度，缓解焦虑；使检查在患者不动状态下进行（主动配合，药物制动）；遗忘不良记忆；避免过度应激反应所致的并发症。缺点是麻醉科医师与内镜检查医师共抢气道，对麻醉人员和麻醉设备要求高；尚无一种能够兼顾患者安全、舒适和内镜医师操作方便两全的用药方案，用药量难以控制，用药量少不能达到麻醉制动、舒适的要求，用药量过大则产生潜在呼吸抑制甚至呼吸停止的危险；一旦发生问题则比较严重（支气管痉挛、通气障碍所致的低氧血症可直接威胁患者生命）；增加费用。

2. 目前静脉麻醉药常用丙泊酚、依托咪酯、芬太尼、舒芬太尼、瑞芬太尼、咪达唑仑、右美托嘧啶等；肌肉松弛剂常用：罗库溴铵、维库溴铵。

静脉给予东莨菪碱 0.3mg 或阿托品 0.5mg。诱导前吸入纯氧 5min。根据患者心肺功能评估情况给予静脉诱导。诱导药物依次为咪达唑仑 2~3mg，舒芬太尼 5~10μg，丙泊酚 1~2mg/kg 或者依托咪酯 0.1~0.2mg/kg，罗库溴铵 0.6~0.9mg/kg。诱导后，置入喉罩或气管导管或在电视显示器引导下置入硬质气管镜。术中维持用药丙泊酚 4~6mg/（kg·h），瑞芬太尼 0.1~0.2μg/（kg·h），或持续泵注右美托嘧啶。术中间断追加舒芬太尼。治疗结束前 30 分钟，静脉给予地塞米松 10mg 或甲泼尼龙 80mg。

3. 全麻通气管理

（1）喉罩（图 5-2）：操作简单，置入容易，

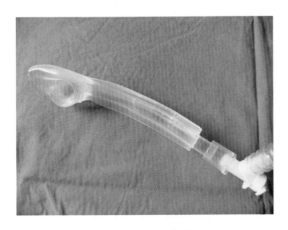

图 5-2　i-Gel 喉罩

呼吸道损伤小，对循环系统无明显影响，适用于高血压，合并心血管疾病的患者，应用于支气管镜检查有良好的效果。操作中支气管镜可以从三通连接管进入气道进行检查，通过三通连接管侧管接呼吸机进行控制呼吸，由于喉罩将会厌挑起固定，加上肌松药的使用使呼吸得到控制，声门开放良好，使插镜顺利，而且患者意识消失，无呛咳及体动反应，镜检医师可以从容进行检查和治疗，既不影响操作又能安全有效的控制呼吸，操作时间也不再受限，充分显示了其在支气管镜麻醉中的优越性(图 5-3)。喉罩的正确位置是保证通气和顺利插入支气管镜的先决条件，我们要求喉罩下端开口的位置正对声门，使支气管镜通过喉罩后可以直接进入声门。然而在治疗过程中，由于支气管镜需要反复进出气道，可能引起喉罩位置的移动。患者会出现喉鸣音、气道压力突然增高等，需调整喉罩位置，必要时可使用喉镜帮助。这需要麻醉医师密切监测治疗过程中患者生命体征的波动变化和临床表现，做出及时准确的判断和处理，确保患者的安全和操作过程的平稳。

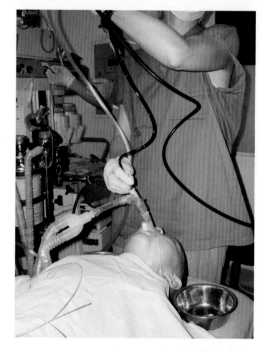

图 5-3　通过喉罩进行支气管镜操作

置入喉罩后，支气管镜从三通连接管进入气道进行操作，通过三通连接管侧管接呼吸机进行控制呼吸

(2) 硬质气管镜：由于其外径小于气管内径，治疗时气道是开放的，因此选择静脉全麻。术中通过丙泊酚和瑞芬太尼维持，间断追加舒芬太尼，使患者在治疗过程中没有明显的体动反应，避免呛咳影响治疗。麻醉诱导后可以不再追加肌松药，术中保留微弱的自主呼吸，这样利于 CO_2 的排出。

(3) 呼吸支持常规采用高频喷射呼吸机，将喷射管连接硬质气管镜侧孔或通过 L 形接头连接喉罩进行高频喷射通气(图 5-4)。高频喷射呼吸机可产生高频率、低潮气量、低气道压、循环干扰少，不影响自主呼吸。经过大量的临床实践，目前常用频：频率 30~40 次 / 分，驱动压为 0.25~0.35MPa，吸呼比 1∶1.5。这样可使每次喷射的时间较长，潮气量较大，气流经过的距离更远而有利于肺泡内气体交换，减少肺内功能性分流，纯氧通气可使吸入氧浓度大于60%。术中患者 SpO_2 低于 90% 则撤掉高频喷射呼吸机换接麻醉机，通过麻醉机快速充氧手法控制呼吸。治疗结束退出硬质气管镜，根据患者恢复情况置入喉罩或者气管内导管，连接麻醉机行机械通气排出体内 CO_2，直至患者苏醒。

(4) 高频通气时由于支气管镜的操作、高频喷射的气流方向改变、氩等离子体凝固治疗时消耗氧气等原因限制气体的进出，使吸入氧气的浓度随着输送逐渐递减，所以肺泡内的实际 F_iO_2 低于吸入的 100% 氧浓度，因此应给予患者吸入 100% 氧，复合自主呼吸以减少低氧血症的发生。很多肺癌晚期患者合并肺炎、肺纤维化等疾病，耐受性差，治疗时易出现低氧血症且 SpO_2 难以升高，可通过持续应用麻醉机快速直接充氧手法控制呼吸，必要时暂停治疗。对于 SpO_2 持续低下的患者，术者应对气道内进行有效的

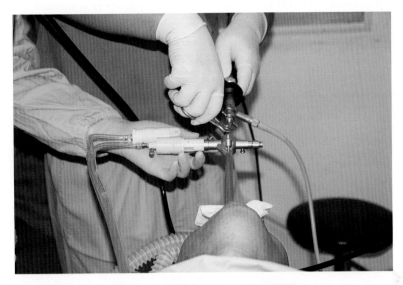

图 5-4　高频喷射呼吸机连接硬质镜
全麻后采用高频喷射呼吸机,将喷射管连接硬质气管镜侧孔高频喷射通气

负压吸引,减少烟雾、血液、血凝块和碎屑对通气和弥散的影响。吸引后要充分膨肺减少肺泡死腔量。

（5）部分患者在高频喷射通气时存在 CO_2 潴留,主要是由于患者的肺储备功能减低、气管阻塞严重、手术时间、高频通气的次数和气体交换时间等引起。应通过血气分析结果来调整呼吸次数和驱动压。

随着麻醉药物的不断更新,麻醉医师技术的提高,支气管镜介入治疗会得到更广泛的开展,治疗前充分备用急救药物如肾上腺素、阿托品、多巴胺、毛花苷丙、氨茶碱等和气管插管用具如麻醉机、喉镜、气管导管等以及全程监测血压、心率、血氧饱和度是非常必要的,这是提高支气管镜介入治疗安全性的重要保证。

（李　蕾）

参 考 文 献

1. Chadha M,Kulshrestha M,Biyani A.Anaesthesia for bronchoscopy.Indian J Anaesth,2015,59（9）:565-573.
2. 程庆好,李蕾,贾东林.气管镜治疗气道内肿物并发症的麻醉管理.中国微创外科杂志,2009,9（10）:954-955.
3. 王洪武,李冬妹,张楠,等.硬质气管镜治疗810例次呼吸道病变的疗效分析.中华结核和呼吸杂志,2013,36（8）:626-627.
4. 王洪武,李冬妹,张楠,等.硬质气管镜结合可弯曲性支气管镜治疗大气道内肿瘤.中国肺癌杂志,2009,12（2）:139-142.
5. 徐美英,周宁,倪文,等.严重气道狭窄患者气管内治疗的麻醉管理.临床麻醉学杂志,2003,19:14-16.
6. 殷俊,朱文藻,游明元,等.无痛电子气管镜的临床应用.中国内镜杂志,2005,11（10）:1109.
7. 曾娟琴,韩斌德,殷塔耀.经鼻滴入麻醉在支气管镜检中的临床效果观察.中国内镜杂志,2006,12（3）:327-329.

8. Rezaie-Maid A,Bigenzahn W,Denk DM,et al.Superimposed high frequency jet ventilation(SHFJr)for endoscopic laryngotracheal surgery in more than 1500 patients.Br J Anaesth,2006,96(5):650-659.

9. Lee BR,Oh IJ,Lee HS,et al.Usefulness of rigid bronchoscopic intervention using argon plasma coagulation for central airway tumors.Clin Exp Otorhinolaryngol,2015,8(4):396-401.

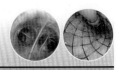

第六章

支气管镜介入治疗技术

第一节　中央型气道疾病与气管镜介入治疗策略

一、中央型气道

中央型气道是指气管、双侧主支气管和右中间段支气管,据此将其分为八个区(表6-1-1)。

表6-1-1　中央型气道的八分区方法

分区	部位	分区	部位
Ⅰ	主气管上 1/3	Ⅴ	右主支气管
Ⅱ	主气管中 1/3	Ⅵ	右中间段支气管
Ⅲ	主气管下 1/3	Ⅶ	左主支气管近 1/2
Ⅳ	隆突	Ⅷ	左主支气管远 1/2

二、中央型气道疾病分类

　　根据起因,可分为先天性和继发性。根据病因,可分为良性和恶性。根据表现形式,可分为动力性和结构性两种病变,前者包括气管软化和复发性多发性软骨炎,后者包括管内型、管壁型、管外型和混合型。

　　(一) 管内型常见的病因

　　1. 气管的特殊炎症　如气道内结核、炎性肉芽肿、硬结症、白喉、梅毒等。

　　2. 气管内异物、结石。

　　3. 气管内良性病变　如气管淀粉样变、息肉、迷走的甲状腺等。

　　4. 气管内良性肿瘤　如纤维瘤,脂肪瘤、平滑肌瘤、错构瘤等。

　　5. 气管内原发恶性肿瘤　如鳞癌、腺癌、肉瘤、恶性淋巴瘤等。

　　6. 气管内转移瘤。

　　(二) 管壁型常见的病因

　　1. 气管内良性病变　如气管淀粉样变、结节病、Wegener 肉芽肿等;气管支气管软化症,气道烧伤,气管术后、放疗后及插管后所致的气道瘢痕狭窄等;国外报道中,肺移植等占有较大比例。

2. 气管内良性肿瘤 如纤维瘤,乳头状瘤、平滑肌瘤、错构瘤等。

3. 气管内原发恶性肿瘤 如鳞癌、腺癌、肉瘤、恶性淋巴瘤等。

4. 气管内转移瘤。

(三) 管外型常见的病因

常因增大的甲状腺、胸腺、淋巴结以及食管和气管外肿瘤等压迫所致。

(四) 混合型常见的病因

各种类型混杂在一起,常见于外伤性气道狭窄、原发或继发恶性肿瘤。

三、中央型气道病变的临床表现

患者表现为不同程度的咳嗽、气喘、呼吸困难以及下呼吸道感染。气道狭窄呼吸困难常以吸气性为主,活动后加重;患者痰液较多,但咳出费力,有发生窒息的危险。有气道瘘的患者常有严重的呼吸道感染,伴有发热及大量的痰。体格检查可闻及高调喘鸣音,伴有下呼吸道感染时可闻及湿啰音。为便于比较,常采用量化指标来记录(表 6-1-2~ 表 6-1-5):

表 6-1-2 气道病变的临床表现

项目		分级		
	0(无)	1⁺(轻)	2⁺(中)	3⁺(重)
咳嗽	无咳嗽	间断咳嗽,不影响生活	介于轻与重之间	连续频繁咳嗽,影响睡眠和生活
咳痰	无痰	昼夜痰量 <5ml	昼夜痰量 5~20ml	昼夜痰量 >20ml
喘息	无气喘	活动时气喘,不影响生活	介于轻与重之间	休息时气喘,影响睡眠和生活
哮鸣音	无	偶闻哮鸣音	两肺散在哮鸣音	两肺满布哮鸣音

表 6-1-3 气促评分

分级	表现	分级	表现
0 级	走路正常	3 级	平常速度步行时因出现气促而停止步行
1 级	快步走时出现气促	4 级	轻微活动后出现气促
2 级	平常速度步行时出现气促		

表 6-1-4 体质状况评分(KPS,Karnofsky Physical Scales)

指标得分		指标得分	
正常,无症状及体征	100	生活不能自理,需特别照顾	40
能进行正常活动,有轻微症状及体征	90	生活严重不能自理	30
勉强可进行正常活动,有一些症状和体征	80	病重,需住院积极支持治疗	20
生活可自理,但不能维持正常生活或工作	70	病危,临近死亡	10
有时需人扶助,但大多数时间可自理	60	死亡	0
常需人照料	50		

表 6-1-5　体力状况评分（PS，Performance Status）

级别	体力状况
0	活动能力完全正常，与起病前活动能力无任何差异
1	能自由走动及从事轻体力活动，包括一般家务或办公室工作，但不能从事较重的体力活动
2	能自由走动及生活自理，但已丧失工作能力，日间不少于一半时间可以起床活动
3	生活仅能部分自理，日间一半以上时间卧床或坐轮椅
4	卧床不起，生活不能自理

四、诊断

（一）中央型气道狭窄判断指标

根据气道狭窄的程度，一般可分为轻度狭窄（Ⅰ级）、中度狭窄（Ⅱ~Ⅲ级）和重度狭窄（Ⅳ~Ⅴ级），见表 6-1-6。

表 6-1-6　气道狭窄的程度

狭窄分级	狭窄程度（%）	狭窄分级	狭窄程度（%）
Ⅰ级	≤25	Ⅳ级	76~95
Ⅱ级	26~50	Ⅴ级	96~100
Ⅲ级	51~75		

气道狭窄部位不同，采取的治疗措施不同。发生于Ⅰ、Ⅱ、Ⅵ、Ⅷ部位的狭窄或气道食管瘘如需放置支架以直筒形支架为宜，而发生于Ⅲ、Ⅳ、Ⅴ、Ⅶ部位的狭窄或气道食管瘘则以放置分叉形支架（L 形或 Y 形）为宜。

（二）中央型气道狭窄的影像学表现（图 6-1-1）

（三）中央型气道狭窄的支气管镜表现（图 6-1-2）

五、支气管镜介入治疗策略

随着支气管镜在临床应用的日益普及，各种支气管腔内介入治疗技术蓬勃开展。经支气管镜介导的激光、高频电灼、射频消融、氩等离子体凝固（APC）、微波、激光、光动力治疗、冷冻、后装放疗、气道支架和球囊扩张等技术，逐渐成为复杂气道病变、良恶性病变所致的中央气道狭窄治疗的新手段。

如何结合我国国情科学规范地开展支气管镜下介入治疗技术迫在眉睫。实施支气管腔内

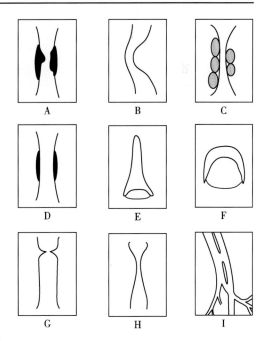

图 6-1-1　中央型气道狭窄的 CT 表现模式图
A. 腔内肿瘤或肉芽肿；B. 扭曲或弯折；C. 外源性压缩；D. 瘢痕狭窄；E. 剑鞘样气管；F. 膜塌陷；G. 蹼样狭窄（杯状狭窄）；H. 锥形转变（沙漏样狭窄）；I. 气管食管瘘

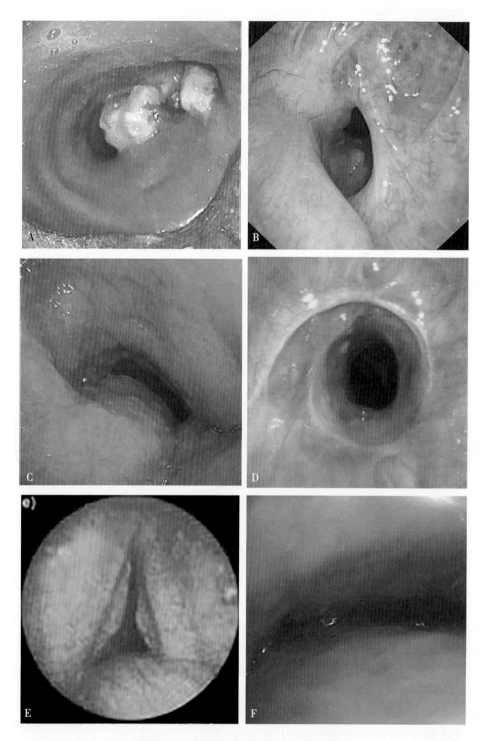

图 6-1-2　中央型气道狭窄的支气管镜表现

A.腔内肿瘤;B.扭曲或弯折;C.外源性压缩;D.瘢痕狭窄;E.剑鞘样气管;F.膜塌陷

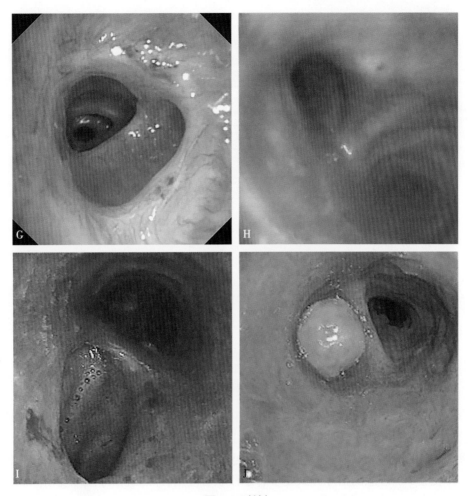

图 6-1-2(续)
G.蹼样狭窄(杯状狭窄);H.锥形转变(沙漏样狭窄);I.气管食管瘘;J.肉芽肿

介入治疗必须严格掌握适应证,明确治疗目的,客观评估拟采用的某项治疗技术能否实现预期目标。对于不能手术和拒绝手术的中央型气道狭窄患者,应首先考虑内镜下腔内介入治疗。对于动力性气道狭窄和气道瘘,应采取内支架置入治疗为主的方法;对管内型或管壁型中央型气道病变,应采取腔内消融治疗为主的方法,必要时采取球囊导管扩张或内支架置入,而对于管外型病变则以内支架置入治疗为主,恶性病变还可在瘤体内植入放/化疗粒子。如果病变远端肺功能丧失,或病变同时阻塞小气道,应慎重选择内镜下介入治疗方法(图6-1-3)。

选择个体化支气管镜腔内介入治疗方法十分重要,同时需结合拟用技术的设备性能、人员条件等。目前常用于保持气道开放的腔内治疗手段是热烧灼(热凝)法。尽管激光、高频电灼、APC、微波等原理均是将能量聚集到病变组织,使组织热变性,凝固或炭化或汽化,但是激光治疗的能量最高,对组织的切割最快,亦容易造成组织穿孔,止血困难,产生烟雾,且价格昂贵,需在全麻下操作;高频电灼具有多种探头和治疗模式,如热凝固探头、切割探头、电圈套器等,可以根据病变选择,但产生的烟雾刺激咳嗽不利于治疗,汽化作用弱,探头容易

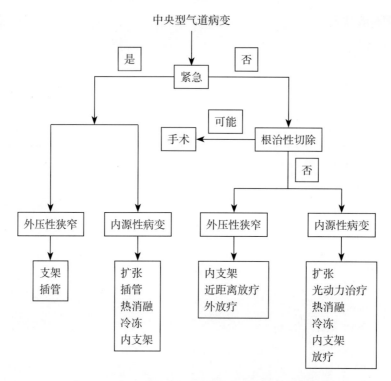

图 6-1-3　中央型气道狭窄病变的支气管镜治疗流程

粘连炭化组织,需要不断清除;APC 作用面积大,穿透性小,深度可靠,能较为迅速地取出病变组织,烟雾少,可在局麻下进行,并且价格适中,是目前较为理想的腔内介入治疗手段;冷冻治疗可分为冻切和冻融两种,根据病变大小和性质不同,采取不同的治疗模式,操作简单、安全,并发症少。理想的治疗方式是多种手段联合应用,即热凝治疗或冻切清除腔内大块病变,冻融治疗清除基底部病变。

　　支气管结核在我国十分常见,1949 年结核病患者尸检资料显示,支气管结核患病率高达 42%。因此,规范不同类型支气管结核镜下治疗方法尤为重要。对于炎症浸润型支气管结核不推荐过多的腔内干预,系统全身抗结核化疗,通常无明显后遗症。溃疡、干酪坏死型支气管结核应在全身抗结核治疗基础上及时清除坏死组织和痰栓,必要时进行球囊扩张。肉芽增殖型支气管结核需要采用高频电灼、APC、微波或冷冻处理腔内增殖性病变,有瘢痕形成趋势者加用定期适时球囊扩张。对于瘢痕型支气管结核推荐多种方法序贯治疗,即先用热凝治疗适度疏通气道,再进行高压球囊扩张气道成形,若气道仍不能维持良好的开放状态,则在狭窄段内置入暂时性气道支架,但不主张长久置入金属支架,当存在管壁软化时则主要依靠支架置入治疗。

　　尽管近 10 年来我国在支气管镜腔内介入治疗方面做了很多的探索,但是,目前存在的一些问题制约了我国介入肺脏病学的健康发展。

　　1. 从业人员缺乏系统训练,不具备相应条件(操作技术、器械、处理并发症的能力),如某些单位每周仅有少数行支气管镜一般检查的患者,医务人员在基本操作经验都不足的情况下贸然实施镜下治疗,难免发生一些并发症。因此,应在全国不同地区选择一批具有一定条件和规模的医院,首先建立呼吸内镜和介入肺脏病学医师培训基地,对从业人员进行系统培训,严格考核,实施准入。

　　2. 呼吸内镜和介入肺脏医学的发展涉及影像、麻醉、病理等多个学科,甚至需要与材料科学、医学工程学密切合作,才能更好地应用各种技术,最大限度地降低手术风险,提高诊断正确率和治疗成功率。我国目前缺少具有自主知识产权的相关器械和临床新技术的原创和发明。

　　3. 尽管我国病种丰富、病员量大,但由于镜下治疗起步较晚,一些技术仅有为数不多的几家大医院能够开展,没有大规模多中心的临床报道。因此,必须建立合作机构和协作网络,结合中国病源分布特点,开展多中心研究,才能总结出具有循证医学价值的临床资料。

（金发光　王洪武）

参 考 文 献

1. Freitag L, Ernst A, Unger M, et al.A proposed classification system of central airway stenosis. *ERJ*, 2007, 30(1): 7-12.
2. HW Wang, MM Tao, N Zhang, et al.Airway covered metallic stent based on different fistula location and size in malignant esophagorespiratory fistula. Am J Med Sci, 2015, 350(5): 364-368.
3. 王洪武,张楠,李冬妹,等.881例中央型气道恶性肿瘤分析.中华结核和呼吸杂志,2014,36(9):26-27.
4. Vergnon JM, Huber RM, Moghissi K. Place of cryotherapy, brachytherapy and photodynamic therapy in therapeutic bronchoscopy of lung cancers. Eur Respir J, 2006, 28: 200-218.
5. Bolliger CT, Sutedja TG, Strausz J, et al.Therapeutic bronchoscopy with immediate effect: laser, electrocautery, argon plasma coagulation and stents. Eur Respir J, 2006, 27(6): 1258-1271.
6. Moorjani N, Beeson JE, Evans JM, et al.Cryosurgery for the treatment of benign tracheo-bronchial lesions. Interact Cardiovasc Thorac Surg, 2004, 3(4): 547-550.
7. Moghissi K, Dixon K. Is bronchoscopic photodynamic therapy a therapeutic option in lung cancer? Eur Respir J, 2003, 22(3): 535-541.
8. 周云芝,王洪武.氩气刀联合光动力学疗法治疗恶性气道狭窄18例.中国肿瘤,2008,17(11):973-975.
9. Lund ME, Garland R, Ernst A.Airway stenting. Chest, 2007, 131: 579-587.
10. Kim JH, Shin JH, Song HY, et al. Benign tracheobronchial strictures: long-term results and factors affecting airway patency after temporary stent placement. AJR, 2007, 188: 1033-1038.
11. 党斌温,王洪武.球囊导管技术 // 王洪武.电子支气管镜的临床应用.北京:中国医药科技出版社, 2009: 241-255.
12. Bolliger CT, Mathur PN, Beamis JF, et al. ERS/ATS statement on interventional pulmonology.European Respiratory Society/American Thoracic Society. Eur Respir J, 2002, 19(2): 356-373.
13. Ernst A, Silvestri GA, Johnstone D, et al. Interventional pulmonary procedures: Guidelines from the American College of Chest Physicians. Chest, 2003, 123(5): 1693-1717.
14. 杨华平,胡成平,周东波,等.湖南省可曲性支气管镜应用情况调查.中国内镜杂志,2007,13(5):555-557.
15. 杨红忠,胡成平,杨华平.纤支镜下介入冷冻治疗支气管腔内恶性肿瘤.中国肺癌杂志,2005,8(2):143-144.
16. 胡成平.结合国情科学规范地开展支气管镜下介入治疗.中华结核和呼吸杂志.2008,31(8):633-634.
17. 金发光,李王平.中心气道狭窄的诊断及介入治疗.医学与哲学,2008,29(11):7-9.
18. Janssen J, Noppen M.Interventional pulmonology. Eur Respir J, 2006, 27(6): 1258-1271.
19. 丁卫民,傅瑜,刘拮,等.经支气管镜高频电技术治疗肿瘤性中央气道狭窄的临床价值.肿瘤防治研究,

2010,37(10):1174-1178.

20. 金发光. 介入性肺脏病学技术的发展现状与展望. 解放军医学杂志,2008,33(7):785-789.

第二节　支气管镜介入治疗途径的选择及管理

一、支气管镜介入治疗途径的选择

根据支气管镜镜种不同,采用的治疗途径亦不同。硬质支气管镜必须在全麻下经口或气管造口进镜,而软性支气管镜可以在局麻或全麻下经鼻、经口、经气管插管或经气管造口进镜。

根据笔者的手术经验,总结硬镜、气管插管及喉罩的特点如下:

1. 硬镜　中央型气道的病变,需要开放通气技术的配合,具有最完善的手术器械。
2. 气管插管　声门下 5cm 以下的病变,具有最安全、可靠的机械通气保证。
3. 喉罩　适用于声门下所有病变,是声门下气管高位病变有效的解决途径。

二、气管插管和喉罩作为气管通道的评价

不同于硬质支气管镜的开放通气技术,当通过气管插管对机械通气的患者施行支气管镜介入治疗时,由于支气管镜造成气管通道进一步狭窄,呼吸机上的压力表显示峰压最高可达到 80cmH_2O,虽然自支气管镜远端压力传感器测得的压力低得多,但仍比插入支气管镜前高得多;真实的气管内压在吸气末平均可达到 34cmH_2O,而在呼气末仍达 10~15cmH_2O,产生了自发的呼气末正压(PEEP)的效果,气管插管内的支气管镜给呼气造成了很大阻力,影响肺的排空,当用支气管镜吸引时,这个自发的 PEEP 可暂时消失。气道压力的高低与气管插管的内径和支气管镜的外径有关;没有气管插管时,支气管镜的横截面积只占成人气管横截面积的 10%;插管后,一条直径 5.7mm 的支气管镜的横截面积就占直径 9mm 气管插管横截面积的 40%,直径 8mm 气管插管的 51%,直径 7mm 气管插管的 66%。对于直径 8mm 插管来说,气流阻力在插入直径 5.7mm 的支气管镜后增加了 11 倍。这将产生很高的气道压力和 PEEP 效应;对于直径 7mm 的气管插管,插入直径 5.7mm 的支气管镜后气道压力可增高达 35cmH_2O。直径 8mm 的气管插管产生的气道压力变化通常小于 20cmH_2O;因此应用治疗性支气管镜(直径约 6mm)进行介入治疗时,气管插管直径的选择最小应为 8mm 才不致产生气压伤的危险。

笔者一般选择直径 7.5~9mm 的气管插管,在应用软性支气管镜进行介入治疗时一般不会遇到因气道压力增高导致手术中断的情况。喉罩外管的直径一般都达到 9mm,也不存在气道压力增高的问题。因此将气管插管和喉罩作为全麻下支气管镜介入治疗的气管通道是一种非常安全而有效的选择,虽然气管插管和喉罩不能改变上气道正常的生理弯曲,硬镜手术器械不能通过,但目前电凝切、激光、APC、冷冻等设备均有完备的软性电极,各种支架亦具备软性推送器,因此通过气管插管和喉罩应用软性支气管镜进行介入治疗几乎与硬镜下操作是一样的,虽然手术耗时要长一些,但因为采用的是密闭通气,比硬质镜的开放通气更安全。与喉罩相比,气管插管的通气更为稳定而易于控制并且不存在声门水肿的问题,因此对于声门下 7cm 以下的病变,包括气管下段、隆突及左右主支气管的病变一般均采用气管插

管的方法;对于声门下 7cm 以内的病变,包括气管中、上段及声门下病变,经气管插管够不到,而采用喉罩是唯一的选择。

如果支气管镜专家需要在手术期间使患者的生命体征得到良好的控制,则必须选择全麻下经气管通道进行的支气管镜介入技术。通过气管通道更容易控制临床发生的各种情况,如出血,甚或呼吸衰竭等。对患者和术者来说,其操作过程都更加舒适。此种技术可以使因较大出血性肿瘤所致呼吸衰竭的患者得到适宜的机械通气并可使肿瘤在短时间内得以迅速切除。应用全麻下经气管通道进行的支气管镜介入技术更安全并且使手术时间大为缩短。应该将这种技术作为支气管镜介入治疗的操作规范之一。

对周围型肺部病灶,则宜选择在导航引导下进行支气管介入治疗。

三、支气管镜临床介入治疗的管理

近年来,支气管镜的应用除了进行常规检查外,其诊断治疗的应用范围不断扩展,尤其是经支气管镜介入治疗的应用越来越广泛,取得了良好的临床疗效,受到医生和患者的欢迎。如经支气管镜进行超声检查,经支气管镜取异物、建立人工气道,经支气管镜介入微波热凝、高频电切割及电凝、APC、激光、冷冻等治疗良恶性气道疾病,经支气管镜进行支气管腔内近距离放疗,经支气管镜介入球囊扩张气道成形术,经支气管镜下的气管、支气管支架置入治疗,经支气管镜光动力治疗腔内肺癌等等。这些治疗方法的进展给许多饱受痛苦的患者带来了福音,也为医院获得了良好的社会和经济效益。

在展望美好远景的同时,我们又不得不提醒大家,这些治疗同时也有较大的风险,有些并发症甚至是致命的。必须保证治疗的规范和安全。下文通过开展经支气管镜介入治疗的一点经验,谈一下相关的管理体会,以期引起大家的重视,并希望能促进管理的不断完善。

(一) 对医院等级的要求

目前,能够开展支气管镜检查的医院已经很多,国内基本上在县一级医院已经能够进行支气管镜检查。但经支气管镜进行介入治疗的人员和设备要求要远远超过单纯的支气管镜检查,这牵涉到整个医院的医疗和设备水平。如应该有各种类型和不同型号的支气管镜,有相应的介入治疗设备(如微波治疗机、激光治疗机,高频电烧灼器、冷冻治疗机,近距离后装放射治疗机、气道内支架与置入装置等)、有经过培训的上述相关设备的熟练操作人员、有针对介入治疗相关并发症的急救人员和急救设备等。这些是一般医院难以达到的,也就是说有支气管镜并不等于就有开展经支气管镜介入治疗的条件。我们认为,经支气管镜介入治疗应该在具备一定条件的二、三级医院进行。

(二) 对医学伦理的要求

以往医生在进行治疗时,更多的是考虑如何获得更好的医疗效果,而很少去考虑这些治疗是否符合医学伦理的要求;或是认为医生掌握了大量的医学理论和技术,自认为所做的一切都是为患者着想,都要求患者应听从医疗安排,而很少考虑患者的感受,以及患者对自己病情了解的渴望。在目前形势下,这种想法已经完全不能适应医疗的要求,也不符合国家关于《医疗事故处理条例》的规定。因此,鉴于经支气管镜介入治疗的特殊性,在进行治疗前应该向患者详细介绍进行此项治疗的必要性和风险性,签署知情同意书,保证患者对治疗的知情权;并提供口头或书面指导,提高患者对接受治疗操作的耐受性。这也符合当前我国法律对治疗的要求。

（三）对场地和设备的管理

随着医学科学的进步,新的技术不断出现,各家医院都竞相开展新的治疗项目,这无疑是一件好事。但由于医院硬件的建设往往跟不上发展的需要,就必然导致医疗用房的紧张。我们已发现某些医院支气管镜检查挤在一间狭小的房间内,如果仅仅进行检查,尚能应付。但这显然不适应进行经支气管镜介入治疗,因为后者的创伤性要大得多,需要的人员和设备要多得多,空间太小,无法满足治疗的需要。通常应将治疗的准备室、设备清洁消毒室和治疗室本身分开设置,准备室可供进行治疗前的预处理,如术前患者的指导、体格检查、表面麻醉、术前用药等。治疗室应有宽敞的空间,以保证治疗设备、辅助设备和抢救设备的充分展开,并留给操作医师和护士充分的活动空间。有条件的医院,可以在治疗室内安装电视透视设备,如果能够开展无痛性介入治疗,还可按照手术室的要求来设置治疗室,以便进行静脉麻醉,甚至在紧急情况下可以转为开胸等有创手术治疗。由于经支气管镜介入治疗的创伤性要大得多,对附属设备的要求也高得多,应建立完善的设备管理规定,专人负责,完善设备档案,定期进行设备性能的检查,认真保养,及时清洁和消毒,及时更新和补充消耗品,以保证在任何情况下都能随时拿得到所需设备和物品,并能够保证其正常工作。这里特别需要强调的是气管镜及其相应配套治疗设备的清洁和消毒,应制定严格的清洁消毒章程,认真实施,并有专人检查监督,定期做细菌、真菌培养,严格无菌操作,严防交叉感染。对乙肝、肺结核、艾滋病等传染病患者,应使用专用气管镜进行检查治疗,并应与普通患者分开诊治,严防医源性传播。

（四）对治疗人员的要求

目前我国的支气管镜(包括其他各种内镜)操作,还是由相应的专科医师进行的,基本上属于师傅带徒弟的方式教出来的。因此,师傅的局限性必然会导致徒弟存在同样的不足。严格意义上讲,进行内镜操作的人员必须经过专门的培训,并获得专门的行医执照才能上岗。目前国家卫生管理部门已出台相应的卫生法规来规范内镜操作人员的培训。近年来国内各大医院举办的支气管镜学习班不失为一种补救方法,新开展的单位应将人员送去进行培训后再开展此项业务。原有治疗人员也应不断学习,提高操作技术水平。治疗人员必须严格掌握经支气管镜介入治疗的适应证、禁忌证,避免盲目追求检查治疗的数量和经济效益而随意放宽治疗的适应证,忽视禁忌证,防止由此造成对患者的危害,减少医疗事故和纠纷发生。

（五）对急救水平的要求

治疗人员应充分了解经支气管镜介入治疗的各种并发症,并应具备急诊处理的能力。据我们了解,在支气管镜室没有准备急救设备和药品的医院不在少数,一旦出现紧急情况,尤其是致命性并发症(如大出血)时就会手足无措,甚至耽误抢救时机。治疗医师和护士均应有实施人工呼吸、心肺复苏、建立人工气道的熟练技术。治疗室内也应具备相应的急救设备。在一些患有基础疾病(如慢性阻塞性肺疾病、冠心病、高血压等)而又不得不进行经支气管镜介入治疗的患者,还应有相关科室的临床医师参与治疗,以便及时处理出现的紧急情况。

（六）对患者安全的管理

1. 治疗前的安全管理措施

（1）对有基础疾病的患者,治疗前应进行相应处理:①如对疑有慢性阻塞性肺疾病

(COPD)患者应测定肺功能。若肺功能重度下降[$FEV_1<40\%$ 预计值和(或) $SaO_2<93\%$],应测定动脉血气,以判定患者是否能承受治疗。②脾切除、安装有人工心脏瓣膜或有心内膜炎病史的患者,应预防性使用抗生素。③心肌梗死后 6 周内应尽量避免行经支气管镜介入治疗。④哮喘患者在行经支气管镜介入治疗前应预防性使用支气管扩张剂。⑤有出血危险的患者,应在术前常规查血小板计数和(或)凝血酶原时间和部分凝血活酶时间。

(2) 特殊患者的处理:①吸氧和(或)静脉应用镇静剂可能会升高动脉血 CO_2 浓度,因此对于经支气管镜介入治疗前动脉血 CO_2 浓度已升高者,应避免静脉应用镇静剂,且在氧疗时应格外小心。②对于一直口服抗凝剂的患者,治疗前应至少停用 3 天,或用小剂量维生素 K 拮抗。极少数情况下,当患者必须持续使用抗凝剂时,应将其国际标准化比降至 2.5 以下,并使用肝素。

(3) 常规处理:①治疗前 4 小时开始禁食,治疗前 2 小时开始禁水。②所有经静脉应用镇静剂的患者应于治疗开始前建立静脉通道,并保留至术后恢复期结束。③如无禁忌证,应该对接受治疗者进行镇静。④阿托品在治疗前不作为常规应用。

2. 治疗中的安全管理措施

(1) 术中用药:①经支气管镜注入利多卡因时,应尽量减少其用量。成人利多卡因的总量应限制在 8.2mg/kg,对老年患者,肝功能或心功能损害的患者,应格外小心。②镇静剂应逐渐加量,直至患者充分镇静.并遗忘操作过程。

(2) 术中监护:①应监测患者的氧饱和度。②通过吸氧,使患者的氧饱和度维持在 90% 以上,以减少操作中及术后恢复期严重心律失常的发生率。③治疗时心电监护不必常规应用,但对于有严重心脏病史的患者,以及在持续给氧情况下仍不能纠正低氧血症的患者,应常规进行心电监护。

(3) 手术条件:①弥漫性肺疾病患者行经支气管镜介入治疗时,不必将 X 线透视作为常规,但局灶性肺疾病患者在治疗时,应考虑在 X 线透视下进行。②在行经支气管镜介入治疗过程中.至少要有两位助手配合,其中一位必须是专职护士。③支气管镜室应具备复苏设备。

3. 治疗后的安全管理措施

(1) 术后治疗:部分患者(特别是肺功能损害和镇静后的患者)在行经支气管镜介入治疗后仍需要持续吸氧一段时间。

(2) 术后观察:①当所进行的治疗对患者有造成气胸的危险时,应在手术后进行胸部影像学检查,以排除气胸。②应通过口头及书面形式告知已有气胸可能的创伤性治疗手术的患者,在离开医院后仍有发生气胸的可能,有症状时应及时就诊。

(3) 术后注意事项:①对于镇静后的患者,应口头及书面建议其在 24 小时内不要驾车,签署法律文件或操作机械设备。②使用了镇静剂的门诊患者,最好有人陪伴回家。③对于老年人或行创伤性治疗手术的高危患者,当日应有人在家中陪夜。

目前,国家卫生计生委已出台了《呼吸内镜诊治技术管理规范》,我们应严格按照执行。

(金发光)

参 考 文 献

1. Kular H, Mudambi L, Lazarus DR, et al. Safety and feasibility of prolonged bronchoscopy involving diagnosis of lung cancer, systematic nodal staging, and fiducial marker placement in a high-risk population. J Thorac Dis,

2016,8(6):1132-1138.

2. Dalar L,Özdemir C,Abul Y,et al.Therapeutic bronchoscopic interventions for malignant airway obstruction:A retrospective study from experience on 547 patients.Medicine(Baltimore),2016,95(23):e3886.

3. 金发光,李王平,傅恩清,等.介入性肺脏病学技术在中心气道狭窄治疗中的作用及安全性分析:附389例报告.解放军医学杂志,2008,23(11):1352-1355.

4. 金发光,刘同刚,谢永宏,等.纤维支气管镜介入在各型气管、支气管结核治疗中的作用探讨.中国内镜杂志,2005,11(9):904-906.

5. Kalanjeri S,Gildea TR.Electromagnetic Navigational bronchoscopy for peripheral pulmonary nodules.Thorac Surg Clin,2016,26(2):203-213.

6. Herth FJ,Eberhardt R,Schuhmann M.Bronchoscopy in lung cancer:navigational modalities and their clinical use. Expert Rev Respir Med,2016,3:1-6.

7. 施毅,易学明.加强对经纤维支气管镜介入治疗的管理.中国医院,2004,8(9):22-24.

8. 王洪武.重视硬镜在危重气道狭窄疾病中的应用.中华结核和呼吸杂志,2013,36(2):143-145.

9. 金发光.介入性肺脏病学技术的发展现状与展望.解放军医学杂志,2008,33(7):785-789.

10. 王洪武,李冬妹,张楠,等.硬质气管镜治疗810例次呼吸道病变的疗效分析.中华结核和呼吸杂志,2013,36(8):626-627.

第三节　高 频 电 刀

一、概述

1926年,物理学家 William Bovie 和神经外科专家 Harry Cushing 共同研制出世界上第1台高频电刀应用于临床。随着人们对其优越性如切割组织速度快、止血效果好、操作简便等认识的提高,高频电刀目前已被广泛地应用于支气管镜引导下的支气管内病变的治疗。

二、设备及技术原理

人体组织为导电体,当电流通过人体组织时可产生热效应、电离效应和法拉第效应(即肌肉痉挛、心脏纤维颤动等)。高频电通过变频变压设备,使低频电流经变频变压、功率放大,转换为频率 400~1000Hz,电压为几千甚至上万伏的高频电流。高频电流产生的瞬时高热效应可以在人体组织中产生切割和凝血作用,从而达到诊断和治疗目的,但不会造成电击损伤。用于组织切割时,电极处的切割电流使细胞膨胀、爆裂、汽化;用于组织凝结或止血时,电极处的凝血电流则使细胞干化,小血管收缩闭塞,因而止血或减少出血,通过改变输出电流波形即可达到以上目的。

目前国内常用的电刀有日本 Olympus psd20 型、30 型,德国爱尔博以及西赛尔电刀等。

三、适应证和禁忌证

(一) 适应证
气管、支气管内良、恶性病变,且不适于手术治疗者。

(二) 禁忌证
①全身情况差,不能耐受操作者;②合并严重的心、肺疾患,操作可能加重病情或造成死亡者;③出血倾向未能纠正者;④气道病变阻塞严重,且阻塞远端肺功能丧失者。

以上适应证和禁忌证均为相对性,视病情、预后、医者的经验和具体条件而定。

四、操作方法

(一) 术前准备

同常规支气管镜检查及治疗。麻醉方式视具体情况决定。打开高频电刀设备,连接电极,并将接地电极板置于患者一侧下肢肢体远端,并确认电极板与皮肤接触良好。

(二) 操作步骤

支气管镜进入到达病变部位,如病变基底部较小或以蒂相连,使用电圈套器套住病变基底部,缓慢收紧电圈套器,采取先凝后切、边凝边切的方式直至新生物切除;若病变基底部较大或为瘢痕性狭窄环,可使用针形电刀直接对病变进行切割。治疗后,可使用活检钳钳夹或冷冻的方法清除烧灼或切割下的病变、焦痂、坏死组织等。

五、高频电刀应用的注意事项

1. 操作前需检查仪器指示灯工作是否正常,如电极板与皮肤接触不良,踩踏踏板时,机器不能正常工作。电极板不能放在骨骼突出、关节或瘢痕处。

2. 使用高频电刀时,患者不能与任何接地的金属部件接触。

3. 输出功率需要根据病变的位置、软硬、质韧程度等进行调节,防止过大功率造成局部支气管灼伤或击穿。

4. 高频电对心脏起搏器有干扰作用,对于装置心脏起搏器的患者使用时严格把握适应证及预计风险并做好相应的抢救准备工作。

六、并发症处理与防范

并发症及处理同本章第五节"激光"。

七、视频

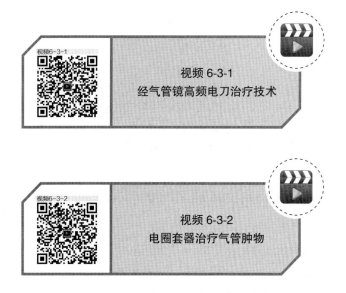

视频 6-3-1
经气管镜高频电刀治疗技术

视频 6-3-2
电圈套器治疗气管肿物

(金发光　王伯良)

参 考 文 献

1. Janssen J, Noppen M.Interventional pulmonology. Eur Respir J, 2006, 27 (6): 1258-1271.
2. 王洪武, 杨仁杰. 肿瘤微创治疗技术. 北京: 北京科学技术出版社, 2007: 313-327.
3. 丁卫民, 傅瑜, 刘拮, 等. 经支气管镜高频电技术治疗肿瘤性中央气道狭窄的临床价值. 肿瘤防治研究, 2010, 37 (10): 1174-1178.
4. 金发光. 介入性肺脏病学技术的发展现状与展望. 解放军医学杂志, 2008, 33 (7): 785-789.
5. 金发光, 刘同刚, 傅恩清, 等. 经纤支镜介入微创治疗在中心气道狭窄器质性狭窄中的作用. 中华肿瘤防治杂志, 2006, 13 (18): 1421-1423.
6. 金发光, 李王平. 中心气道狭窄的诊断及介入治疗. 医学与哲学, 2008, 29 (11): 7-9.
7. Wahidi MM, Herth FJ, Ernst A.State of the art: interventional pulmonology.Chest, 2007, 131 (1): 261-274.
8. 傅瑜. 纤维支气管镜在治疗中心气道阻塞与狭窄中的应用. 中华结核和呼吸杂志, 2003, 26 (7): 385-386.
9. 李亚强, 李强, 白冲, 等. 良性中央气道狭窄 386 例病因分析及腔内介入治疗的疗效评价. 中华结核和呼吸杂志, 2008, 31 (5): 364-368.

第四节　氩等离子体凝固术

一、概述

氩等离子体凝固（argon plasma coagulation, APC）是近年来临床应用的新一代高频电刀技术。1994 年在德国 APC 技术被引入了气管内镜的治疗，由于其操作的简单性、疗效的稳定性和使用的安全性，目前在临床得到广泛应用。

二、工作原理及设备

APC 是通过电离氩气流（氩等离子体）把高频电流的热效应传到相应的组织上，通过单极技术，使其从高频输出电极均匀流向组织，以非直接接触方式集中于与之最接近的 1 个点上，引起局部高温凝固效应，使组织失活和止血，产生治疗效应，是一种非接触式的高频电凝技术。当高频高压输出电极输出凝血电流时，氩气从电极根部的喷孔喷出，在电极和出血创面之间形成氩气流柱，在高频高压电的作用下，产生大量的氩气离子。这些氩气离子，可以将电极输出的凝血电流持续传递到出血创面。由于电极和出血创面之间充满氩离子，所以凝血因子以电弧的形式大量传递到出血创面，因而其止血效果较高频电刀好。

APC 烧灼时组织穿透较浅，仅为 3~5mm，安全性高并具有产生烟雾较少、止血效果快、焦痂效果好等特点。

目前国内常用的氩气刀设备多为电刀、氩气刀一体化仪器，如德国爱尔博以及西赛尔电刀、氩气刀一体机。

三、禁忌证及适应证

氩气刀禁忌证及适应证同高频电刀。

四、操作方法

（一）术前准备

同普通支气管镜，局麻/全麻下操作均可，配合软镜使用。操作时应注意给氧浓度；操作前确保操作仪器正常启动，接好电极板并确认与皮肤接触良好，仪器踏板及电极板均处于工作状态。

（二）治疗步骤

支气管镜进入到达病变部位后，经活检孔插入 APC 电极，APC 电极末端距离病变组织 5mm 以内时，脚踏开关进行烧灼，烧灼时间、氩气流量、功率设置应根据病变组织的特点进行。一般对于出血、瘢痕等设定小功率，而对于较大肿瘤的切除选择较大功率；松软组织选用较小功率，致密组织选用较大功率；避免一次选择大功率导致出血或管壁穿孔等危险。烧灼后的焦痂、坏死组织清理方式同高频电刀。

五、氩气刀应用的注意事项

1. 氩气刀的特点为非接触式电离，因而需保持氩气刀电极前端与病变有一定的距离，避免组织结痂堵塞电极。
2. 氩气刀探头需伸出气管镜前端 1cm 左右，避免烧灼损伤镜体前端。
3. 对于靠近管壁的病变应注意控制烧灼的深度和时间，以避免损伤气管壁。
4. 烧灼过程中出现电极堵塞报警时，及时退出电极并进行清理。
5. 其余操作注意事项同高频电刀。

六、并发症处理与防范

并发症及处理同高频电刀。

七、视频

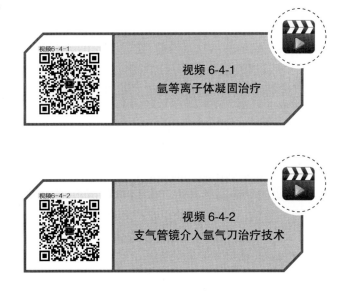

视频 6-4-1
氩等离子体凝固治疗

视频 6-4-2
支气管镜介入氩气刀治疗技术

（李王平　傅恩清）

参 考 文 献

1. 王洪武,周云芝,李晶,等.氩等离子体凝固术结合被膜金属支架置入治疗气道狭窄,中华结核和呼吸杂志,2008,31(4):313-315.
2. 党斌温,张杰.局部麻醉及支气管软镜下氩气刀治疗中心气道阻塞性病变的安全性.中华结核和呼吸杂志,2006,29(11):767-768.
3. 金发光,穆德广,楚东岭.经支气管镜氩等离子凝固治疗大气道阻塞性狭窄.中华肿瘤杂志,2008,30(6):462-464.
4. 金发光,李王平,傅恩清,等.介入性肺脏病学技术在中心气道狭窄治疗中的作用及安全性分析:附389例报告.解放军医学杂志,2008,23(11):1352-1355.
5. 王洪武.经气管镜电圈套器联合 CO_2 冷冻及氩等离子体凝固等治疗77例气道内肿瘤和息肉.中国肺癌杂志,2013,16(6):294-298.
6. HW Wang,JL Zhang,N Zhang,et al. Bronchoscopic intervention as a main treatment for tracheobronchial adenoid cystic carcinoma. Minimally Invasive Therapy,2015,24(3):167-174.

第五节 激　光

一、概述

20世纪50年代,美国物理学家朗斯(Lyons)首先发现微波波段的光子。1958年,美国学者将这种自然界中没有的光,称为激光(light amplication by stimulated emission of radiation,Laser)。激光具有亮度高、方向性好、单色性好、相干性好等特有的光学特性。到目前为止,临床上使用的激光医疗设备已在不同的学科有几十种品种,包含了自紫外-可见光-红外的各种波长,以及连续、脉冲、巨脉冲、超脉冲等各种输出方式;至20世纪80年代,CO_2激光、全蒸汽激光、钛激光、铒激光、钬激光、准分子激光等新型激光器纷纷应用于临床。治疗的病种达数百种,对有些疾病,激光治疗已被列入首选方法。

自1976年Laforet等首先报道经纤维支气管镜引导,气管内激光切除气道肿瘤以后,相继有多种激光应用于呼吸系统疾病的治疗。目前,在气管内疾病治疗中应用最多的是YAG(钇铝石榴石)激光和Nd:YAG(掺钕钇铝石榴石)激光。这些激光功率大,组织穿透性强,其能量高度集中,能准确地定位于病变部位,并能通过屈曲自如的导光纤维传送。现对其设备、操作方法及临床应用做一简要介绍。

二、技术原理

Nd:YAG激光治疗原理主要是利用激光的热效应,该激光能量密度极高,在激光束直接辐照下,几毫秒可使生物组织的局部温度高达200~1000℃,使受照射组织出现凝固坏死、汽化或炭化而达到清除病变的目的。另外,激光也是一种电磁波,因此突然产生电磁场效应,可使组织离化和核分解。通常较低功率时可使毛细血管和小血管收缩,立即出现机械性血管闭塞,如温度升高到水的沸点,则可见照射的病变组织似水雾般沸腾冒烟、汽化,病变组织消失。

三、设备

1961 年 Johnson 等发明了 Nd:YAG 激光器,目前最常用的固体激光器,需要两种高纯稀土氧化物为原料,氧化钇和氧化钕,能发射出波长为 1.06μm 近似于红外光的激光,其水吸收系数很低,因而能量可穿过透明的液体。其能量可传导至较深的组织中,造成的组织损伤相对较深而广。Nd:YAG 激光器是目前技术上最完善的高性能固体激光器,现已成功应用于多种外科手术和气管内介入治疗。

四、适应证

主要用于气道内阻塞性病变以及各种原因引起的气道狭窄。

1. 良性肿瘤　包括乳头状瘤、平滑肌瘤、错构瘤、血管瘤、神经纤维瘤等,这些肿瘤对化学治疗以及放射治疗效果均不理想。另外,对于不适合手术切除的患者,如年龄过大,合并其他基础疾病或伴有严重呼吸困难时,可以用于保持气道通畅。

2. 恶性肿瘤　包括镜下可见,同时引起气道狭窄的所有原发性或转移性恶性肿瘤。

3. 其他良性病变　如气管、支气管结核性肉芽肿、气管插管或切开、外伤等造成的气管狭窄,尤其是瘢痕性或形成环状、膜状的狭窄,激光治疗很有效,亦可用于气道近端局灶性出血,如气道黏膜或肿瘤活检后的止血治疗等。

五、禁忌证

1. 不论什么性质疾病,只要是气道外病变,均为激光治疗的禁忌证。
2. 病变侵入大血管周围(如肺动脉)伴有瘘管形成的可能。
3. 病变侵入食管,伴有瘘管形成的可能。
4. 侵入纵隔,伴有瘘管形成的可能。

六、操作方法

患者术前准备同普通支气管镜,另外,根据病变部位、阻塞程度以及患者一般情况选择不同类型的支气管镜,即软镜或硬镜。首先将气管镜插入到病变处,使用 Nd:YAG 激光机,最大功率100W,波长 1.06μm。将石英光导纤维经气管镜活检孔道插入,伸出镜端0.5~1.0cm,对准病变 0.5cm 时激光照射。照射一般从病变顶部中心开始,向下向外扩展,接近管壁1~2mm 时,应停止照射,防止击穿管壁。照射后即可见病变组织变白、汽化,后再黑色炭化,并逐渐缩小,管腔扩大。剩余少量病变,由于照射过程中热传导作用,可于几天后自行脱落。若出现肿瘤表面出血、气管内大量分泌物,病灶较大,以及因肿瘤坏死使得难以辨识正常组织范围时,应仔细操作,认真处理。如果气道瘢痕狭窄过长也不易成功。此外,肺结核肉芽肿者若在急性期时行激光治疗,有可能诱发肉芽肿加重。为保证手术过程安全,除较小病变外,以分次照射为宜。一般治疗 2~3 次,个别可达 10 次以上。激光照射功率 20~30W,个别可用 40W,照射时间通常为累计 5~10m,每次治疗间隔 1~2 周。一般术后 3~5 天坏死组织脱落咯出。

七、临床疗效

对于良性肿瘤可能取得满意疗效,国内外学者均认为可以取代外科手术。其原因是良性肿瘤多呈单发性,且阻塞远端气道正常,局部病灶一旦去除,通气功能即能恢复正常。

对于恶性肿瘤激光治疗可迅速解除阻塞、改善通气。但术后极易复发,故属于姑息性治疗。所以其近期效果较好,可达到延长患者生存期的目的。对肿瘤初治者,可先用激光去除气道内部分肿瘤,改善呼吸,再配合放疗、化疗或局部光动力治疗(PDT),可以达到较理想效果。若气管内弥漫性狭窄或阻塞严重,气管内激光可与气管内支架同步或序贯进行,以维持其通畅,同时可延长气管内激光治疗及放射治疗的效果,避免因为肿瘤复发或纤维化再次造成气管狭窄。

对于化疗、放疗不敏感的低度恶性肿瘤,如气管类癌、腺样囊腺癌,激光治疗也可取得良好效果。尤其是类癌可以获得与手术相同的效果。Cavalier 等对一组约 1800 例患者应用 Nd:YAG 治疗研究中发现,位于气管、主支气管和右中间支气管的恶性肿瘤造成的阻塞再通率超过 90.00%;外周病变或外压性气道狭窄成功率较低,0.00%~50.00%;严重的并发症如出血、气胸或心衰、呼衰发生率小于 3.00%。有几项回顾性病例报道比较了晚期肺癌用激光治疗的生存率。结果显示激光治疗能增加需要恢复气道通畅进行紧急治疗的肺癌的生存率。Santos 等对 40 例早期肺癌(其中位于隆突的肿瘤占 7%,位于主支气管的占 9%,位于初级支气管的占 84%)患者应用 Nd:YAG 治疗。结果显示所有患者的咯血症状都得到改善,1 年生存率达到 51%。Kruger 等报道了 16 例临床上罕见的支气管脂肪瘤患者。其中位于右肺 11 例,左肺 5 例。88% 的脂肪瘤位于中央气道,12% 的位于周围气道。除 1 例并发恶性肿瘤在激光治疗后死亡外,其余 15 例患者经纤支镜激光治疗均取得成功。郭纪全等经纤支镜应用 Nd:YAG 治疗 13 例肺部恶性肿瘤所致气道狭窄。结果经激光治疗后,患者的气促指数由 (3.1 ± 0.7) 级降低到 (1.5 ± 0.8) 级,气道直径由 (1.000 ± 0.020)mm 增加到 (8.500 ± 0.800)mm,FEV1 及 FVC 均得到不同程度改善,生活质量明显提高。治疗过程中除 10 例出现一过性低氧血症及 1 例少量出血外,未见其他严重并发症。

气道内 Nd:YAG 治疗的主要并发症有低氧血症、大出血、气道或食管穿孔、气胸、纵隔气肿、氧燃烧、心血管并发症如心肌梗死、心脏骤停、心动过缓或过速、发热、感染及死亡等,发生率大概为 6.5%。在极少数情况下可出现肺水肿或致死性的肺静脉空气栓塞。但气管内激光治疗的死亡率不超过 0.3%~0.5%。

八、并发症及注意事项

(一) 并发症

1. 气管壁穿孔或大量出血,或造成张力性气胸　尤其使用大功率(大于 80W)时易发生,而较低功率(小于 40W)则很少发生。严重者穿透肺动脉、无名动脉或主动脉,引起心脏压塞或立即死亡。国外报告其死亡率为 2.5%~0.35%。

2. 缺氧　大量出血或大量分泌物以及烟雾刺激气管痉挛均会引起通气障碍,引起缺氧,严重者引起意识丧失或引发心血管方面副作用,如心律不齐、休克、心肌梗死甚至心脏骤停。

3. 纵隔炎或气管食管瘘。

4. 气管塌陷　当两个以上的软骨环被肿瘤或慢性炎症破坏时,治疗后可能引起气管塌陷。

5. 阻塞性炎症　术后局部组织水肿造成管腔阻塞而发生阻塞性继发感染,一般经抗生素治疗即可恢复。

(二) 注意事项

1. 治疗前需仔细检查光导纤维,保证没有损伤、折断和漏光,使用时最好装一同轴的 He-Ne 激光管使光导纤维末端发生红色指示光。使用激光照射时,如看不到红色指示光,提示光导纤维折断或有故障,应立即停止治疗,查找原因,否则有损坏内镜的可能。

2. 光导纤维伸出内镜前端至少 1cm,以免损伤内镜,输出光应与气管、支气管轴平行,以免引起管壁穿孔。

3. 功率一般控制在 30~40W。

4. 术中应避免同时吸氧或吸氧浓度 <30%,以免发生气道内燃烧。

5. 光导纤维末端应保持清洁,如有分泌物黏着可减低激光发出的功率。

6. 治疗同时应进行负压吸引,及时清除汽化产生的烟雾,以免刺激患者咳嗽及污染镜头影响视野。

7. 治疗中产生的焦痂,应及时清除,以保证继续治疗效果,同时防止气道阻塞。

8. 对大气道,尤其是气管和隆突部位的狭窄治疗时应特别慎重,应快速集中于一点进行汽化,尽快打通和扩大狭窄,迅速改善呼吸困难,否则可能会因窒息死亡。对于隆突和双侧支气管均有病变者,应先治疗阻塞严重一侧,留另一侧以保障通气。另外,要尽可能多地去除病灶,充分扩大狭窄部位,以免疏忽组织水肿引起更严重的呼吸困难。

九、技术展望

临床上利用 Nd:YAG 具有的穿透性强和热效应的特点对支气管内肿瘤进行烧灼、切割,使肿瘤组织凝固、坏死,从而遏制支气管局部病灶的进展,解除气道狭窄,止血及缓解气短、减轻咳嗽等症状。此外,其增强细胞免疫的功能对抑制肿瘤的生长也起到了一定的作用,在某些呼吸系统疾病治疗中有突出的优势而成为现代呼吸病治疗学中不可缺少的方法和手段。但由于激光治疗费用较高,穿透力强,可能发生严重甚至致死的并发症,因而对操作者要求较高,在一定程度上限制了其在国内的应用。

十、视频

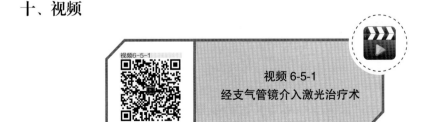

视频 6-5-1
经支气管镜介入激光治疗术

（金发光　王小平）

参 考 文 献

1. 金发光,李王平.中心气道狭窄的诊断及介入治疗.医学与哲学,2008,29(11):7-9.
2. 王洪武,杨仁杰.肿瘤微创治疗技术.北京:北京科学技术出版社,2007:313-327.
3. 金发光,刘同刚,傅恩清,等.经纤支镜介入微创治疗在中心气道狭窄器质性狭窄中的作用.中华肿瘤防治杂志,2006,13(18):1421-1423.
4. 金发光.介入性肺脏病学技术的发展现状与展望.解放军医学杂志,2008,33(7):785-789.
5. 赵弘卿,王冬青,冯金萍,等.纤维支气管镜替代硬镜激光治疗气管肿瘤可行性探讨.中国内镜杂志,2010,16(9):904-906,911.
6. 陈正贤.激光和电热消融术在治疗气道狭窄中的应用.中华结核和呼吸杂志,2003,26(7):391-393.
7. 林明贵,王安生,王巍,等.经纤维支气管镜激光治疗耐多药支气管内膜结核.中国医学激光杂志,2007,16(1):31-34.
8. 卫小红,刘喜群,王黎,等.经支气管镜 Nd:YAG 激光介入治疗肺癌气道肿瘤阻塞的临床研究.第四军医大学学报,2004,25(15):1413-1415.
9. Vodicka J,Spidlen V,Klecka J,et al. Use of the KLS Martin Nd:YAG laser MY 40 13 in lung parenchyma surgery.Rozhl Chir,2009,88(5):248-252.
10. Rolle A,Pereszlenyi A,Koch R,et al.Is surgery for multiple lung metastases reasonable? A total of 328 consecutive patients with multiple-laser metastasectomies with a new 1318-nm Nd:YAG laser.J Thorac Cardiovasc Surg,2006,131(6):1236-1242.
11. Dalar L,Karasulu AL,Altin S,et al.Diode laser therapy for endobronchial malignant melanoma metastasis leading bilateral main bronchus obstruction. Tuberk Toraks,2010,58(4):444-449.
12. Ohtani K,Usuda J,Shimada Y,et al.Laser therapy for endobronchial malignancies. Kyobu Geka,2009,62(8 Suppl):739-743.
13. Low SY,Hsu A,Eng P.Interventional bronchoscopy for tuberculous tracheobronchial stenosis.Eur Respir J,2004,24(3):345-347.

第六节　微　　波

微波主要是利用微波天线进场的生物致热效应,使组织变性,从而达到治疗疾病的目的。由于微波致生物组织加热是内源性加热,故具有热效率高、升温速度快(局部可达 $65\sim100℃$)、高温热场较均匀、凝固区内坏死(1.5~1.7cm 直径)彻底等突出优点。

所用器械主要是各种类型的支气管镜和微波仪。

一、适应证及禁忌证

其适应证和禁忌证同高频电刀。

二、操作方法

1. 术前准备同常规支气管镜检查,应高度注意凝血状态的评估,禁用抗凝或抗血小板的药物。同时应行胸片、胸部 CT 及支气管镜检查,要判断了解气道狭窄的部位和范围以及气道狭窄远端肺功能情况。

2. 支气管镜经鼻或口插入气道,观察病变情况后将其前端置于距病灶上端 2.0~2.5cm

处,然后经支气管镜活检孔导入微波辐射同轴导线,使其头端接触病灶,自病灶中心由近及远、自内向外多点凝固治疗。微波功率3~80W,每次时间为6~10秒,待病变部位呈灰白色凝固坏死后退出,重复15~20次。坏死组织通过活检孔吸引和活检钳钳取清除。每周1~2次。于术前和最后一次治疗术后,对狭窄段中心气道直径、气促评价进行评估。

三、并发症及注意事项

(一) 并发症

1. 支气管穿孔、纵隔气肿、气胸 支气管穿孔为严重并发症,多由于微波治疗时间过长所致。

2. 出血 微波治疗可以使血管周围组织凝固,血管内皮变性,导致血栓形成,故一般出血量不大,但也可以出现大出血,通常与微波治疗范围过大或凝固坏死组织脱落有关,为防止严重并发症术前给药非常重要,操作者应该不要求1次成功,而应该循序渐进每次治疗2~3个点为宜。

(二) 注意事项

微波热凝固治疗可能造成支气管壁穿孔和出血等并发症,这些并发症的发生一般是由于微波治疗时功率过大、时间过长或为了急于求成一次治疗范围过大、过深所致。因此,一方面要严格控制微波的功率和时间。另一方面,由于微波的穿透深度浅,针状辐射器点凝区有效范围有限,需多次治疗,会增加患者的痛苦,故应严格掌握适应证。手术中应严格操作规范,调整适度治疗时间及治疗深度,避免过深和范围过大,以免导致灼穿管腔壁及发生大出血。

四、疗效

经支气管镜微波热凝治疗气道内良、恶性肿瘤,主要在国内开展,国外很少应用,但微波仪器价格低廉,容易在基层医院推广。微波热凝治疗具有较好的止血功能,而且并发症很少,尤其适合于小病灶;对较大的病灶则需要反复多次治疗,才能将肿瘤全部切除。微波止血的机制是血管及其周围组织凝固后,使血管壁膨胀、血管腔变小、血管内皮细胞损伤并导致血栓形成。对于气道狭窄,亦可用微波热凝的方法治疗使气道再通,这种方法并发症少。微波组织凝固的特点是:止血效果好,对深层组织损伤小,损伤部位边界清楚,无焦痂,也无即刻反应;此外操作简单、方便、安全。

五、技术展望

微波治疗仪器价格低廉,止血效果好,并发症少,在一段时间内在国内外开展广泛。但微波的有效范围有限,需反复治疗,限制了微波在临床上的应用。随着技术的进步,氩气刀、冷冻、光动力技术、激光等其他介入技术很好地弥补了微波的缺陷,且治疗效果更好,在临床上逐渐取代了微波治疗。

(金发光 谢永宏)

参 考 文 献

1. 肖芃,赵自洁,张严斌,等. 支气管结核的微波介入治疗. 中华结核呼吸杂志,2003,26(2):116-117.

2. 朱春梅.经电子气管镜微创介入治疗结核性气道阻塞临床疗效观察.临床肺科杂志, 2009;14(5):634-635.

3. 陈伟生,信丽红,李伟良.支气管结核微波介入治疗的临床研究.中国防痨杂志,2005,27(2):97-100.

4. 向志,张贻秋,张玉霞,等.纤维支气管镜微波介入治疗中心气道狭窄17例临床分析.中国内镜杂志, 2005,11(6):626-628.

5. 金发光,刘同刚,傅恩清,等.经纤支镜介入微创治疗中心气道器质性狭窄中的作用.中华肿瘤防治杂志, 2006,13(18):1421-1423.

6. 金发光,李王平,傅恩清,等.介入性肺脏病学技术在中心气道狭窄治疗中的作用及安全性分析:附389 例报告.解放军医学杂志,2008,23(11):1352-1355.

第七节　CO_2冷冻

一、概述

冷冻治疗(cryoablation)是利用超低温度破坏组织的一种方法。1913年,伯明翰放射学家 Hall-Edwards 首次详述了 CO_2 的应用和搜集方法。1960年代以前 CO_2 冷冻主要广泛应用于皮肤良性病变。1986年英国学者 Maiwand 首先报道用冷冻姑息性治疗气管内肿瘤,并取得成功经验。目前 CO_2 冷冻已在国内广泛应用。

二、技术原理

根据焦耳-汤姆逊(Joule-Thomson)原理,高压 CO_2(或 N_2O)气体通过小孔释放、节流膨胀制冷产生低温,最低温度可达 $-80℃$,在冷冻探头的前段形成一定大小的冰球。冷冻治疗通过冻结的细胞毒作用来破坏生物学物质。冻结可使细胞内的水结晶成冰,细胞停止分裂并融解,血流停止、微血栓形成。缺血性损伤在冷冻治疗后的几天中导致细胞坏死。这种生物学效应也解释了冷冻技术的延迟效应。

根据临床需求不同,冷冻治疗可分为两种类型:冻取和冻融。将冰冻探头的金属头部放在组织表面或推进到组织内,使其能在周围产生最大体积的冰球,在冷冻状态下将探头及其黏附的组织取出,此谓冻取;可以反复插入探头,直至将腔内的异常组织全部取出。如将冰冻探头的金属头部放在组织表面或推进到组织内,使其能在周围产生最大体积的冰球,持续冷冻 $1~3$ 分钟,复温后再进行另外 2 个冷冻-复温周期,移动探头,直至将所有能看到的组织全部冷冻,组织原位灭活,不必将冷冻组织取出,此谓冻融。

三、设备

CO_2 冷冻设备主要包括 3 个部分:致冷源(CO_2 储存罐)、控制装置和冷冻探头。应用 CO_2 冷冻可使探头顶端温度达 $-80℃$。根据临床不同的需求,设计了周围不传热的冷冻探头,可成角、弯曲,顶端也可更换。有在软镜下使用的可弯曲性冷冻探头,也有在硬质镜下使用的硬质探头。

目前国内可供选择的 CO_2 冷冻治疗设备主要为德国 ERBE 公司产品及国产北京库兰公司的产品 Kooland300 和 Kooland320。

可弯曲性冷冻探头具有更好的冻结能力。操作端与探头末端坚固的联结可防止探头过伸,不同类型的探头末端增加治疗用途,探头上覆有亲水膜,且能防止探头纽结。

四、适应证

(一) 冻取

腔内良性和恶性组织

(1) 气管或支气管内恶性肿瘤:无论是原发气管肿瘤还是转移性气管肿瘤,均适合冻取。将冷冻探头插入到肿瘤组织内,冷冻后可直接切除肿瘤组织,类似于激光、高频电刀或 APC 的效果,但去除病变的速度更快,可与热消融治疗结合应用,以利于止血。较大组织的冻取最好在全麻硬质镜下进行,能明显减轻梗阻症状。尤其是恶性肿瘤的姑息性切除可使肺功能得到改善、气道阻塞得到缓解(图 6-7-1)。

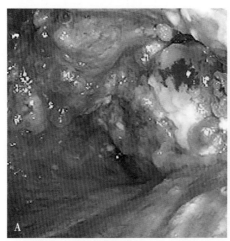
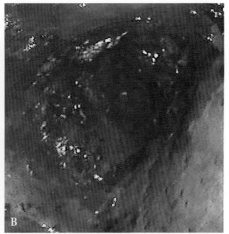

图 6-7-1 支气管内恶性肿瘤的冷冻治疗

A.治疗前,可见右中间段支气管被肿瘤(鳞癌)完全堵塞;B.治疗后,右中间段支气管内肿瘤消失,管腔通畅,可见被 APC 烧焦的残留组织

(2) 气管或支气管内良性肿瘤:大多数气管内的良性肿瘤,炎症或手术后的瘢痕狭窄、肉芽肿性病变,可经气管镜将病变组织冻取,残余部位再结合冻融治疗(图 6-7-2)。

(3) 坏死物及异物的取出:用冻取可以成功取出用钳子不易夹取的形状特殊的异物,如吸入的药丸、花生米、笔帽、骨头等(图 6-7-3)。这项技术还可被用于去除血凝块或痰栓,也可冻取 APC 引起的坏死物。

(二) 冻融

1. 支气管内早期肺癌的根除 国外报道一组 35 例支气管内早期肺癌患者采用经支气管镜腔内冻融的方法根除,1 年治愈率为 91%,4 年内局部复发率为 28%,疗效并不低于开胸手术。

冻融治疗效果较慢,通常在第一次冷冻治疗后 8~10 天,进行气管镜复查,并评估组织的破坏情况,取出坏死组织。如果需要的话,再进行第 2 次冷冻治疗。若单次治疗即通畅气道,有引起气道管壁或动脉壁穿孔的危险。治疗的间歇时间分别为 2 周、4 周和 8 周,根据患者的治疗反应和临床情况决定,因冻融疗法引起的坏死肿瘤组织在下一次治疗时可以用活检

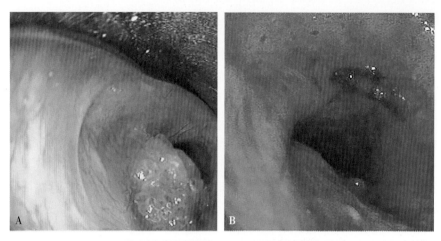

图 6-7-2　气管内良性肿瘤的冷冻治疗

A.治疗前,硬质镜下可见气管内良性肿瘤(乳头状瘤)阻塞,管腔狭窄 2/3;B.治疗后,气管内肿瘤消失,管腔通畅,可见被 APC 烧焦的残留组织

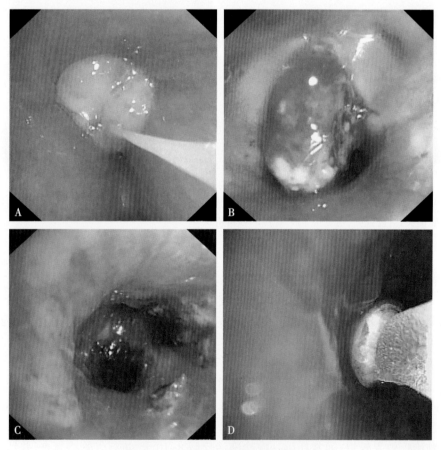

图 6-7-3　气管内异物的冻取(男,7 岁)

A.治疗前,右主支气管内可见异物性肉芽组织,管腔几乎全部堵塞,吸出少量分泌物;B.冻取的异物组织卡在声门上,用异物钳将其取出,为完整的南瓜子;C.将残留的肉芽组织用 APC 处理,管腔通畅;D.将管腔内残留的组织用 CO_2 冻融处理

钳轻易地钳出，一般不致出血，必要时也可局部应用 1：1000 肾上腺素。在冷冻治疗后的任何时候，也可加用其他治疗。

冷冻治疗只破坏恶性肿瘤支气管内的可见部分，因此，要评价其确切疗效比较困难，取决于采用的评价方法和标准，如内镜的观察、肿瘤组织学或临床症状。对支气管恶性肿瘤来说冷冻治疗是一种姑息性治疗。不管应用哪种疗效评价的方法和标准，冷冻治疗的总有效率为 70%~80%。经冷冻治疗后，患者的支气管阻塞症状可以减轻，生活质量无疑可以得到改善。但恶性肿瘤患者的生存率是否可以明显改善，生存期是否可以明显延长则还没有证明。

2. 气道内良性病变的冻融　创伤性气道瘢痕狭窄或肉芽肿，单纯用 APC 处理，能很快消除狭窄，畅通气道，但易复发，如结合冷冻治疗(见图 6-7-3D)，可延长复发时间或治愈，疗程一般在 3~6 个月。

3. 管壁病变或活检后引起的出血　冷冻有止血效果。然而，对出血量较多者不能立即见效，效果要等到冷冻治疗后几天才可看到。

五、禁忌证

冷冻治疗主要适应于腔内病变，而对腔外病变无效。经支气管镜腔内冻融治疗的禁忌证为主气管重度狭窄，冻融后会引起黏膜水肿，加重气道狭窄，造成患者重度呼吸困难。对血管浅露的病变组织，宜先用热消融的方法，将血管封闭，再行冻取。

六、操作方法

(一) 硬质气管镜的冷冻治疗

硬质气管镜的准备及操作同常规硬质镜。将硬质冷冻探头在光镜或电子支气管镜的指引下，到达预定冷冻区，进行冻取或冻融治疗。硬质冷冻探头的冷冻范围较大，需准确掌握时间，以确定冷冻组织的范围和大小。特别是冻取时，冷冻范围不要太大，以免撕裂正常黏膜组织。也可将冷冻探头在软镜引导下通过硬质镜进行冷冻治疗。

(二) 软镜下的冷冻治疗

可在局麻或全麻下进行，通过软镜直接操作，术前准备同常规支气管镜。也可通过硬质镜进行冷冻治疗。冷冻探头通过纤维支气管镜或电子支气管镜的活检通道进行冷冻治疗(需根据活检通道大小，选择合适型号的冷冻探头)。冷冻探头前端的直径约为 1.7~2.4mm，长度约为 100cm，末端长度约为 7mm。探头从活检孔伸出，在气管镜直视下可看到冷冻探头末端，到达冷冻区域后，冷冻探头由踩动脚踏板配合开始，组织被冷冻至 -60℃ 到 -70℃，根据临床需要，进行冻取或冻融。

七、疗效

气管内的良性肿瘤、炎症或手术后的瘢痕狭窄、肉芽肿性病变，经支气管镜冷冻疗法可达根治目的。良性病变，尤其是肉芽肿组织，应用冷冻治疗具有很好的效果，治疗后常数月或甚至数年都没有复发。

低度恶性肿瘤，如类癌、乳头状癌、腺样囊性癌等都已有冷冻治疗成功的报道。

恶性肿瘤进行冷冻治疗也取得良好姑息性治疗效果。

经支气管镜腔内冷冻治疗体现了一些优势：容易使用，并发症少，费用低。热消融（激光、APC、微波等）治疗的使用需要受过专门的训练，而冷冻治疗就不必要。这两种技术也许是补充：冷冻治疗可治疗激光难以触及的病灶。用软性探头甚至能破坏小气管中的肿瘤而无须直视，这用激光是难以想象的。冷冻治疗后肿瘤再生要比热消融治疗后缓慢，长远结果看起来更好，几乎很少复发，但这仅是印象，还需要长期研究去证实。

中央型气道内大的肿瘤易出血、软镜下清除较困难，而在硬镜下可利用大号活检钳咬取、高频电刀圈套器套取、CO_2 冻取及 APC 烧灼等多种方式快速疏通气道。无论病变部位和来源如何，治疗方式的选择主要取决于肿瘤的形态。对有蒂或悬壁肿瘤可先行硬质镜铲切、电圈套器等方式将肿瘤取出，出血较少，必要时结合钳取、冻取等，同时结合 APC 止血处理。硬镜铲除是利用半弧形的硬镜前端直接将肿瘤铲下，再利用活检钳将肿瘤取出。基底较宽或肿瘤表面血管丰富或已有出血的肿瘤，则先用 APC 止血，然后冻切或硬质镜铲除，再随时结合 APC 止血。冻取肿瘤时，冷冻的范围要足够大（勿冻管壁即可），以最少的冻取次数将腔内的肿瘤全部取出。通过硬镜进行冻取可反复进行，速度较快，因此，对气道狭窄 75% 以上的恶性肿瘤均以硬质镜治疗为佳，治疗后气管阻塞程度、气促指数和 KPS 评分均有明显改善。

八、并发症及注意事项

经支气管镜腔内冷冻治疗的并发症很少，文献报道的病例均无出血、穿孔、水肿等并发症的发生。有报道冷冻治疗后部分病例可有轻度发热，极少数患者发生心律失常，但这在通常的支气管镜检查中也可发生。

冷冻治疗的结果与文献报道的最受广泛研究的激光治疗进行比较，在咯血的好转、肺萎陷的复张、患者 PaO_2 的改善以及气道阻塞的缓解等方面，两种疗法显示的疗效基本相同，而出血、气胸、气道内失火等并发症的发生率，激光疗法反而常见。冷冻治疗的疗效及并发症的发生率与操作者和麻醉师的技术和经验、患者情况、肿瘤性质等密切相关。但总的说来，冷冻治疗是清除支气管内阻塞性病变的有效安全方法。

九、技术展望

冷冻治疗无论对良性病变还是恶性病变，均可取得理想治疗效果。冻取主要用于严重气道阻塞的病变，可迅速取出病变组织，畅通气道。冻融主要用于气道良性病变或冻取后残余的恶性病变组织。目前，临床上介入治疗方法有十几种，应灵活地将这些方法结合起来，不要固守一种方法，每种方法都有其优缺点，应扬长避短，找到一组最安全、有效、快速的治疗方法。现在还没有一种现成的治疗模式，需要我们自己不断去探索、总结。

十、视频

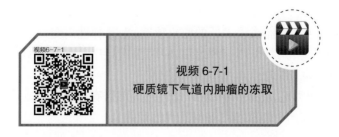

视频6-7-1

视频 6-7-1
硬质镜下气道内肿瘤的冻取

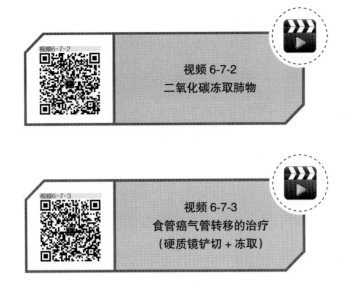

视频 6-7-2
二氧化碳冻取肺物

视频 6-7-3
食管癌气管转移的治疗
（硬质镜铲切＋冻取）

（王洪武）

参 考 文 献

1. 李运,李剑锋,刘军,等.电视硬质气管镜治疗大气道良性肿瘤.中国微创外科杂志,2005,5(12):997-998.

2. 王洪武.硬质气管镜下冷冻结合氩气刀治疗大气道内肿瘤.中国肺癌杂志,2008,11(4):602-604.

3. 王洪武,周云芝,李冬妹,等.电视硬质气管镜下治疗中央型气道内恶性肿瘤.中华结核和呼吸杂志,2011,34(3):230-232.

4. Wang HW,Tao M,Zhang N,et al. Bronchoscopic interventions combined with percutaneous modalities for the treatment of thyroid cancers with airway invasion.Eur Arch Otorhinolaryngol,2015,272(2):445-451.

5. 程庆好,李蕾,贾东林.气管镜治疗气道内肿物并发症的麻醉管理.中国微创外科杂志,2009,9(10):954-955.

6. 王洪武.电子支气管镜的临床应用.北京:中国医药科技出版社,2009:312-314.

7. Hetzel M,Hetzel J,Schumann C,et al. Cryorecanalization:A new approach for the immediate management of acute airway obstruction. J Thorac Cardiovasc Surg,2004,127(5):1427-1431.

8. Wang HW,Zhang N,Tao M,et al.Application of interventional bronchoscopic therapy in eight pediatric patients with malignantairway tumors.Tumori,2012,98(5):581-587.

9. Saji H,Furukawa K,Tsutsui H,et al. Outcomes of airway stenting for advancedlungcancerwith central airway obstruction. Interact CardioVasc Thorac Surg 2010,11(4):425-428.

10. 郁小迎,李强,白冲.支气管镜下冷冻治疗气道内恶性肿瘤.中国内镜杂志,2004,10(2):90-91.

11. Zhikai Z,Lizhi N,Liang Z,et al.Treatment of central type lung cancer by combined cryotherapy:experiences of 47 patients.Cryobiology,2013,67(2):225-229.

12. Moorjani N,Beeson JE,Evans JM,et al.Cryosurgery for the treatment of benign tracheo-bronchial lesions. Interactive CardioVascular Thora Surg,2004,3:547-550.

第八节　气道内支架

一、概述

气道内支架主要应用于气道狭窄和气道瘘的治疗。近十余年来,由于材料科学的发展、工艺技术的不断提高以及支气管镜在临床的普及,气道内支架技术得到了迅速发展,临床应用越来越广泛。

二、技术原理

将具有一定张力和弹性的支撑物(气管支架)置入到气道内,将狭窄或塌陷的气道撑开,维持气道的畅通;或将破裂的瘘口封闭,防止液体或分泌物漏出。

三、种类及性能

根据制作材料,气道内支架可分为金属支架和非金属支架两种。金属支架又分为镍钛记忆合金支架(又分为螺旋丝支架、针织样支架、网状支架等)和不锈钢支架(又可分为网状不锈钢支架、Z形不锈钢支架和动力型支架等)。根据有无被膜,金属支架又分为被膜支架和非被膜支架(裸支架)。非金属支架又可分为硅酮支架、塑料支架等。

支架又可根据病变部位的特点可做成直管形、分叉形等多种形态。

目前全球使用较多的气道内支架主要有 Gianturco 支架及其改进型、Wallstent 支架、Ultraflex 支架、硅酮支架等。

(一) 金属支架

1. Gianturco 支架　Gianturco 支架及其改进型是由直径 0.41~0.46mm 的医用不锈钢丝 316L 或 3J21 等材料 "Z" 形弯曲形成单节骨架,两节或两节以上骨架连接成支架,有人简称为 "Z" 型支架(图 6-8-1A)。现临床上已很少用这种裸支架。Gianturco 改进型被膜支架(Z 型被膜支架)骨架丝径 0.4~0.5mm,支架直径 10~24mm,长度 12~100mm。根据需要,可制成直管形支架、分叉形支架("L" 形和 "Y" 形支架) (图 6-8-1B),后者可用于隆突附近的瘘或狭窄的封闭及内支撑。直管形支架又可以分为普通直管形、哑铃形(图 6-8-1C)、手电筒形(图 6-8-1D)及隆突形(鱼口状)支架(图 6-8-1E)等。该支架的优点是支撑力强、释放时无长度变化、阻挡肿瘤及肉芽组织向支架腔内生长、可回收,带支架放疗时散射线少,可以用于气管支气管瘘的治疗。缺点是被膜支架对分泌物的排出有一定的影响。

2. Wallstent 支架　是由 1 根或多根直径 0.2~0.3mm 的镍钛记忆合金丝网格状编织而成的圆管。气管支架直径为 16~25mm,主、叶支气管支架直径范围为 6~14mm,长度 20~80mm。该支架的优点是采用记忆合金材料制成,具有形状记忆功能,放置时支架可压缩变细,支架纵向延长后易于进入人体,故操作者使用较为方便,在体温下(一般设定的相变温度是 30~34℃)恢复记忆的形状,而达到支撑气道的目的。主要缺点是:支架放置时长度有变化,不利于准确定位;裸支架(图 6-8-2A)不能阻止肿瘤或肉芽组织向支架内生长,对气管瘘无效;支撑力较弱,带支架放疗时散射线多,置入气道 2 周后不易再回收等。Wallstent 支架可制成被膜支架用于治疗气道瘘或防止支架内再狭窄,但所被覆的膜一般不坚固易于破裂,效果一般不持久。目前也可根据需要制成特殊用途的支架,如隆突 Y 形分叉支架(图 6-8-2B)、带子弹头 L 形分叉支架(图 6-8-2C)。

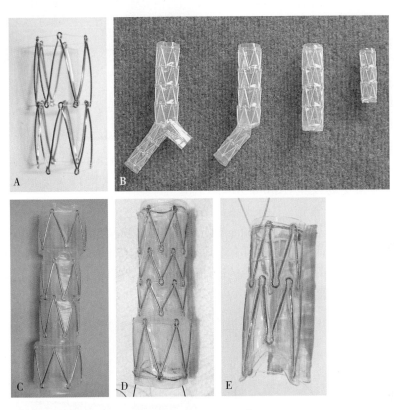

图 6-8-1　Gianturco 支架
A.Z 形裸支架;B.Y、L 和 I 形被膜支架;C.哑铃形被膜支架;D.手电筒形被膜支架;E.隆突形(鱼口状)支架

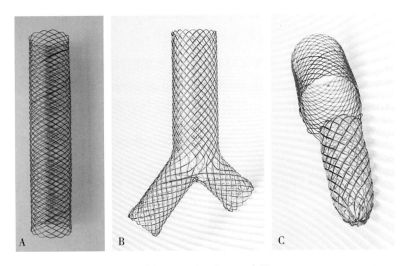

图 6-8-2　Wallstent 支架
A.直筒形裸支架;B.隆突分叉形支架;C.带子弹头分叉支架

3. Ultraflex 支架　Ultraflex 支架由美国 Boston 公司生产,是由直径 0.16~0.2mm 镍钛记忆合金丝针织样编织而成的圆管,根据需要可制成裸支架(图 6-8-3A)和被膜支架。该支架的优点是具有形状记忆功能,质地较柔软,横向顺应性好,后期扩张力强。主要缺点有:组织可向裸支架内生长;支架结构密集,带支架放疗时散射线多;支架一旦释放,不能回收和调整位置;刚释放时支撑力较弱,置入较硬的气道肿瘤性狭窄部位时,支架膨胀差,容易受挤压变形,被膜支架更易发生(图 6-8-3B)。

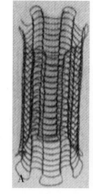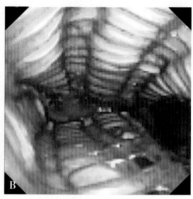

图 6-8-3　Ultraflex 支架
A. 裸支架;B. 支架自膨胀差,容易受挤压变形

自膨胀不理想时,可用球囊短暂扩张支架帮助其扩展。

4. 动力型支架　由德国专家 Freitag 最先设计,用硅胶和金属丝制成,其横断面呈马蹄形,结构类似人的气管,前部的硅胶内有金属丝,后部则由较薄的硅胶单独构成(图 6-8-4)。在患者呼吸或咳嗽时,支架膜部随气管的运动而运动,患者较为舒畅。但支架需在硬质气管镜下利用特殊的推送器置入。

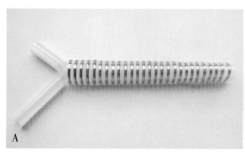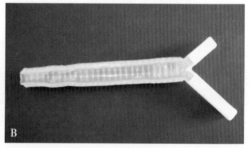

图 6-8-4　动力型支架
A. 正面观;B. 背面观

5. 带放射性 ^{125}I 粒子支架　近年来放射性粒子支架已在临床推广应用。将 ^{125}I 粒子黏附或装在支架上,一般为 Gianturco 支架(图 6-8-5A)、Wallstent 支架(图 6-8-5B)和 Ultraflex 支架,既对狭窄的部位起支撑作用,又对附近的肿瘤进行近距离放疗,可谓一举两得。将带

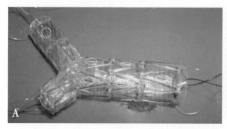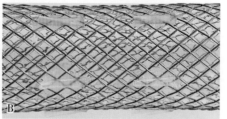

图 6-8-5　放射性 ^{125}I 粒子支架
A. Gianturco 支架携带粒子;B. Wallstent 支架携带粒子

^{125}I 放射粒子的可回收支架置入气道的肿瘤部位,待 ^{125}I 衰减后取出支架再置入新的支架,这样能对肿瘤部位进行持续的近距离放疗。

6. 肺减容支架　又称单向通道支架支气管镜肺减容术(bronchoscopic lung volume reduction,BLVR)即通过支气管镜引导放置减少肺容积的支架(单向通道支架,图 6-8-6)治疗局部肺气肿、肺大疱,该支架可通过支气管镜的活检钳道置入或取出。

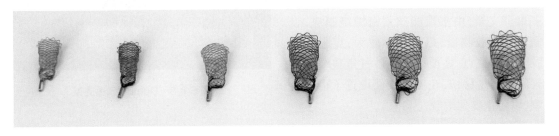

图 6-8-6　被膜镍钛合金网状二瓣型单向活瓣支架

7. 支气管内塞　即封堵支架,其结构与支气管支架或肺减容支架类似,但支架腔内或一端有膜完全封闭支架腔。主要应用于:①治疗肺切除后的支气管胸膜瘘,封闭支气管残端瘘口;②封堵漏气部位对应的支气管,治疗难治性气胸;③治疗严重的肺气肿、肺大疱,减少无功能肺的容积。为确保置入后不移位,支架的侧壁需有防移位的倒刺或其他防移位装置(图 6-8-7A,B)。日本成功研制了渡边塞子(Watanabe spigots,图 6-8-7C)。Toma 等 2002 年报道经支气管镜放置支气管内塞治疗持续性气胸。还有镍钛合金封堵支架(图 6-8-7D)、房间隔缺损封堵器(图 6-8-7E)已在临床试验中。

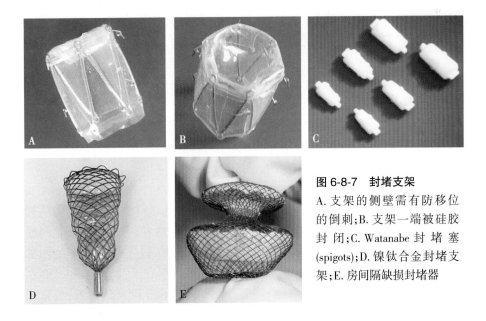

图 6-8-7　封堵支架
A. 支架的侧壁需有防移位的倒刺;B. 支架一端被硅胶封闭;C. Watanabe 封堵塞(spigots);D. 镍钛合金封堵支架;E. 房间隔缺损封堵器

（二）非金属支架

1. Dumon 支架　为硅酮支架。根据形状不同,又分为直筒形和 Y 形。为便于固定,又将支架表面制成螺旋形或钉子形(图 6-8-8)。钉子形支架外壁上有均匀分布的栓钉,栓钉起到稳定支架在呼吸道中的位置,也有利于清除支架周围分泌物的作用。Dumon 支架放置时需使用硬质气管镜。其最大的优点是可被移走和重新放置,但抵御高强度压迫的能力较差。

2. Polyflex 支架　是一种薄壁的自膨胀多聚酯支架,由多聚酯丝紧密缠绕制成,表面被膜硅胶物质,口径相对较大,克服了硅胶支架的缺点,主要用于良性气道狭窄。多聚酯支架易移位,在支架表面设置了很多倒刺,以防止支架滑脱。

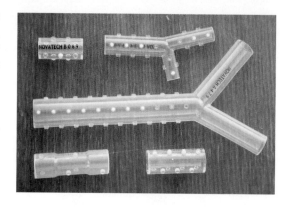

图 6-8-8　Dumon 气道支架

四、适应证

根据病因,气道狭窄可分为结构性和动力性狭窄。结构性气道狭窄又可分为管内型、管壁型及管外型。动力性狭窄常见为复发性多发性软骨炎和气管软化。气道内支架绝对适应证就是管外型结构性狭窄、动力性狭窄和气道瘘,而对管内型、管壁型结构性狭窄则以消融治疗为主,必要时再放支架。从气道狭窄的形态来看,腔内肿瘤或肉芽肿、瘢痕性狭窄、蹼样狭窄均不适合直接放置支架。

(一) 气道内支架的主要适应证

1. 恶性中心气道狭窄的管腔重建。

2. 良性气道狭窄的治疗。

3. 气道 - 食管(胸腔胃、吻合口、纵隔)瘘等气道壁瘘的封闭。

4. 局部支气管管腔的封堵,用于治疗支气管胸膜瘘、难治性气胸、局限性顽固性出血等。

5. 内科肺减容术的应用。

(二) 临床应用

1. 恶性中心气道狭窄的管腔重建　当气道内肿瘤堵塞管腔 75% 以上时,支架置入后能迅速扩张狭窄的管腔,重建呼吸通道,解除或减轻患者的呼吸困难和缺氧状态,提高生活质量,并为患者的进一步放疗、化疗等后续治疗创造条件。

2. 良性气道狭窄的治疗　良性增生性狭窄(炎症增生、良性肿瘤等)一般不需要置入支架,可采用病因治疗、热消融、冷冻等;良性瘢痕性狭窄(炎症、外伤、手术后的瘢痕形成及瘢痕收缩)一般先予球囊导管扩张和冻融治疗,对效果难以维持者,考虑予置入暂时性可回收支架;气道软骨软化者需要支架永久置入;外压性狭窄的患者,首先考虑病因治疗,如果病因不能解除应考虑予置入支架。

3. 气道 - 食管(胸腔胃、吻合口、纵隔)瘘等　对于瘘口位于隆突附近者,要置入 L 形或 Y 形连体支架。参见第八章第十一节"气道 - 消化管瘘"。

4. 局部支气管管腔的封堵　对久治不愈且不宜外科手术的支气管胸膜瘘、难治性气胸,可置入支气管内塞(一端封闭的支架)或带瓣膜的单向通道支架封堵相应的支气管,封堵管腔,促进瘘口或破裂口的闭合。对不宜手术的肺部局限性顽固性出血,可在明确出血部位后用支气管内塞封堵相应的支气管,达到止血的目的。

5. 支气管镜肺减容术　经支气管镜置入单向通道支架的内科肺减容术是目前呼吸道支架应用及研究的热点,详见第七章第十七节"慢性阻塞性肺疾病的支气管镜肺减容术"。

五、禁忌证

1. 同支气管镜检查的禁忌证。

2. 严重气道阻塞或大出血风险大的患者,不宜单用可弯曲支气管镜,应联合硬质支气管镜引导下置入支架。

3. 用于治疗良性疾病时,禁止使用不可回收的金属裸支架。

六、操作方法

(一) 支架置入的术前评估及检查

支架置入前应常规做血常规、凝血功能检查、心电图、胸部 CT 平扫及增强检查、病灶处薄层扫描,必要时行颈部 CT 检查、心肺功能检查、血气分析,有条件的做三维气道结构重建。另外,术前必须行支气管镜检查,重点观察病变的范围、位置、管腔大小、病变与上下气道的关系等。

(二) 支架种类和规格的选择

根据胸部 CT、支气管镜等检查,了解病变性质、形态、长度、气道的内径等,以此选择支架种类和规格。

1. 支架种类选择　良性气管狭窄患者主要放置可回收支架(被膜金属支架或硅酮支架),择期予取出;也可放置两端带拉线的 Wallstent 裸支架,但必须短期内于肉芽组织包埋支架合金丝前取出。

恶性病变,如生存期较长的患者首选放置 Z 型被膜支架,生存期较短的患者可用 Wallstent、Ultraflex 或 Dumon 支架。气道软骨软化患者,永久性支架可选用硅酮支架、Ultraflex 裸支架或动力型支架,代替气道软骨,但要充分考虑支架长期使用后有无损坏的可能;临时性支架采用 Z 型被膜支架,3~6 个月后取出,必要时可再置入。气管、支气管瘘患者使用被膜金属支架或硅酮支架。对于支气管胸膜瘘、难治性气胸及内科肺减容者,一般选用支气管内塞或单向通道支架。

2. 支架形状的选择　根据临床需要,支架制成直筒形(I 形)、分叉形(L 形和 Y 形)及特制形(蘑菇头形)等。对于 II、III、IV、V、VII 区病变,均适合放置分叉型支架,只有置入一体化的分叉内支架才能够完全解除隆突区的复合性气道狭窄,既克服了多次置入操作的麻烦,又解除了气道病变,且更符合解剖学和生理学要求。Y 形支架主要用于近隆突处气道 - 食管瘘,或气管上端瘘口较大者,或近隆突周围的气道狭窄。L 形支架亦主要用于近隆突处气道 - 食管瘘和支气管胸膜瘘;或近隆突周围的气道狭窄;或隆突较宽,不适宜放置 Y 形支架者;或一侧全肺不张或一侧肺缺如的患者。I 形支架主要用于中上端气道或一侧支气管病变(远离隆突 2cm 以上)。

3. 支架规格选择　Gianturco 支架、Ultraflex 支架和 Wallstent 支架,选择直径大于正常气道内径(气道横径和纵径的平均值)10%~20%,长度大于病变段 20mm 左右,使用 Wallstent 支架时也可等于病变段长度。对于 Z 形被膜支架和硅酮支架,选择直径小于正常气道内径

5%~10%,长度大于病变段20~40mm;但封闭气道瘘时支架直径大于正常气道直径的10%(采用胸部CT纵隔窗的测量值),长度可适当加长。

4. 支架的张力   不同的支架具有不同的张力。对外压性狭窄、瘢痕狭窄或狭窄程度较重的患者,宜放置张力较大的支架,如Z形支架或金属丝较粗的网状支架(金属丝直径>0.22mm)及硅酮支架;而对动力性狭窄或良性气道狭窄(瘢痕狭窄除外)则宜选用张力较小的网状支架(金属丝直径<0.22mm)和Ultraflex支架。

（三）术前准备

1. 向患者和家属交代病情,说明手术过程,做好患者工作,以获得良好的配合。因支架置入术是高风险手术,术前谈话和签字尤为重要,应向家属充分讲清楚手术风险及可能产生的并发症及其后果,取得完全的理解和配合后方可进行手术。

2. 准备需要的药品器械及急救设备,包括2%肾上腺素、2%利多卡因、液体石蜡或利多卡因胶浆、氧气、吸引器、抢救药品、气管插管导管、心电血氧饱和度监护仪等,如需透视引导释放支架,则需要床边X线机。

3. 根据置入支架的类型及患者的病情,决定通过可弯曲支气管镜或通过硬质支气管镜联合可弯曲支气管镜置入支架,前者在支气管镜室置入支架,后者则要在手术室进行。

4. 术前用药及麻醉。术前禁食4~6小时,紧张焦虑者可肌注地西泮5~10mg;地塞米松5~10mg静注,有良好的解痉、预防气管黏膜水肿及抗过敏作用;阿托品0.5mg肌注,能减少呼吸道分泌物。麻醉的质量直接影响到支架置入术的成功,对于通过可弯曲支气管镜置入支架者,一般采用局部2%利多卡因麻醉即可,麻醉效果欠佳时可加用静脉镇静药,如咪达唑仑2.5~5mg及芬太尼50~100μg静脉给药。不能配合手术者、儿童及使用硬质支气管镜者需要在手术室全麻,全麻时应密切观察患者的情况,及时吸痰,即使支架放置成功后短期内亦须注意患者的排痰情况,避免发生窒息。

（四）支架置入的具体方法

1. Wallstent支架和Ultraflex支架放置方法

（1）支气管镜直视下置入:支气管镜引导插入导丝后退镜,再次通过另一鼻腔或口腔插入支气管镜,将装有支架的置入器沿导丝插入气道,在支气管镜直视下释放支架(图6-8-9)。只能近端定位,且置入器与支气管镜同时进入气道,对通气影响较大,加大了操作风险。但该方法不需要X线透视设备,避免了医患双方放射性损害的可能,且对重度呼吸困难者可在患者取坐位下置入支架,故对于操作熟练的医生可采用该方法。有些市售的Wallstent支架和Ultraflex支架已将支架压缩在输送鞘内导引头的后方或压缩后用尼龙线固定,放置时将支架近端置于预定的位置,边后撤外鞘管边调整位置或边拉动释放尼龙线边调整位置即可。

（2）X线透视引导下置入:先将支气管镜插入气道,X线透视下在拟放置支架的上下缘位置用回形针做体表定位,经活检孔插入导丝,退出支气管镜。将装有支架的置入器沿导丝插入气道,在X线透视引导下,将支架推送到气道狭窄部位,定位准确后释放支架。X线透视下引导,可通过近、远端定位,定位准确可靠,但存在需要透视设备,医护人员受到放射辐射以及置入时患者不能取坐位等缺点,目前临床使用该方法逐渐减少。

（3）支气管镜直接引导下置入:将装有Wallstent支架的双层塑料管套在支气管镜上,或支架直接捆绑在支气管镜上,支气管镜插入通过狭窄段时释放支架,只能进行远端定位。该法支气管镜活动灵巧性差,置入的准确性较差,且易损坏支气管镜,临床上已极少应用。

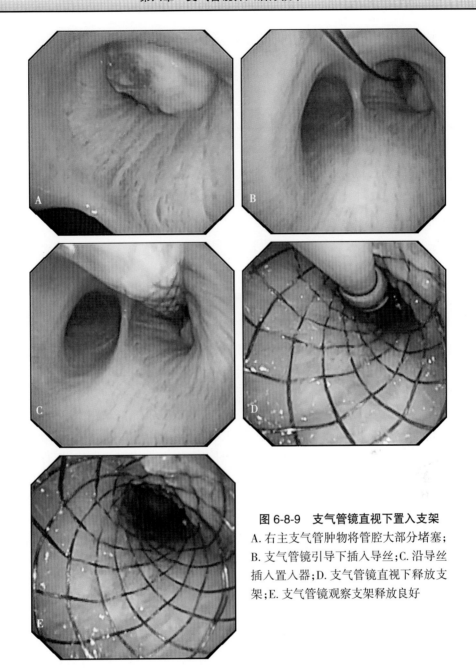

图 6-8-9　支气管镜直视下置入支架
A.右主支气管肿物将管腔大部分堵塞；
B.支气管镜引导下插入导丝；C.沿导丝
插入置入器；D.支气管镜直视下释放支
架；E.支气管镜观察支架释放良好

　　(4) 隆突分叉形支架的放置：需两侧支气管内均放置导丝引导，可在支气管镜直视下或
X线透视引导下置入。沿导丝插入置入器到隆突上方，退出置入器外套管少许，露出支架长
短分支，进一步插入置入器使支架长、短分支分别进入到左、右支气管腔内，其分叉处位于隆
突处，直视下或X线透视下释放支架。
　　2. Z形被膜支架放置方法　以国内西格玛公司生产的Z形被膜支架为例。Z形被膜支
架输送器由支架输送鞘（包括带有导引头的输送鞘内芯及输送鞘鞘管）、装支架的内管和支
架后方的顶推管组成(图 6-8-10A,B)，通过三套管放置支架。支架释放时一般采用定位尺(图
6-8-10C)固定顶推管上方，能确保释放时支架输送器不移位。另外，支架释放前在支架上缘

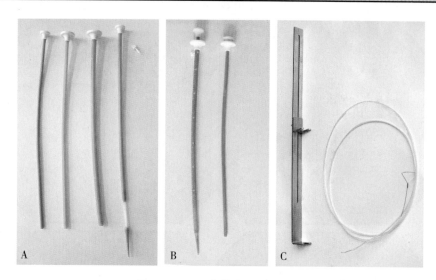

图 6-8-10　三套管支架释放装置
A. 支架储存和释放装置；B. 释放支架的三套管；C. 定位尺和回收钩

的回收线上连接有调整尼龙线，通过内管及顶椎管间隙延伸到顶椎管上方，释放支架后该线可调整支架位置或取出支架，支架释放完成后予剪断并抽出。

（1）在 X 线透视引导下置入：患者取仰卧位，尽量使患者的头后仰并固定好，先将单弯导管或前端弯成 90° 的导引头经口置于声门上，向气管内插入导丝，进入一侧支气管（如放 Y 形支架，导丝进入左支气管）。将带导引头的支架输送鞘涂少许润滑油，经导丝引导送入气管，导引头越过狭窄段 4~5cm 左右，立即撤去固定插销，抽出输送鞘内芯，保留鞘管维持呼吸道通畅，将已装有支架的内管送进鞘管内，注意内管把手上的定位孔方向。在 X 线监视下支架定位适中后，固定内管后方的顶推管，后退鞘管，支架即释放于气管内。如放置气管 Y 形支架，先将分叉的长臂释放在左支气管内，短臂释放在气管内，然后下推支架，短臂则自动进入右支气管内。放置支架后，抽出顶推管及内管，观察患者呼吸困难是否缓解和支架位置是否准确，如支架位置正确而患者呼吸困难并不缓解则要分析原因，必要时取出支架。如支架位置偏低可提拉鞘管，使支架上移，定位准确后剪断和抽出尼龙线，退出鞘管即可。

（2）支气管镜结合定位尺放置支架：主要适用于气管内放置支架。先经口插入支气管镜，以支气管镜测量病变段以下拟放支架的下缘位置至门齿的距离（S），将带有支架和顶推管的内管插入鞘管内，将定位尺预先调准至鞘管刻度上的 S 点至顶推管后缘把手的长度。经支气管镜活检孔送入导丝进入气管狭窄段，沿导丝送入气管支架输送鞘，使输送鞘长度标尺的 S 点平门齿，固定鞘管，退出内芯；插入带有支架和顶推管的内管，将定位尺前缘顶住门齿，后端紧靠顶推管把手，卡在鞘管上，后退鞘管，支架即释放在气管内。此方法用支气管镜插入的长度来决定支架置入的位置，由于支气管镜柔软易弯曲，而支架输送器质硬不弯曲，所以支架置入位置往往欠准确。

（3）支气管镜引导结合支架输送鞘置入支架：支气管镜经口插入到病灶下方，测量拟放支架的下缘距门齿的距离，支气管镜引导插入导丝后退镜。沿导丝送入支架输送鞘，输送鞘插入到已测得的距离处，固定鞘管，退出输送鞘内芯；经鞘管插入支气管镜，观察鞘管下缘是否与拟放支架的下缘一致，如不一致，予退镜、再次插入内芯后调整输送鞘位置，直到位置一致。然后将装有支架和顶推管的内管，经鞘管插入，定位尺前缘顶住门齿固定，上段卡口紧靠顶推管把手上，后退鞘管及支架内管，支架即释放在气道内。先抽出顶推管及内管，后退鞘管少许，经鞘管插入支气管镜，观察支架位置是否合适，如位置偏低可提拉支架上方的调整尼龙线，使支架上移，定位准确后剪断和抽出尼龙线，退出支气管镜及鞘管。如支架位置偏高，将支架拉出体外重新放置。本法定位准确，基本可以一次成功，且不需要X线透视设备，对重度呼吸困难者可在患者取坐位下置入该类支架。

（4）硬镜联合软镜引导下置入支架：患者需全身麻醉，患者取仰卧或侧卧位，将硬质气管镜经口通过声门进入气管内，其远端位于病灶上缘，通过硬镜插入可弯曲支气管镜，观察病灶下方的距离，退出软镜后将装有支架和顶推管的内管经硬镜管腔插入，固定顶推管的同时后退支架内管，支架即被释放，硬镜下观察并调整支架位置。Z形被膜支架仅在病情危重、支架置入风险极高的情况下考虑使用该方法。

3. Gianturco 支架放置方法

（1）硬镜结合X线透视放置：患者取仰卧或侧卧位，将硬质气管镜经口通过声门进入气管内，其远端位于狭窄段上缘，在X线透视下插入导丝通过狭窄段（亦可使用支气管镜或单弯导管经硬质气管镜放置导丝），将带扩张器（输送器内芯）的12~16F输送器鞘经硬质气管镜在导丝导引下送入气管，远端通过狭窄段，快速退出输送器内芯，将支架放入输送器鞘管内，用平头推送器将支架迅速送至气管狭窄段，支架中点位于狭窄段中间，固定推送器，后退输送器鞘管，支架即释放在气管的指定位置。

（2）采用支气管镜结合X线透视放置：将支气管镜经口送至声门上（也可进入气管内狭窄段上方），在X线监视下，经其活检孔插入导丝进入气管内，达狭窄段远端，退出支气管镜，在X线透视下沿导丝插入输送器鞘放置支架。

Gianturco 支架支撑力最弱处是支架的两端及两节骨架的交接处，故释放最后一节骨架时（尤其是两节骨架的支架）往往突然弹出越过预定部位到达远端，支架释放后由于应力作用亦会自动调整至支撑力最弱处对应病变的最狭窄处，故放置两节骨架的支架时，即使释放时位置很理想，术毕复查，支架可能已自动调整至病灶的上方或下方，故操作不很熟练时尽可能避免放置两节骨架的 Gianturco 支架。

4. Palmaz 支架放置方法　Palmaz 球囊扩张型不锈钢支架可经硬质气管镜或支架输送鞘放置，利用硬质气管镜或支架输送鞘建立的工作通道，在X线监视下经导丝引导，将 Palmaz 支架的球囊导管送至狭窄部位，定位准确后，用压力注射器向球囊注入生理盐水使球囊扩张，扩张的球囊将支架膨胀撑起狭窄的气道壁。用注射器抽去球囊内的液体使球囊塌陷，抽去球囊后用支气管镜或X线造影等观察，如管腔畅通则完成放置；如远端尚有狭窄则可在其远端再放支架至完全畅通。

5. 单向通道支架或封堵支架的放置

（1）支气管镜联合X线透视引导置入支架：经鼻将支气管镜插入到靶区支气管开口，根据支气管直径选择支架型号，经支气管镜插入交换导丝并将导丝末端放至靶区支气管远端，退出支气管镜。沿导丝插入支架输送器进入靶区支气管，退出内芯，固定外鞘管防止移位，用推送管将支架送至外鞘管远端，固定推送管并后撤外鞘管，释放支架。撤出推送管，再次插入支气管镜观察支架扩张情况及瓣膜张开闭合是否良好。

（2）经支气管镜活检孔置入支架：镍钛合金丝的单向通道支架或封堵支架一般可采用直

径小于 2.8mm 的置入器放置,该置入器可通过治疗型支气管镜活检通道。先插入支气管镜到病灶相应的支气管,根据管腔大小选择支架直径,把装有支架的置入器经活检通道插入到支气管,直视下定位释放支架。如支架位置欠准确或支架大小不适合,可用异物钳取出后重新置入支架。

6. 动力型支架的放置需在硬质气管镜下,并用特制推送器置入支架。

7. 硅酮支架的放置　根据放置硅酮支架的规格不同,需采用不同的支架推送装置,主要有以下三种(表 6-8-1)。

表 6-8-1　不同标识的支架推送装置

颜色	引导管长度(cm)	引导管外直径(mm)	适用支架外直径范围(mm)
蓝色	32	12.75	14~20mm
红色	42	12.75	14~20mm
绿色	42	10.75	11~13mm

推送前,需将支架压缩在一特定的装置内(图 6-8-11)。

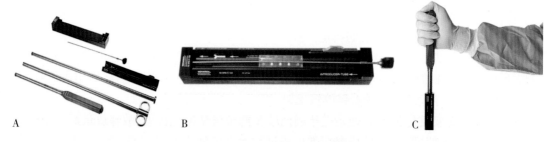

图 6-8-11　硅酮支架推送装置
A. 支架推送套装;B. 将支架压放在折叠系统内;C. 通过"加载杆"将支架推入"导引管"

(五)支架置入术后的处理

1. 病情的观察　患者的症状是否改善,如气急、咳嗽、咳痰是否减轻;是否氧饱和度升高、肺部呼吸音增强、喘鸣音消失。支架用于封堵支气管胸膜瘘时,平静呼吸时胸腔闭式引流瓶内应该无气体溢出,咳嗽时有少量气体溢出;支架用于封闭气道 - 食管(胸腔胃)瘘时,饮水时呛咳症状应有明显好转。

2. 复查支气管镜　支架置入 24~48 小时内应予复查支气管镜,观察支架扩张情况、有无移位,清理支架腔内分泌物。

3. 术后用药　可适当予抗感染、止血、化痰药物,超声雾化吸入祛痰药及雾化生理盐水湿化气道。

4. 后续治疗　气道内支架只是一种对症治疗,术后应根据患者的原有疾病给予积极的病因治疗,以达最好的治疗效果。

七、并发症及其处理

(一) 术中并发症

1. 低氧血症、心律失常、术中出血,严重者可引起窒息及心搏骤停,一般经对症处理后可以控制。

2. 支架置入位置偏差大,与操作技术差有关,可以即刻调整位置或取出支架重新置入。

3. 支架置入后扩张差,与支架选择不当(直径太大或支架张力不够)或狭窄管腔张力太大有关。处理措施包括更换支架大小或种类、支架腔内进行球囊导管扩张等。有些置入后扩张差的支架会在术后一周左右的时间内逐渐扩张,因此,对于扩张差且没有通气功能障碍者,可以先观察,一周后扩张尚不理想者再予处理。

4. 支架与气道管壁贴合欠佳,与支架直径太小、气道管腔不规则有关,容易导致局部痰液潴留。用于治疗气道壁瘘时会大大影响封闭瘘口的效果,应予更换支架。

做好术前准备、熟练的操作技术、缩短手术时间、避免反复操作、尽可能使手术一次成功是减少术中并发症的关键。

(二) 术后并发症

支架置入后近期发生的主要并发症是分泌物潴留、黏膜炎性反应和支架移位;肉芽肿在早期即可发生,晚期则更为严重,良性组重于恶性组。在 47 例气道病变患者中置入 Z 型被膜金属支架 60 个,其中良性组 21 例置入支架 28 个,恶性组 26 例置入支架 32 个。38 例气道狭窄患者支架置入前有先行 APC 等处理。良性病变和恶性病变两组间分泌物和黏膜炎性反应程度均相似。支架置入术后第 2 天气道内即有分泌物潴留,第 4~35 天黏膜炎症反应较重;第 4 天均可见肉芽肿形成,良性组明显重于恶性组,2 个月后更趋显著。1 周内易发生支架移位。良性组回收支架 22 例,54.5% 在 1 个月左右因肉芽肿提前将支架取出。按预期取出的 10 例支架在体内的停留时间约 197 天。恶性组回收支架 9 个,只有 2 例因肿瘤治愈而将支架取出,其他均因发生并发症等而中止支架治疗,支架在体内的停留时间为 (58.3±22.6) 天。另 23 个支架因各种原因未能取出。因此,建议支架置入后应定期行支气管镜检查,及时清除坏死物和肉芽组织,适时取出支架。

1. 支架移位　常见于 Z 形被膜支架、硅酮支架和 Wallstent 支架,Ultraflex 支架一般不会移位。支架用于治疗恶性气道狭窄时,如果置入后患者经过放疗、化疗后瘤体明显缩小,狭窄管腔扩大,支架移位的可能性就很大。Z 形被膜支架于支架表面装上倒刺有利于固定支架,减少移位。金属网眼裸支架不易发生移位,但很快会有肉芽或肿瘤组织从网眼内长出,需严密观察;被膜金属支架发生移位后有可能引起严重的危害,如果阻塞远端支气管的开口,会引起阻塞性肺炎、肺不张,甚至发生呼吸困难、窒息。支架发生移位后应尽早将支架取出或调整支架位置。Z 形被膜支架通过支气管镜使用支架回收钩进行调整或取出后重新放置,硅酮支架需在硬镜下取出支架,Wallstent 支架放置初期支架丝未被组织覆盖时可通过支气管镜向上调整位置或取出重放。为便于调整和取出支架,建议所有支架在置入前先在支架两端放置回收线。

2. 再狭窄　金属裸支架置入后,由于肿瘤组织或肉芽组织向支架腔内的生长,容易引起管腔再狭窄。Wallstent 支架治疗恶性狭窄时,置入后最快数日即有肿瘤组织进入金属网眼向支架内生长并逐步形成再狭窄。被膜支架可以阻止肿瘤或肉芽组织进入支架腔内,但支架上下缘对气道壁的刺激会引起程度不同的炎症增生,以及肿瘤组织沿气道浸润生长等原因均可导致支架上下方管腔的狭窄。王洪武等报告肉芽肿在支架置入后第 4 天即可形成,良性疾病组和恶性疾病组的发生率分别为 50% 和 66.7%,但良性组明显重于恶性组;随时间推移,两组在 2 周和 1 个月内肉芽形成的程度相似,但 2 个月后良性组又明显重于恶性组。发生再狭窄后可以先使用高频电刀、微波、氩气刀或冷冻局部治疗去除支架腔内或上下方的肿瘤组织或肉芽组织,激光消融易损坏支架,应谨慎使用;以上局部处理后可行套接支架处理,即在原支架腔内及上下缘再予置入被膜支架,如原支架可以取出也可先取出支架后再置入被膜支架。

3. 痰液潴留　被膜支架置入后痰液黏附在支架壁上,患者不容易自行咳出,导致支架腔内痰液潴留。支架置入后第 2 天即见气道内有分泌物潴留,第 14~35 天达峰,因此,支架置入 1 周至 1 个月内一定要多次行支气管镜检查,及时清除气道内和黏附于支架上的分泌物。同时,应加强雾化吸入,以免因痰块堵塞管腔导致管腔通气不畅。

4. 支架被压扁、折断或损坏　与金属丝的直径与质量有关。即使是支撑力较强的 Z 形支架长期置入后也可能被肿瘤压扁,支架置入时间越长,折断或损坏的可能性就越大。发生压扁、折断或损坏后应尽可能取出或更换支架。取支架有困难时,可在原支架内套接支架,数天后原支架被撑开及原突向网眼内的组织被套接支架顶出网眼后,可将两个支架一起取出;无法取出时只能采用长期置入套接支架,用来撑开被压扁的支架,维持呼吸通道,或固定损坏的支架,减少坏支架断面和断离的金属丝损伤组织和血管的可能性。

5. 支架穿透气道壁　置入的金属裸支架如果直径大于正常气道直径时,容易穿透气道壁,导致气管支气管破裂,引起纵隔气肿或气胸。支架丝侵及气道周围的大血管时,可引起大咯血。选择合适大小的支架是预防该并发症的主要措施,治疗包括套接被膜支架或者取出原支架更换被膜支架。

八、支架回收的方法

内镜下取出金属支架的指征是:金属支架出现金属疲劳、支架断裂、严重移位、肉芽或肿瘤组织过度增生,或金属支架的任务已完成。支架从气道内取出是操作者应该掌握的技术,只懂得置入呼吸道支架而不懂得支架的取出回收技术是不完整的。建议没有能力或不愿意取支架的操作者不要放置支架。

因此建议,一定要通过支气管镜将废用的金属内支架取出,尽量不要将支架片段残留在体内,更不能一味地在狭窄的气道上摞置支架。良性气道狭窄以置入支架后 3~4 个月内取出为宜。网状或 Z 形被膜支架可在局麻下应用电子镜回收,而裸支架多需在全麻下采用硬质镜回收。

可回收被膜支架一般在置入后 1 年内均可取出,支架上缘的回收线是取出支架的关键,要保护好回收线不被损坏。取出方法有 2 种:

(1) 支气管镜下回收支架方法:经口将支气管镜插入到呼吸道支架上方,经内镜的活检孔置入带套管的回收钩(图 6-8-12A)到支架腔内,后退套管暴露回收钩,回收钩钩住支架上缘的回收线,向上收回到套管内并尽可能拉紧支架回收线,支架上口聚拢缩小,然后支气管镜连同回收钩一起退出,支架即被取出(图 6-8-12B)。

(2) X 线透视下回收支架方法:经口向气管内引入导丝,在导丝引导下将气管支架回收

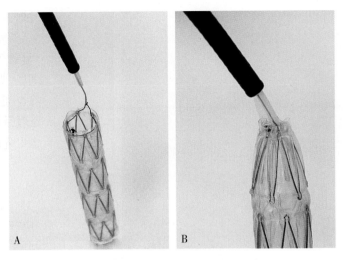

图 6-8-12　可回收被膜支架的取出
A.用带套管的回收钩钩住支架上缘的回收线;B.拉紧支架回收线,
支架上口聚拢缩小

钩及套管置入支架上口内,后退套管暴露回收钩,后退回收钩,将支架上口的回收线钩入套管内,使支架上口聚拢后退出体外。该法只能用于取气管支架,且成功率低。

Wallstent 支架置入后在金属丝未被组织包埋时可以取出,取出方法有 2 种:第一种方法同 Z 形支架的支气管镜下回收支架方法,可用异物钳替代回收钩取支架;第二种方法用异物钳夹住支架下缘的拉线,并向上拉紧支架拉线使支架从下缘起逐渐内翻,异物钳与支气管镜一起退出体外取出支架。此法用于支架与管壁接触牢固时。对于没有上下缘拉线的 Wallstent 支架,可尝试用异物钳直接夹住支架上下缘的金属丝取出,但要求有丰富的操作经验及足够的应急预案,取支架前应注入冰生理盐水浸泡支架使支架软化,联合硬质支气管镜能大大增加操作的安全性。

Ultraflex 支架放置后不能取出,但短期内可通过硬质气管镜和异物钳抽丝样拆除支架。

硅酮支架通过硬质支气管镜可以随时取出。

肺减容支架可通过治疗型支气管镜,用异物钳或活检钳取出。

Palmaz 支架不能回收。

九、临床应用评价

恶性气道狭窄处理原则还是应先采取消融措施,将管腔内可见的肿瘤消除,如应用热消融、冷冻、光动力治疗、药物注射等,必要时再置入被膜内支架或放射性粒子支架。管外型气道狭窄可考虑直接置入支架(被膜支架或裸支架),然后再结合外放疗或瘤体内植入放 / 化疗粒子等。但对管外肿块较大、严重狭窄的患者,应该选择支撑力大的支架(如 Z 形支架),否则,有可能支架置入后不能张开而导致窒息。此类患者亦可考虑气管插管后再做放/化疗等。对管内型和管壁型气道狭窄(图 6-8-13A)也尽量不要放置金属裸支架,必要时应放置可回收被膜支架(图 6-8-13B)。

如果不具备消融治疗技术,对恶性肿瘤腔内生长导致的狭窄也可直接放置气道支架。

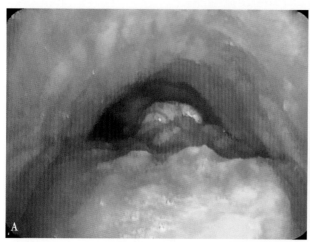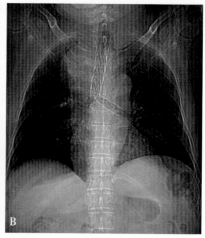

图 6-8-13　混合型气道狭窄伴出血
A. 黏液表皮样癌累及气管下端及隆突的管壁;B. 直接放置 Y 形可回收被膜金属支架

绝大多数患者在支架置入后其症状如呼吸困难、喘鸣可立即得到改善,90% 卧床不起患者可于手术后下地活动,需机械辅助通气者可立即脱离呼吸机,在置入后 2 周内,主观症状可得到持续改善。因存在肿瘤组织长入支架内引起再狭窄的问题,腔内肿瘤患者应优先考虑使用被膜支架。但当狭窄导致严重通气功能障碍,危及患者的生命时,由于裸支架置入较简便安全,可考虑先置入裸支架迅速扩张管腔,作为一种抢救措施,具有立竿见影的效果。根据 Wallstent 裸支架和 Z 形被膜支架的优缺点,序贯使用这两种支架治疗恶性气道狭窄,可取得较好的效果。即对危重及远端未能窥见的恶性气道狭窄患者,顺序使用 Wallstent 裸支架和 Z 形被膜支架。前者置入方便、不易移位、能迅速扩张狭窄管腔;后者能阻止肿瘤组织腔内生长,防止支架再狭窄。

良性气道瘢痕性或增生性狭窄是临床比较棘手的难题,部分患者需要支气管镜下置入支架治疗。因患者生存期较长,支架长期留置体内可能出现难以处理的并发症。如:支架断裂、再狭窄等,一般要求在放置支架 3~6 个月后支架能顺利取出(一般 3 个月左右气道可塑型),观察其效果,如出现再狭窄,可再置入原规格种类或不同规格种类的支架。由于 Z 形被膜支架具有能防止肉芽组织向支架内增长及半年甚至更长时间内可随时取出的功能,大大减少了患者和医生的后顾之忧,目前比较适合治疗此类狭窄。

金属裸支架由于存在不可避免的肉芽组织支架内生长再狭窄及支架置入后的不易取出回收,一般应避免应用于治疗良性瘢痕或增生性狭窄。美国 FDA 一再警告对良性气道狭窄慎用任何形式的金属支架。但如果没有其他更好的治疗方法时,也可以考虑使用裸支架,并在置入后短期内取出。

对瘢痕性气道狭窄应以球囊导管扩张联合冷冻治疗为主,慎用热消融治疗(或联合冻融治疗)。必要时可用高频电刀,将狭窄的瘢痕行放射状切开,同时给予球囊导管扩张或冷冻。早期以激光或电切针结合冷冻疗效较快,继之应反复冷冻处理,必要时可反复用球囊导管扩张和局部药物注射(糖皮质激素 + 化疗药 + 胶原酶等),一般坚持 3~6 个月可治愈。放置支架不宜操之过急,放置后一定要在短期内取出。

大气道软化或良性外压性狭窄需要置入支架时,一般选用 Wallstent 裸支架永久放置,效果可靠。置入一段时间支架被黏膜覆盖,可起到替代气道软骨的作用,但支架置入后,呼吸及咳嗽时支架随着呼吸运动会不断地轻度收缩和扩张,长此以往,可能引起金属疲劳,支架金属丝断裂。Wallstent 支架长期置于体内导致断裂并不罕见,故对需置入体内时间较长的病例,须注意到支架的质量和允许使用年限,及时更换支架或套接支架。

气道 - 消化道或纵隔瘘一般不宜手术治疗,被膜金属支架和硅酮支架置入是可行的封闭瘘口方法,详见第八章第十一节"气道 - 消化道瘘"。

十、技术展望

气道内支架的近期治疗效果肯定,在内外科、放疗等均不能处理时,支架置入经常是唯一的有效途径。在大部分病例,这仅是一种姑息性治疗,并非一劳永逸,还需要对病因进一步治疗,才能更有效地延长生存期。随着支架置入时间的延长,一些症状或并发症会逐渐出现,支架置入后远期效果的难以维持及或多或少与支架置入有关的并发症应引起足够的重视。操作者只掌握如何放置支架是远远不够的,支架的成功置入只是呼吸道支架技术的一部分,置入后的支气管镜下护理、支架移位的处理、支架的取出等等也是呼吸道支架技术的重要组成部分。

理想的气道内支架应具备对气道壁物理性刺激小、置入后不移位、能阻止肿瘤或组织向支架内生长、不影响排痰、可以并容易回收等特点,目前的支架均不能同时满足上述条件。与裸支架比较,被膜支架具有能防止支架腔内的再狭窄及易于取出的优点,其临床适应证明显扩大,更适合临床使用。但被膜支架存在的容易移位、痰液潴留、置入较困难等缺点在很大程度上影响了临床使用。研究不易移位、痰液不黏附、置入简便的被膜支架是呼吸道支架发展的一个主要方向。

十一、视频

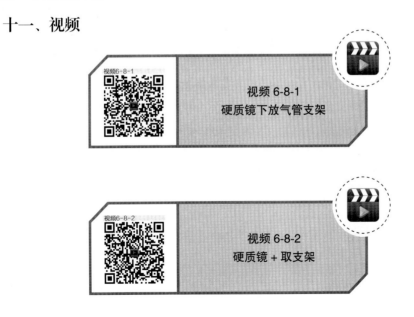

视频 6-8-1
硬质镜下放气管支架

视频 6-8-2
硬质镜 + 取支架

(柯明耀　王洪武　吴　雄)

参 考 文 献

1. 王洪武.应充分认识气管支架,严格掌握其适应证.中华医学杂志,2011,91(36):2521-2524.
2. Herth FJ,Eberhardt R. Airway stent:what is new and what should be discarded.Curr Opin Pulm Med,2016,22(3):252-256.
3. 王洪武,周云芝,李冬妹,等.电视硬质气管镜下治疗中央型气道内恶性肿瘤.中华结核和呼吸杂志,2011,34(3):230-232.
4. 王洪武,罗凌飞,周云芝,等.氩等离子体凝固联合分叉型被膜金属内支架置入治疗气管隆突周围复合狭窄和气管食管瘘.中国肺癌杂志,2010,9:831-833.
5. Dalar L,Özdemir C,Abul Y,et al.Therapeutic bronchoscopic interventions for malignant airway obstruction:A retrospective study from experience on 547 patients.Medicine(Baltimore),2016,95(23):e3886.
6. Li TF,Duan XH,Han XW,et al.Application of combined-type Y-shaped covered metallic stents for the treatment of gastrotracheal fistulas and gastrobronchial fistulas.J Thorac Cardiovasc Surg,2016,Apr 14. pii:S0022-5223(16)30113-1.
7. Özdemir C,Sökücü SN,Karasulu L,et al.Placement of self-expandable bifurcated metallic stents without use of fluoroscopic and guidewire guidance to palliate central airway lesions.Multidiscip Respir Med,2016;11:15. doi:10.1186/s40248-016-0052-5,PMID:27134746
8. Dumon JF. A dedicated tracheobronchial stent. Chest,1990,97:328-332.
9. Semaan R,Yarmus L.Rigid bronchoscopy and silicone stents in the management of central airwayobstruction.J Thorac Dis,2015,7(Suppl 4):S352-62
10. 王洪武,周云芝,李冬妹,等.国产Sigma分叉被膜支架治疗气管食管瘘.中华医学杂志,2009,89(38):3435-343.
11. 王洪武,周云芝,李冬妹,等.气管镜下置入被膜金属支架后气道并发症观察.中华结核和呼吸杂志,2011,31(12):955-957.
12. 王洪武,周云芝,李冬妹,等.内镜下回收气道金属内支架.中华医学杂志,2010,90(20):1411-1415.

第九节　气管镜下药物注射

气管镜下药物注射(transbronchial needle injection TBNI)是指通过气管镜下专用注射针将各种药物注射入肺实质或气管黏膜内,用于治疗疾病或明确诊断。随着治疗药物的不断增加,气管镜下药物注射逐步发展成为一种新的治疗方法。近几年,气管镜下药物注射被广泛应用。气管镜下药物注射可更加精准地将药物注射至病变部位,使病变局部获得一个较高的药物浓度,而全身其他部位的药物浓度较低。气管镜下药物注射主要有两个适应证,一个是将药物注射至肺内或气管内病变处,另一个是气管及支气管内病变的诊断。用气管镜专用注射针将治疗药物注射入病变部位,可用于多种疾病,主要是:①良性及恶性肿瘤;②炎性病变;③复发性呼吸道乳头状瘤;④支气管胸膜瘘。此外将诊断所用药物经注射针注入病变部位,可帮助较小的病变取活检明确病理类型。

一、临床治疗中的应用

(一)肺部恶性肿瘤

气管镜下瘤内注射化疗药物也是对手术无法切除的中央型肺癌的姑息性治疗手段。近十年随着基因药物的出现,人们也将其应用于瘤内注射。经气管镜局部药物化疗,可明显提高肿瘤部位的药物浓度。根据不同的病变部位采用相应体位使药物在局部有充分的作用时间,且用量相对较小,可减少化疗药物的全身不良反应。

1. 适应证　可用于各种类型的管内型和管壁浸润型肺癌。对于中晚期不能手术治疗,其他疗效不佳,中央型腔内生长的肿瘤,可考虑试用该法。但由于晚期肺癌病变累及较广,多侵犯肺门及纵隔淋巴结,且多有远处转移,仅局部化疗是不够的,还必须配合全身化疗。

2. 禁忌证　对气管及隆突部位肿瘤,若肿瘤阻塞管腔超过 3/4 则列为治疗禁忌。

3. 操作方法　采用气管镜专用注射针进行治疗。常规行气管镜检查,直视下将注射针刺入瘤体内,分别于瘤体中央及周边多点注射,一般为 4~6 点,刺入深度为 3~4mm,并喷洒化疗药物于瘤体表面。每周治疗 1 次,4 次为 1 个疗程。治疗后当日及第 2~4 日应用 20% 甘露醇 125~150ml,地塞米松 5mg 静脉点滴,每日 1 次。疗程结束后 1 周复查气管镜;从治疗开始每周复查血常规及肝肾功能至疗程结束后 1 周。对左右主支气管均有病变者,治疗应分别进行,并选择较重一侧先治疗。

4. 所选用的药物

(1) 化疗药物

1) 多柔比星

用法及用量:多柔比星 10mg,用生理盐水溶解为 2~3ml,同时混合 0.5~1mg 肾上腺素。

注意事项:①用药前后要测定心脏功能、监测心电图、超声心动图、血清酶学和其他心肌功能试验。老人及 2 岁以下幼儿和原有心脏病患者要特别慎用。在进行纵隔或胸腔放疗期间禁用该药;②监测血常规及肝肾功能;③经常查看有无口腔溃疡、腹泻以及黄疸等情况,应劝告患者多饮水以减少高尿酸血症的情况,必要时检查血清尿酸或肾功能。

2) 博来霉素

用法及用量:博来霉素 15mg,用生理盐水溶解为 1~2ml。

注意事项:①有致突变和致畸作用,妊娠及哺乳期妇女应慎用,特别是妊娠初期的 3 个月;②对诊断的干扰:本药可引起肺炎样症状、肺纤维化、肺功能损害,应与肺部感染鉴别;③下列情况慎用:>70 岁,肺功能损害、肝肾功能损害,发热及白细胞低于 $2.5×10^9/L$ 不宜用;④用药期间应注意随访检查:肺部有无啰音、胸部 X 线检查、肺功能检、血常规、血胆红素、丙氨酸氨基转移酶、血尿素氮、血尿酸、肌酐清除率。

3) 米托蒽醌

用法及用量:米托蒽醌以 2mg/ml 浓度,局部注射 1~2ml。

注意事项:监测血常规、肝肾功能、心电图、超声心动图等。

药物的相互作用:与多柔比星同用可加重心脏毒性。

4) 丝裂霉素

用法及用量:丝裂霉素 10mg,用生理盐水溶解为 1~2ml。

注意事项:长期应用可致闭经或精子缺乏;老年患者常有肾损害应慎用;水痘或带状疱疹患者禁用本药,用药期间禁止活病毒疫苗接种。用药期间监测血常规、肝肾功能;用药后数月仍需随访血常规及肾功能。

药物的相互作用:与多柔比星合用可加重心脏毒性。

5) 顺铂

用法及用量:顺铂 10~20mg,用生理盐水溶解为 2~4ml,同时混合 0.5~1mg 肾上腺素。

注意事项:治疗期间注意监测血常规、肝肾功能、肌酐清除率、血尿酸等,对老年患者需进行听力及神经功能监测。

6) 卡铂

用法及用量:卡铂 300mg,用 5% 葡萄糖 2ml 溶解。

注意事项:①对顺铂或其他含铂化合物的使用过敏者慎用;②妊娠、哺乳期、高龄患者慎用或不用;③有水痘、带状疱疹、感染、肾功能减退者慎用;④本药含有甘露醇,不能耐受甘露醇的患者可能也不能耐受本药;⑤用药期间监测:血常规,肾功能,肌酐清除率,血清钙、镁、钾、钠浓度,听力及神经功能。

7) 氟尿嘧啶

用法及用量:5-FU 浓度为 250mg/10ml,每次注射 2~3ml。

注意事项:有致畸、致突变作用;一般不宜与放疗同用。

8) 甲氨蝶呤

用法及用量:甲氨蝶呤浓度为 5mg/ml,每次注射 1~3ml。

注意事项:本药具有致畸、致突变、致癌作用。

(2) 分子靶向药物

1) 今又生

用法及用量:今又生为 1×10^9/ 支,1.5ml,每次注射 1~2 支(根据病变的大小)。可与化疗药物同时注射。

不良反应:少见。主要是高热、乏力、四肢酸痛等类流感样症状。

2) 恩度(重组人血管内皮抑制素)

用法及用量:恩度为 15mg/3ml,每次注射 15~30mg。

注意事项:治疗前后监测血常规、肝肾功能;用药后可出现发热、皮疹,需密切观察。

3) 安柯瑞(重组人 5 型腺病毒)

用法及用量:安柯瑞为 5×10^{11}vp/0.5ml/ 支,每次 1 支。可与化疗药物同时注射。

(3) 生物制剂:白介素 2(IL-2)、重组人肿瘤坏死因子 α(TNFα)

有人报道 27 例非小细胞肺癌患者采用瘤体内注射 TNFα 和 IL-2 联合全身化疗,结果发现治疗组近期有效率均高于对照组,且毒副作用轻,患者耐受性好。该结果进一步提示瘤体内注射 TNFα 和 IL-2 联合全身化疗治疗晚期肺癌可提高化疗的疗效,并避免了全身大剂量应用的严重毒副作用及昂贵的经济费用。为肺癌的治疗提供了较好的尝试。

(4) 有机溶剂:无水乙醇

Fujisawa 等报道 13 例不能切除的气管内肿瘤患者,给予气管镜下多点瘤内注射 99.5% 无水乙醇 3ml,自气管镜下及活检病理均证实肿瘤坏死。此后有报道称无水乙醇瘤内注射联合氩气刀治疗气管黏膜相关性淋巴瘤及气管大细胞癌取得了很好的疗效。治疗过程中最主要的是避免无水乙醇的外漏,一旦外漏主要表现为剧烈咳嗽及气管黏膜糜烂。

5. 疗效

判定标准:显效:腔内瘤体直径缩小达 50% 以上;有效:瘤体直径缩小达 25%~50%;无效:治疗结束后瘤体未见缩小。

疗效评价:近期疗效明显,能迅速缓解症状,尤其对肿瘤造成的管腔阻塞可使瘤体尽快缩小,解除气道阻塞,从而明显缓解呼吸困难、肺不张及阻塞性肺炎症状,改善患者的生活质量,是对全身化疗效果不佳或不能耐受大剂量持久化疗者,控制原发病灶较为理想的手段之一。有作者观察,临床有效率及气管镜下疗效均为 90% 左右,明显优于全身化疗组。

中晚期肺癌应用局部加全身化疗除了改善生存率,还能减轻肺癌引起的器官特异性与非特异性症状。大量研究证明,经气管镜质量能明显改善患者衰竭症状,症状减轻率超过客观反应率,改善患者的行为状态和生活质量。

6. 并发症及注意事项　气管镜下药物注射操作简单,安全性高,并发症相对较少,最主要的风险是局部出血、感染、气胸、咳嗽,骨髓抑制、消化道症状等全身不良反应轻微。此外就是注射针上所输注的药物在治疗过程中溢出,对周围正常黏膜、肺组织损伤。因此在治疗过程中操作需轻柔,避免因操作刺激气管黏膜,导致患者剧烈咳嗽,引起药物的外漏。局部注射丝裂霉素、无水乙醇后,患者术后可能出现剧烈咳嗽,对症给予止咳药物治疗即可。治疗中出血量一般较少,次日可自然缓解。出血过多时,可用肾上腺素或止血药,必要时可予氩气刀烧灼。如瘤内注射后,肿瘤组织大块肿胀坏死堵塞气道,则可能继发肺不张或肺部感染,严重时可继发肺脓肿。此时需尽快经气管镜清除坏死组织,并局部灌洗结合抗感染治疗,可很快好转。近年有报道对复发性肺癌气管镜下瘤内注射基因药物后出现心脏压塞、金黄色葡萄球菌感染的化脓性心包炎的并发症,此种并发症虽然很少见,需要我们警惕,考虑可能是注射针穿透管壁,将气管内分泌物带入心包内所致。

(二) 气管、支气管的炎性病变

1. 韦格纳肉芽肿

(1) 适应证:韦格纳肉芽肿所致的气管狭窄。

(2) 禁忌证:气管处病变致管腔狭窄超过 3/4 者。

(3) 操作方法:甲泼尼龙 15~25mg 或地塞米松 5mg 分 4~6 针在病变处多点注射。

(4) 疗效:近年来的研究也进一步证实经气管镜下注射糖皮质激素联合球囊扩张可使气管狭窄得到很好的缓解。这些证据还表明继发于韦格纳肉芽肿气管狭窄的患者,局部注射糖皮质激素可减少全身用药的剂量。

(5) 并发症及注意事项:只有少量出血,次日可自然缓解。出血过多时,可用肾上腺素或止血药。

2. 结节病　结节病是一种慢性非干酪性肉芽肿,气管镜下局部注射激素类药物可减少全身激素的用量,减轻激素所致的全身副作用。其适应证、禁忌证及操作方法、并发症等均同韦格纳肉芽肿。

国外有报道 1 名 44 岁白种男性,结节病诊断已有 3 年,近期出现进行性加重的呼吸困难,咳嗽、咳大量脓痰。既往应用硫唑嘌呤治疗无效,且患者无法耐受类皮质激素所带来的全身副作用。CT 扫描示纵隔淋巴结肿大,右肺上叶不张。在气管镜下针对右肺上叶各亚段多点注射曲安西龙(10mg/ml)5ml,3 周后复查气管镜可见右上叶各亚段开口可见,管腔仍狭窄,继续镜下注射 3 次,症状得到了很好的控制。因而气管镜下局部注射糖皮质激素对于治疗结节病侵及支气管可取得一定的疗效。

3. 气管内结核(EBTB)　EBTB 镜下表现可分为充血水肿型、溃疡型、肉芽增生型、瘢痕狭窄型、管壁软化型及纵隔淋巴结瘘六种类型。在治疗中,药物经支气管注入,而非口服进入血液循环,因此不会造成短期内血药浓度的急剧升高,对肝肾功能影响小,安全性高,患者也易于接受。常用的药物有异烟肼、硫酸阿米卡星、地塞米松、左氧氟沙星、抗结核药物凝胶等。

(1) 适应证:EBTB 各型均可适用。

(2) 禁忌证:气管处病变致管腔狭窄超过 3/4 者。

(3) 操作方法

1) 充血水肿型:经电子气管镜专用导管,对病灶相应的段或亚段支气管,用喹诺酮类药物如环丙沙星 50~100ml、左氧氟沙星 200mg+ 生理盐水 80~100ml 反复灌洗、抽吸分泌物后,再注射抗结核药物(异烟肼 0.2g+ 阿米卡星 0.4g+ 地塞米松 5mg),每周 1 次。

2) 溃疡及干酪坏死型:首先用喹诺酮类药物对病灶处段或亚段支气管反复灌洗、抽吸分泌物后,对溃疡部位多点注射抗结核药物,对耐药患者可选用硫酸卷曲霉素。

3) 肉芽增生型:可先予 APC 及二氧化碳冷冻治疗,将肉芽组织处理后,在病变严重的部位注射抗结核药物。

4) 瘢痕狭窄型:可先用球囊行气道扩张、重建后,在病变部位注射地塞米松 5mg,可减轻黏膜水肿,减缓气管狭窄的程度。

5) 管壁软化型:轻 ~ 中度时可局部注射抗结核药物,重度管壁软化致气道呼气性阻塞者可考虑气道内支架置入。

(4) 疗效:国内外的研究结果均显示,通过气道局部给予抗结核药物,可以加快痰菌转阴、促进病灶吸收。部分研究结果还显示,气道内给药可以减少气道狭窄的发生。经观察,2~4 次注射治疗后镜下所见病变支气管炎性水肿明显减轻。同时局部的激素治疗可减轻支气管黏膜的充血水肿,改善病变支气管引流,提高疗效,并减轻激素的全身副作用。

(5) 并发症及注意事项:相对少见,主要是少量出血。部分患者在支气管药物冲洗和灌注中出现胸闷、气促,注意药物用量(最好控制在 100ml 以内,根据患者耐受度可酌情加减灌注次数和药物用量),一般均可耐受,无须特殊处理。对于干酪坏死型,用活检钳尽可能清除病变坏死组织,对于难以清除者可用二氧化碳冻取坏死物后再注射抗结核药物。

(三) 复发性呼吸道乳头状瘤(RRP)

RRP 是一种由人乳头状瘤病毒(HPV)6 型和 11 型引起的一种病毒源性疾病,其往往伴有气道外生性损害。尽管形态学上是一种良性疾病,但是因 RRP 有气道累及和恶变的危险而存在潜在的恶性后果。最常见的病变部位有软腭鼻咽面,会厌喉面的中线部位,喉室上下缘,声带的下表面,气管隆突和支气管嵴等。典型的 RRP 病变呈粉红色,表现为指样突起状的有蒂团块,其外部为非角化的复层鳞状上皮,中心为富含血管的结缔组织。治疗时应避免损伤与乳头状瘤毗邻的正常鳞状上皮或纤毛上皮,防止医源性乳头状瘤植入的发生。

目前治疗 RRP 的方法有多种,包括手术治疗、免疫治疗、综合治疗等。但临床上仍未找到根治 RRP 的理想手段。治疗目的是消除肿瘤,保持呼吸道通畅,尽量保留喉部正常的结构和功能,延长手术间隔时间。手术治疗是主要手段。但因手术常有声门和声门下区狭窄、蹼形成、气管狭窄等并发症,且该病易复发转移,反复手术治疗,患儿往往耐受性差。现随着气管镜下介入治疗的手段日益发展成熟,取得了较好的疗效。如气管镜下 CO_2 激光治疗、Nd:YA 激光治疗、光动力治疗、瘤内注射等。

1. 适应证　RRP 所致的气管、支气管病变。

2. 禁忌证　气管处病变致管腔狭窄超过 3/4 者。

3. 操作方法　瘤内注射药物。

(1) 西多福韦:属环状非腺苷碳磷酸盐化合物,胞嘧啶核苷酸类,为广谱抗 DNA 病毒及逆转录病毒药物。Snoeck 等报道 17 例严重的 RRP 患者,镜下病变部位局部注射西多福韦 2.5mg/ml,每 2 周注射 1 次,治疗 3 个月。最终 14 人完全缓解。在本次试验中和随后进入Ⅰ期试验的患者中均未见明显的不良反应发生。在一项关于西多福韦的Ⅰ/Ⅱ期研究中,13 例 RRP 患者,给予气管镜下瘤内注射西多福韦 6.5mg/ml,每 4 周注射 1 次,平均注射 6 次。这 13 例患者均获得了和早前一样的成功,均完全缓解。另一项更大规模的研究,共有 26 例患者,经过每月瘤内注射西多福韦 5mg/ml,大约 2 个月之后有 31% 的患者得到了完全缓解。有一项针对 11 名患 RRP 的患儿应用西多福韦治疗后的长期随访显示,其中有 5 名患儿随访 6 年未见复发,已达到完全缓解。另外 5 名患儿出现复发,但复发程度明显减轻。治疗有效。

(2) 腮腺炎疫苗:尽管腮腺炎病毒为逆转录 RNA 病毒,而 HPV 是双链 DNA 病毒,但腮腺炎病毒与 HPV 有一定的相似性,在治疗上可能存在交叉的免疫作用,或是疫苗作用于整个免疫系统产生效果。一般局部注射 1 支腮腺炎疫苗。Pashley 在激光切除病变基础上在病灶局部注射腮腺炎疫苗治疗 RRP,治疗后通过喉、气管的显微照片进行随诊评价(两个部位均无复发至少一年以上为缓解)。研究结果显示:第 1 组经过 1~10 次注射,随访 5~19 年,11 例幼年型 RRP 中有 9 例病情缓解,缓解率为 82%;第 2 组经过 4~26 次注射,随访 2~5 年,38 例 RRP(18 例幼年型,20 例成年型)患者中有 29 例缓解,缓解率为 76%。

4. 并发症及注意事项　当 RRP 病变广泛,乳头状瘤累及声门下气管、隆突及支气管远端,或巨大的瘤体堵塞主气管时单纯应用西多福韦瘤内注射无法获得很好的疗效。可先应用 APC(氩等离子凝固体)烧灼病变,去除瘤体,通畅气道后,然后在气管镜引导下送入注射针,直视下插入黏膜下层,多点局部注射西多福韦,控制乳头状瘤复发。局部注射西多福韦相对安全、有效,在喉镜或气管镜下给予简单易操作。

(四) 支气管胸膜瘘

目前已有不少有关胸腔镜以及支气管镜治疗支气管胸膜瘘的研究,其中尤以支气管镜的治疗研究为多。现采用气管镜注射硬化剂 / 三氯醋酸 / 生物蛋白胶等方法治疗支气管胸膜瘘,取得很好的效果。

1. 适应证　支气管胸膜瘘瘘口≤5mm。

2. 禁忌证　瘘口 >5mm。

3. 操作方法

(1) 硬化剂(1% 乙醇硬化醇)

方法:常规采用全身麻醉,经硬镜或气管插管置入支气管镜,仔细观察瘘口情况,然后经过气管镜的操作孔道置入气管镜专用注射针,在气管镜直视下将注射针针头插入瘘口周围黏膜下,注入 0.5ml 硬化剂。根据瘘口大小每个瘘口周围注射 6~8 点。

（2）三氯醋酸

方法:将气管镜专用注射针沿活检孔道插入,并进入瘘口内 0.5cm 左右,注入 3% 三氯醋酸 0.5~1ml,可以看见瘘口处支气管黏膜迅速变苍白,拔出注射针,用少量盐水冲洗支气管。如 1 周后胸腔闭式引流管中仍有气体溢出,可再次行以上操作。

（3）生物蛋白胶

方法:支气管镜下找到瘘口处后,吸净瘘口分泌物。沿支气管镜活检管道插入细导管到达封堵处,直视下经细导管注入生物蛋白胶 2~3ml,数秒钟内固化形成聚合体黏合物将瘘口封闭,退出导管和支气管镜。继续胸腔闭式引流、抗感染及对症治疗。间断复查胸片,若瘘口封闭则 1 周左右可拔出引流管,如失败可再次重复进行上述操作。

4. 疗效　硬化剂是通过刺激黏膜下肉芽组织生长,从而达到封堵瘘口的效果,本身对支气管黏膜无毒副作用也不存在误滴堵塞支气管的风险,相对安全。一般瘘口周围支气管黏膜在注射硬化剂后由于局部水肿,瘘口可以明显缩小甚至消失。胸腔引流管中气泡逸出增加。随后由于硬化剂注射后引起黏膜下炎症反应的进展和局部组织增生的加重,瘘口又再次逐步缩小,一般而言 1 周左右局部组织增生达到顶峰。如果瘘口仍未闭合,则需要再次注射硬化剂。一般瘘口在 3mm 以下的患者可在 1~2 次硬化剂注射后成功封堵。而对于瘘口大于 3mm 的患者瘘口周围注射硬化剂的次数明显增多,但仍有较高的成功率。葛棣报道了 8 例手术后支气管胸膜瘘患者,瘘口大小为 2~6mm,平均为 3.5mm。经注射硬化剂后,有 6 例患者获得痊愈,2 例失败,1 例经手术治疗后痊愈出院,另 1 例永久胸腔引流出院。6 例治疗成功的患者平均注射次数为 2.3 次（1~5 次）,平均治疗时间为 25.6 天（8~25 天）,注射次数及住院时间与瘘口大小有一定关系。瘘口小于 3mm 的 4 例患者平均注射次数为 1.5 次。而瘘口大于 3mm 的 2 例分别为 3 次和 5 次。在经支气管镜硬化剂治疗的病例中未发生严重的并发症。

三氯醋酸是极强的腐蚀剂,特别是对黏膜组织,喷洒到黏膜表面后,黏膜组织很快出现变性苍白,甚至坏死,随后此处黏膜发生炎症、渗出、增生等病理过程使瘘口闭合。于世寰等报道 18 例肺切除术后支气管胸膜瘘,经上述治疗后其中 12 例经过 1 次注射 1 周后瘘口闭合,5 例第 1 次注射后气体溢出减少,又进行了第 2 次注射后瘘口闭合,仅有 1 例经过 3 次注射后支气管胸膜瘘口才完全闭合。

生物蛋白胶含有高浓度纤维蛋白原及凝血因子XIII及氯化钙。上述成分混合后通过一系列化学反应形成稳定的不溶性纤维蛋白多聚体,故有止血、封闭及黏合伤口、防止组织黏连等作用。

5. 并发症及注意事项　操作过程中要注意将硬化剂注射到瘘口周围的黏膜下,这是治疗成功的关键。此外支气管胸膜瘘后胸腔感染的控制也是能否成功封堵瘘口的关键。如果胸腔感染引流不畅势必会影响瘘口周围肉芽形成,影响瘘口的愈合。

三氯醋酸是强腐蚀剂,操作过程需气管内表面麻醉要充分,避免因局部刺激,引起患者剧烈咳嗽,致使三氯醋酸咳入叶、段支气管,从而损害此处黏膜。必要时可在全身麻醉下进行,以减少此种损害的发生。其次是瘘口的部位要判断准确,除观察瘘口气泡外,也可通过注入亚甲蓝的方法确定支气管胸膜瘘的瘘口。

应用蛋白胶的患者术后用镇咳药,避免剧烈咳嗽致胶块脱落。

（五）咯血

既往把大咯血作为气管镜的禁忌证。现认为，气管镜检查既可明确出血部位，又可查找病因，获取病原学、组织细胞学资料，又可在镜下治疗，易于在临床开展。

1. 适应证　中等量以下的咯血。

2. 禁忌证　大咯血。

3. 操作方法　参考胸片及胸部 CT，气管镜下先查找出血部位，吸出积血，用 0.01% 肾上腺素液 2~10ml 分次注入局部冲洗，对中等量以上咯血，抽吸洗液后局部注入凝血酶或血凝酶（立止血），对小量咯血者给予肾上腺素方法冲洗即能取得较好效果。对支气管扩张感染并咯血，在全身应用抗感染药物的基础上，气管镜下冲洗止血的同时，加用生理盐水反复冲洗抽取分泌物，局部注入抗感染药物，促进炎症吸收，缩短病程，效果明显。

4. 疗效　对气管、支气管黏膜引起的出血，如果局部药物冲洗无效，可于黏膜下注射 0.01% 肾上腺素 1~2ml，或配合 APC（或激光）直接烧灼，可很快止血。气管镜下药物止血的有效率可达 95% 以上。气管镜局部止血痛苦小，方法简便、经济，患者易于接受。止血药物的选择，临床上有多种，如肾上腺素、血凝酶、凝血酶等。

5. 并发症及注意事项

（1）对大咯血者，应在抢救措施完备的情况下谨慎应用。先在气管镜下暂时止血后尽快做选择性支气管动脉栓塞止血。

（2）在操作时，动作轻柔、熟练，避免刺激支气管壁，引起患者咳嗽，加重出血。

（3）镜下见到出血时抽吸不宜过猛、过强以免加重出血。

（4）镜下见到活动性出血量大时，不宜退出气管镜，以免血块阻塞支气管造成窒息，应一面局部注入止血药物，一面积极抽吸积血，或配合 APC，将出血部位暂时凝固。凝血功能正常的人，出血部位也可自动止血，因此，不宜将新鲜血吸得很干净，应稍待片刻，严密观察，直到出血完全停止，退出气管镜。

（5）气管镜下止血效果和原发病有密切关系，止血效果最好的是支气管扩张感染并咯血，其次是肺结核并咯血。肺癌患者经气管镜局部止血后保持时间较短，易反复，应采取瘤体内注入化疗药物、APC 或光动力治疗等措施。

二、临床诊断中的应用

支气管镜下估计活检较困难者，可在病变基底部注射少量利多卡因（或生理盐水），将黏膜隆起，利于活检，并能提高活检阳性率。对气管、支气管黏膜较表浅的病变，若需消融治疗，为减少穿孔的危险，也可在病变基底部注射少量利多卡因（或生理盐水），将黏膜隆起，便于烧灼或冷冻，并使治疗彻底，减少术后复发。

三、技术展望

气管镜下药物注射操作简单、危险性小，与常规气管镜相比不会更多地增加患者痛苦，特别是对中央型肺癌疗效确切，具有气管镜操作技术的单位均可施行。对于熟练使用气管镜的医生很快能掌握该项技术，且治疗上相对于手术的费用低，并发症少，疗效确切。经气管镜直视下局部药物注射可与 APC、冷冻、球囊扩张、支架等多种方法联合介入治疗气管支气管腔内病变，是一项很有前景的微创治疗手段。

四、视频

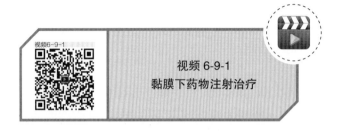

视频6-9-1
视频 6-9-1
黏膜下药物注射治疗

（邹　珩）

参 考 文 献

1. 王洪武.电子支气管镜的临床应用.北京:中国医药科技出版社,2009:168-172.
2. Christopher W,Seymour WS,Krimsky JS,et al.Transbronchial needle injection:a systematic review of a new diagnostic and therapeutic paradigm. Respiration,2006,73(1):78－89.
3. 王洪武.大气道内肿瘤的支气管镜介入治疗进展.中国综合临床,2010,13(13):1478-1479.
4. 王洪武,周云芝,李晶,等.支气管镜介入治疗支气管内膜结核 24 例分析.中国误诊杂志,2010,10(21):5240-5241.
5. 来立伟,刘政,谭国超,等.经气管镜介入多方法联合治疗支气管结核临床应用探讨.现代生物医学进展,2010,10(17):3291-3294.
6. 马丽晶,王军,韩德民,等.幼年型复发性呼吸道乳头状腺瘤气管切开的临床研究.临床耳鼻喉科杂志,2006,20:704-706.
7. Gursoy S. Yapucu MU. Ucvet A,et al. Fibrin glue administration to supports bronchial stump line. Asian Cardiovasc Ann,2008,16(6):450-453.
8. Koh W. Kim YH. Kwon O,et al. Surgical treatment of pulmonary diseases due to nontuberculous mycobacteria. J Korean Med Sci,2008,23(3):397-401.
9. Purek L. Licker M. Frey JG,et al. Bronchopleural fistula:a serious complication after thoracic surgery. Rev Med Suisse,2009,5(203):1056-1058,1060.
10. 葛棣,王群,冯明祥,等.经内镜支气管粘膜注射硬化剂治疗肺切除术后支气管胸膜瘘.中国临床医学,2006,13(3):384-385.

第十节　光动力治疗

光动力治疗(photodynamic therapy,PDT)已有 4000 多年(古埃及时代)的历史。1895 年,Finsen 和 Raab 等首次撰文论及光动力学。1960 年 Lipson 制备出血卟啉衍生物(HPD);1 年后,他报道 15 例支气管内肿瘤在注射 HPD 后产生荧光;5 年后,他又首先报道应用 HPD 测定和处理乳腺癌。20 世纪 70 年代末 PDT 逐渐成为一项治疗肿瘤的新技术,并被美国、英国、法国、德国、日本等不少国家批准。

1980 年,Hayata(早田义博)首先报道通过纤维内镜应用 PDT 治疗 13 例支气管内肿瘤。1984 年,Roswell Park 癌症研究所从 HPD 中分离出高效组分 Photofrin,成为 PDT 的基本光敏剂。1998 年美国 FDA 批准 Photofrin® 用于早期支气管癌和阻塞型支气管肺癌的治疗。

一、PDT 的机制

(一) 光敏反应

不同光敏剂的光物理和光化学特性差异很大,但是产生光敏效应的途径相似。机体在接受光敏剂后的一定时间段,光敏剂可较多地潴留于肿瘤组织内,此时以特定波长的光照射肿瘤部位,光敏剂在吸收了合适波长的激活光线后,从基态转变为激活的单线态,再与氧起反应,产生高活性单线态分子(0_2^0),后者与分子氧起反应,产生激发态反应性单态氧,再与邻近的分子(如氨基酸、脂肪酸或核酸)相互反应,产生毒性光化学产物,引起细胞毒性和局部微血管损伤。

(二) PDT 杀伤肿瘤的体内作用机制

1. PDT 对肿瘤细胞的影响　PDT 对肿瘤细胞有直接杀伤作用,但在 PDT 治疗肿瘤时,有的以直接杀伤肿瘤为主,有的可导致癌细胞凋亡。

2. PDT 对微血管的影响　PDT 的光敏反应可造成微血管破坏,激活血小板及炎性细胞,导致炎性因子释放,引起血管收缩、血细胞滞留凝集、血流停滞,造成组织水肿、缺血、缺氧,从而杀伤肿瘤。

3. PDT 对间质的影响　间质是肿瘤细胞生长的"瘤床",对物质扩散、运输核新生血管形成具有重要作用,间质中光敏剂含量很高,PDT 对间质的破坏,对于防止肿瘤的残留或复发很重要。

4. PDT 尚可继发抗肿瘤免疫反应

二、设备

(一) 光敏剂

光敏剂是能吸收和重新释放特殊波长的卟啉类分子,具有四吡咯基结构。光敏剂被肿瘤选择性摄取的机制不甚清楚,可能有:①卟啉类可被动地弥散入细胞内,而弥散效率与细胞外 pH 值有关,pH 值越低弥散越多。肿瘤组织代谢加速,以致其细胞外 pH 值比正常组织为低,卟啉类进入瘤细胞也多。②HPD 和 Photofrin 与血清白蛋白和脂蛋白尤其是低密度脂蛋白(LDL)相结合,由于肿瘤细胞较正常细胞具有更多的 LDL 受体,因此光敏剂可通过LDL 受体介导,较多地进入肿瘤细胞内。肿瘤组织对光敏剂优势摄取,并较长时间滞留其内。如脑瘤光敏剂的肿瘤与正常组织浓度之比达 12∶1。

目前已有四种光敏药物获得美国食品与药品管理局(FDA)的批准,即 Photofrin®(通用名 porfimer sodium)、Visudyne(通用名 verteporfin,或化学结构简称 BPD-MA)、5- 氨基酮戊酸(5-aminolaevulinic acid,ALA)和 Foscan。

1. 第一代光敏剂　有 HPD、二血卟啉酯(dihaematoporphyrin ether,DHE)或 porfimer sodinm(Photofrin)。Photofrin 是第一个被批准应用的光敏剂,1993 年 Photofrin® 在市场上出售,在加拿大首先用于治疗早期膀胱癌,目前已在美国、加拿大、法国、荷兰、德国、英国、日本、韩国等十多个国家获得政府药监部门批准,可分别用于食管癌、肺癌、膀胱癌、宫颈癌与皮肤癌中的某些类型肿瘤患者的常规治疗。

2. 第二代光敏剂　包括5-氨基酮戊酸(5-ALA)、meso tetrahydroxyphenyl chlorin(mTHPC)、初卟啉锡(tin etiopurpurin,SnEtz)、亚甲蓝 methylene blue 和亚甲苯蓝(toluidine blue)、zinc

phthalocyanines 和 aluminium phthalocyanines、苯卟啉(benzoporphyrin)衍生物,以及 lutelium texaphyrins(Lu-Tex)、mono-l-aspartyl chlorine e6(talaporfin sodium,NPe6)。第二代光敏剂部分地克服了第一代光敏剂的缺点,表现为光敏期短,作用光波的波长较长,因而增加作用的深度,产生的单态氧也较多,对肿瘤更有选择性。

5-ALA 为血红素的前体,本身不是光敏剂,没有光敏活性。可口服,在体内经 ALA 脱水酶及一系列酶促作用,转化为光反应性原卟啉Ⅸ衍生物(PPⅨ),代谢旺盛的肿瘤细胞吸收 ALA 明显增加,产生大量的 PPⅨ,并蓄积在细胞内,经激光照射后发生光动力反应,杀伤肿瘤细胞。由于 ALA 本身是正常细胞的成分,毒性很低,但穿透力只达 0.3~0.5cm,主要用于非肿瘤性疾病(如老年性眼底黄斑病变、光化学性角化病)和表浅肿瘤的治疗。ALA 的半衰期很短,一般在 3~6 小时 PPⅨ的浓度达高峰,24 小时后各器官已很少显示 PPⅨ的荧光。

国产的癌光啉、血卟啉单甲醚、叶绿素光敏剂 CPD-4 等,在 PDT 治疗中也显示良好效果。

3. 第三代光敏剂　Foscan 已于 2002 年被美国 FDA 批准应用于临床,并被欧洲 CE 认证。其穿透力达到约 2cm,波长 652nm。

光敏药物与抗癌化疗药物不同。光敏药物进入人体后,在不同的组织中很快形成不同的浓度分布,然后又以不同的速率下降,并在数天后大部排出体外。摄取了药物的人体组织,如果没有受到光的照射就不会引发光动力反应、产生细胞毒性。即使受到了光的照射,只要光的波长、辐照量或组织中的药浓度未达到一定要求,细胞也不会受到大的损伤。必须和专用的光动力激光治疗机联合使用才能对患者产生治疗效果。一般化疗药物的作用原理则完全不同,它们进入人体后无须外加条件和专用设备便具有细胞毒性,不但能杀伤癌细胞,对许多正常器官和细胞也能引起不等程度的损伤,是一种全身性的毒性作用,如对造血系统和免疫系统的抑制作用,往往给患者带来很大痛苦。

（二）照射光

照射光常采用可见红光。目前常用 630nm 或 650nm 激光。研究发现,在深度超过(1.2±0.5)mm 的肿瘤中引起坏死效应最为明显的是红光,绿光在浅表肿瘤中更为有效,而紫光则仅在深度小于(0.2±0.1)mm 的病变中最为有效。紫光的光敏杀伤效应是红光的 12 倍。

（三）光动力激光治疗仪

从 20 世纪 80 年代初到 90 年代末,世界各国的主要 PDT 临床研究中心,一直把氩激光泵浦的染料激光系统作为 PDT 的配套光源。但这种激光系统需要三相电和水冷却,体积大,质量重,耗电多,使用不便,维护不利,在医院推广中遇到很大困难,目前这些激光器已被淘汰。最近几年,随着大功率半导体激光器的诞生,PDT 终于有了实用的配套光源。半导体激光器体积小,效率高,性能稳定,操作简单,但价格较贵。

目前用于临床的光动力激光治疗仪主要是半导体激光器和高功率氦氖激光肿瘤治疗仪。

半导体激光仪有两种型号,输出波长分别为 630nm 和 652nm。半导体激光由砷化镓半导体材料制造,安装在一个有皱槽的保护散热器组件上,高能风扇散热,无需水冷却,保证了低维护和可靠的激光操作,激光以连续模式运作。

近几年国内已研发成功 1000mW 高功率氦氖激光肿瘤治疗仪(波长为 630nm),并被国家科技部列为重点新产品,临床应用也已取得非常好的疗效。深圳雷迈科技有限公司生产的 630 半导体激光仪性能稳定,也在国内得到广泛应用。

三、治疗方法

(一) 给药方法

PDT分两步完成。首先给患者光敏剂(必要时给药前需做过敏试验),给药后避光。然后,对病灶区进行激光照射。目前临床上常用的光敏剂是Photofrin®,患者注射后通常需等待40~50小时才进行激光照射。此时病变组织中的光敏剂浓度仍保持在较高水平,而周边正常组织中的光敏剂浓度已降到低水平。选择这个时机照光,既可有效杀伤病变组织,又可减少对周边正常组织的损伤,争取获得最佳的靶向性杀伤效果。

(二) 照射剂量

照射功率密度一般为$100\sim250mW/cm^2$,能量密度为$100\sim500J/cm^2$,视肿瘤的类型、大小、部位等具体情况而定。

照射深度的估计:据报道支气管癌照射剂量为$495J/cm^2$($330mW$,30分钟),照射后切除肿瘤,发现肿瘤组织深度在3cm以内有明显的退行性变化,正常组织无此改变。据此认为630nm的红光对肿瘤的杀伤深度为3cm。照射前需清除肿瘤表面污物,以免影响疗效。

激光能量计算法见表6-10-1。

表 6-10-1　激光能量计算方法

肿瘤厚度 (cm)	照光功率密度 (mW/cm²)	能量密度 (J/cm²)
<0.5	200	400
0.5~1.0	300	480
1.0~1.4	400	720
>1.5	组织间插入照射	

光动力疗法是一种局部治疗方法,对肿瘤的杀伤效果在很大程度上取决于病变区的照光剂量是否充分。由于光进入组织后会因组织的吸收和散射而衰减,所以无论采用哪种光照方式,一次照射的杀伤深度和范围都是有限的,必要时应重复进行,间隔时间根据肿瘤大小和范围而定,一般为2个月左右。

(三) 患者术前准备及注意事项

1. 病房的门窗必须用黑色遮光布,采用小功率乳白色灯光照明或使用台灯。

2. 患者注射光敏剂后需及时戴墨镜、入住暗房,并注意观察病情变化情况。

3. 注射光敏剂40~50小时后做PDT,必要时第二天重复一次。

4. PDT术后3天内应注意观察患者的局部黏膜水肿情况,特别是支气管癌、喉癌PDT术后患者,以防喉头或支气管黏膜严重水肿导致阻塞。必要时可预防性使用激素2天。

5. PDT术后第2天至4周注意观察支气管肺癌患者的肿瘤坏死情况,以防大块肿瘤坏死脱落造成气道阻塞或创面出血。必要时用气管镜清除坏死物,以保持呼吸道通畅。食管癌患者也要注意穿孔及出血等少见并发症。1个月内随时注意患者皮肤暴露部分,出现光过敏性皮炎,及时抗过敏对症处理。1个月后先让小部分皮肤暴露在阳光下,证实无过敏症状才可外出。

（四）工作人员注意事项

1. 光动力仪产生的 4 级激光对眼睛有危险。应避免眼睛或皮肤暴露于光束，所有激光使用的区域必须给予保护措施。特别是当激光系统工作的时候，所有的人一定要戴护眼镜。不要注视正在定位的光束或直接通过光学设备观察激光射线。室内避免放置金属和玻璃等反射材料。必须注意在手术室门上贴上明显标志，防止未戴防护眼罩的人员进入治疗室。

保护眼镜应该使用适用于半导体激光波长范围 630nm，光密度大于 4 的专用护眼镜，其他墨镜对眼睛保护是不适当的。合格的眼镜可以从代理商处得到。

2. 应确保防护套消毒，避免光纤污染。消毒防护套由 PTFE 材料制成，可反复使用和用普通消毒液消毒，推荐消毒方法为 121℃ 的高温高压蒸汽消毒。光纤不可高温高压消毒，但可用普通消毒液消毒。

3. 不要使用可燃或易爆、可能被激光点燃的麻醉气体。避免在设备操作场所使用其他的可燃或挥发气体物质。

4. 使用者应该在操作激光设备之前通读并且彻底地熟悉机器的操作手册。

（五）光动力疗法的优点

与手术、化疗、放疗等常规治疗手段相比，光动力疗法具有如下重要优点。

1. 靶向性准　PDT 的主要攻击目标是光照区的病变组织，对病灶周边的正常组织损伤轻微，这种选择性的杀伤作用是许多其他治疗手段难以实现的。

2. 创伤性小　借助光纤、内镜和其他介入技术，可将激光引导到体内深部进行治疗，避免了开胸、开腹等手术造成的创伤和痛苦。治疗时间短，48~72 小时即可发生作用。

3. 适用性好　对肿瘤细胞具有相对选择性和组织特异性，但对不同细胞类型的癌组织都有效，适用范围宽。

4. 重复治疗　癌细胞对光敏药物无耐药性，患者也不会因多次 PDT 而增加毒性反应，所以可做多疗程，无药物耐受性。

5. 根治或姑息治疗　对早期表浅的肿瘤，PDT 可将肿瘤完全消除，达到根治效果。而对晚期肿瘤患者，或因高龄、心、肺、肝、肾功能不全、血友病而不能接受手术治疗的肿瘤患者，PDT 是一种能有效减轻痛苦、提高生活质量、延长生命的姑息性治疗手段。

6. 协同治疗　PDT 可与其他治疗产生协同作用。放疗、化疗或手术均不排斥 PDT。对放疗、化疗、手术失败的患者仍可选用 PDT。

7. 消灭隐性癌灶　临床上有些肿瘤，如膀胱移行细胞癌，在主病灶外可能有散在的肉眼看不见的微小癌巢，常规治疗手段只能去除主病灶，对隐性癌巢无能为力，但用 PDT 采取全膀胱充盈后表面照射的方法，可消灭潜在的所有微小病变，从而大大减少肿瘤复发的机会。

8. 保护容貌及重要器官功能　对于颜面部的皮肤癌、口腔癌、阴茎癌、宫颈癌、视网膜母细胞瘤等，应用 PDT 有可能在有效杀伤癌组织的情况下，尽可能减少对发病器官上皮结构和胶原支架的损伤，使创面愈合后容貌少受影响，保持器官外形完整和正常的生理功能。

9. 毒性低微　毒性低，安全，不会引起免疫抑制和骨髓抑制。进入组织的光动力药物，只有达到一定浓度并受到足量光辐照，才会引发光毒反应杀伤肿瘤细胞，是一种靶向治疗的方法。人体未受到光辐照的部分，并不产生这种反应，其他部位的器官和组织都不受损伤，也不影响造血功能，因此光动力疗法的毒副作用是很低微的，治疗后患者恢复迅速，缩短住院时间。

(六) 疗效判断

1984 年 6 月,全国激光血卟啉会议制定了"PDT 疗效标准"。

1. 近期疗效标准

完全缓解(complete remission,CR):可见的肿瘤完全消失,持续 1 个月。

显效(significant remission,SR):肿瘤的最大直径和其垂直直径或肿瘤高度的乘积缩小 50% 以上,并持续 1 个月。

微效(minor remission,MR):肿瘤的最大直径和其垂直直径或肿瘤高度的乘积缩小不足 50%,并持续 1 个月。

无效(no remission,NR):肿瘤无缩小或增大。

2. 中数稳定期　第一次治疗开始到病灶两径乘积增大 25%。

3. 中数治疗后生存期　第一次治疗开始到死亡或末次随诊的时间。

四、临床应用

(一) 鼻咽癌

鼻咽癌是常见的头颈部恶性肿瘤,目前放疗为其首选方法。有少数患者出现癌复发或癌残留,不宜再做放疗或手术,PDT 则可以作为很好的补充手段。Lorenz 报道 35 例复发或继发不适合其他治疗的头颈部肿瘤,PDT 后局部控制率为 60%,无严重并发症。在这些患者中肿瘤的最大厚度为 10mm。

孙振权报道 191 例鼻咽癌,其中 120 例为放疗后复发、71 例为放疗后残留。PDT 近期有效率为 89.5%;随访满 5 年的 130 例中,3 年和 5 年生存率分别为 44.6% 和 25.4%。明显改善了患者的生存质量,延长了患者的生存期,少数患者甚至获得临床治愈。

(二) 喉癌

美国学者 Rigual 提出 PDT 治疗口腔和喉癌的纳入指征是:①年满 18 岁以上成人,女性必须非妊娠期或治疗期间肯定能避孕、不育或绝经后;②喉部中至重度异常增生或鳞型原位癌(CIS);③喉部 I 期(T1N0)鳞癌,病灶深度不超过 3mm;④活检确诊;⑤ECOG(Eastern Cooperative Oncology Group)评分 0~2 分;⑥患者必须签署知情同意书。

根据上述条件 30 名患者入组,其中 26 名可评估,随访 15 个月(7~52 个月)。24 名(92.3%)患者痊愈(CR),1 名(3.8%)部分缓解(PR),1 名(3.8%)无效(NR)。失败或复发的患者均接受了激光、放疗或手术治疗,均达 CR。暂时性的不良反应包括水肿、疼痛、声嘶和皮肤光毒性。所以认为 PDT 是一种有效、安全的治疗口腔和喉异常增生及早期癌变的方法。

Biel 也发表过 115 例 T1 和 T2 期喉癌患者接受 PDT,单一治疗后 CR 达 91.3%。

PDT 对喉癌早期可达根治效果,对晚期喉癌则需与消融治疗结合,可达姑息性治疗效果。笔者治疗 6 例晚期喉癌,均达 PR(图 6-10-1)。

(三) 气管 - 支气管癌

1. 适应证

(1) 根治性治疗,主要用于早期肺癌和癌前病变,如病变表浅,直径 <1cm;内镜下能看到病灶,且肿瘤所在部位能被光纤对准。无远位血行或淋巴结转移。

(2) 姑息性治疗,主要用于晚期肺癌的治疗,先采用消融治疗,去除管腔内肿瘤,疏通

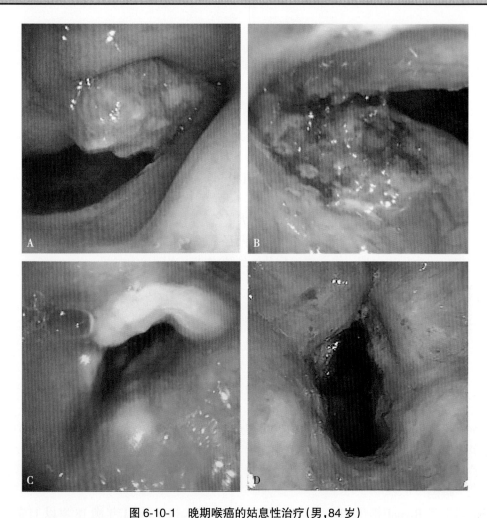

图 6-10-1　晚期喉癌的姑息性治疗(男,84 岁)

A. 左声带前 1/2 肿瘤,堵塞声门;B. 全麻下 CO_2 冷冻结合 APC 将声带上的肿瘤清除;C. 残余肿瘤部位行 PDT 后第二天,声带上可见大片坏死;D. 综合治疗后,左声带上的肿瘤消失

管道、改善呼吸功能,然后采用 PDT,消灭残余肿瘤,有些患者可获得病情控制,为外科切除创造条件。

(3) 手术、放疗后的局部残留或复发之小病灶。

(4) 与激光、电凝、冷冻、放疗、化疗等配合应用。

2. 疗效　PDT 疗效与肿瘤直径明显相关。对肿瘤直径 <1cm 的早期肺癌,PDT 后近期临床治愈率达 90%。26 例 PDT 后随访:9 例死于其他原因,仅 1 例死于癌复发,16 例无瘤生存,其中 3 例存活已经超过 5 年。但对肿瘤直径 >1cm、多支气管内病变、管腔有堵塞的肺癌患者,残端癌的复发率达 23%。虽然残端癌初始对 PDT 仍有效,但复发率仍高达 75%。所以,对支气管远段有阻塞的患者,PDT 应结合放疗或 Nd:YAG 激光治疗,以期达到更好的治疗效果。

Moghissi 还报道了 Nd:YAG 和 PDT 的序贯治疗。先用 Nd:YAG 激光去掉大的腔内肿瘤,4~6 周后再用 PDT 消灭残存的肿瘤。症状的改善程度和存活率均优于单独的 PDT 和 Nd:

YAG 组。有些小细胞肺癌患者同时用化疗和 PDT 治疗,得到了很好的治疗效果。

Mayo 临床报道 58 例非手术的早期肺癌患者一次 PDT 治疗,CR 为 84%,39% 复发,需行第二次 PDT。第一次治疗后的平均复发时间为 4.1 年。第二次 PDT 后,复发率为 22%。长期缓解率为 66%。PDT 可作为气管内小肿瘤替代手术的治疗。21 例 PDT 治疗后复发的患者中 71%CR,52% 维持 CR>12 个月。无反应或复发的患者进行了手术,10 例中 3 例为 N1 期,2 例拒绝手术。PDT 是一种有效地治疗早期表浅鳞癌的方法。世界上的资料显示,PDT 的 CR 率达 75%,复发率约 30%。当肿瘤直径 <1cm 和比较表浅时,CR 率最高、复发率最低。基于大量的 Meta 分析,许多作者建议在早期肺癌选用以下方案(根据权重系数,由 B→I 可选方案依此减轻):

(1) 对那些早期表浅、不能手术的鳞癌,PDT 应作为一种治疗方案,推荐意见为 B。

(2) 对那些早期表浅、能手术的鳞癌,PDT 也可作为一种治疗方案,但需进一步比较两者的优势,建议 I。

(3) 对那些早期表浅的鳞癌,高频电切应作为一种治疗方案,建议 C。

(4) 对那些早期表浅的鳞癌,冷冻应作为一种治疗方案,建议 C。

(5) 对那些早期表浅的鳞癌,近距离放疗应作为一种治疗方案,建议 C。

(6) 对那些早期表浅的鳞癌,Nd:YAG 激光不应作为一种治疗方案,建议 I。

对于腔内弥漫性肿瘤,亦可先采用 APC 将较大的肿瘤消除,再放置气管内支架。对放置内支架复发的病例,亦可用 APC 将肿瘤清除,随后再辅以 PDT,以进一步消除残余肿瘤。但内支架会阻隔激光的透入,最好在内支架置入前行 PDT 治疗。

笔者曾报道 20 例晚期气管 - 支气管癌,对于腔内较大的肿瘤,先用 APC 将其消融,1 周后再用 PDT,消灭其残余肿瘤,有效率达 100%。

对于中央型肺癌,既有腔内肿瘤,又有腔外肿瘤,则采取 APC 与氩氦刀相结合的方法,以消除不同部位的肿瘤细胞。

对腔内弥漫性肿瘤或较大的肿瘤,亦可采取 PDT 与放疗或化疗相结合的方法,以取得协同治疗作用。但放疗与 PDT 需间隔 1 个月,任一方法在前均可。PDT 与化疗结合,需化疗在前或同步,切不可化疗在 PDT 之后,否则疗效将下降。

PDT 目前多用于非小细胞肺癌的治疗。报道 1 例小细胞肺癌用 PDT 治疗后,再结合放、化疗达 CR,随访 2 年无复发。

3. 禁忌证

(1) 血卟啉症及其他因光而恶化的疾病。

(2) 已知对卟啉类或对任何赋形剂过敏者。

(3) 肿瘤已侵犯大血管及邻近主要血管。

(4) 计划在 30 天内行手术治疗者。

(5) 存在眼科疾病需在 30 天内需要灯光检查者。

(6) 现在正在用光敏剂进行治疗。

(7) 光纤无法到达部位的肿瘤。

(8) 气管肿瘤致重度狭窄者。

4. 主要并发症

(1) 穿孔:PDT 后肿瘤组织坏死形成纵隔瘘。

(2) 出血或阻塞:肿块坏死脱落,创面出血;肿物坏死脱落后,质地较脆,可与冷冻结合,将坏死物取出。

(3) 狭窄：PDT后局部纤维化瘢痕形成狭窄。

(4) 急性黏膜水肿：PDT后48小时内出现支气管及喉头水肿引起呼吸道阻塞。

van-Boxem比较了17例支气管癌患者接受支气管镜下的单纯电烧灼术(BE)、6例PDT和6例Nd-YAG激光照射后，镜下所见气管壁瘢痕化和组织活检所见黏膜上皮下纤维化的程度。结果表明，治疗后气管壁明显瘢痕化BE组为29%(其中一例伴有管腔狭窄>50%)，PDT组占67%并伴管腔显著狭窄，Nd-YAG组占83%(其中一例伴有管腔显著狭窄)。管壁活检发现有中至重度成纤维细胞增生BE组占7%，PDT和Nd-YAG组各占60%和67%；过度的基质增生三组各占0%、40%和50%；致密的胶原形成三组各占12%、40%和33%。与BE组比较，PDT和Nd-YAG组气道瘢痕化和上皮下纤维化更明显。临床上应选择适当的方法。

(四) 胸膜、腹膜间皮瘤

常规方法治疗胸膜、腹膜间皮瘤的效果常不理想。PDT与外科切除结合，可明显提高疗效。Moskal等报道40例，先进行外科切除，紧接着实施胸腔内的PDT。全组的中位生存期为15个月，2年预估生存率为23%，其中早期(Ⅰ、Ⅱ期)患者分别为36个月和61%，说明PDT与外科协同有效提高了治疗效果。Takita等对23例胸膜间皮瘤给予手术切除加PDT，其中6例接受胸膜-肺切除、15例胸膜切除以及2例未能切除，均在手术中行胸腔内PDT。结果：总中位生存期12个月；Ⅲ、Ⅳ期病例为7个月；5例属Ⅰ、Ⅱ期，术后分别生存11、17、18、21和33个月。

笔者用气管镜代胸腔镜下氩气刀结合光动力治疗1例恶性胸膜间皮瘤。患者男，73岁，CT发现左胸膜多发结节影，包裹性胸腔积液。因患者肺功能较差，不能行手术治疗。患者在局麻下从胸壁插入电子支气管镜。镜下可见胸腔广泛粘连，多发包裹性积液。将胸液抽净后，将胸膜上的肿瘤用氩气刀烧灼，最后再将PDT光纤插入胸腔(术前已静脉注射光敏剂)，从多个角度用激光照射(图6-10-2)。术后3天将引流管拔出，患者恢复良好，胸憋减轻，食欲增强，能下地活动。存活8个月。

(五) 其他

PDT不光在气道恶性疾病中发挥着很好的作用，在良性疾病中也有很好的疗效。在难治性良性肉芽肿，PDT可破坏新生肉芽组织，减少复发。在感染性疾病中，韩国学者用于治疗上颌窦细菌感染，取得良好效果。笔者曾用PDT治疗1例喉癌伴支气管结核的患者，两个部位同时行PDT，结果喉癌达PR，支气管结核达CR(图6-10-3)。

五、技术展望

PDT对早期中央型肺癌或癌前病变可达治愈效果，因此，肺癌的早期诊断非常重要，结合荧光支气管镜或窄波光支气管镜、超声内镜等先进技术手段，首选PDT能提高治愈率。对晚期患者，则需结合消融治疗，先清除腔内肿瘤，再结合PDT，可消灭残余肿瘤。近年来，新的光敏剂如NPe6和有两个光子吸收峰的光敏剂，能明显增加PDT的破坏深度，对腔内较大的肿瘤也可发挥很好的疗效。目前光动力治疗仪均为单一波长的机器，今后将会生产出具有多个波长的激光仪。光敏剂的发展方向将是有多个吸收峰、波长更长的药物，使其照射深度更深。同时，最大限度地减少皮肤光毒性，以不避光、短期内吸收为佳。

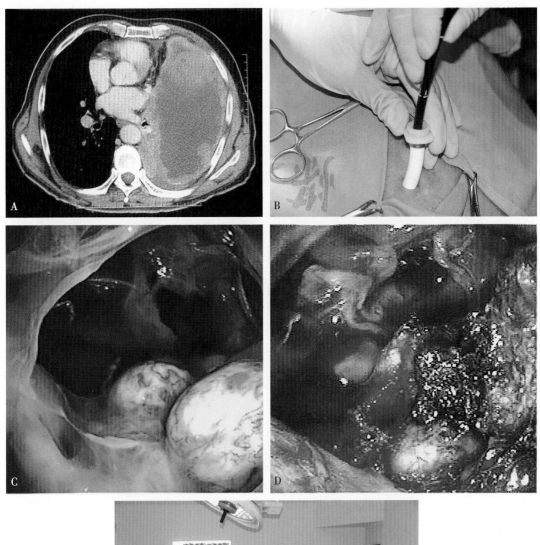

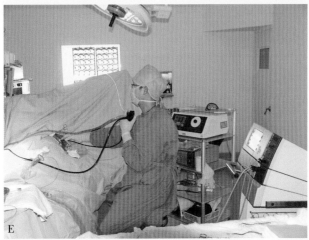

图 6-10-2　光动力配合氩气刀治疗胸膜恶性间皮瘤

A. CT 示左胸腔大量积液,弥漫性不规则胸膜增厚,可见多发性结节突向胸膜腔;B. 局麻下插入戳卡,电子支气管镜通过戳卡进入胸腔;C. 镜下可见胸膜多发鸽蛋样肿物;D. 用 APC 切除病灶并止血;E. 气管镜引导下进行胸腔内的光动力治疗

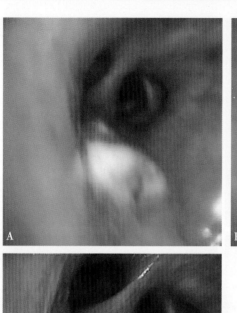

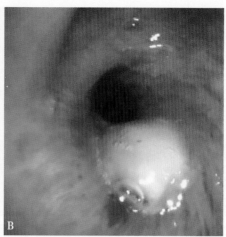

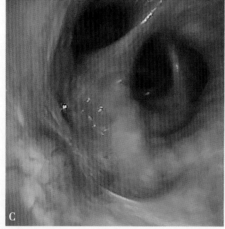

图 6-10-3　右中间段支气管结核 APC 联合 PDT

A.治疗前右中间段支气管结核(肉芽肿型+溃疡型),肉芽组织中找到抗酸杆菌;B. PDT后第二天,病变处可见坏死物附着;C. PDT 2 个月后,病变愈合,遗有黑色素沉着

六、视频

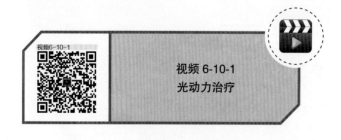

视频 6-10-1
光动力治疗

（王洪武）

参 考 文 献

1. Lee J, Moon C. Current status of experimental therapeutics for head and neck cancer. Exp Biol Med, 2011, 236: 375-389.

2. Lorenz KJ, Maier H. Photodynamictherapy with meta-tetrahydroxyphenylchlorin (Foscan) in the management of squamous cell carcinoma of the head and neck: experience with 35 patients. Eur Arch Otorhinolaryngol, 2009, 266: 1937-1944.

3. 孙振权,罗国仪. 激光光动力疗法治疗复发性鼻咽癌的研究——附191例分析. 中国激光医学杂志,1996,5:134-136.

4. Rigual NR, ThankappanK, Cooper M, et al. PhotodynamicTherapy for Head and Neck Dysplasia and Cancer. Arch Otolaryngol Head Neck Surg, 2009, 135 (8):784-788.

5. Biel MA. Photodynamictherapytreatment of early oral and laryngeal cancers. Photochem Photobiol, 2007, 83 (5):1063-1068.

6. Usuda J, Kato H, Okunaka T, et al. Photodynamic therapy for lung cancers. J Thorac Oncol, 2006, 1:489-495.

7. Usuda J, Ichinose S, Ishizumi T, et al. Outcome of photodynamic therapy using NPe6 for bronchogenic carcinomas in central airways >1.0 cm in diameter. Clin Cancer Res, 2010, 16, 2198-2204.

8. 王洪武,邹珩,周云芝,等. 光动力治疗恶性肿瘤的临床研究. 医学研究杂志,2007,36(5):211-213.

9. 王洪武,周云芝,李晶,等. 氩等离子体凝固结合光动力疗法治愈1例转移性气管恶性黑色素瘤. 中华结核和呼吸杂志,2009,29(7):546-547.

10. Lee JE, Park HS, Jung SS, et al. A case of small cell lung cancer treated with chemoradiotherapy followed by photodynamic therapy. Thorax, 2009, 64:637-639.

11. Starkey JR, Rebane AK, Drobizhev MA, et al. New two-photon activated photodynamic therapy sensitizers induce xenograft tumor regressions after near-IR laser treatment through the body of the host mouse. Clin Cancer Res, 2008, 14;6564-6570.

第十一节　球囊导管扩张技术

一、概述

随着医学介入诊疗设备和技术的发展,特别是非血管介入技术和内镜学的不断发展,球囊导管扩张技术(balloon dilation)依据其原理同临床多学科领域相结合,得到了较为广泛的应用。综合而言,球囊导管扩张术在治疗管腔狭窄性病变显示出独特的优势,如其运用于胃肠道狭窄扩张成形术、胆道狭窄扩张成形术以及治疗良性前列腺增生等。此外,在心脏介入领域,经皮球囊二尖瓣成形术已成为缓解单纯二尖瓣狭窄的首选方法;在骨科方面,球囊扩张椎体成形术为老年骨质疏松性脊柱压缩骨折治疗的理想选择;在眼科新技术中,亦有报道鼻泪管阻塞的球囊成形术被用于治疗眼鼻泪管阻塞等。作为一项介入技术,球囊导管扩张技术近些年来发展迅速。

受心脏疾病介入治疗的启示,球囊导管扩张术被引入支气管镜介入诊疗领域。通过简单、无创、快速的方法,扩张狭窄气道腔,增加气流量即为气道球囊扩张的目的。不需要特殊设备和复杂技术,可在床边进行,可以不需全麻,较外科手术和支架置入等其他方法更加经济、安全、创伤小,可重复进行,可联合其他方法等均是经支气管镜球囊扩张术的优势。

早期该项技术均是在硬质支气管镜介导下进行的。1984年,Cohen等报道对一名4个半月大的婴儿因支气管袖状切除术后气道手术吻合口的狭窄进行了球囊扩张并取得成功。1985年,Groff和Allen报道成功利用球囊扩张术扩张一名5个月大婴儿因气管插管和反复吸引造成的气道狭窄。1987年,Fowler等报道了对一成人右主支气管鳞癌行袖状切除后两年而致支气管狭窄的患者成功实施球囊扩张。1988年,Carlin等报道了对两例气道狭窄经支气管镜球囊扩张联合Nd:YAC激光治疗法。直到1991年,日本学者Nakamura才首次报道采用纤维支气管镜为介导,局麻下为结核性支气管狭窄进行球囊扩张。之后随着类似报道的逐渐增多,经纤维支气管镜球囊扩张术逐渐被临床认可接受并广泛应用。

　　自1984年气囊扩张气道成形术开始应用于治疗气道吻合口狭窄来,近20年来经支气管镜球囊扩张术迅速发展且广泛应用于临床,并可与激光治疗、冷冻治疗及高频电刀治疗等方法联合使用,取得了较好的临床疗效。近年来,全国各地已有大量有关采用球囊扩张的报道及长期随访资料的发表。诸多资料表明该项技术已发展成熟,用于治疗良性气道狭窄近期疗效也是肯定的。球囊导管扩张技术在临床上可用于气道狭窄的扩张气道成形术及气道出血的压迫止血。目前,球囊导管扩张气道成形术已经成为用于治疗结核性支气管狭窄及各种良、恶性支气管狭窄的主要手段之一。

二、球囊导管扩张技术的治疗原理

　　球囊导管从声门插入到气道,球囊放置于气道的狭窄段。通过高压枪泵向球囊导管内注水或注气使球囊扩张并呈高压状态,高压的球囊持续作用于狭窄部位的气道壁,使气道产生全周的外张力,从而使得狭窄的管腔迅速扩大(图6-11-1)。对于瘢痕性狭窄者,狭窄的气道壁出现纵向小裂伤,裂伤处最终被纤维组织充填,有望使管腔持续扩张,避免再狭窄;对于其他原因导致的狭窄,在球囊扩张后要尽快进一步行支架置入、冷冻等介入治疗,否则,扩张的管腔会很快再狭窄。

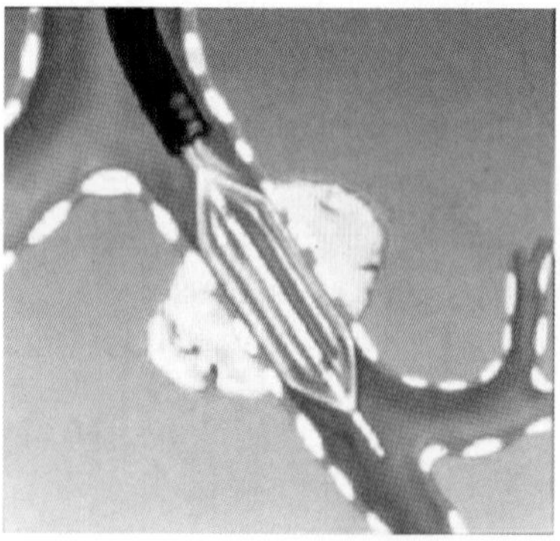

图6-11-1　经支气管镜球囊导管扩张示意图

三、所需器材

(一) 支气管镜

　　经支气管镜球囊导管扩张术可选用硬质支气管镜或可弯曲支气管镜,因前者操作繁琐,现临床上已很少采用。临床常用的可弯曲支气管镜可分为治疗型、常规型及超细型支气管镜。因治疗中球囊导管插入可选用经导引丝导入方法,而非经支气管镜的活检孔道,所以对支气管镜的活检孔道要求为不小于2.0mm即可,如Olympus BF P240电子支气管镜,外径5.8mm,活检孔道2.0mm;Olympus BF IT40纤维支气管镜,外径6.5mm,活检孔道2.8mm。超细型纤维支气管镜,便于通过狭窄段观察远端支气管的情况,如Olympus BF IT30超细支气管镜,外径3.2mm,活检孔道1.2mm。

(二) 球囊导管

　　根据狭窄部位、程度以及范围的不同,选择适当的球囊导管行球囊扩张术(图6-11-2A)。目前所使用的球囊导管多为血管成形球囊导管、胆道扩张球囊导管和食管扩张球囊导管等。球囊导管的组成是由球囊和双腔导管的头端相对封装而成。球囊为球囊扩张导管最主要的组成部分,球囊扩张术主要是通过向球囊腔内注入填充剂加压产生的张力,撑开狭窄的气道腔或使气道壁的纤维狭窄环断裂使气道腔扩大起到扩张气道的治疗作用。因此,对球囊的材料要求较高。球囊的材料除了要符合医用要求外还需要具备以下2个条件:①非膨胀性:即制成的一定直径的球囊经扩张后其直径变化不大,这一特性一方面可使球囊腔内压力增高,另一方面对管壁起保护作用,不至于因无限度的扩张而引起管壁组织过度损伤。②具有高强度:即可耐受较高压力而不至于破裂。球囊的直径通常为6mm、8mm、10mm、12mm等,可根据狭窄段病变所处的部位选择相应直径的球囊,球囊的长度通常为2~3cm。

目前应用于临床的有国产的气道球囊导管(球囊直径最小8mm,最大16mm,长度为30mm、40mm、50mm、60mm),美国Boston Scientific公司生产食管逐级扩张球囊(球囊直径最小8mm,最大16mm,长度为55mm),CRE食管扩张球囊导管(长5.5cm,直径:3atm=10mm,8atm=12mm,最高压力8atm)或MaxForce胆道扩张球囊导管(长3cm,直径8mm,最高压力12mm)等。有学者将球囊导管分为经引丝导引和不需导引丝导引两类。如需要在X线透视行扩张治疗时,要确保在球囊两端设置不透X线的标记物以便在术中透视确定其位置。

常用的波士顿SYNERGY™球囊扩张导管是利用Gruntzig技术设计而成,为一种在末端安装有结合顺应性球囊的导管。扩张球囊导管用于施加径向力量,以扩张狭窄的血管/胆管部位,在气道狭窄中借此用于扩张狭窄的气道。在特定压力下的标准球囊直径及顺应性见表6-11-1。球囊顺应性:12mm的球囊在压力为4atm/405kPa时达到标准值。应使用足以使球囊膨胀的最小膨胀压力,以便将球囊膨胀过度风险或破裂风险降至最低限度。

表6-11-1 波士顿SYNERGY™球囊扩张导管在特定压力下的标准球囊直径

球囊尺寸（atm/kPa）	3mm	4mm	5mm	6mm	7mm	8mm	9mm	10mm	12mm
2/203	2.91	3.66	4.45	5.37	6.25	6.99	7.90	8.72	11.34
4/405	2.95	3.76	4.68	5.63	6.59	7.49	8.59	9.60	12.00
6/608	3.00	4.00	5.00	6.00	7.00	8.00	9.00	10.00	12.48
8/811	3.07	4.15	5.18	6.17	7.18	8.20	9.19	10.21	不适用
10/1013	3.16	4.25	5.30	6.27	7.33	8.34	9.30	10.35	不适用
12/1216	3.22	4.32	5.39	6.37	7.45	8.46	不适用	不适用	不适用

(三) 引导钢丝

简称导丝(图6-11-2B),有斑马导丝及不锈钢导丝两种,均有不同长度的规格,其前端为柔软部,可避免导引丝将远端支气管或胸膜刺破。

(四) 高压枪泵(图6-11-2C,图6-11-2D)

用于向球囊导管充气或充水,使球囊扩张并维持高压状态,并可监测球囊填充的压力。

四、适应证

(一) 良性气道狭窄

良性气道狭窄可分为以下几类:①感染性病变如气管支气管结核;②医源性因素如长期气管内插管或造口术插管、肺移植或气道袖状切除吻合术;③创伤、吸入性损伤及气道内长期的异物刺激等引起的气道狭窄;④炎症性病变累及气道如韦格纳(Wegener)肉芽肿、结节病、复发性多软骨炎、气道的淀粉样变等;⑤先天性因素如先天性气管支气管狭窄。白冲等对386例支气管狭窄的患者进行病因分析,结果按其病因构成依次为支气管结核248例(64.3%);长期气管插管或气管造口术后58例(15.0%);气管、支气管创伤14例(3.63%);吸入性烧伤12例(3.11%);气管、支气管良性肿瘤11例(2.85%);复发性多软骨炎8例(2.07%);气管、支气管放疗后损伤7例(1.81%);阻塞性气管、支气管曲菌病5例(1.30%);矽肺5例(1.30%);

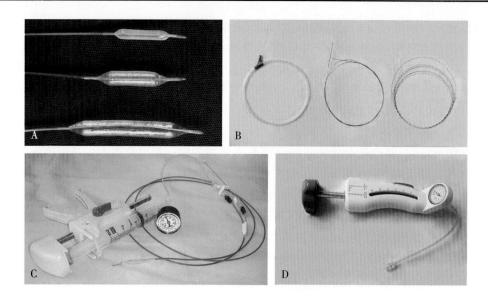

图 6-11-2　球囊导管及配件
A.球囊导管;B.导引丝;C.高压枪泵;D.高压枪泵

结节病 4 例(1.04%);气管、支气管吻合术后狭窄 4 例(1.04%);气管、支气管淀粉样变 4 例(1.04%);骨化性气管、支气管病 3 例(0.78%);异物性肉芽肿 3 例(0.78%)。其中支气管结核性狭窄居各种良性中央气道狭窄病因的首位,长期气管插管或气管切开术后狭窄亦是常见原因,而气管、支气管吻合术狭窄后为较少见。

经支气管镜球囊导管扩张术临床上主要应用于气管、叶以上支气管狭窄的治疗,主要适应证包括:

1. 结核性气管支气管瘢痕狭窄。
2. 气道插管或切开后的损伤性瘢痕狭窄。
3. 支气管异物刺激所致的增殖性狭窄。
4. 外伤性支气管挫伤修复后狭窄。
5. 支气管袖状切除术后,吻合口狭窄。
6. 气道支架术后再狭窄。
7. 气道内肿瘤及气道罕见病(如淀粉样变等)引起的气道狭窄等。

(二) 恶性气道狭窄

支气管镜下治疗恶性气道狭窄一般采用支架置入、热消融或冷冻等介入技术。球囊导管扩张作为辅助手段,主要应用于:①外压性或以外压性为主的恶性气道狭窄,当估计外压压力比较大置入支架难以充分扩张时,宜在支架置入前先用球囊导管扩张;②气道支架置入后出现扩张不理想时,可用球囊导管插入到支架腔内,协助扩张支架;③为其他介入治疗创造条件:当狭窄十分严重支气管镜未能插到远端或导丝未能通过狭窄段时,无法进行如后装治疗或置入支架等治疗,此时应先予球囊扩张狭窄管腔。

五、禁忌证

经支气管镜球囊扩张术的禁忌证包括:①同可弯曲支气管镜检查或硬质支气管镜检查

的禁忌证;②狭窄远端肺功能丧失,或狭窄远端存在广泛无法解除的气道病变者;③管腔完全闭塞或狭窄严重致球囊导管无法通过狭窄段者,不能进行球囊扩张,宜先采用其他手段扩张管腔。

六、操作方法

(一) 术前准备

在决定经支气管镜球囊扩张治疗前,需要仔细考虑到:患者能否耐受支气管镜检查;球囊扩张的价值如何,是否值得球囊扩张;狭窄气道能否顺利被扩张;球囊扩张估计效果如何,是否需要结合其他治疗手段。具体准备措施包括:

1. 术前签署操作知情同意书及药品器械的准备　准备好局麻药如 2% 利多卡因、丁卡因、黏膜收缩剂呋麻滴鼻液,另外准备多巴胺、肾上腺素、尼可刹米等升压及呼吸兴奋药物以及气管切开包、简易呼吸器等,以备急救时使用。

2. 患者一般情况及凝血状态的评价　对患者的一般状况以及心肺功能要进行评价,其前提是患者至少能够耐受气道的支气管镜检查。出血有可能是并发症之一,所以治疗前应检查患者的凝血状态。慎重起见,应在围术期禁用任何抗凝或抗血小板药物。

3. 狭窄部位及范围的测定　术前操作者应充分了解患者发生气道狭窄的病因和病程的长短,通过胸片及胸部 CT、气道三维重建等影像资料及支气管镜检查评估狭窄的发生部位和范围。根据患者耐受情况,亦可选择支气管碘水造影,此种方法有助于评估气道狭窄。此外,采用超细纤维支气管镜对狭窄的部位和范围进行进一步的测量,并且可了解狭窄远端的气道情况,有助于治疗操作的进行。

4. 扩张球囊导管的选择　根据对狭窄部位和范围的评估,选择适合大小的球囊导管。根据狭窄的特点选择球囊的直径和长度,一般球囊的直径不超过狭窄部位气道的正常状态下的直径;球囊的长度应适宜,最好稍长于狭窄段的长度,太短无法达到扩张效果,且扩张时球囊容易滑动,太长又易损伤狭窄两端正常的气道黏膜。初次扩张时由于支气管壁弹性差,纤维组织坚硬,狭窄程度重,可选用较细的球囊,扩张数次后再考虑逐渐加大球囊的直径。对于恶性气道狭窄,根据要想达到的目的选择球囊直径和长度。

5. 麻醉方法的选择

(1) 局部麻醉:适合于主支气管及其以下的叶、段支气管狭窄,在治疗前半小时可适当加用阿托品 0.5mg 肌注和苯二氮䓬类镇静剂,如咪达唑仑 10mg 肌注等。咽喉部用 2% 利多卡因 5ml 局部喷雾或雾化吸入。在进行操作治疗过程中支气管镜通过声门后再对气道内追加适量的麻醉剂。2% 利多卡因总量不超过 20ml。

(2) 全身麻醉:对于气管狭窄者,如需进行高压球囊扩张气道成形术时则需在全麻下进行,建议采用喉罩连接机械通气,整个操作过程均需在机械通气支持下完成。术中给予监护与支持。

6. 术中监护

(1) 术中需要严密监测心电图、血压、呼吸和 SaO_2。

(2) 局麻者可根据需要通过鼻导管给氧。

(3) 全麻者需连接麻醉机进行机械通气支持,并建立静脉通道以方便给药。

(4) 术中如出现生命体征的波动或血氧饱和度急剧下降时,应暂停待患者生命体征平稳后再进行球囊导管扩张；如估计难于继续进行则终止手术操作。

（二）操作步骤与方法

球囊的导入与定位：有两种方法可以导入球囊导管，即经支气管镜直接导入法和沿导丝导入法。

1. 支气管镜联合 X 线透视导入球囊法

（1）插入导引丝：经鼻或经口将支气管镜送入狭窄段气道上端，局部追加适量麻醉药后，则可经支气管镜活检孔道导入导引丝（D=0.89mm），将导引丝末端插至狭窄处远端（图 6-11-3A）。此过程在透视下进行，以防导引丝的盘曲或损伤肺组织。当导引丝的位置确定后，保持其位置，退出支气管镜。

（2）球囊的导入：在 X 线透视检查导引丝位置无误后，将事先选择好的球囊导管沿导引丝缓慢推入气管支气管管腔内，并根据球囊两端的不透 X 线标记确认球囊已送至狭窄段（图 6-11-3B），然后经另一鼻孔或口腔再次插入支气管镜，操作者就可以在支气管镜直视下监控球囊扩张。球囊置入狭窄部位后应该使球囊均匀超出狭窄两端，这样可使球囊填充后整个狭窄段都被扩张。如果球囊向狭窄远端伸出很多，易造成远端正常支气管黏膜的撕裂性损伤；如果球囊伸出不充分，则注入充填剂后球囊容易自狭窄处滑脱。

（3）球囊扩张：在球囊送至狭窄段并准确定位后，将高压枪泵与球囊进行连接，并将充填剂注入球囊（图 6-11-3C）。充填剂可以为水、气体或者稀释的显影剂（便于 X 线下透视观察）等，最常用的充填剂为水。根据所选择的球囊导管的特性，多由较小压力开始渐增压力，使压力达到 3~5atm（1atm=101.33kPa）。每次球囊可保持膨胀状态 1~3 分钟。根据扩张后狭窄部位的直径，可反复充填球囊，一次操作可反复充填 3~4 次。通常，第一次球囊保持膨胀状态的时间应在 1 分钟以内，随着扩张进行持续时间可逐渐延长。

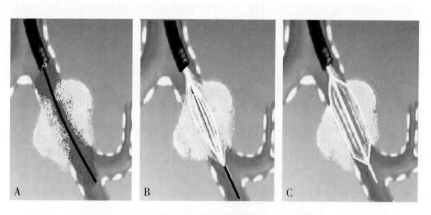

图 6-11-3　支气管镜联合 X 线透视导入球囊法

A. 导入导引丝；B. 导入球囊；C. 扩张球囊

（4）球囊退出：在球囊充填剂完全回抽后，狭窄段气道管径若明显增大，说明球囊扩张气道成形术获得了成功，即可将球囊连同导引丝一起退出。整个退出过程动作应轻柔，以免造成球囊的损坏和声带的损伤。再对各叶、段支气管腔进行清理，确认无活动性出血后，退出支气管镜。若球囊充填剂回抽后气道直径增大不明显，可在 1 周后再次球囊扩张。

2. 经支气管镜直接导入球囊法　采用经支气管镜直接导入球囊法则只能选用大操作

孔道的治疗型支气管镜。经鼻或经口将支气管镜送入狭窄段气道上端,局部追加适量麻醉药后,将事先选择好的球囊导管经支气管镜钳道插入,导管的球囊部分送至狭窄段,球囊稍长于狭窄的两端。之后的操作方法同上述方法,在此不做赘述。

3. 支气管镜直视下球囊扩张法　此方法将导引丝经支气管镜活检孔插入,并通过气道狭窄部位进入远端支气管 20mm 以上,留置导引丝,确认进入气道的长度,同时缓缓退出支气管镜。沿导丝将球囊插入到预定位置。以上过程不在 X 线透视引导下进行,对操作者有较高要求。

采用不在 X 线引导下的经支气管镜导引丝导入法,其优点为避免了设备的搬动、人员的 X 线照射,适合各级医院应用。其缺点为不易明确导引丝和球囊与狭窄部位的相对位置关系,操作不慎易造成导引丝损伤黏膜及肺组织的情况。

为明确球囊扩张情况,可重新插入气管镜,球囊扩张在气管镜直视下进行,操作较安全、可靠,对气管镜亦无损伤。

4. 经硬质支气管镜球囊扩张法　此方法主要用于气管狭窄的扩张治疗。在患者全身麻醉的条件下,经口插入硬质支气管镜,对气道进行检查,直至其远端靠近气管狭窄处,可经球囊导管测量狭窄直径及长度。术中采用高频喷气通气,FiO_2 维持在 0.21~1.0 之间。进行球囊扩张时,可先吸入 100% 纯氧 2 分钟。将高压枪泵与球囊连接,注入充填剂进行扩张,在此过程中机械通气可被暂停,第一次扩张达 2 个大气压维持 1 分钟,可进行重复扩张 2~3 次,此后可使球囊扩张至 3 个大气压力维持 1~3 分钟,扩张间隙恢复机械通气。

在硬质镜下置入硅酮支架的过程中,若支架不能正常张开,则需应用球囊扩张导管,将支架撑开。

七、疗效

经支气管镜球囊导管扩张技术临床上主要应用于良性气道狭窄的治疗,是良性增生性及瘢痕性狭窄的主要治疗手段之一;在恶性狭窄的治疗中仅起到辅助角色作用,即配合支架置入或为其他支气管镜下治疗创造条件。

球囊导管扩张术的治疗效果分为即刻疗效和远期疗效。即刻疗效通过术后临床表现和气道在支气管镜下表现可判定。绝大多数患者在术后表现为气促评分降低、呼吸道症状和肺功能改善,支气管镜下原狭窄的气道管径明显增大,国内外报道即刻疗效有效率为68%~100%。远期疗效因导致气道狭窄的原因不同有较大的差异,总有效率为 50%~80%。国内研究观察时间最长的达 46 个月,其远期疗效达到 75.43%。而国外 Sheski 等对 14 例行扩张术后进行 72 个月的追踪观察,其中 10 例无须再次扩张,远期疗效也达 71.4%。扩张后的支气管壁具有一定的弹性,治疗后管腔往往会有不同程度的回缩,因此,必须根据需要予反复适时扩张,以维持气道开放。对于扩张次数,各家报道不一,这主要受个体差异和气道狭窄原因的影响。通常球囊扩张术对各种原因所致的网眼状瘢痕性气道狭窄的治疗效果最好,有时仅行 1 次扩张便可达持久效果;而对于瘢痕较长的瓶颈状狭窄及炎性增生性狭窄的效果则较差,需要反复扩张且往往需要结合其他介入治疗手段。

影响球囊扩张术疗效的因素有多种,包括个体差异(是否为瘢痕体质)、病变性质及范围、球囊大小及扩张的压力及次数、操作技术等。狭窄部位以主支气管和叶支气管狭窄扩张后效果好,对于气管狭窄者常常不能耐受长时间的球囊膨胀而影响其疗效,故多需联合其他治疗措施。病变性质以单纯性瘢痕性狭窄疗效较好,而对支气管结核病变处于溃疡坏死和增生阶段的患者,扩张后易出现再次狭窄。气道狭窄程度不到 2/3 者,单用球囊扩张可能就会成功;而对狭窄超过 2/3 者,一般需联合应用高频电刀或 APC 等手段。球囊直径选择小,扩张不充分,疗效不长久;过大,则增加并发症。扩张压力太小、时间短,不能达到扩张效果;扩张压力偏大、持续时间久,则容易增加并发症发生。对部分扩张效果欠佳的患者,可通过增加扩张次数及压力以提高疗效。

综合考虑,以下方面对于保证球囊扩张术的治疗效果有重要意义:①选择好病例及适应证,把握好扩张指征是良好疗效的保证;②选择长度及直径合适的球囊;③掌握好扩张压力及时间;④必要时反复多次进行扩张。

球囊扩张的原理为高压球囊压迫狭窄气道壁使管腔扩大,在治疗瘢痕性或增生性狭窄时主要存在两方面的顾虑:狭窄气道能否顺利扩张、扩张后的气道能否不再狭窄。因此,多数情况下需要联合其他介入治疗技术如 APC、高频电刀、冷冻及支架置入等。

(1) 对于病变长度大于 1cm 以上的瘢痕狭窄,单用球囊扩张一般难以达到目的,长度越长难度越大。建议在球囊扩张前先用 APC 或高频电刀切断部分瘢痕环,这样球囊就容易扩张狭窄的管腔。

(2) 对扩张后的管道撕裂处及狭窄处存在的肉芽组织应及时予多次冷冻治疗,直到瘢痕形成为止。

(3) 对于病变范围长、存在瘢痕体质、局部软骨破坏的良性狭窄,扩张后的管腔很难长期得到维持,容易再狭窄,宜在管腔扩张后置入暂时性支架。

(4) 对结核性增生性气道严重狭窄者,可予高频电刀局部烧灼后钳夹坏死组织,在肉芽组织根部予冷冻治疗,如局部肉芽炎症消退后仍有管腔狭窄者再行球囊扩张。对结核性重度瘢痕狭窄伴有狭窄环形成者可先使用激光、高频电刀、APC 等切割消除狭窄环,再多次球囊扩张。对支气管镜下伴有管壁软化者,原则上先行球囊扩张等治疗,如反复治疗后疗效不佳,狭窄部位气道壁软骨支撑作用消失者可谨慎行支架置入。

经支气管镜球囊导管扩张技术具有疗效确切、操作简便、安全及设备低廉等优点,在临床上具有较大的应用价值。为减少并发症,应注意:扩张前充分了解狭窄程度、病变性质、远端肺实变情况;初次扩张时应选用较小的球囊,扩张数次后再逐渐增加球囊的直径,这样可以减少支气管损伤;第 2 次重复扩张应在 1 周后进行,否则连续短期扩张易导致气道壁充血水肿,可能加重气道阻塞;扩张压力及时间要逐渐增加,使管腔逐渐增大,能减少气道撕裂伤;球囊长度必须合适,否则可能导致远端正常气道的气道壁撕裂;球囊导管经支气管镜活检钳道插入时,要确保球囊完全进入到气道,否则可能损伤支气管镜。

疗效判断标准:

完全缓解(CR):可见的狭窄完全消失,持续 3 个月。

部分有效(PR):狭窄缓解 50% 以上,并持续 3 个月。

微效(MR):狭窄缓解不足 50%,并持续 3 个月。

无效(NR):狭窄无缓解。

术后观察:术后继续观察患者 15~30 分钟。若痰液中带有血丝或者少量咯血属正常现象,一般不需要处理,多数可在术后 1~3 天内自愈。若患者出现大咯血、胸闷、气急、呼吸困难等气胸的症状,则应及时进行抢救。无不良反应者方可离开检查室,嘱患者有任何不适及时到医院检查。告知患者术后禁食水 2 小时,因声带麻醉后尚未恢复功能,以免将食物呛入气管内引起感染;2 小时后可进少量温凉食物,48 小时之内避免进刺激性食物。

李强等报道了 37 例良性近端气道狭窄的患者分别接受高压球囊扩张 1~6 次,平均接受球囊扩张(2.4±1.1)次。经过高压球囊扩张气道成形术后,狭窄段气管、支气管管径明显增大,即刻疗效达 100%。狭窄段气道直径由扩张前的(2.6±1.2)mm 增加到(6.9±1.8)mm(P<0.01)。气促评分亦由术前的 2.0±0.8 减少到 0.7±0.6(P<0.01)。37 例患者中有 26 例分别于术前及术后进行了 FEV$_1$ 的测定,26 例患者的术前平均 FEV$_1$ 为(1.3±0.6)L,经球囊扩张治疗后升至(1.8±1.0)L(P<0.01)。经过 4~28 个月的随访,远期疗效达 89%(33/37)。其中有 4 例患者因肉芽组织过度增生或气管支气管软化而接受了微波、APC 或支架置入等联合治疗。

吕莉萍等报道 15 例结核性支气管狭窄,在正规抗结核治疗的同时,分别接受了高压球囊扩张术治疗 1~9 次,平均接受球囊扩张(2.8±2.1)次,扩张后狭窄段支气管管径均较前明显增大,即刻疗效达到 100%。经过高压球囊扩张气道成形术后,狭窄段支气管的直径由扩张治疗前的(2.13±0.64)mm 增加到(6.00±2.04)mm。气促评分由术前的 2.40±0.83,减少到 0.6±0.74。其中 3 例减少 1 级,12 例减少 2 级;1 例测 FEV$_1$ 由术前的 0.693L,升至术后的 1.257L。说明气道内干预性治疗对改善肺功能有积极的影响。经纤支镜介导下的高压球囊扩张术,可单独用于中心气道狭窄的治疗,也可结合其他方法应用。

部分患者需要术后加用抗生素、祛痰药物、短期吸入糖皮质激素等处理。术后定期复查气道狭窄情况及肺通气功能。对于有基础疾病患者应继续治疗,如气管支气管结核患者如抗治疗结核尚未结束,应继续规范抗结核治疗。

八、并发症

通过采取选择最大直径不大于生理管径的球囊、扩张时逐渐增加球囊直径及压力、严格控制扩张时间等措施可避免管壁缺血坏死以及气道撕裂伤、大出血、气胸、纵隔气肿等严重并发症的发生。球囊导管扩张术是一项比较安全的治疗方法,至今尚无因行球囊扩张术而导致死亡的报道,但在操作过程中可因神经反射引起心搏骤停。主要的并发症包括胸痛、出血、气道痉挛、肺不张、气胸、纵隔气肿、纵隔炎、气管软化等。

1. 胸痛　发生率 12.5%~82.5%,多数患者在进行球囊扩张时会有轻微的胸骨后隐痛,随着治疗的终止一般会自然缓解,大多数患者可耐受,不需处理。少数因瘢痕组织撕裂可导致较明显的胸痛,需停止操作,数天后均能够缓解。吕莉萍等对 389 例患者患者进行了高压球囊导管扩张气道成形术治疗,其中有 2 例对中心气道狭窄扩张后,拟对狭窄的左舌叶支气管实施治疗,在对球囊导管加压的过程中患者突然出现剧烈的胸痛即予终止治疗,摄片提示 1 例发生左侧气胸、1 例发生纵隔气肿。

2. 出血　包括术中黏膜出血及术后的痰中带血、小量咯血,与扩张时间、扩张的压力及病变性质有关,发生率约 8.3%~93.1%,但未见大咯血报道。一般仅需采用 1:10 000 的肾上腺素生理盐水局部止血即可。若球囊过度扩张导致严重气道撕裂伤时可引发较大量的出血,此时则需要特殊处理才可控制出血。

3. 气胸与纵隔气肿　主要原因为选择的球囊过粗,扩张过度导致支气管撕裂而形成气胸或纵隔气肿,所以在选择球囊时需要注意球囊的直径不应超过狭窄部位气道在正常状态下的直径。少数情况是球囊导丝伸入过长,刺破肺及胸膜引起气胸。治疗时麻醉欠佳,扩张时患者咳嗽明显时,也可能导致狭窄远端肺部压力过大出现气胸。轻度气胸或纵隔气肿一般可自行吸收,无须特殊处理。严重者则需抽气或闭式引流。国内李强报道气胸发生率为2.63%,其中一例并发纵隔气肿,均未处理自愈。

4. 纵隔炎　扩张过度时可发生支气管撕裂并感染纵隔,发生率极低。

5. 气道软化　多次反复的球囊扩张也可能导致气道软骨的断裂及破坏,导致软骨软化,如果累及气道长度过长,可能发生气道塌陷。

6. 黏膜裂伤　国内报道最高的为7.02%,系因球囊选择过长,压迫远端的正常支气管黏膜所致。

7. 气道痉挛　部分患者球囊扩张刺激后可能出现气道痉挛,发生率较低,表现为气喘,咳嗽加重,使用氨茶碱、糖皮质激素静脉或雾化吸入处理可缓解。

8. 肺不张　比较少见,多为扩张时间过久或是扩张间隔时间太短引起局部支气管黏膜水肿、坏死物及分泌物堵塞管腔所致。一般数日后可逐渐缓解,也可雾化吸入糖皮质激素帮助减轻黏膜水肿,并考虑行再次扩张或置入可回收支架。

9. 球囊滑脱阻塞气道导致窒息　在球囊导管扩张过程中扩张的球囊有可能发生滑动移位导致阻塞气管而造成窒息。因此,在选择球囊时,球囊的长度一般以2~4cm为宜,球囊过长可导致远端支气管撕裂,球囊过短容易造成扩张时球囊滑脱。滑脱至远端支气管有可能造成远端支气管撕裂,滑脱至气管则可能造成窒息。因此,术中应注意在直视下观察球囊导管,使球囊的位置恰好保持在狭窄段支气管的中部。

九、注意事项

临床医师在决定对患者采取球囊导管扩张治疗时,需要注意的事项:

1. 患者是否能够耐受支气管镜检查。
2. 支气管镜操作者应熟悉操作技术,并且在需要时能使用其他介入治疗的方法。
3. 患者应有气道狭窄的临床表现。
4. 操作者应充分了解患者病变的部位和性质,这对疗效有着重要的影响。
5. 部分患者需多次进行治疗。
6. 球囊导管扩张技术治疗良性支气管狭窄疗效确切,但是对处在活动期的支气管结核则需在正规的抗结核治疗下进行。支气管结核单独使用球囊导管扩张气道成形术的最佳时期是纤维增殖期;对混合型支气管结核的气道腔内介入治疗一般采用多种介入治疗手段联合的方法;对瘢痕狭窄型可先采用高频电刀或微波烧灼将狭窄环切断,再进行球囊扩张;对球囊扩张后反复出现气道狭窄者可行临时性支架置入;对球囊扩张后,病变为弥漫性颗粒状或大面积干酪坏死组织可选择APC治疗;对病变范围较小则可采用APC或微波治疗;病变肉芽组织增殖明显则可选择冷冻治疗。
7. 在实施高压球囊导管扩张气道成形术时,为了避免并发症的发生需要注意选择合适的球囊导管;在直视下进行球囊扩张,避免球囊移位;同时在填充球囊使其膨胀时,用力要均匀;速度不宜过快。

十、技术展望

介入医学技术的发展首先需借助于现代科学技术的最新发明成果,利用介入医学影像技术能使医师精准地透视人体,准确地将导管插入人体任意部位实施检查或治疗;其次是满足患者对治疗创伤小、痛苦小的要求,使手术范围越来越局限,组织损伤越来越少;第三是着重解决部分内科药物无能为力,外科手术又嫌失去机会或损伤过大、气管肿瘤或气管狭窄等许多棘手问题。随着介入肺脏医学技术临床使用的增多,未来球囊导管扩张技术发展的重点将集中在如何更好地处理良、恶性支气管狭窄,特别是对良性支气管狭窄的治疗,以及球囊导管扩张治疗的时机选择。

十一、视频

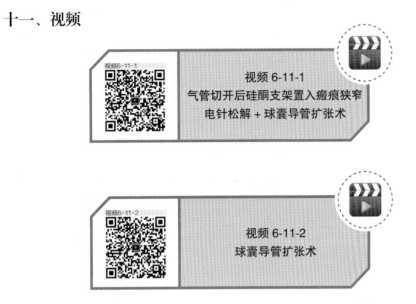

视频 6-11-1
气管切开后硅酮支架置入瘢痕狭窄
电针松解 + 球囊导管扩张术

视频 6-11-2
球囊导管扩张术

（许　飞　吕莉萍　柯明耀）

参 考 文 献

1. Ferretti G,Jouvan FB,Thony F,et al. Benign non inflammatory bronchial stenosis:treatment with balloon dilation. Radiology,1995,196(3):831-834.

2. Cohen M,Weber TR,Rao CCet al. Balloon dilation of tracheal and bronchial stenosis.AJR,1984,142:477.

3. Fowler CL,MO Aaland,FL Harris. Dilation of bronchial stenosis with Gruentzig balloon. J Thorac Cardiovase Surg,1987,93:308.

4. 李强,白冲,董宇超,等.高压球囊气道成形治疗良性近端气道狭窄.中华结核和呼吸杂志,2002,25(8):481-484.

5. Fernando HC,Sherwood JT,Krimsky W. Endoscopic therapies and stents for benign airway disorders:Where are we,and where are we heading?Ann Thorac Surg,2010,89:S2183 - S2187.

6. 傅俞.纤维支气管镜在治疗中心气道阻塞与狭窄中的应用.中华结核和呼吸杂志,2003,26(7):385-386.

7. Beamrs JF,Mathur PN. Interventional Pulmonology.刑同宏,译.南京:江苏科学技术出版社,2003.

8. 李强,姚小鹏,白冲,等.高压球囊扩张气道成形术在良性气道狭窄治疗中的应用.第二军医大学报,2004,25(7):701-704.

9. 王春亭,黄琛,刘颖等.球囊扩张治疗良性支气管狭窄的临床研究.山东医药,2003,43(25):14.

10. Lee KW,Im JG,Han JK,et al.Tuberculous stenosis of the left main bronchus:results of treatment with balloons and metallic stents.Vasc Interv Radiol,1999,10(3):352-358.

11. Shitrit D,Kuchuk M,Zismanov V,et al.Bronchoscopicballoon dilatation of tracheobronchial stenosis:long-term follow-up.Eur J Cardiothorac Surg,2010,38:198-202.

12. 杜玉清,周为中,陈成水,等.球囊扩张治疗结核性气道狭窄的疗效评价.中国防痨杂志,2007,29(1): 22-24.

13. 李强.呼吸内镜学.上海:上海科学技术出版社,2003:342-346.

14. 杨红忠,胡成平,杨华平,等.支气管镜介入冷冻治疗支气管结核.中国防痨杂志,2005,27(4):227-229.

15. 蒋瑞华,沙巍.高压球囊气道成形术治疗结核性气道狭窄改善肺功能的观察.中国防痨杂志,2010,32 (5):285-289.

16. 周锐,陈平,郑东元,等.经纤维支气管镜球囊扩张治疗气道狭窄的疗效.中南大学学报(医学版),2004, 29(3):343-344.

17. 陈慧冬,陈行珍,龚桂芳,等.经纤支镜球囊扩张术治疗结核性支气管狭窄.临床肺科杂志,2011,16(1): 65-67.

18. Kim JH,Shin Jh,Shim TS,et al. Deep tracheal laceration after ballon dilation for benign tracheobronchial stenosis:case reports of two patients. Br J Radiol,2006,79(942):529-535.

19. 段鸿飞,傅瑜.纤维支气管镜下球囊扩张治疗结核性支气管狭窄的有效性及安全性.中华结核和呼吸 杂志,2007,30(5):339-342.

20. Santacruz JF,Mehta AC.Airway complications and management after lung transplantation:Ischemia, dehiscence,and stenosis. Proceedings of the ATS,2009;6:79-93.

21. Perotin JM,Jeanfaivre T,Thibout Y,et al.Endoscopic management of idiopathic tracheal stenosis.Ann Thorac Surg,2011;92(3):297-301.

22. Lee IY,Yi CA,Kim TS,et al.CT scan features as predictors of patient outcome after bronchial intervention in endobronchial TB.Chest,2010;138:380-385.

第十二节　支气管肺泡灌洗技术

支气管肺泡灌洗(bronchoalveolar lavage,BAL)是一项经支气管镜进行的无创操作技术,在疾病诊断中已经被广泛的接受。通过向肺泡内注入足量的灌洗液并充分吸引,在肺泡水平得到以下重要信息,如免疫细胞、炎症细胞、细胞学和感染微生物病原学资料,辅助进行呼吸道疾病的诊断、病情观察和预后判断。

支气管肺泡灌洗术分全肺灌洗和肺段肺泡灌洗。全肺灌洗是治疗肺泡蛋白沉积症的标准治疗方法;后者是常规用于疾病诊断的方法,本章节主要介绍肺段肺泡灌洗。

一、适应证

1. 弥漫性实质性肺疾病的诊断,如结节病、过敏性肺炎、隐源性机化性肺炎、特发性肺纤维化等具有一定的诊断价值。

2. 对于免疫抑制患者的机会性感染,BAL是一种良好的方法,如人肺孢子菌肺炎等。

3. 针对某些特殊疾病,可提供强有力的线索,如:急性嗜酸粒细胞性肺炎和弥漫性肺泡出血、肺泡蛋白沉积症等。

4. 判断某些疾病的病程和治疗疗效。

二、禁忌证

与常规支气管镜检查一样,BAL没有绝对禁忌证。相对禁忌证包括以下几方面:

1. 致命性心律失常。

2. 顽固性低氧血症。

3. 不能合作和不能耐受者。

4. 近期发生的心肌梗死。

5. 血肌酐 >3.0mg/dl、血小板 <50×10^9/L、凝血障碍、肺动脉高压和上腔静脉阻塞综合征是组织活检的禁忌证，但可进行 BAL 检查。

6. 需经过硬质气管镜检查并进行 BAL 者注意：颈椎活动受限和颞下颌关节受限是硬性气管镜检查的禁忌证。

7. 活动性肺结核。

三、BAL 的操作方法

(一) 操作过程

1. 术前准备　与常规气管镜检查相同。

2. BAL 的部位　通常选择影像学表现最为显著的部位进行；对于病灶局限者选择病变肺段 BAL；对于弥漫性疾病，右中叶（B4 或 B5）和左舌叶是最佳的部位。常规气管镜检查时患者为仰卧位，这两个肺叶肺泡灌洗液体和细胞回收率最佳。

3. BAL 的液体注入　支气管镜置入并嵌顿在选定的灌洗部位即可进行 BAL。避免过度嵌顿造成气道的损伤和回收量减少。嵌顿不佳时可使液体外漏，导致回收量减少和液体灌入后咳嗽。当气管镜嵌顿于支气管的第三或第四级亚段，可获得最佳的肺泡灌洗回收量。

4. 灌洗液　最常用的灌洗液是无菌生理盐水（0.9% 盐水），先加热到人体的体温 37℃，这样能减少咳嗽和提高细胞的回收量，尽量避免用室温下的无菌生理盐水灌洗。

5. 灌洗量　通常经支气管镜的活检孔用注射器注入灌洗液，每次注入 20~60ml（常规进行 4~5 次），直到总共灌洗 100~300ml。灌洗液过少（<100ml）则增加气管和支气管污染的可能，例如大气道的炎症细胞能使灌洗细胞分类结果产生偏倚。100ml 的灌洗量相当于对 1 000 000 个肺泡（占全肺的 1.5%~3%）进行灌洗，其结果已经能够代表肺泡的炎症和免疫过程。有些单位仍然常规用 100ml 液体分别灌洗 2~3 个肺叶，这种方法可用于影像学改变具有显著异质性的患者。

6. BAL 的回吸收　第一管灌洗液注入后，需立即用注射器轻轻地持续地吸引，或使用 50~100mmHg 负压吸引回收灌洗液，通常回收率为 40%~60%。负压过强能使远端的气道陷闭或损伤气道黏膜、减少回吸收量或者改变 BAL 液的性状。对于那些轻轻吸引后仍出现气道陷闭的患者，需要采用慢慢地间断吸引来达到最大回收量。对于疑诊肺泡出血的患者，通常在同一部位进行 3 管液体的灌洗。观察回收的 3 管灌洗液的颜色呈逐渐加深。灌洗液注入肺泡后停留的时间，即何时进行回吸收并没有明确的规定。通常认为经过患者几次呼吸后进行吸引可以提高灌洗液中的细胞和非细胞成分，但可能改变气管镜嵌顿位置或增加气道损伤。肺泡灌洗的总时间大约 5~10 分钟。

7. BAL 与支气管冲洗和全肺灌洗的不同　冲洗液主要来自于大气道，通常要求注入盐水量为 10~30ml，目的是对病灶肺段进行细菌学或脱落细胞等检查。全肺灌洗是用于治疗肺泡蛋白沉积症的一种独特的治疗方法，需要在全身麻醉下，通过双腔气管内导管注入大量（30~50L）的无菌盐水，用于清洗肺泡蛋白沉积症患者的一侧全肺。

8. BAL 回吸量的影响因素　通常第一管灌洗液回收量 <20%，以后几次逐渐增加，回

收率为 40%~70%。灌洗液过少(<100ml)能增加灌洗液受黏液和大气道炎症细胞污染的可能,使得回吸收液不能代表远端肺泡的真实病变。吸烟者(包括当前吸烟者和曾经吸烟者)和 COPD 患者回收率显著减少。正常不吸烟者回吸收率为 50%~80%,而健康吸烟者仅为 20%~30%;随着年龄的增加,回吸收量也逐渐下降。灌洗部位嵌顿不佳或咳嗽时灌洗液漏出气管镜,均能使回收量减少。使用硅化或塑料容器收集灌洗液能避免玻璃表面因细胞黏附所造成的损失。如果注入的液体量超过回收液体量 100ml、患者表现剧烈咳嗽或氧饱和度下降需要增加补充吸氧量时,需要停止 BAL 操作。

9. 合格的 BALF 标本　BALF 中没有大气道分泌物混入;回收率 >40%;存活细胞占 95% 以上;红细胞 <10%(除外创伤 / 出血因素),上皮细胞 <3%~5%;涂片细胞形态完整,无变形,分布均匀。

(二) 支气管肺泡灌洗液标本的处理

1. 将回收灌洗液收集在一个硅化或塑料容器中,防止玻璃表面因巨噬细胞黏附所造成的损失,测量记录总量。

2. 第一管灌洗液是否保留上存在争议,由于第一管 BALF 回收量少且混有支气管上皮细胞和炎症细胞成分,因此它与间质病患者真正的肺泡灌洗液成分可能存在偏倚,而对感染性疾病的诊断影响不大。多数单位采用保留首次灌洗液,但要保证与全部 BAL 液充分混合。

3. 回收的灌洗液应置于冰上保存(如室温保存则不能超过 1 小时),尽快送到实验室进行检查。25℃时,BAL 液中细胞成分可存活 4 小时。

(三) BALF 的实验室检测

1. BALF 细胞分类计数和细胞活性测定

(1) BALF 常含有大量的痰液、黏液等,因此需用棉纱布或尼龙筛过滤。过滤会减少支气管上皮细胞(一次过滤上皮细胞百分比由 100% 减少到 60%),而总细胞计数和细胞分类没有明显的变化。过滤后灌洗液装入塑料离心管内,在 4℃下以 1200r/min 离心 10 分钟,上清(原液或 10 倍浓缩)-70℃储存,用做可溶性成分的检测。

(2) 经离心沉淀的细胞成分用 Hank's 液(不含 Ca^{2+}、Mg^{2+})在同样条件离心冲洗 2 次,每次 5 分钟。弃去上清后加 Hank's 液 3~5ml 制成细胞悬液。也可以应用灌洗原液以减少细胞丢失。

(3) 应用细胞计数器对离心后的细胞悬液进行细胞总数测定。细胞总数常以单次灌洗出的总细胞数目或者每毫升含有细胞的浓度表示,一般以 $1×10^9/L$ 表示。如果细胞数过高时,再用 Hank's 液稀释,调整细胞数为 $5×10^9/L$,并同时将试管浸入碎冰块中备用。

(4) 采用细胞离心涂片装置,加入备用细胞悬液(细胞浓度为 $5×10^9/L$)100μl,在 4℃下以 1200r/min 离心 10 分钟,通过离心作用将一定数量的 BALF 细胞直接平铺于载玻片上。取下载玻片立即用冷风吹干,置于无水乙醇中固定 30 分钟后进行染色,一般用 Wright 或 May-Grunwald-Giemsa(MGG)染色。

(5) 细胞分类计数:①常采用细胞离心涂片 8~10 张,应用 25 倍和 40 倍光学显微镜进行分类。随机计数 200~500 个细胞,进行细胞分类计数。酯酶染色法可以区分未成熟的巨噬细胞和大淋巴细胞。②红细胞以及纤毛或鳞状上皮也要进行计数,但不归入细胞分类计数中。如果 BALF 上皮细胞超过 5% 提示支气管灌洗成分污染,BAL 样本不合格。③仔细观察细胞形态、细胞复合体、肿瘤细胞、巨噬细胞内吞噬小体、石棉小体、尘粒、红细胞片段、CMV 包涵体、人肺孢子菌、细菌、真菌以及异型上皮细胞等。④细胞分类计数常可评价某些特殊类型的间质性肺病，如嗜酸细胞性肺炎、过敏性肺炎、结节病、药物性肺损伤、感染性疾病等。

（6）细胞活性测定：细胞活性用锥虫蓝（trypan blue）法评估，活性应在 80%~95% 之间。

（7）不同 BALF 的处理方法对细胞分类计数的影响：细胞离心法比过滤（取样）法价格低，且更易观察细胞形态，但选择性的丢失没能黏附于载玻片的淋巴细胞，而造成人为的淋巴细胞比例偏低。过滤法的优点是细胞的保留率高，能够更准确的代表细胞类型和数量；此外，细胞涂片能够长时间保留而没有细胞形态和染色的显著破坏。最大的缺点是这种方法可能会低估中性粒细胞的比例，并且比离心法的价格贵且耗时长。

2. 细胞学分析　BAL 液脱落细胞分析有助于诊断某些肺部肿瘤（如：支气管肺泡癌、癌性淋巴管炎和淋巴瘤）和弥漫性肺疾病（如肺泡蛋白沉积症）。如临床上怀疑某些疾病时，需要对涂片进行特殊染色，Papanicolaou 染色常用于发现肿瘤细胞和病毒包涵体；怀疑肺泡蛋白沉积症时，进行过碘酸 - 雪夫染色（PAS）染色，检测脂蛋白物质；如怀疑肺出血或铁尘肺时，普鲁士蓝染色用于检测含铁血黄素，发现慢性出血或弥漫性肺泡出血时，可见吞噬红细胞的巨噬细胞，如果超过 200 个巨噬细胞的 20% 染色为阳性，即可诊断弥漫性肺泡出血；疑诊肺孢子菌肺炎时进行甲苯胺蓝染色和六胺银染色；疑诊肺结核时进行抗酸染色等。

通常建议：最少要保留 3 个没有染色的玻片作为临床或者 MGG 染色提示需要特殊染色时用。

3. BALF 的数量对间质性肺病诊断的影响　以下情况不利于间质性肺疾病的诊断：细胞总数小于 2×10^6；每高倍视野小于 10 个巨噬细胞；含有过多的上皮细胞，包括形态学改变过度或上皮数量超过肺泡巨噬细胞；含有多形核细胞的黏液脓性分泌物；操作中损伤造成过量的红细胞；含有变形细胞或化验室处理中破坏了细胞的形态。

4. BALF 中非细胞成分的测定　上皮细胞衬液（epithelial lining fluid，ELF）的部分成分，包括总蛋白、钾、亚甲蓝和尿素。然而，可溶性成分检测受诸多检测因素影响，如灌注量和回收量，肺泡上皮通透性等，这些成分的意义尚未用于临床中。未来，ELF 中的蛋白质表达和分泌变化的分析方法对于肺部疾病的诊断可能是一种具有吸引力的诊断手段。

5. 免疫荧光和免疫细胞化学法　应用免疫荧光和免疫细胞化学法对灌洗液中细胞进行分析研究仅仅限于实验室研究。免疫组织化学法对某些间质性肺疾病和肺淋巴瘤具有诊断价值。

6. 淋巴细胞亚群分析

（1）采用间接免疫荧光法，将上述获得的 BALF 液细胞成分，用 10% 小牛血清 RPMI1640 培养液 3~5ml 制成细胞悬液。

（2）将细胞悬液倒入平皿中，置于 37℃ 5%CO_2 培养箱中孵育 2 小时，进行贴壁处理，去除肺泡巨噬细胞。

（3）取出细胞悬液，再用 Hank's 液冲洗离心 1 次，弃上清留 20~100μl。经贴壁处理后的细胞悬液中，肺泡巨噬细胞显著减少，淋巴细胞相对增多。

（4）将经贴壁处理的细胞悬液分装 3 个小锥形离心管内，每管 20~30μl，用微量加样器向标本中加单克隆抗体 CD$_3$、CD$_4$ 和 CD$_8$ 各 20~40μl,混匀置于 4℃ 冰箱中作用 1~2 小时。

（5）取出标本,先用 Hank's 液冲洗离心 2 次,以 12 000r/min 离心 20 秒,然后加羊抗鼠荧光抗体各 20~40μl,置于 4℃ 冰箱作用 30 分钟。

（6）取出标本用 Hank's 液以同样速度和时间离心冲洗 2 次,弃上清留 20μl 充分混匀细胞,取 1 滴于载玻片上加盖玻片。荧光显微镜下数 200 个淋巴细胞并计算出标有荧光细胞的阳性率。

四、临床应用

BAL 主要用于辅助呼吸道疾病的诊断、病情观察和预后判断。针对感染性疾病,BAL 也起到一定的治疗作用。

（一）感染性疾病

1. 诊断　当临床上怀疑感染性疾病时,需要进行细胞微生物学检查,如:细菌培养、真菌培养、病毒培养、结核菌培养、灌洗液找肺孢子菌等等。

近年来,免疫抑制患者逐渐增多,潜在机会性感染的风险增加。BAL 诊断细菌感染的敏感性在 60%~90% 之间。真菌培养阳性率在 46%~77%;巨细胞病毒肺炎,30%~50% 的病例在光镜下可以看到特征性的巨细胞转形细胞伴有细胞核和胞质包涵体。这个现象的敏感性不高,但特异性很高。

侵袭性真菌感染的传统诊断方法是经皮肺活检或透壁肺活检组织学诊断,真菌感染高危人群患者中血小板减少者进行肺活检风险极大,且很难通过血培养诊断。近年来,血中 1,3-β-D-葡聚糖可作为侵袭性真菌感染的诊断方法,但对于早期诊断的价值存在疑问。已有研究提出 BALF 进行真菌核酸扩增（nucleic acid amplification,NAA）比真菌培养更加敏感,可用于真菌感染的诊断,但很难区分是曲霉菌的定植还是侵袭性感染,BAL 时可观察气管支气管腔内的变化,肉眼下见到溃疡样改变和（或）伪膜形成常常提示曲霉菌感染。一项荟萃分析显示 BALF 的真菌 PCR 诊断敏感性 94%,特异性达到 79%,但由于 PCR 方法和判断界值没有统一标准,因此还需要进行统一标准的大规模研究。

BALF 诊断肺孢子菌肺炎敏感性可达 90%~95% 或更高。用 MGG 染色的涂片上能发现特征性肺孢子菌的囊腔。囊腔像泡沫样的空泡,充满了嗜碱性无定形物。有时可见一些深蓝色的点,它们是特征性的 DNA 组成的滋养体,最多有 8 个,用改良的甲苯胺蓝染色或银染色能使囊泡显色。典型的球形囊腔是黑色的,有特征性的线从表面穿过,囊腔大小 4~6μm,与红细胞大小相似。

2. 治疗　支气管肺泡灌洗技术不仅用于肺部疾病的诊断,同时也常用于一些肺部疾病的治疗。简述如下。

（1）支气管扩张症:支气管扩张症是由于支气管及其周围肺组织的慢性炎症,导致支气管腔扩张和变形,是一种常见的呼吸道慢性化脓性疾病。由于患者支气管腔内痰液堵塞,支气管壁肌肉和弹性组织破坏,感染所致纤毛功能受损,病原菌易定植,从而易致肺部反复感染。生理盐水反复进行支气管肺泡灌洗,可以辅助患者清理呼吸道分泌物,充分引流痰液,增加感染细菌的清除率,从而减少肺部感染的发生。国内张伟强对支气管扩张症并感染患者应用肺泡灌洗技术,对病变的肺叶或肺段高压注入灌洗液（0.9% 氯化钠注射液,20~30ml/次）,待痰液稀释至灌洗液澄清后,再经气管镜注入适量抗生素（庆大霉素、丁胺卡那）。每周治疗 1~2 次,连续治疗 2 周后进行临床疗效的评价,结果显示肺泡灌洗组较常规治疗组有效率显著增加,住院时间和总住院费用显著降低,因此 BAL 并局部注入敏感抗生素治疗支气管扩张合并感染具有显著临床效果,可作为支气管扩张症并感染患者的辅助治疗。

(2) 肺脓肿:肺脓肿是化脓性细菌导致肺组织炎性坏死、脓腔形成的一种肺部感染性疾病。其治疗主要包括全身应用抗生素及体位引流,一般疗程为 8~12 周。研究显示支气管肺泡灌洗治疗急性肺脓肿可使病程明显缩短,并使部分慢性肺脓肿患者免于手术治疗。支气管肺泡灌洗治疗肺脓肿具有以下优势:①BALF 培养有助于明确病原菌进行目标治疗;②局部肺泡灌洗直接给药,药物浓度高,而全身副作用小;③反复进行肺泡灌洗可使脓液排出,促进炎症吸收和脓腔的愈合,有助于缩短病程。于湘春等对 30 例急性肺脓肿患者经气管镜用生理盐水 100ml+ 庆大霉素 16 万 ~32 万 U 或 0.5% 甲硝唑 100ml 对病变部位少量多次灌洗,局部注入丁胺卡那 0.2g,地塞米松 5mg,每 4~6 天一次,直到脓腔闭合,炎症完全吸收。结果显示患者全部治愈,平均治愈天数 16.1 天,明显缩短了病程。

(3) 顽固性肺部感染:肺部感染是呼吸系统最常见的感染性疾病,大多数患者经过抗生素和化痰等治疗可以治愈,但少数患者虽经上述积极治疗仍不能控制,称为顽固性肺部感染。这些患者多有基础病,如营养不良、脑血管病、糖尿病等;痰多不易咳出,引流不畅,严重者进行气管切开。对于这些存在基础疾病的患者,应用气管镜进行肺泡灌洗并局部灌药,配合全身用药治疗顽固性肺部感染可显著提高疗效。李玉光等对 40 例顽固性肺感染患者(全部患者均经应用广谱抗生素、雾化吸入等治疗失败后行气管切开并机械通气),在抗生素及综合治疗的基础上,给予经支气管镜灌洗、注药每周 2 次,连续 2 周,结果灌洗组有效率显著高于对照组(常规治疗组),灌洗组和对照组致病菌清除率分别为 76.59% 和 47.82%,两组致病菌清除率有显著差异。针对顽固性肺感染患者进行肺泡灌洗,可直视病灶部位,准确清除气道内痰栓和分泌物;减少气道黏膜的损伤;反复生理盐水灌洗可稀释炎性分泌物并及时排出,达到减轻细菌负荷和毒素反应,促进炎症吸收;此外,灌洗液对局部气道黏膜的刺激又增强了患者咳嗽反射,有助于解除局限性肺不张,改善通气功能。

(4) 呼吸机相关性肺炎(ventilation associated pneumonia,VAP):VAP 是指机械通气后出现的肺部感染,为临床上最常见的难治性肺炎。研究表明病灶支气管肺泡灌洗并局部给药的方法可以提高老年高龄 VAP 患者的临床疗效,较迅速、有效地控制肺部感染。茅尧生等对 50 例因呼吸衰竭进行机械通气治疗后合并 VAP 的高龄患者随机进行常规综合治疗或综合治疗加肺泡灌洗及局部给药治疗,结果显示灌洗组临床治愈率显著提高(79.2% 和 34.6%),操作中使用了 Y 形接头套管进镜,可不中断呼吸机供氧,避免气管镜操作时发生严重缺氧,对老年高龄患者安全可靠。

(二) 职业性吸入性肺病

职业性肺病的诊断通常不需要进行组织活检和 BAL。BAL 可以证明呼吸道中存在金属微粒的沉积。BALF 中的矿物粉尘数量可能与粉尘的暴露程度相关,但是有暴露史的工人可以表现或不表现出疾病,所以不能用 BAL 单独诊断尘肺,需要与影像学改变和(或)功能损伤结合在一起诊断。抗原特异性的淋巴细胞转化试验对诊断具有一定价值。

(三) 肿瘤性疾病

支气管肺癌的诊断主要依靠支气管镜活检和痰细胞学,刷检也比 BAL 有优势。BAL 诊断的可靠性在 14%~69% 之间,这与肺癌的组织学类型、病灶部位和大小以及检查者的经验有关。弥漫性恶性浸润的诊断可靠性达到 60%~90%,如细支气管肺泡癌。对于部分血液系统的恶性肿瘤,如霍奇金病、白血病、巨球蛋白血症、骨髓瘤等,BAL 能提供诊断性的细胞学物质。

部分周围型肺癌很难通过经支气管镜活检确诊,随着 BAL 广泛开展和应用,BALF 细胞学和肿瘤标记物检查对周围型肺癌的诊断价值逐渐被人们重视。DNA 异倍体的出现可作为诊断恶性肿瘤的重要标志物,研究发现 BALF 细胞 DNA 含量分析诊断周围型肺癌的敏感性为 67.7%,特异性为 95%,显著高于活检(29%)和刷检(32.3%)。因此,BALF 细胞 DNA 含量分析是诊断周围型肺癌的辅助方法。

（四）BAL 在间质性肺疾病诊断中的应用

BALF 能够反映肺泡水平的免疫状态、炎症反应和感染情况。其检测的意义在于缩小间质性肺疾病的诊断范围,即排除一些特殊疾病,如肿瘤、感染、嗜酸性粒细胞肺炎、过敏性肺炎、结节病和肺泡蛋白沉积症等。但对于特发性肺纤维化诊断价值有限。以下介绍 BAL 在间质性肺疾病诊断中的应用。

1. 不同疾病的 BALF 细胞分类存在差异,据此有助于缩小疾病诊断范围(表 6-12-1)。

表 6-12-1   不同疾病典型的 BALF 细胞分类

	淋巴细胞	中性粒细胞	嗜酸性粒细胞	肥大细胞	其他特点
炎症性疾病					
IPF	+	+++	+	正常值	淋巴细胞比例增加提示预后较好
PF-CTD	+	+	+	正常值	疾病早期淋巴比例增加
COP	+	+	+	+/−	可见泡沫巨噬细胞;可见多种细胞;CD₄/CD₈ 比值下降
EP	+	正常值	++++		
石棉肺	正常值	++	+	正常值	石棉小体
硅肺	+/−	正常值	正常值	正常值	偏光显微镜下尘粒
煤工尘肺	+	+	正常值	正常值	
钴尘肺	+	+	正常值		可见多核巨细胞
铝肺病	正常值	正常值	正常值		淋巴细胞转化试验阳性
肉芽肿性疾病					
结节病	++	正常值或 +	正常值	正常值	
过敏性肺炎	+++	正常值或 +	正常值	+	
慢性铍病	+++	正常值或 +	正常值	正常值	(铍)淋巴细胞转化试验阳性

注:IPF:idiopathic pulmonary fibrosis,特发性肺纤维化;PF-CTD:pulmonary fibrosis associated with connective tissue disease,结缔组织病相关性肺纤维化;COP:cryptogenic organizing pneumonia,隐源性机化性肺炎;EP:eosinophilic pneumonia,嗜酸性细胞性肺炎

2. 具有诊断意义的 BALF 表现（表 6-12-2）

表 6-12-2　疾病与肺泡灌洗液的特殊表现

疾病分类	病种	BALF 表现
恶性肿瘤	癌性淋巴管炎	恶性肿瘤细胞
	支气管肺泡癌	恶性肿瘤细胞
	肺淋巴瘤	恶性肿瘤细胞
吸入外界物质所致疾病	脂质性肺炎	巨噬细胞内脂肪球；多核巨细胞
	石棉沉着病	石棉小体
	硅肺病	偏光显微镜下尘粒
	铍中毒	（铍）淋巴转化试验阳性
特发性疾病	弥漫性肺泡出血	大量红细胞；铁染色可见含铁血黄素细胞
	肺泡蛋白沉积症	外观牛奶样；显微镜下背景脏乱，可见无形细胞残体；泡沫样巨噬细胞；PAS 染色阳性
	肺朗格汉斯组织细胞增多症（组织细胞增多症 X）	CD1a 阳性细胞达 4%；电镜下可见巨噬细胞胞质内含有朗格汉斯细胞颗粒或称 Birbeck 颗粒

3. BALF 淋巴细胞增多为主的疾病　BALF 淋巴细胞增多为主且超过 20% 的间质性肺疾病包括：过敏性肺炎（60%~80%）；结节病（急性期 40%~60%）；特发性肺纤维化（15%~30%）；铍中毒；花岗岩工人肺、胺碘酮药物性肺病；淋巴瘤 / 假性淋巴瘤；肺朗格汉斯组织细胞增多症早期。CD$_4$/ CD$_8$ 淋巴细胞比值有助于进一步确诊（表 6-12-3）。

表 6-12-3　CD$_4$/CD$_8$ T 淋巴细胞比值变化与疾病关系

CD$_4$/CD$_8$ 比值升高	CD$_4$/CD$_8$ 降低	CD$_4$/CD$_8$ 比值正常
结节病	过敏性肺炎	结核病
铍中毒	硅肺病	淋巴管肌瘤病
石棉沉着肺	药物性肺病	癌性淋巴管炎
类风湿性关节炎	闭塞性支气管炎并机化性肺炎	霍奇金病
克罗恩病	HIV 感染	

引自：Poulter LW，et al. Eur Respir Rev，1992，2：75.

4. 中性粒细胞增多为主的疾病　BALF 中性粒细胞增多（大于 5%）为主的疾病：特发性肺纤维化（15%~40%）；隐源性机化性肺炎（40%~70%）；石棉沉着病；硅肺病；吸烟者（<10%）；肺朗格汉斯组织细胞增多症；急性过敏性肺炎；结节病进展期。

（五）常见间质性肺病 BALF 的典型特点

1. 特发性肺纤维化（IPF）　IPF 的典型 BALF 特点是中性粒细胞增加，常常是中度增加（占总细胞数 10%~30%），可伴有嗜酸性粒细胞比值轻度或中度升高。70%~90% 的患者中性粒细胞增高，40%~60% 的患者嗜酸性粒细胞增高，10%~20% 的患者淋巴细胞增高。BAL 细胞计数尽管与疾病的严重程度有相关性,但并不能估计预后。当嗜酸性粒细胞超过细胞计数的20%时,应该考虑嗜酸性粒细胞肺炎。IPF中的淋巴细胞单独明显地增高并不常见,如果计数超过15%则需要排除其他疾病,如NSIP、COP、过敏性肺炎、结节病或其他肺肉芽肿性疾病。

IPF患者BALF检测的意义在于缩小除外其他肺疾病(如肿瘤、感染、嗜酸性粒细胞肺炎、外源性过敏性肺泡炎、结节病和肺泡蛋白沉积症等)。

2. 隐源性机化性肺炎(COP)　BALF的特点是非特异性的,通常表现多种细胞混合性增加,包括:巨噬细胞、淋巴细胞、中性粒细胞和嗜酸性粒细胞。淋巴细胞增加常常提示糖皮质激素治疗可能有效。另外,部分COP患者的CD_4/CD_8下降。

3. 结缔组织疾病相关性肺病　目前,BAL对结缔组织疾病相关性肺病的诊断价值有限,但是,BAL对监测肺部炎症和初始治疗选择具有一定作用(表6-12-4)。

表6-12-4　结缔组织疾病患者BALF的细胞学特点

结缔组织病分类	伴有间质性肺病	无间质性肺病
进行性系统性硬化	中性粒细胞、嗜酸性粒细胞	中性粒细胞、嗜酸性粒细胞
类风湿性关节炎	中性粒细胞、淋巴细胞	淋巴细胞(CD_4^+)
原发性干燥综合征	中性粒细胞、淋巴细胞(CD_8^+)	淋巴细胞(CD_4^+)
系统性红斑狼疮	中性粒细胞、淋巴细胞	淋巴细胞
皮肌炎	中性粒细胞	中性粒细胞
混合性结缔组织病	中性粒细胞	中性粒细胞
继发性干燥综合征	中性粒细胞、淋巴细胞(CD_8^+)	中性粒细胞、淋巴细胞(CD_8^+)

引自:Wallaert B,Rossi,GA,Sibille Y. Eur Respir J,1990,3:942.

4. 药物所致肺疾病　多种药物可导致肺组织损伤,包括:甲氨蝶呤、胺碘酮、化疗药物、可卡因。药物性肺损伤的诊断很难确定。BAL对确定药物性肺损伤具有一定价值,同时有助于排除其他疾病,如:感染和肿瘤复发等。

5. 结节病(sarcoidosis)　结节病的诊断不能完全依靠BAL,但是T淋巴细胞及CD_4/CD_8比值的显著增高是结节病BALF的特征性改变。

结节病BALF细胞分类计数受到病程和临床类型的影响。90%的结节病患者BALF中呈现淋巴细胞增高,活动期比非活动期结节病患者,淋巴细胞计数更高(平均值为50%比30%)。结节病晚期或进展期表现为CD_8^+T淋巴细胞和中性粒细胞增加,常超过3%。肥大细胞大于1%,结合淋巴细胞增加和中性粒细胞增加与结节病的进展密切相关。原发性肺外结节病(眼葡萄膜炎),在肺部影像学正常时,BALF即可发现肺部受累。

CD_4/CD_8比值在结节病诊断具有较高的价值。结节病早期或活动期BALF中细胞总数、淋巴细胞和CD_4/CD_8比值显著增高。BALF中淋巴细胞数增多>20.5%,对活动期结节病的诊断有一定意义,其敏感度为69.1%,但特异性较差,为56.3%;将BALF淋巴细胞比值(>20.0%)与CD_4/CD_8比值(>3.0)相结合,则对结节病诊断的敏感度为89.7%,特异性为62.8%。在疾病的非活动期,CD_4/CD_8比值常在正常范围。

6. 弥漫性肺泡出血(diffuse alveolar hemorrhage,DAH)　DAH是一种常见且威胁生命的

肺部症状,影像学表现为肺部弥漫性间质性改变。BALF 中可见大量含铁血黄素细胞,即经过铁染色可见充满含铁血黄素的肺泡巨噬细胞。BAL 特点是回吸液颜色逐渐加深。与此相反,中心气道出血表现为回收液体颜色渐浅,第一次回收的液体含血量最多。

含铁血黄素评分系统常用来评估出血严重程度。计数 200~300 个肺泡巨噬细胞,每个细胞用表 6-12-5 评分,计算每 100 个细胞的平均分。超过 100 分提示具有临床意义的出血,正常范围在 4~25 分之间。

表 6-12-5　Golde 肺泡出血评分量表

含铁血黄素评分	巨噬细胞蓝染	含铁血黄素评分	巨噬细胞蓝染
0	没有蓝色	3	胞质的大部分深蓝色
1	模糊的染色	4	胞质深蓝色
2	部分深染或胞质中度染色		

肺泡出血后,BALF 中肺泡巨噬细胞的演变过程:最初的几小时,观察可见大量的红细胞、巨噬细胞尚为正常表现;48 小时内,巨噬细胞内形成圆形和棕黄色的红细胞脆片;48~72 小时以后,巨噬细胞中含血铁黄素明显变多,在铁染色下呈蓝色。

7. 过敏性肺炎　BAL 与透壁肺活检结合是诊断过敏性肺炎的敏感方法。BALF 中淋巴细胞百分比常大于 50%,对诊断具有很大帮助。表现为 CD_8^+T 细胞占优势,CD_4/CD_8 比值下降。

在接触抗原后的急性期,肥大细胞常增加超过 1%,因此肥大细胞有助于监测抗原的存在。脱离抗原后 1~3 个月下降至正常水平。抗原暴露后或进展期过敏性肺炎 BALF 的中性粒细胞升高;进展期患者嗜酸性粒细胞增加,常伴随中性粒细胞增加。浆细胞的存在、免疫球蛋白和 IgG 与白蛋白的比值增加提示过敏性肺炎处于活动期。以上 BALF 的细胞变化缺乏特异性,但 BALF 中细胞分类正常、中性粒细胞或嗜酸性粒细胞单独增高可基本排除过敏性肺炎。

8. 肺嗜酸性粒细胞增多(pulmonary eosinophilia)　肺嗜酸性粒细胞增多表现为 BALF 中嗜酸性粒细胞超过 25%。寄生虫所致的嗜酸细胞性肺炎常常发生在幼虫移行到肺脏期间,由于寄生虫还在幼虫期不产生虫卵,因而大便虫卵在临床表现发生后 8 周以前常常为阴性。BALF 可直接发现肺嗜酸性粒细胞增多。

9. 慢性吸入脂质性肺炎　在复发性肺炎或者不典型弥漫性间质性肺浸润的鉴别诊断中经常要考虑胃 - 食管反流伴有误吸。当怀疑误吸时,应当在影像学改变最明显的部位进行 BAL。BALF 显示以淋巴细胞、嗜酸性粒细胞和巨噬细胞增加为主。巨噬细胞内充满大量的脂质最具诊断意义。苏丹Ⅲ染色证明巨噬细胞的胞质可见脂滴,出现充满脂质的巨噬细胞高度提示由于慢性误吸引起的脂质性肺炎。

五、并发症

目前认为,BAL 是一种微创的、患者容易耐受的、安全的检查方法,很少发生并发症。由于肺泡内残留部分灌洗液可导致短暂性低氧血症,因此操作中应进行血氧饱和度的监测并给予氧疗确保氧饱和度大于 92%。对于氧饱和度处于临界状态的患者应当做好气管插管的准备。

BAL 总的并发症发生率为 0~3%,低于经支气管透壁肺活检(TBLB)的 7% 和开胸肺活检(OLB)的 13%,无严重并发症。目前,尚未见直接由 BAL 引起死亡的病例,而 TBLB 死亡率为 0.2%,OLB 死亡率为 1.8%。

常见的并发症包括:发热,发生率在 10%~30% 之间,与灌洗量的多少有关。其他常见副作用:咳嗽、短暂性肺浸润和肺功能和(或)氧分压短暂下降,这可能是由于灌洗时,气管镜前端楔入右中叶或左舌叶时间较长,致气道黏膜机械性损伤和水肿,导致气道阻塞;PaO$_2$ 下降除与气道阻力增加有关外,还与 BAL 时灌入的生理盐水渗透到肺间质和毛细血管,致灌洗局部肺段出现肺浸润,使 V/Q 比例失调有关。在支气管哮喘和气道高反应的患者 BAL 中,可能出现喘息和支气管痉挛,甚至需要气管插管。具有基础疾病的患者 BAL 的不良反应较健康人更明显,同时也与操作者熟练程度有关。BAL 常见并发症发生形式和持续时间见表 6-12-6。

表 6-12-6　BAL 常见并发症发生形式和持续时间

不良反应	发生率和持续时间
发热	10%~30%,取决于灌洗量,在灌洗数小时内发生
肺泡浸润	灌洗 30 分钟后出现肺部浸润影,通常 48 小时后消失
爆裂音	24 小时内,灌洗肺区
支气管痉挛和喘息	<1%,在气道高反应患者增多,可持续 1~2 周。预先加热灌洗液可能起到预防作用
局部炎性反应	支气管肺泡灌洗中性粒细胞增加,在 72 小时内吸收
支气管反应性	BAL 后无变化
肺功能下降	FEV$_1$、VC 和 PaO$_2$ 短暂下降
上皮完整性	纤毛摆动频率短暂减少,BAL 后 24 小时对上皮通透性无影响
肺水肿	罕见,偶发生在慢性心衰患者
出血	偶尔报道
心律失常	<2%

六、技术展望

虽然支气管肺泡灌洗技术已经广泛用于多种疾病的诊治,人们仍在不断探索如何提高疾病诊断率、简化操作程序和降低侵入操作风险。针对肺部肿瘤性疾病,一些作者探索在分子水平及基因领域对肺泡灌洗液进行检测,以提高疾病诊断的敏感性;对于重症肺部感染,特别是发生呼吸衰竭的患者,进行常规 BAL 存在严重低氧和心律失常等风险,有作者采用 Mini-BAL 方法应用特殊灌洗导管采集灌洗液进行微生物学检测,获得了同常规 BAL 同样的微生物学结果,操作时间短且操作风险明显减小,但尚无用于间质性疾病的应用研究。

七、视频

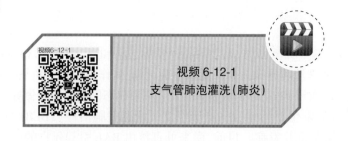

视频 6-12-1
支气管肺泡灌洗(肺炎)

(王　臻)

参 考 文 献

1. Campos LE, Pereira LF. Pulmonary eosinophilia. J Bras Pneumol, 2009, 35(6): 561-573.

2. Ader F, Bienvenu AL, Rammaert B, et al. Management of invasive aspergillosis in patientswith COPD: Rational use of voriconazole. International J COPD, 2009; 4: 279-287.

3. 李强. 呼吸内镜学. 上海: 上海科学技术出版社, 2003, 12: 114-122.

4. 谭焰, 孙丽华, 方苏榕. 支气管肺泡灌洗液细胞 DNA 含量分析在周围型肺癌中的诊断价值. 临床肺科杂志, 2009, 14(1): 53-54.

5. Wells AU, Hirani N. Interstitial lung disease guideline: the British Thoracic Society in collaboration with the ThoracicSociety of Australia and New Zealand and the Irish Thoracic Society. Thorax, 2008, 63(Suppl V): v1-v58.

6. American Thoracic Society; European Respiratory Society. American Thoracic Society/European Respiratory Society International Multidisciplinary Consensus Classification of the Idiopathic Interstitial Pneumonias. Am J Respir Crit Care Med, 2002, 165(2): 277-304.

7. Klech H, Hutter C. Side-effects and safety of BAL. Eur Respir J, 1990; 3(8): 939-940.

8. Poulter, LW, Rossi, GA, Bjermer, L, et al. The value of bronchoalveolar lavage in the diagnosis and prognosis of sarcoidosis. Eur Respir J, 1990, 3(8): 943-944.

9. TuonFF. A systematic literature review on the diagnosis of invasive aspergillosis using polymerase chain reaction (PCR) from bronchoalveolar lavage clinical samples. Rev Iberoam Micol, 2007, 24(2): 89-94.

10. 中华医学会呼吸病学分会. 支气管肺泡灌洗液细胞学检测技术规范(草案). 中华结核和呼吸杂志, 2002, 25(7): 390-391.

11. 张伟强. BAL 并局部注入抗生素治疗支气管扩张合并感染的疗效观察. 中国热带医学, 2010, 10(10): 1246-1248.

12. 于湘春, 吴华星. 支气管肺泡灌洗加注抗生素治疗肺脓肿 30 例分析. 中国内镜杂志, 2004, 2(10): 64-65.

13. 李玉光, 张爱兰, 马利军等. 支气管肺泡灌洗在顽固性肺感染治疗中的应用. 医药论坛杂志, 2006, 27(9): 11-13.

14. 茅尧生, 周蕾, 应利君, 等. 支气管肺泡灌洗结合病灶局部给药治疗高龄呼吸机相关肺炎的疗效观察. 中国内镜杂志, 2006, 12(8): 809-811.

15. Tasbakan MS, Gurgun A, Basoglu OK, et al. Comparison of bronchoalveolar lavage and mini-bronchoalveolar lavage in the diagnosis of pneumonia in immunocompromised patients. Respiration, 2011, 81(3): 229-235.

第十三节 全肺大容量灌洗技术

全肺大容量灌洗技术(whole-lung lavage, WLL)应用于临床治疗始于 1967 年, 美国学者 Ramirez-R 首次用该项技术治疗肺泡蛋白沉积症获得成功。1986 年, 我国学者谈光新以全肺大容量灌洗技术治疗(控制)肺尘埃沉着症, 获得了理想的效果。1991 年, 中国煤矿工人北戴河疗养院与南京胸科医院合作, 在全肺大容量分期灌洗(两次麻醉, 相隔数日分别灌洗两侧肺)基础上, 创立了双肺大容量同期灌洗(一次麻醉, 隔 40~50 分钟分别灌洗两侧肺)技术。

WLL 可冲洗出大量沉积于肺内的蛋白质以及由于二氧化硅引起肺组织细胞破坏、崩解所释放的大量有害物质, 对肺泡炎、肺泡蛋白沉着症是有益的, 从而减少成纤维细胞增殖, 减少肺纤维化机会。

一、适应证

1. 尘肺病（pneumoconiosis）　包括矽肺、煤工尘肺、水泥尘肺、电焊工尘肺等各种无机尘肺，病期包括一、二、三期，尤以一、二期为佳。

尘肺病是劳动者在职业活动中长期吸入生产性粉尘并在肺内潴留而引起的以肺组织弥漫性纤维化为主的全身性疾病。大量粉尘被患者吸入体内后，一部分通过咳嗽、咳痰排出体外，但仍有一部分长期滞留在细支气管与肺泡内，被称为呼吸性粉尘，它与吞尘的肺泡巨噬细胞（PAM）是尘肺主要致病因素。肺内的粉尘从崩解的 PAM 中游离出来后，又继续被肺泡中新的 PAM 所吞噬并分泌致纤维化生长因子（NF），这就是尘肺患者虽然脱离粉尘作业环境，但病变仍继续发展升级的主要原因。WLL 可以清除已吸入肺内的多种粉尘、吞尘的 PAM以及 PAM 吞噬粉尘后分泌的 NF，遏制并延缓尘肺病的进展。张琪凤等通过实验研究，证明了全肺大容量灌洗技术不但能有效地排出肺泡腔的内容物，而且也较好地排出了肺间质内尚未完全被包裹的、沉积的粉尘和 PAM，并通过计算统计，认为间质内粉尘排出是肺灌洗排尘的主要来源。因此，选择脱尘时间短，病变轻的患者行 WLL，可起到粉尘危害三级预防作用。

2. 肺泡蛋白沉积症（pulmonary alveolar proteinosis，PAP）　PAP 的病变特征是肺泡及细支气管腔内堆积过量的无定型、PAS 染色阳性的富磷脂蛋白样物质，导致肺的通气和换气功能障碍。其临床特点为进行性气短、咳嗽、呼吸困难、低氧血症。WLL 是目前治疗 PAP 最有效的和唯一的方法，能清除肺泡表面的蛋白，改善换气功能，其主要机制可能为其机械去除脂蛋白物质，也去除作用于肺泡巨噬细胞或 II 型上皮细胞的抗巨噬细胞粒细胞 - 集落刺激因子（GM-CSF）抗体及其他可能的免疫效应。大部分患者对 WLL 反应良好，有些患者需每隔6~12 个月重复灌洗。

3. 吸入性肺炎　患者通常是在酗酒、麻醉、昏迷等意外情况下，将异物吸入气道、阻塞细支气管导致吸入性肺炎。对异物吸入、吸入性肺炎的病例，以往多采取以抗生素为主的内科保守治疗，因肺内异物未被清除，故疗程较长，有些治疗效果欠理想。WLL 可较彻底地清除肺内的异物，从根本上解除了吸入性肺炎的病因，结合抗生素等其他治疗，效果理想，可明显缩短治疗时间。南京胸科医院殷飞曾报道该院采用双肺 WLL 治疗 10 例吸入性肺炎患者，我院采用双肺 WLL 治疗钡剂、石蜡、灭火器干粉（磷酸氨盐）、石油等误吸入肺内的患者，均取得了较好疗效。

4. 重症或难治的下呼吸道感染　包括难治的喘息性支气管炎、支气管扩张症、黏液黏稠症、慢性以痰栓阻塞为主的感染性支气管炎等。尘肺患者合并这些疾病，情况就会更加复杂。在粉尘的化学和物理作用的刺激下，呼吸道黏膜损伤，分泌物增加，致使呼吸系统的清除自净功能下降。肺部广泛的纤维化，使肺组织损伤，通气功能下降，纤维化组织的收缩、牵拉，使细支气管扭曲、变形、狭窄，引流受阻。长期慢性感染可导致肉芽组织形成，病变恢复时形成瘢痕收缩，支气管被阻塞，炎性分泌物引流不畅，全身用药局部难以达到有效的药物浓度，造成全身用药治疗效果不佳，使经验性治疗更加困难，感染难以控制，增加患者的经济负担和致残率、死亡率。WLL 用于治疗重症肺部感染，主要目的是清洗气道、稀释肺内黏稠的分泌物，并通过引流、加压吸引将气道内的分泌物、痰栓、血凝块等排出体外，达到解除气道阻塞,改善通气功能的目的。在 WLL 中,前 3 次灌洗时在灌洗液中加入适量氨溴索注射液,可以水解痰栓、分泌物中的蛋白质,使之稀释,利于排出;最后 2~3 次灌洗时在灌洗液中加入敏感抗生素,能提高病灶局部的抗生素的浓度,起到直接杀灭细菌的作用,而残留在肺内的含有敏感抗生素的灌洗液,则将这种作用进一步延续,从而达到直接杀菌消炎的效果而减少全身用药剂量,避免大剂量全身用药带来的毒副作用。韩利红曾报道采用经纤维支气管镜吸痰及支气管肺泡灌洗抗真菌药的方法清除痰液、畅通气道、促进肺部炎症吸收等,疗效满意,该方法用于治疗肺部真菌感染,可使疗效获得明显提高,药物的不良反应明显减少。

5. 慢性哮喘持续状态 哮喘是由多种细胞和细胞组分参与的气道慢性炎症疾患。哮喘炎症反应可导致肺气道高反应性,并影响气道纤毛运输系统的正常功能,过敏反应又导致黏液腺大量分泌及黏液成分改变,再则过度通气会丧失大量水分,气道中尤其是小气道易于形成黏液栓,致使气流阻塞,产生肺不张,甚至窒息,在这种情况下采用常规治疗和机械通气有可能使病情加重。罗雅玲等对缓解期的哮喘患者行糖皮质激素支气管肺泡灌洗,取得了良好效果,患者肺功能明显改善,同时避免了口服及吸入激素产生的全身和口咽部副作用,并使药物在气道内广泛、均匀地分布。经过溶解黏液栓等治疗后,患者气道压力、气体交换等均明显改善,症状迅速缓解,说明哮喘患者进行性气流阻塞的主要原因是黏液栓。WLL在清除黏液栓的同时,还可清除气道内的炎症细胞、介质及可能存在的过敏原,是治疗慢性哮喘持续状态,尤其是合并黏液栓阻塞的最有效的方法。

患有上述疾病,需要行 WLL 的患者,还应符合以下条件:

(1) 年龄 55~65 岁:肺功能检查肺活量(VC)、最大通气量(MVV)达到预计值 70%,呼气流速峰值(PEF)、用力肺活量 25%~75% 的最大流速(FEF25%~75%),第一秒时间肺活量(FEF1.0)、弥散功能(DLCO)均达到预计值 70%;动脉血氧分压大于 9.3kPa(70mmHg);心、肝、肾功能及各项化验指标均正常。

(2) 年龄 55 岁以下:肺功能检查 VC、MVV 达到预计值 70%,PEF、FEF25%~75%、FEF1.0、DLCO 达到预计值 80%;动脉血氧分压大于 10kPa(75mmHg)。

我院学者在 WLL 工作实践中,提出了 WLL 相对适应证,即疑难复杂病例肺灌洗适应证的标准:

(1) 年龄 55~65 岁。

(2) 伴有慢性支气管炎、支气管哮喘、轻度肺气肿(无肺心病)的各期尘肺病,肺功能检查VC、MVV 达到预计值的 60%,PEF、FEF25%~75%、FEV1.0 均达到预计值的 50%,DLCO 达到预计值 70%,PaO₂≥8kPa(60mmHg)。

(3) 诊断明确的轻度气管、支气管畸形,非居于胸膜下的直径≤2cm 的厚壁大疱。

(4) Ⅰ、Ⅱ期高血压,心功能正常无严重心律失常的各种心脏病,经药物控制的糖尿病,胃、十二指肠溃疡病非活动期及慢性胃炎等患者。

(5) 超体重及肥胖者:对重症、有并发症、超体重的患者,由于多因素交叉,完成 WLL难度较大。这部分病例介乎于适应证和禁忌证之间,可采用风险指数积分法进行选择(表6-13-1):单项 3 分或累加 6 分以上,一般应放弃肺灌洗治疗;单项 2 分以内或累加 5 分以内可以考虑实施肺灌洗治疗,但要做好应对术中突发意外情况的准备。

表 6-13-1   病例选择风险指数积分表

风险指数(分)	年龄(岁)	体重(kg)	尘肺分期	并发症病情	肺功能
0	≤55	≤70	I	无	正常
1	56~60	71~85	I、II	轻度	轻度损害
2	61~65	86~100	II、III	中度	中度损害
3	≥66	≥101	III	重度	重度损害

二、禁忌证

1. 合并凝血机制障碍者   WLL 中需要进行气管插管、支气管镜检查、吸引等有创性操作,有可能导致口腔、喉部、气管、支气管等黏膜损伤出血;在灌洗过程中,由于不同程度的气压伤、液压伤等也可导致肺泡壁毛细血管破裂出血,尽管这些损伤一般是一过性的、可逆的(一般 24 小时即恢复),但如果患者存在凝血机制障碍,则会出现出血不止,严重时可威胁患者生命。

2. 因严重气管及支气管畸形,致使双腔支气管导管不能就位者   这种情况因无法实现两肺分隔而使得 WLL 无法进行。

3. 年龄 >65 岁。

4. 患有或合并有心、脑、肝、肾等主要脏器严重疾患或功能障碍者。

5. 恶性肿瘤,或免疫功能低下   这三种情况均难以耐受全身麻醉和机械通气,因此,不适合 WLL。

6. 合并有活动性肺结核者   尘肺患者约 10%~20% 合并肺结核。为防止结核菌扩散,合并活动性肺结核的尘肺病患者不宜行 WLL。可待肺结核临床治愈两年后再考虑行WLL。

7. 合并肺大疱,特别是胸膜下有直径大于 2cm 的肺大疱者。尘肺病患者由于肺广泛纤维化,极易产生肺大疱。在 WLL 中行单肺机械通气时,易导致肺大疱破裂,从而出现气胸,危及患者生命。

8. 重度肺功能低下者。

9. 合并重度肺气肿者   尘肺病合并重度肺功能低下和(或)重度肺气肿的患者,因肺组织顺应性差,使 WLL 中灌洗液难以排出而大量残留肺内,造成肺内压力急剧升高,导致液压伤。由于引流不畅,灌洗液在肺内不能有效流动,达不到灌洗效果。肺内大量残留液体吸收入血液,经肾脏排出体外,也加重了心脏和肾脏的负担。因此,这两种情况都不适合行WLL。

三、操作方法

1. WLL 前常规行查体及辅助检查。包括询问病史、体格检查。按手术常规进行化验检查,测定肺功能,胸部 CT 检查,心电图,必要时查动态心电图、运动心功能、动态血压。心脏、肝、胆、脾、肾 B 超检查。

2. WLL 术前准备同普通肺部手术,临床医生与麻醉师共同讨论,制定麻醉方案。

3. 患者进入手术室后,常规面罩吸氧、导尿,连接监护仪各种导线。于麻醉开始前,通过监护仪再次确认患者肺活量并记录数值。

4. 麻醉诱导与麻醉维持,要求做到诱导平稳,避免或降低心血管应激反应。

(1) 麻醉诱导处方 1:咪达唑仑 0.05~0.1mg/kg,丙泊酚 1~2.0mg/kg,维库溴铵 0.1~0.15mg/kg,芬太尼 1~2μg/kg,静脉推注。

麻醉诱导处方 2:咪达唑仑 0.05~0.1mg/kg,丙泊酚 1~2.0mg/kg,琥珀胆碱 1~2mg/kg,芬太尼 1~2μg/kg,静脉推注。

(2) 诱导成功后,行静脉复合麻醉维持。

药物配方:丙泊酚 4~12mg/(kg·h)输液泵持续静脉滴注,芬太尼在灌洗术中每 30 分钟可单独追加 0.05~1μg/(kg·次),维库溴铵每 30 分钟左右可追加药量 0.05mg/kg。

5. 双腔支气管导管插管及双肺分隔。

(1) 根据患者情况选用不同型号的双腔支气管导管(Carlen 管或 Robertshaw 管,后者为佳)。置管深度(双腔管就位后远端至上切齿距离)可参考下列数据:身高 170cm 者,深度 29cm,身高每增减 10cm,双腔支气管导管深度增减 1cm。

(2) 于诱导麻醉后在肌松最佳时期置入双腔支气管导管,并将气管、支气管套囊分别充气以固定导管。充气量为气管套囊约 ≥5~8ml、支气管套囊 1~3ml。插管操作要求迅速、平稳,就位准确,减少机械刺激引起的组织损伤。插管成功后立即连接麻醉机行纯氧正压通气(图 6-13-1)。

(3) 判断双腔支气管导管就位及双肺分隔状况的方法:①听诊双肺呼吸音应基本一致。关闭左侧支气管导管,右肺单肺通气,听诊右肺有呼吸音,左肺无呼吸音;然后关闭右侧支气管导管,左肺单肺通气,听诊左肺有呼吸音,右肺无呼吸音,说明导管就位准确,两肺分隔良好。②在支气管镜直视下调整双腔支气导管位置,将两侧肺分隔。

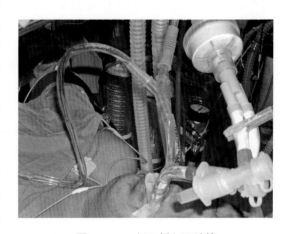

图 6-13-1　经口插入双腔管

(4) 双肺分隔满意后,固定导管,用细硅胶管清除支气管导管内及支气管开口处的分泌物。连接呼吸机行机械通气。分别测左、右两肺单肺通气气道压(Paw,正常值 <2.5kPa)并记录测定值。观察患者生命指征平稳,单肺通气血氧饱和度(SPO$_2$)在 99%~100%,即可开始肺灌洗。

6. 肺灌洗技术方法

(1) 肺灌洗装置(图 6-13-2):用 Y 形三通管分别将灌洗瓶和进水管、引流管和流入灌洗液的回收瓶、灌洗侧支气管导管相连接,灌洗瓶悬挂于距腋中线 40cm 高处,引流瓶置于距腋中线约 60cm 的低处(地面),用两把止血钳分别控制灌洗液的进出。进水时,松开进水管侧止血钳,同时钳闭引流管。灌洗液在重力作用下缓缓流入患者肺内。出水时,钳闭进水管,松开引流管侧止血钳,灌入患者肺内的液体在胸、肺弹性回缩力和液体的虹吸作用下排出体外,流入灌洗液回收瓶内。

（2）灌洗液：37℃生理盐水。如患者痰液较多、较黏稠，可在灌洗液中加入氨溴索 120mg/1000ml，在灌洗前 3 次时加入，并将灌洗液在肺中保留 2~3 分钟再引流出体外效果更佳；如有肺内感染，根据术前痰细菌培养和药敏试验选用敏感抗生素加入灌洗液中，在灌洗后 3 次加入抗生素，可使抗生素与残留在肺内的灌洗液一同留在肺内，增加肺内局部药物浓度，提高疗效。

（3）每次灌入量：可根据患者肺容量，每次灌入 500~1500ml。

（4）灌洗次数：原则上应以尽可能将肺内积存的粉尘和有害物质较为彻底清除为止。因尘肺病患者肺部纤维化病变较重，可根据病变情况，每侧肺灌洗 10~15 次，对病变较轻的患者可适当增加灌洗次数，直至灌洗回收液变为清澈。对肺泡蛋白沉积症（PAP）患者，通常需要灌洗 20 次以上，灌洗液才变为清澈。

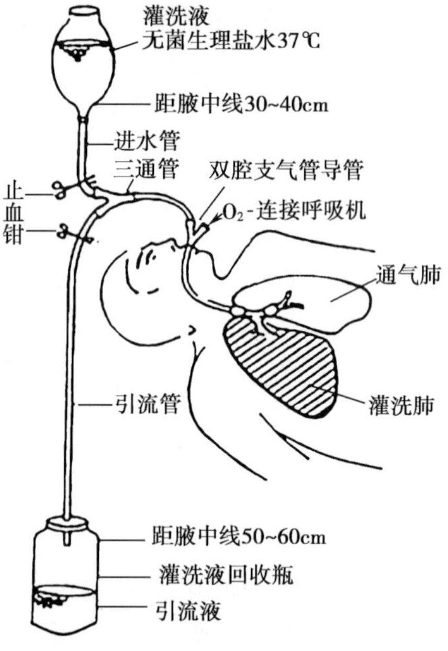

（5）灌洗时间：根据患者肺功能状况，一般每次灌入时间约 1~2 分钟，引流时间约 2~3 分钟。

图 6-13-2　大容量全肺灌洗装置（示意图）

（6）间歇纯氧正压通气交替负压吸引：于肺灌洗的第 3、6、9、12 次引流末，用另一台麻醉机连接灌洗侧肺，以手动气囊给予灌洗侧肺徒手纯氧正压通气，注意与通气侧肺呼吸同步，通气压力在 4~5kPa，3~5 次徒手纯氧正压通气后，以细硅胶管接负压吸引器，吸出肺内灌洗液。此时动作要快，避免灌洗液涌出，同时应注意硅胶管只能在双腔支气管导管腔内吸引，以避免对支气管黏膜造成损伤。此方法可适当反复应用，直至负压吸引吸出液体明显减少或基本无液体吸出。在灌洗结束时的加压吸引要彻底，尽可能减少灌洗侧肺的液体残留量（残留液量应≤300ml 为宜）。

（7）第二肺灌洗条件：①灌洗侧肺内残留液基本排出和（或）吸收；②灌洗侧肺呼吸音基本恢复；③灌洗侧肺顺应性接近灌洗前水平，气道压≤2.94kPa（≤30cmH₂O）；④灌洗侧肺单肺通气 3 分钟后，采集动脉血做血气分析，血氧分压≥40kPa（≥300mmHg）；⑤患者生命指征平稳、血气分析无明显酸碱紊乱。

符合上述条件者，可适时进行第二侧肺灌洗，方法同第一侧肺灌洗。

若上述指标未达到第二侧肺灌洗条件，则继续双肺通气并采取措施创造条件，或者暂时放弃第二侧肺灌洗以后再择期进行。

在灌洗第二侧肺之前，应再次用纤维支气管镜检查双腔支气管导管就位及两侧肺分隔情况，如有移位应及时调整，以免出现第二侧肺灌洗时通气肺漏水。

7. 肺灌洗术中呼吸机的调节

（1）术中监测指标术中通过 Solar8000M 监护仪全程监测患者生命体征：体温（T）、呼吸频率（R）、脉搏（P）、血压（BP）、血氧饱和度（SpO₂），呼气末二氧化碳（ETCO₂），心电图（ECG），呼吸力学指标（RM）：气道压（Paw）、顺应性（CDYN）、潮气量（V_T）、通气量（V_E）等。

（2）麻醉诱导前通过监护仪再次确认患者肺活量，以便在 WLL 中结合患者身高、体重、肺功能弥散指标以及血气分析数值等,合理设置、调整呼吸机参数,以减少患者出现术中、术后低氧血症的可能,最大限度避免气压伤等肺损伤。

(3) 呼吸机参数的设定与调整

1) 设定患者体重。

2) 氧浓度:100%。

3) 模式:术中 A/C;停麻醉药后至拔管前 SIMV;

4) 呼吸模式:容量控制(VCV)。如术中出现气道压过高(>40cmH₂O)则应改用压力控制(PCV)。

5) 潮气量:通常设定在 8~12ml/kg,但应考虑胸肺顺应性、气道阻力、呼吸机管道的可压缩容积、氧合状态及患者肺功能特别是弥散功能状况,参照通过监护仪确认的患者肺活量合理设置潮气量。对于肺功能差,尤其是弥散功能严重降低的患者,应将潮气量设定为患者最大肺活量的 2/3,以尽量保证术中既不出现低氧血症,更不能出现气压伤。

6) 呼吸频率:10~14 次 / 分,可根据血气分析结果中 PCO₂ 及监护仪显示的呼气末二氧化碳(ETCO₂)指标适当调整,若血液 PCO₂ 过高,可调高呼吸频率,反之应调低呼吸频率。

7) 波形:方形波。

8) 吸呼比(I：E):1：2.0~1.5。

9) 呼气末正压(PEEP):在每侧肺灌洗结束行双肺通气时,可根据患者肺部病变情况设置 0.49~0.98kPa(5~10cmH₂O)。

10) 波形显示:可根据需要和操作者习惯将呼吸机的显示波形设置为压力 - 容量环(呼吸环),容量 - 时间曲线,压力 - 时间曲线,流速 - 时间曲线。

8. PEEP 的应用与禁忌 在第一侧肺和第二侧肺肺灌洗结束后行双肺通气时,分别给予 PEEP,压力 0.49~0.98kPa(5~10cmH₂O),时间 10~20 分钟。WLL 中应用 PEEP 的主要目的是:

1) 增加肺泡内压力,减少毛细血管内液的渗出,促进血管外液体的吸收,减轻肺泡及肺间质水肿。

2) 使萎陷的肺泡在复张后维持较长时间的开放状态,增加肺容积、提高平均气道压力、改善氧合。

3) 促使滞留在小气道内的残液或进入肺泡,通过肺泡壁吸收;或沿支气管进入大气道,通过人工吸引排出体外。

4) 促进肺泡表面活性物质的生成。

使用 PEEP 可引起胸腔内压升高,导致静脉回流减少、左心前负荷降低。因此,使用 PEEP 的禁忌证为:合并肺大疱、低血压、低血容量未纠正之前、心包积液或心脏压塞、未经胸腔闭式引流处置的支气管胸膜瘘、三期尘肺病。

9. 麻醉停止与拔管

(1) 停麻醉药指征:肺灌洗结束,双肺通气后双肺湿啰音消失或于肺底少量存在(肺内残留灌洗液基本吸收),灌洗侧肺气道压降至 30cmH₂O 以下(肺顺应性恢复);生命指征及血气分析各项指标均正常,可停止静脉复合麻醉药物的注入,同时将呼吸机控制模式调整为同步间歇指令控制(SIMV)。

(2) 密切观察患者情况,待患者自主呼吸恢复,及时更换麻醉机,改用手法或机械辅助呼吸。

（3）在患者肌力和意识恢复，自主呼吸潮气量达 6~8ml/kg 时，观察生命指征平稳，可解除双腔支气管导管外固定，清理口腔、鼻腔分泌物，放出气管和支气管套囊内的气体，将连接吸引器的细硅胶管置于双腔支气管导管左腔内远端开口处持续负压吸引并拔出导管，在拔管的同时吸出气管、咽喉部的分泌物。

（4）面罩纯氧通气，将患者改为半卧位，头后仰，保持呼吸道通畅，必要时托起下颌防止舌后坠。

（5）观察患者生命指征平稳，意识、肌力、自主呼吸完全恢复，可将患者送入 ICU 继续观察 6 小时，防止迟发性麻醉抑制。

四、并发症及处理方法

1. 通气肺漏水

（1）原因：多由于肺灌洗术中双腔支气管导管移位（脱出）所致。造成导管移位的原因可能有：

1）导管就位不准确，分隔不到位。

2）导管套囊漏气。

3）导管固定不牢，加压通气时导管脱出。

4）术中麻醉过浅，患者发生呛咳时导管脱出。

5）患者支气管畸形（左主支气管过短），致使导管固定困难。

（2）处理方法：

1）术前认真检查导管，测试套囊。

2）插管后，借助支气管镜准确定位、固定导管。

3）保持术中麻醉平稳，避免过浅。

4）对支气管严重畸形，导管无法固定者，应放弃 WLL。

5）术中严密观察，一旦发现通气肺漏水，应立即停止灌洗，用连接负压吸引器的细硅胶管尽快吸出肺内灌洗液，然后在纤支镜直视下重新调整、固定双腔支气管导管。

2. 低氧血症

（1）原因：肺泡通气量不足。

（2）处理方法：重点在于预防。

1）可根据麻醉前确认的患者肺活量和肺功能指标，调整、设定好呼吸机参数。对肺功能差，特别是弥散功能差的患者，更应通过调整潮气量、呼吸频率、吸呼比等指标，保证肺泡通气量。

2）预防并及时处理支气管痉挛。

3）灌洗毕及时应用 PEEP，避免出现低氧血症。

4）对术中出现的低氧血症，除及时调整呼吸机参数外，还可增加手动加压次数，必要时可静脉给予氧。

5）对于术后低氧血症患者，可采用鼻导管或面罩吸氧，并适当提高氧气流量（2~5L/min），鼓励患者深呼吸，及时咳痰，排出呼吸到分泌物，保持呼吸道通畅。必要时可根据患者情况适当给予雾化吸入和口服及静脉应用消炎、止咳、化痰、解痉药物。

3. 肺渗血

(1) 原因:轻度液压伤导致肺内毛细血管破裂。

(2) 处理方法:

1) 当发现灌洗回收液呈微红变化时,应立即改用较低温度灌洗液(30~33℃)灌洗,以促使出血点凝固。

2) 如果仍无好转,可采用降低灌洗液瓶高度、减少每次灌入量、减少加压吸引的频率和压力等方法减轻液压伤。

3) 必要时,可静脉给予酚磺乙胺 0.25g/ 静注、血凝酶(立止血)2 克氏单位(KU)/ 静注等。

4. 二氧化碳(CO_2)潴留

(1) 原因

1) 术中 CO_2 潴留:呼吸机参数设置与调节不当。

2) 拔管后 CO_2 潴留:气道不畅导致通气受阻。

(2) 处理方法:

1) 肺灌洗术中:重新设置呼吸机参数,适当调高呼吸频率,采用低潮气量高频通气,加快 CO_2 排出。因 CO_2 弥散较快,应注意在 CO_2 恢复正常水平后,及时将呼吸机调整到正常潮气量和呼吸频率范围。

2) 拔管时,要严格掌握拔管指征,待患者意识清醒、肌力恢复后再拔管;拔管后,及时手动辅助呼吸,若患者出现舌后坠,可托起患者下颌、让患者头转向一侧,必要时可采用口咽通气道辅助患者呼吸。

5. 心律失常

(1) 原因:患者多存在潜在病因,肺灌洗术中,在胸腔压力增加、肺循环阻力加大及可能出现的低氧血症、CO_2 潴留、血液酸碱失衡等因素影响下,可诱发多种心律失常。

(2) 处理方法:

1) 严格术前检查,对严重及恶性心律失常,应放弃肺灌洗治疗。

2) 对轻度心律失常,可在术前预防性应用抗心律失常药物,术中密切观察心律变化,一旦出现加重倾向,应及时用药物控制,若效果欠佳,要及时停止肺灌洗,吸出肺内残留液,继续治疗心律失常,至患者清醒、拔管后,送回 ICU 继续观察治疗。

6. 低血钾症

(1) 原因:肺灌洗术中灌洗液的透析作用和利尿剂的应用均可加速 K^+ 丢失。

(2) 处理方法:肺灌洗术中经静脉补 K^+ 不少于 3g,术后视血 K^+ 情况常规口服氯化钾片 1~3 天,并鼓励患者多进食富含 K^+ 的水果和食物,适当控制排钾利尿药物的使用。

7. 气胸和液气胸

(1) 原因:

1) 患者肺部有薄壁肺大疱。

2) Ⅱ、Ⅲ期尘肺患者肺组织顺应性差。

3) 气压伤、液压伤导致肺组织破损。

(2) 处理方法:

1) 术前严格查体,Ⅱ期以上尘肺病患者常规做胸部 CT 检查,提高肺大疱检出率;对于Ⅲ期尘肺:①注意调整呼吸机参数,避免潮气量过大;②注意控制灌洗液瓶高度和每次灌入量;③加压通气时压力不得超过 5kPa;④使用 PEEP 不应超过 6cmH$_2$O。

2) 术中密切观察患者,一旦出现肺顺应性异常降低,甚至降至 0ml/cmH$_2$O 的情况,应高度怀疑气胸和(或)液气胸的可能。此时应立即停止肺灌洗,叩诊、听诊肺部,判断是否有气胸、液气胸,必要时可通过床边 X 线机尽早明确诊断,确诊后应尽快进行胸腔闭式引流,如胸腔积液较多,可考虑行胸腔穿刺,将液体抽出。

8. 肺不张

(1) 原因:

1) 黏稠的痰栓堵塞气道,在支气管痉挛时更易发生。

2) 用支气管镜或细硅胶管吸水时,导致支气管黏膜下血管破裂出血,凝血块堵塞气道。

(2) 处理方法:

1) 用茶碱类药物和异丙肾上腺素类喷剂及时解除支气管痉挛。

2) 在灌洗液中加入氨溴索溶解痰栓,尽量将痰栓稀释后洗出。

3) 用支气管镜吸水时,应避免损伤支气管黏膜,用细硅胶管吸水,其远端不应超过双腔导管开口,以免误吸支气管黏膜,损伤黏膜下血管。

9. 气管食管瘘

(1) 原因:

1) 插入双腔支气管导管时手法粗暴,过分用力。

2) 双腔管金属管芯超出导管前端,划伤气管黏膜。

(2) 处理方法:插管前检查金属管芯,严防脱出导管前端;插管时,按生理曲度,手法轻柔,切忌过度用力。一旦发生气管食管瘘,应立即在食管镜引导下,以银夹或其他手段将瘘口封闭,抗菌消炎,保守治疗,严防炎症累及纵隔。

10. 术后发热

(1) 原因:多属于肺内残留灌洗液吸收时,机体产生的吸收热。

(2) 处理方法:肺灌洗术中严格执行无菌技术操作,必要时进行灌洗回收液培养加药敏检查,术后及时应用抗生素。

11. 静脉炎及静脉血栓

(1) 原因:

1) 肺灌洗术中全麻药物刺激血管内膜,可导致静脉炎。

2) 患者长时间单一体位在全麻下接受治疗,易诱发肢体静脉血栓。

(2) 处理方法:

1) 肺灌洗术中麻醉维持应选用前臂正中静脉等较大血管,使用对血管刺激性较大的麻醉剂后,应及时用生理盐水冲洗血管内膜,停止麻醉时,可预防性使用利多卡因 50mg 静脉推注。

2) 术中注意按摩及被动活动患者四肢(尤其是下肢)。

3) 如果出现静脉炎和静脉血栓,应及时采用溶栓、抗凝等相应治疗。

五、技术展望

WLL 在我国临床中普遍应用,除了治疗肺泡蛋白沉积症等疾病外,主要因为现有大量尘肺职业病患者。据国家卫生计生委提供的数据,我国现有 2.4 亿农民工,主要栖身于高污染、高风险、高负荷的产业。其中又以尘肺职业危害最为严重。在 2.4 亿农民工中可能患有尘肺职业病的占71%,可见我国尘肺职业病患者群体庞大。因此 WLL 前景是广阔的。从事这项技术的医药护技人员应在反复的临床治疗与基础科研实践中不断地把大容量全肺灌洗技术规范化,使之更加成熟,发挥最佳的临床效果,更好地服务于患者。

六、视频

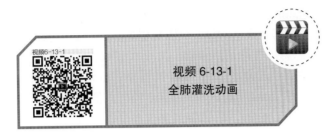

视频 6-13-1
全肺灌洗动画

（张志浩　高继伟）

参 考 文 献

1. 谈光新,黄怡真,胡树德,等.全肺灌洗治疗尘肺与其他尘肺.中华劳动卫生职业病杂志,1990,8(4):220.
2. 鲍含诚,范雪银.尘肺病.北京:煤炭工业出版社,2009:53-68.
3. 张琪凤,张卓,毛国根,等.肺灌洗排尘病因治疗的资料分析和实验研究.中国职业医学,2000,27(1):4-6.
4. 李萍,陈罡,凌宙贵,等.肺泡蛋白沉积症的病理表现.罕少疾病杂志,2005,12(2):1-3.
5. Kavuru MS,Popovich M. Therapeutic whole lung lavage:a stop-gap therapy for alveolar proteinosis. Chest, 2002,122(4):1123.
6. 殷飞.双肺大容量灌洗术治疗吸入性肺炎的体会.中国现代医生,2009,47(34):140-141.
7. 何礼贤,邓伟吾.我国肺部感染研究现状与思考.中华结核和呼吸杂志,2001,24(6):342.
8. 刘培军,史懋功,战波.尘肺患者48例合并肺部感染临床分析.职业与健康,2007,23(19):1698-1699.
9. 岳鹏程,张咏梅.经纤维支气管镜肺泡灌洗注药治疗重症肺部感染36例临床分析.吉林医学,2008,29(7): 560-561.
10. 高继伟,姬献平,翁淑兰,等.大容量全肺灌洗术灌洗液的成分探讨,2010,26(17):1946-1947.
11. 韩利红.经纤维支气管镜支气管肺泡灌洗抗真菌药治疗肺部真菌感染.河北医药,2008,30(7):1006- 1007.
12. 武秀荣.哮喘持续状态的治疗体会.中外健康文摘,2009,6(4):114-115.
13. 罗雅玲,刘久山,周国红.类固醇支气管肺泡灌洗对哮喘患者肺功能的影响.内镜,1996;15(3):154-155.
14. 陈志远 张志浩 车审言.等.大容量肺灌洗医疗护理常规及操作规程.北京:北京科技出版社,2004:1: 6-8.
15. 高继伟,张志浩,翁淑兰,等.双肺同期大容量灌洗治疗尘肺病改进技术的疗效.中华劳动卫生职业病杂志,2010,28(7):55-56.
16. 韩志国,王继成,袁扬,等.大容量全肺灌洗术麻醉处理4147例次报告.中国疗养医学,2009,18(7):尘肺专栏.

第十四节　支气管镜引导下气管插管技术

气管插管是临床抢救急、危重症患者时常用的抢救治疗技术。有经验的医生,通常能在几分钟内顺利完成气管插管操作。但在某些特殊情况下,如患者肥胖、颈短、头颈部外伤、颈椎或颌面部骨折、强直性脊柱炎、口咽部肿瘤以及使用常规方法难以完成气管插管的情况下,可考虑使用支气管镜引导完成插管操作。支气管镜引导气管插管技术可以作为所有困难气管插管时使用的一项技术,而且还可以用于判断是否存在气管内梗阻、排除插管误入食管及确认双腔气管导管的正确位置等。

操作者必须具有娴熟的支气管镜的操作技能和相应的专业知识。插管前应准备好气管导管、支气管镜(最好是便携式支气管镜)、负压吸引器、咬口器、润滑油、2% 利多卡因、1% 呋麻滴鼻液等;对烦躁的患者可考虑适当镇静。对于大多数成年患者,选择 7.5~8.0mm 的气管导管,矮小的成人、女性或小儿则宜选用 7mm 气管导管。采用经支气管镜引导气管插管时一般要求患者具有自主呼吸,以利暴露声门;当患者严重低氧的情况下、血氧饱和度偏低时可同时予以面罩或鼻罩吸入高浓度氧,以提高患者耐受性。

一、适应证

支气管镜引导下气管插管技术的适应证与普通气管插管的适应证相同,包括气道保护、维持气道通畅、需要接呼吸机行机械通气等。对于困难插管的患者,可作为首选的插管技术选用。需要注意的是即使是有经验的医生,成功通过支气管镜引导置入气管导管也需要几分钟的时间,因此在紧急情况下,应当运用其他方法以快速建立气道。

二、操作方法

采用经支气管镜引导气管插管时,插管前先将气管导管的内、外壁以及支气管镜的外壁涂匀灭菌润滑剂,然后将气管导管套入支气管镜,并退至支气管镜的近端,暴露出支气管镜前端(图 6-14-1)。经支气管镜引导气管插管术通常采用经鼻气管插管,选择较为通畅的一侧鼻腔,滴入或喷入 2% 的利多卡因及 1% 呋麻滴鼻液,稍后用蘸有润滑剂的棉签涂抹鼻腔四周或滴入润滑剂。然后按照常规支气管镜检查方法,将支气管镜前端经鼻孔、鼻咽、喉、声门,进入气管内(图 6-14-2)。确认支气管镜前端进入气管腔内后,固定患者头部及支气管镜,将气管导管顺沿支气管镜送入气管腔内,气管导管的前端一般距离气管隆凸 3~4cm 为宜。检查气管导管的位置准确无误后退出支气管镜,并固定气管导管,用注射器将气管导管的气囊充盈。采用支气管镜经口气管插管时,应使用咬口器保护支气管镜免遭患者咬坏。其余步骤与经鼻气管插管相似。

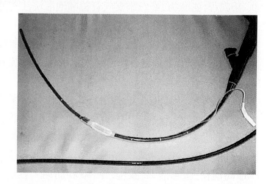

图 6-14-1   将气管导管套入支气管镜并退至支气管镜的近端

三、并发症及注意事项

支气管镜引导下气管插管技术的主要并发症与普通气管插管大致相同。在经支气管镜气管插管前应尽可能向患者讲明插管的过程及意义,最大限度地争取患者的配合。气管导管及支气管镜表面应当充分润滑,送入气管导管的动作应轻柔、快速;在将气管导管推送的过程中,应当注意避免支气管镜与气管导管的过度摩擦,防止支气管镜过度扭曲而造成支

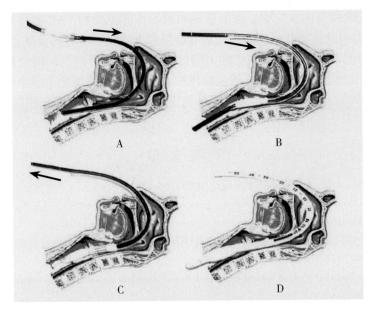

图 6-14-2　支气管镜引导经鼻气管插管示意图
A. 支气管镜进入气管后；B. 经支气管镜将气管导管送入气管；C. 确认
气管导管位置后退出支气管镜；D. 固定气管导管

气管镜表皮的磨损及光导纤维的断裂。条件允许时，最好由助手配合完成将气管导管送入气管腔的过程。当气管导管不能顺利推送时，通常是因为导管斜面抵触到声带（经口时）或会厌（经鼻时），此时可将气管导管退出几厘米，然后顺时针或逆时针转动使气管导管自然弯曲度方向与气管走向一致，再将气管导管沿支气管镜推送，一般即可顺利插入气管；如有必要，可重复此动作。在插入气管导管前调整好气管导管斜面及弯曲方向，通常可避免此类问题的发生。在经鼻气管插管的过程中，有时会遇到退出支气管镜困难的情况，可能的原因包括气管导管管径较小，润滑剂涂抹不充分，鼻道狭窄对气管导管的挤压或支气管镜的前端穿过气管导管侧孔，此时应避免用力拔出支气管镜而造成镜身受损和患者上呼吸道损伤，正确的做法是将支气管镜与气管导管整体退出并重新操作。在整个插管过程中，需要有 1 名助手负责固定患者头部，以防止患者因头部移位导致支气管镜插入气管腔困难造成气管插管失败。少数患者鼻腔狭小、鼻中隔偏曲或插管过程中鼻腔黏膜损伤并出血者，可采用复方麻黄碱滴鼻液或凝血酶溶液滴鼻止血。有出血素质或鼻中隔弯曲的患者，最好选用经口气管插管。

四、技术展望

经口还是经鼻气管插管术，学术界存在一些争议。经口插管相对较容易操作，可选用较大管径的导管，气流阻力较小；便于吸痰和清除气道内分泌物。但缺点是容易移位脱出，患者咽喉不适感显著，不能闭口，不易进行有效的口腔清洁护理，咽部定植菌的增加和分泌物经气管导管气囊的下行微误吸，增加呼吸机相关肺炎（VAP）发生的危险。经鼻插管易于固定，患者易于耐受，便于口腔护理，允许口腔闭合和吞咽。但其选择的导管管腔较小，不易呼吸道分泌物的清除，并可能引起鼻窦炎。有学者认为这是脓毒症（sepsis）的重要来源，也可能增加呼吸机相关性肺炎的发生率。虽然医院内感染性鼻窦炎和 VAP 之间的相关性似乎是高度可能相关的,但从鼻窦获得的微生物培养结果和下呼吸道培养的菌群通常不一致,提示因为共同的危险因素和宿主免疫防御能力降低,这两种感染可能是同时而独立地发生。至今还没有一项研究能证明,与经鼻气管插管比较,经口气管插管降低了感染性鼻窦炎的发生率。较多的临床呼吸内科医师还是倾向经鼻气管插管,尤其是短期进行机通气支持的患者。

(赖国祥)

参 考 文 献

1. 李强,呼吸内镜学.上海:上海科学技术出版社,2003:168-177.
2. Weiss YG,Deutschman CS. The role of fiberoptic bronchoscopy in airway management of the critically ill patient. Crit Care Clin,2000,16(3):445-451.
3. 俞森洋,有创机械通气患者人工气道的选择:经鼻还是经口插管? 是否要早做气管切开? 中国呼吸与危重监护杂志,2009,8(1):3-5.
4. Rouby JJ. Risk factors and clinical relevance of nosocomial maxillary sinusitis in the critically ill. Am J Respir Crit Care Med,1994,150:776-783.
5. Holzapfel L.A randomized study assessing the systematic search for maxillary sinusitis in nasotracheally mechanically ventilated patients.. Am J Respir Crit Care Med,1999,159:695-701.

第十五节　腔内近距离放疗

近距离治疗(brachytherapy)于 1913 年在巴黎首次用于宫颈癌的治疗;1922 年法国的 Yankaner 通过硬质支气管镜将镭粒直接注入气管壁肿瘤处;1933 年美国的 Singer 和 Grahan 第一次在术中将镭粒注入肺癌组织内;到 20 世纪 60 年代,^{60}钴(^{60}Co)被用于近距离放疗,但由于考虑到其对操作人员的辐射问题,这项技术很快就被放弃了。

1953 年美国的 Henschke 提出了后装技术,并建议用 ^{137}铯(^{137}Cs)和 ^{192}铱(^{192}Ir)作为放射源。特别是到了 20 世纪 80 年代,由于可弯曲支气管镜、支气管腔内激光治疗和遥控后装装置的发明,使支气管腔内近距离放疗(后装放疗)重新显示出其独特的治疗价值。近年来放射性粒子在肿瘤治疗中的应用逐步普及,经支气管镜植入粒子的气道腔内近距离放疗逐渐在临床上得到开展。目前临床上使用的气道腔内近距离放疗技术有腔内后装放疗、经支气管镜植入放射性粒子、放射性粒子支架置入等,本节主要介绍腔内后装放疗及经支气管镜植入粒子。

一、气道腔内后装放疗

根据放射源的放射性强弱,治疗的剂量率被分为低剂量率(LDR)、中剂量率(IDR)和高剂量率(HDR)。小于 2Gy/h 为 LDR,2~10Gy/h 为 IDR,超过 10Gy/h 为 HDR。剂量率的确定一般以距离放射源 1cm 处的放射性强弱为标准。各种剂量率都能对支气管肿瘤产生有效的抑制作用,但每种剂量率各有优缺点。LDR 不需要昂贵的设备,操作方便,但是患者需要连续治疗 30~72 小时,对导管不易耐受,并且医务人员放射性暴露的危险性高。HDR 需要时间短,在门诊即可进行,医务人员放射性暴露的危险很小。虽然设备投资高、需要与导管相配套的支气管镜,但仍被大多数医院采用。而 IDR 在临床则使用较少。

目前最好也是应用最广的后装放射源为 ^{192}Ir,属人工放射性核素,能量高、体积小、便于控制。^{192}Ir 释放 β 和 γ 两种射线,γ 线平均能量为 350MeV,粒状源,能进入人体的各个部位进行放疗。半衰期为 74 天,具有 γ 线能量相对弱,易防护的特点。临床上使用的有由多个铱粒相连组成的线形放射源或只含单个高活性铱粒的点状放射源。他们都可以用遥控后装装置来驱动。^{192}Ir 放射源需经后装导管通过支气管镜进入预定的气道中,并经 X 线定位机确认位置。

HDR 遥控后装近距离放疗系统通常包括存放高活性放射源的机身、控制系统、制定治疗计划的计算机系统三部分。

(一) 适应证

1. 原发或转移性恶性肿瘤累及到大气道,且无手术适应证者。

2. 作为累及气道肿瘤外照射治疗的补充治疗。

3. 肺癌术后切缘癌残留或残端复发。

4. 气道恶性病变消融治疗后的补充治疗。

(二) 禁忌证

1. 重度气道阻塞,应该在局部治疗(如高频电刀、APC、激光、冷冻等治疗或放置支架等)后,保障气道通畅的情况下再进行后装放疗,以避免放疗后局部水肿导致整个气道阻塞。

2. 严重的肺结核、喉结核或颈椎结核者。

3. 急性上呼吸道感染或肺部感染未控制者。

4. 超剂量外照射治疗者(大于 100Gy)。

5. 近期大咯血未控制者。

6. 肿瘤未经组织学证实。

7. 有通向非支气管组织区域的瘘管。

8. 光动力治疗后需间隔 4 周。

9. 严重心肺功能不全或全身情况极度衰弱者。

(三) 操作方法

1. 术前准备及麻醉　同普通可弯曲支气管镜检查。如果管腔被肿瘤完全阻塞或基本阻塞,应采用可以使气道迅速畅通的技术如球囊扩张、冻取和电凝烧灼等,使原来被阻塞的气道管腔部分再通,从而方便插入后装导管。

2. 导管插入及定位　导管均通过支气管镜活检通道插入,定位有两种方法。

(1) 支气管镜下直视定位法:首先支气管镜再次明确病变的部位和范围,确定置管部位和深度。然后在支气管镜的引导下将后装导管(施源管)从活检孔插入气道内,并超过病变范围的远端 2~3cm。插入导管不能太深,以防止引起疼痛和气胸。如果插入过程中患者诉疼痛,可将导管拔出 2~4cm,待疼痛消失后再重新确定位置。在确定位置后缓慢退出支气管镜,并在鼻翼周围胶布固定导管。退镜后沿着导管旁边再次插入支气管镜,根据导管表面的标记,直视下即可确定导管和肿瘤的相对位置。

(2) 透视定位法:支气管镜检查确定病变部位的远端和近端,通过支气管镜插入导管后再把定位缆沿导管内插入,即可在模拟定位机透视下确定肿瘤与导管的相对位置,如果导管位置欠准确,可在透视下做适当调整。

3. 不同部位肿瘤的导管插管位置

(1) 气管肿瘤:若肿瘤位于气管壁一侧,为避免后装导管在气管内摆动和减少对侧管壁的照射剂量,将导管前端插入病变侧的肺上叶支气管内,但一定要确定好靶区范围;若气管壁全周受侵,可不必将导管插得太深,超过病变下缘 1~2cm 即可。

(2) 隆突部位肿瘤:可在两侧鼻孔分别插入治疗管至左、右主支气管内,使两根治疗管分别骑跨在隆突上,给出相同的参考点距离和参考剂量,使隆突部位肿瘤获得高剂量照射。

(3) 主支气管部位肿瘤:插入一根导管即可,若支气管镜下见管腔已阻塞,让患者用力咳嗽,若有小气泡溢出可顺着此处插入治疗管;若无气泡,最好先行消融或球囊扩张治疗使管腔部分通畅后再置入导管。

(4) 各叶或段支气管内肿瘤:可在相应的支气管内插入一根治疗导管,如相邻的两段支气管较近,可插入两根治疗管,剂量分布比较合理。

(5) 切缘癌残留或残端复发:可插入一根治疗管,一般靶区长度为 2~3cm。

4. 近距离高剂量率放射治疗的实施

(1) 模拟治疗:主机内有一个仿真放射源,治疗前必须完成一次模拟治疗过程,以确保能够顺利通过管道、连接器和导管一直到达治疗位置。如果模拟失败,则不允许真正的放射源离开机器进行治疗。因此,仿真放射源可起到一种重要保护作用。

(2) 治疗剂量和参考点的选择:根据肿瘤的大小及累及深度,设置照射范围为覆盖肿瘤两端外 1cm,以放射源周围 0.5~1cm 为参考点,照射剂量为 5~7Gy,每周 1 次,每次由电脑自动控制照射时间,每次约 5~15 分钟,共 3~5 次为 1 个疗程。每个疗程结束后复查胸部 CT 和支气管镜并活检病理检查,评估近期疗效。单次量一般不超过 8Gy,以免剂量过大导致穿孔或形成瘘。参考点的距离是指距放射源中轴外某一点的距离。国际放射协会(ICRU)50 号文件中对肺癌腔内治疗的参考点作了统一规定,即把距中轴外 1cm 处作为参考点。在实际操作中根据病变部位和肿瘤大小不同,通过对参考点剂量的调整来改变有效的治疗区域。

(3) 实施后装治疗:HDR 治疗需要在一个高度屏蔽的房间中进行。操作者在房间外面通过遥控系统来控制整个治疗过程。根据使用者的需要,机身能提供多个管道接口,机身内的马达能驱动多个放射源同时进入指定的人体腔道,以进行正确的治疗。

(四) 疗效评价

微型化的放射源^{192}Ir,可放置在气管、支气管甚至肺叶内的病灶区进行照射。局部剂量高、变化梯度大,治疗距离短,周围正常组织受累少。而且照射时间短,一般一次几分钟,患者痛苦少。

腔内放疗的治疗范围有限,且剂量随距离的增加而迅速减少,因而对体积稍大的肿瘤(如直径大于 4cm)即无法给予整个肿瘤均匀足量的照射,所以要想达到根治效果,腔内放疗须与外照射配合。腔内放疗可提高外放疗的疗效,两者联合能发挥较好的疗效。Harms 等于 2000 年报道了 55 例疗效结果,其中 21 例为外照射后残留或复发,34 例为早期肺癌首治,均使用外照射加腔内放疗,有效率分别为 53% 和 77%,中位生存期分别为 5 个月和 20 个月。Kelly 等于同年报道了 175 例复发或转移性肺癌患者,其中 160 例先接受过外照射,腔内放疗 30Gy/2 周(分 2 次),参考点为距中轴 6mm,有效率为 66%,治疗有效者的中位生存期比无效者有所延长。Langendi 等于 2001 年报道了 95 例非小细胞肺癌的治疗结果,随机分为单纯外照射组和外照射加腔内放疗组,结果表明外照射加腔内放疗既安全又明显提高了局部控制率,特别对于有气道阻塞症状的患者,能更好地改善症状。

对于未能行根治治疗的恶性气道病变患者,腔内后装放疗能较好地控制气道病变,改善生活质量。李荣清等报道 52 例支气管肺癌腔内放疗加外照射能有效打通因肿瘤阻塞的气道,改善患者的通气功能,减轻症状,提高生存质量。陈海兵等报道了腔内高剂量率近距离照射治疗中央非小细胞肺癌 32 例,治疗后生活质量明显改善,近期有效率(CR+PR)为 86.67%,1 年生存率 46.86%,2 年生存率为 34.48%,3 年生存率为 18.57%,5 年生存率为 12.50%。吴立平等报道全身化疗结合腔内放疗治疗中、晚期中央型肺癌的近期疗效明显,安全性好,并减少体外放疗所致的放射性肺炎、放射性食管炎的发生,改善患者的生活质量。

(五) 并发症

局部并发症有放射性气管支气管炎及气道狭窄,放射性肺纤维化,气管 - 食管瘘,放射性食管炎,大咯血,气胸,支气管痉挛等;大咯血是最严重的并发症,选择好适应证及治疗剂量是预防大咯血的主要措施。

放射性气管支气管炎和狭窄,按其严重程度分为 4 级:Ⅰ级:中度黏膜炎伴局部白色纤维膜形成;Ⅱ级:环形纤维膜形成,伴明显的渗出;Ⅲ级:严重的炎性反应伴明显的膜性渗出;Ⅳ级:支气管腔内明显的纤维化及环形纤维化及环状狭窄。

全身并发症有发热、乏力、恶心、厌食及白细胞下降等。

(六) 技术展望

气道腔内后装放疗作为经支气管镜介入治疗的一种方法,其最大的优点是能治疗到气道管壁及管腔外的病灶,且定位比较准确,对气道以外的脏器损伤小。适合用于治疗中心气道腔内及管壁、管壁外附近的各种恶性肿瘤病灶。后装放疗与其他治疗方法联合应用能提高疗效,包括与常规的化疗、外放疗联合以及与其他支气管镜介入治疗技术联合。

但同时气道腔内后装放疗也存在许多缺点,大大影响了其在临床上的应用。主要存在的缺点有:①治疗后存在严重并发症的风险较高:腔内放疗最严重的并发症是致命性的出血和支气管瘘,与短时间大剂量照射导致肿瘤组织坏死有关。另外,剧烈的刺激性咳嗽及气管、支气管痉挛也是后装放疗常见的并发症。王捷忠等报道了 24 例支气管肺癌患者近距离放疗术后刺激性咳嗽发生率为 15%。②治疗所需的设备及要求高:需要专门的设备及专用的治疗室;需要定期更换 ^{192}Ir 放射源,费用高,多数医院难以承受。

总之,由于存在以上的缺点,目前国内气道腔内后装放疗在临床上的使用越来越少,有逐渐被淘汰的趋势。研发能量较低、价格便宜的放射源是后装治疗能否走出困境的关键。

二、经支气管镜植入 ^{125}I 放射性粒子

组织间放射性粒子植入近距离治疗肿瘤又称"体内伽玛刀"或"粒子刀",近年来迅速发展起来。打破了外照射是一次性致死量、患者的承受能力差等的局限性,使放射治疗出现了一个飞跃。粒子植入肿瘤组织中能持续放出低能量的射线,对肿瘤细胞持续不间断的进行杀灭,经过足够的剂量和足够的半衰期,能使肿瘤细胞完全失去繁殖能力,从而达到外照射难以取得的治疗效果。与普通放疗比较具有疗效较好、副作用轻等优点,特别适用于对外照射疗效差的肿瘤。目前用于近距离治疗的放射性核素有 10 余种,国内最常用于永久性植入的放射性核素是 ^{125}I。

^{125}I 治疗肺癌时根据病情需要可采用经皮、经支气管镜、术中植入、内支架携带等方法。

经支气管镜植入 ^{125}I 粒子是治疗气道恶性病变的新方法,属姑息性治疗,目的为改善生活质量,单用或联合其他治疗方法使用。

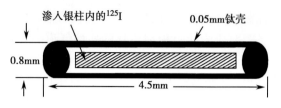

图 6-15-1　^{125}I 放射性粒子结构图

^{125}I 放射性粒子(图 6-15-1)为全密封钛管,长 4.5mm,外径 0.8mm,为低剂量放射源,半衰期 59.6 天。活度有 0.3~1.0mCi(11.1~37MBq),治疗时一般采用活度 0.6~0.8mCi 的 ^{125}I。^{125}I 是一种低能量的人工放射性核素,体内植入后穿透力极弱,直径大约 17mm,易于防护,且具有合适的半衰期。

植入针:粒子植入专用针(图 6-15-2),由远端带穿刺针的金属软管、针芯、针芯推进器及塑料外套管四部分组成。可用王氏穿刺活检针替代植入针(图 6-15-3)。

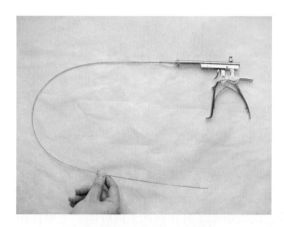

图 6-15-2　粒子植入专用针

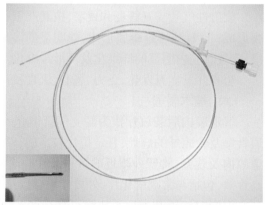

图 6-15-3　王氏穿刺活检针

(一) 适应证

1. 不适宜手术或外放疗的胸部原发或转移恶性肿瘤,且累及到大气道腔内或管壁者。
2. 累及气道肿瘤外放疗后的补充治疗。
3. 肺癌术后残端复发。
4. 与支气管镜其他介入治疗方法联合,提高累及气道恶性病变的治疗效果。

(二) 禁忌证

1. 同支气管镜检查的禁忌证。
2. 气道内肿瘤病灶坏死破溃,气道壁可见溃疡或瘘口者。

(三) 操作方法

1. 术前检查　常规做血常规、凝血功能、心电图检查等,并予病灶部位的薄层 CT 增强扫描、支气管镜检查,进一步明确病变的部位、范围及性质。

2. 治疗计划的制定　根据病灶大小用治疗计划系统制定治疗计划,但由于病变区域的特殊性,所制定的治疗计划只能作为治疗参考,很难完全按治疗计划实行。一般采用 0.6~0.8mCi 活度 ^{125}I 粒子,粒子间距 5~8mm,根据支气管镜及 CT 所见确定植入粒子的位置及数量。

3. 具体操作步骤

(1) 支气管镜检查:选用钳道大于或等于 2.0mm 的可弯曲支气管镜,按支气管镜操作常规进行术前准备、麻醉及检查。

(2) ^{125}I 粒子植入:在病灶处先予注入利多卡因充分麻醉及 1∶5000 肾上腺素止血。把装好粒子的植入针经支气管镜插入到病变气道,远端的穿刺针刺入病灶,推进针芯植入粒子,退出植入针。植入针每次装 1 粒粒子,如需植入多粒粒子,重新在防护箱内装粒子再行植粒。如用王氏穿刺活检针代替植入针时,一次可装入 2 颗粒子,粒子装入外针腔内后需在针尖涂抹聚乙二醇或凡士林、碘伏等,以防止粒子从针尖脱落。粒子植入分腔内、管壁上及管壁外有四种方法:

1) 腔内植入粒子:即气道腔内肿瘤组织的粒子植入,适用于治疗腔内新生物,粒子植入针沿支气管镜活检钳道插入,按术前计划直视下把植入针直接刺入到肿瘤组织深部植入 ^{125}I 粒子。

2) 管壁上植入粒子:植入针倾斜刺入受肿瘤浸润的气道管壁上,或刺入恶性气道狭窄支架置入后的支架外侧,然后植入粒子。

3) 管壁外粒子植入:植入针刺穿管壁到管壁外的肿瘤组织内,然后植入粒子。其穿刺的方法同经支气管针吸活检,植入针刺入深度一般不超过 10mm。

4) 放射性粒子支架:在金属内支架的壁上附有多个小口袋,可将 ^{125}I 粒子直接装入口袋内(图 6-15-4)。口袋的位置需根据病变的位置定做,粒子之间的弧形距离为 1cm 左右。

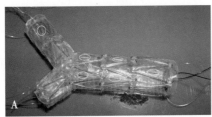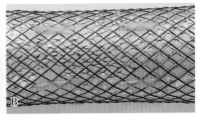

图 6-15-4 放射性粒子支架
A. Z 型被膜金属支架携带放射性粒子;B. 网状被膜金属支架携带放射性粒子

(四) 临床应用评价

^{125}I 放射性粒子能持续释放出低能量的 γ 射线和 X 射线,在组织间对不同分裂周期的肿瘤细胞进行不间断的照射治疗,肿瘤的再增殖由于受到射线持续的照射而明显减少,从而达到外照射难以取得的治疗效果。^{125}I 粒子具有肿瘤局部剂量高、周围组织剂量陡降、高度适形的特性,不会发生外放疗常见的并发症。

经支气管镜植入 ^{125}I 粒子的优点:粒子植入部位准确,能把粒子植入到管壁及管壁外;操作简单,并发症少,粒子植入后不易出现大咯血等严重并发症;粒子在组织中有效治疗距离约 1.7cm,对恶性肿瘤的治疗范围覆盖到气道周围的病灶,而目前现有的其他经支气管镜介入治疗手段,只能治疗到气道腔内的病灶,治疗范围受到限制,肿瘤容易复发;^{125}I 粒子的半衰期约 60 天,能持续照射,治疗效果较彻底且持续时间较长,在足够治疗量的前提下能保证局部的治疗效果。

柯明耀等报道 22 例中央型肺癌共植入 ^{125}I 放射性粒子 48 粒,每例植入粒子 1~5 粒。

腔内植粒 14 粒,管壁上植粒 5 例,管壁外植粒 3 例。术后症状均明显减轻。术后 1 个月胸部 CT 见阻塞的支气管管腔扩大 20 例,肺不张或阻塞性肺炎消失 18 例。22 例均未出现严重并发症。结论认为,通过支气管镜植入 ^{125}I 放射性粒子疗效肯定、操作安全,可用于晚期中央型肺癌的姑息治疗。对于恶性气道狭窄患者,支架置入与粒子植入联合应用能够提高疗效。柯明耀等报道 15 例肺癌引起的中心气道狭窄,在支架置入后联合 ^{125}I 粒子管壁上植入,结果表明粒子植入能够有效防止支架腔内及支架上下缘肿瘤的生长。

经支气管镜植入 ^{125}I 粒子的疗效与粒子植入数量是否足够、分布是否合理紧密相关,因此,应强调足够数量及合理分布。同时,为提高疗效,应尽可能联合其他治疗手段,包括:①联合其他经支气管镜介入治疗手段,如支架置入及气道内高频电刀电灼、APC、冷冻、微波治疗等,粒子植入作为这些介入手段的补充,能提高治疗效果,减慢管腔再狭窄;②与经皮穿刺植入粒子联合:经皮穿刺难以按治疗计划植入粒子到大气道腔内及其附近,联合经支气管镜植入粒子后两种方法互为补充,能最大限度治疗中央型肺癌;③联合经皮肿瘤微创消融治疗技术,作为射频、微波、氩氦刀等的补充,以上方法对大气道周围及大气道壁、腔内病灶效果差;④与外放疗联合,作为外放疗的补充;⑤与化疗联合,能达到局部同步放化疗的治疗目的,且具有比常规的同步放化疗毒性低的优点。

经支气管镜植入 ^{125}I 粒子克服了其他支气管镜下介入治疗技术只能治疗气道管壁以内病灶的缺点,近期疗效肯定,操作安全,是恶性气道病变可选择的治疗方法之一。为提高长期疗效,需配合其他治疗手段。本技术在临床开展较少,经验有限,操作技巧还有待探索,植入针也有待改进。

(五) 并发症及注意事项

1. 并发症

(1) 粒子脱落咯出:多发生在管腔内植入粒子者,与肿瘤组织坏死、粒子植入位置浅等有关。因此,对管腔内肿瘤一般不宜直接植入粒子,最好用消融治疗清除腔内肿瘤。为防止粒子咯出造成放射污染,粒子植入后需向患者及家属交代好相应的处理方案,粒子咯出后需由专业人员负责回收,切忌随便丢弃粒子。

(2) 粒子迁移:是指粒子脱离靶体、迁移到身体其他部位,一般无不适症状,发生率极低。

(3) 出血:植入粒子中穿刺部位可有少量出血,对症处理即可。

(4) 气道消化道瘘或气道纵隔瘘:多发生在植入的粒子活度太高时,发生瘘后患者往往咳嗽剧烈,可伴有气急、脓痰、发热等,明显影响到生活质量。选择适宜活度的 ^{125}I 粒子(活度 0.7mCi 以下),一般可避免瘘的发生。

2. 注意事项

(1) 术前最好病灶局部 CT 薄层增强扫描,以便更详细了解管壁及管壁外病灶、局部组织结构。

(2) 需要植入到管壁外时,有条件者植入前先行气道内超声检查,观察管壁浸润情况及管壁外新生物的位置大小,然后在气道内超声的引导下植入粒子。

(3) 对于管腔内新生物者,为提高治疗效果,可先予高频电刀(或 APC、激光、微波、冷冻等)消融去除大部分新生物或先予置入支架,然后再植入粒子。

(4) 对于肿瘤组织同时累及到气道及食管时,粒子植入部位应距离食管 10mm 以上,且宜选择低活度(0.5~0.6mCi)的粒子。

（5）应做好必要的放射线防护措施；术中如发现粒子脱落在气道内应立即用活检钳取出，重新消毒备用。

（六）技术展望

经支气管镜植入 ^{125}I 粒子是一种安全、可行、有效的治疗中心气道及其附近恶性肿瘤的方法，克服了其他支气管镜介入治疗技术只能治疗气道腔内及管壁病灶的缺点，具有较好的临床应用前景。通过联合其他治疗方法能够提高疗效，可与外照射或化学治疗同时应用，也可与经支气管镜其他介入治疗技术联合应用。

目前经支气管镜植入粒子还存在一些不令人满意的缺陷，主要有以下几点：①支气管镜下粒子植入技术尚未完善，很难做到按治疗计划进行规范化植入粒子，没有精确的办法能够确保治疗区域病灶有足够的治疗剂量；②直到现在经支气管镜植入粒子用于临床时间较短，经验尚不足，在治疗上带有一定的经验性，治疗剂量还没有直接可利用的数据，因此，还需要不断观察、总结；③目前尚没有满意的支气管镜用粒子植入针，植入中容易出现粒子位置偏移或脱落。

总之，随着临床经验的逐渐增加，以及植入针的改进，相信经支气管镜植入 ^{125}I 粒子会越来越规范，临床应用会越来越普及。

（七）视频

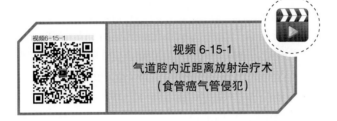

视频 6-15-1
气道腔内近距离放射治疗术
（食管癌气管侵犯）

（柯明耀　杜艳萍）

参 考 文 献

1. 李强 . 呼吸内镜学 . 上海：上海科学技术出版社，2003.

2. Thomas J，Birdas，Richard PM，et al. Sublobar resection with brachytherapy versus lobectomy for stage I_b non-samll cell lung cancer. Ann Thorac Surg，2006，81：434-439.

3. Harms W，Schraube P，becker H，et al. Effect and toxicity of endoluminal high-dose-rate（HDR）brachytherapy in centerally located tumors of the upper respiratory tract. Strahlenther Onkol，2000，176（2）：60-66.

4. Kelly JF，Delclos ME，Morice RC，et al. High-dose-rate endobronchial brachytherapy effectively palliates symptoms due to airway tumors：the 10-year MD Anderson cancer center experiences. Int J Radiat Oncol Biol Phys，2000，48（3）：697-702.

5. Langendijk H，Dejong J，Tjwa M，et al. External irradiation versus external irradiation plus endobronchial brachytherapy in inoperable non-small cell lung cancer：a prospective randomized study. Radiother Oncol，2001，58（3）：257-268.

6. Chang LF，Horvath J. High dose rate after loading intraluminal brachytherapy in malignant airway obstruction of lung cancer. Int J Radiat Oncol，1994，28：589-590.

7. 吴立平、甄永强、庄宏杰，等 . 全身化疗结合腔内放射治疗中晚期中央型肺癌的临床观察 . 中华结核和呼吸杂志，2005，（28）：352-353.

8. 李荣清,金冶宁,孟岩,等,腔内放疗加外照射治疗支气管肺癌 52 例分析. 临床肿瘤学杂志,2007,(12):48-54.

9. 陈海兵,修清玉,熊海健,等. 腔内高剂量率近距离照射治疗中央型非小细胞肺癌 32 例. 第二军医大学学报,2002,(23):1150-1151.

10. 王捷忠,潘建基,孔祥泉. 近距离放射治疗支气管肺癌 24 例体会. 癌症,2002,21(3):327.

11. 王洪武.电子支气管镜的临床应用.北京:中国科学技术出版社,2009.

12. 柯明耀,姜燕,王珠缀,等.经支气管镜植入放射性粒子治疗晚期中央型肺癌.临床肺科杂志,2006,11(2):247-248.

13. 柯明耀,吴雪梅,林玉妹,等.经支气管镜置入支架及植入放射性粒子治疗肺癌中心气道狭窄.中国内镜杂志,2009,15(3):240-245.

14. Trombetta MG,Colonias A,Makishi D,et al. Tolerance of the aorta using intraoperative iodine-125 interstitial brachytheraphy in cancer of the lung. Brachytherapy,2008,7:50-54.

第十六节　超声气管镜下经支气管针吸活检术

1949 年,阿根廷医生 Edurado Schieppati 首先通过硬质气管镜穿刺隆突下淋巴结,其被公认为是经支气管针吸活检术(transbronchial needle aspiration,TBNA)之父。到了 1979 年,Oho 等医生开始通过可弯曲支气管镜,应用可弯曲穿刺针活检纵隔淋巴结。美国王国本教授于 20 世纪 80 年代发表的几篇代表性文章系统地阐述了 TBNA 技术临床应用的安全性和实用性,并且详细描述了该技术的操作过程。20 世纪 90 年代超声探头可以通过气管镜置入气道,获得气管壁及气道外的组织结构超声图像。21 世纪初开始,日本千叶大学的藤泽武彦教授等学者与奥林帕斯公司合作,于 2002 年 3 月成功研发了世界上的首台凸式探头超声支气管镜(convex probe EBUS,CP-EBUS)。

超声气管镜通过其可弯曲气管镜前端的一个凸出的 7.5MHz 超声探头,能够清晰显示气管腔外的结构,准确区分肿物、淋巴结和血管的位置关系,并且集常规电子镜和纤维镜的技术优势于一体,通过内置在手柄控制部位的 CCD,可获得与常规气管镜几乎一样清晰的电子图像。当专用的穿刺吸引针通过超声内镜的活检管道进行穿刺操作时,操作者可以通过实时超声图像确认穿刺针的位置,而且利用彩色能量多普勒的功能,可以准确区分血管和淋巴结,避开穿刺路径上的血管,安全、顺利、准确地对淋巴结进行实时穿刺活检,提高了活检的效率。

超声气管镜检查系统由超声气管镜及其配件、超声波观测装置和专用穿刺针组成(表 6-16-1~ 表 6-16-3)。超声内镜引导下的经支气管针吸引活检术(EBUS-TBNA),使用的是 OLYMPUS 公司生产的超声光纤电子支气管镜(UC260F-OL8),采用了创新型的超声复合技术,充分利用了视频和光纤技术的优势,该内镜不同于普通电子内镜,内镜图像是通过图像导线传输到操作部,在操作部由 CCD 转换成电子信号,所以插入部外径只有 6.2mm。其最大特征就是在可弯曲的气管镜前端装有一个凸出的 7.5MHz 超声探头(图 6-16-1),可以进行实时穿刺活检。

超声图像处理中心(EU-C2000)是小型装置,易于使用,且带有彩色能量多普勒的功能(图 6-16-2)。其超声探测深度可根据检查需要在 2~9cm 的范围内调节,缺省设置为 4cm,通过调节增益键可以增加血管和淋巴结的图像对比度。EU-C2000 和 EVIS 系统组合起来,可

表 6-16-1 内镜参数

光学系统	视野角	80°
	视野方向	35° 向前倾斜
	景深	2~50mm
插入部	先端部外径	6.9mm
	插入部外径	6.2mm
	有效长度	600mm
活检管道	管道内径	2.0mm
	最小可视距离	5mm
	内镜图像上可见附件进出角度	
弯曲部	角度范围	上 120°，下 90°
全长		890mm

表 6-16-2 超声功能

显示模式	B- 模式、彩色能量多普勒模式	频率	7.5MHz
扫描方法	电气曲线型阵列	扫描范围	50°
扫描方向	平行于插入方向	接触方法	水囊法、直接接触法

表 6-16-3 穿刺活检针 3NA-201SX 规格

外筒外径	1.8mm	针径	22G
有效长度	700mm	伸出长度	最大 40mm

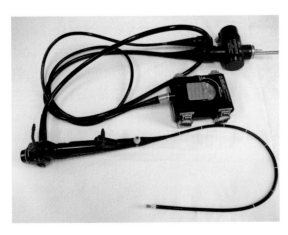

图 6-16-1 超声光纤电子支气管镜（UC260F-OL8）

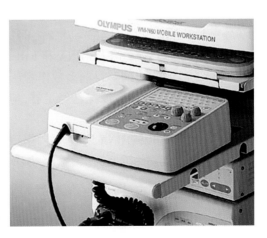

图 6-16-2 超声图像处理中心（EU-C2000）

以切换显示内镜图像和超声图像,这样利于把握解剖学位置关系,确认穿刺点,以及观察穿刺后的出血情况。

穿刺针(图 6-16-3)专为 EBUS-TBNA 内镜而设计,由针芯、手柄部、硬质部、插入部四部分组成。手柄部有可固定于气管镜的连接装置,可以通过卡口将穿刺针固定于气管镜上。插入部由外鞘、针管、针芯构成。穿刺吸引针的外径为 22G。穿刺吸引针先端表面采用可反射超声波的凹槽状设计,使其超声图像更易于识别,提高了支气管内进行 TBNA 的效率。穿刺吸引针的最大可伸出长

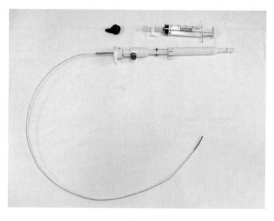

图 6-16-3　专用穿刺针(NA-201SX)

度为 40mm,使用时为防止针的过度伸出,采用机械式停针装置,在伸出长度 20mm 的位置设置了安全挡板。

一、适应证

1. 肺癌淋巴结分期　目前有多种无创和有创的方法可以进行纵隔或肺门淋巴结的分期,其中无创的方法包括 CT、PET 及 PET-CT。侵入性的外科手段如纵隔镜也可以用来明确是否有纵隔淋巴结转移,对准备行外科手术治疗的患者尤为重要。然而纵隔镜只能达到第 2 组和第 4 组淋巴结,不能达到第 7、10、11 组等对肺癌分期有重要意义的纵隔或肺门淋巴结;同时,虽然发生率不高,但是纵隔镜检查还是有严重的并发症(2%~3%)和死亡率(0.1%)。经支气管针吸活检(TBNA)的创伤小,但是各中心报道的诊断成功率不同,在 20%~89% 之间。

EBUS-TBNA 可以在超声定位下实时引导对淋巴结的穿刺,可以有效避开血管等重要的器官和组织结构,有效的提高穿刺活检的阳性率。

2. 结节病的诊断　确诊结节病需要排除肿瘤性病变、结核等疾病,只有在少数情况如影像学显示双侧肺门淋巴结肿大、伴有关节炎和结节性红斑(Loefgren's syndrome)典型症状的患者,可以在没有病理学的情况下诊断结节病。常规 TBNA 也可用于结节病的诊断,19 号穿刺针的诊断率在 46%~78% 之间;王国本教授等熟练应用 TBNA,对结节病诊断的敏感性可以达到 90%。EUS-FNA 和 EBUS-TBNA 诊断结节病的敏感性分别在 82%~100% 之间和 82%~93% 之间。目前多数作者认为在结节病患者每个淋巴结应该穿刺 4~5 针,但是 2~3 针的穿刺在多数情况已经足够,应用现场细胞学是否可以提高诊断阳性率还存在争论。

3. 其他　EBUS-TBNA 还可以应用于纵隔感染如纵隔结核的诊断、纵隔囊肿的诊断等,为多种纵隔内疾病的诊断提供了新的方法。

二、禁忌证

EBUS-TBNA 的禁忌证同普通气管镜的禁忌证。

三、操作方法

(一) 患者术前准备

同常规气管镜检查,EBUS-TBNA 原则上在局麻下进行检查操作即可。

(二) 内镜准备

1. 安装水囊 超声波探头与气管壁之间如果有空气存在,将不能获得超声波图像,因此为了使超声探头与气道接触紧密,需在探头上安装 UC260F-OL8 专用的天然乳胶制成的水囊。UC260F-OL8 设有灌流口,可以连接三通和注射器,通过水囊管道向水囊注水或从水囊吸水。通常使用 20ml 注射器抽取生理盐水或灭菌注射用水 10~15ml,然后将其连接三通和灌流口,术者可以自由变换水囊的大小。首先检查并确认水囊上没有孔洞、膨胀、变色或其他异常情况,用专用的水囊安装钳妥善安装水囊于探头上,并用安装钳的一侧将水囊的后圈紧密地嵌入水囊槽中,然后将水囊中注入生理盐水,清除水囊里的气泡,确认水囊中完全没有气泡时用手指将水囊前圈嵌入水囊槽中,并确认水囊是否漏水。安装时应注意力度及深度以防水囊破损。扫描纵隔淋巴结时需注入生理盐水 0.5ml,扫描主支气管和肺门淋巴结注入 0.3ml 左右的水囊充盈程度为宜,水囊过度膨胀将会影响检查。

2. 穿刺针的准备 准备好专用穿刺吸引针和负压吸引注射器。确认穿刺针的先端部收回外鞘中,并拧紧鞘调节钮和针调节钮,以防在插入穿刺针时损伤内镜活检管道。负压吸引注射器每隔 5ml 均设有一个锁定装置,可以有 5~20ml 范围内任意变换负压吸引力,一般将负压吸引注射器设定在 20ml。

3. 安装检查设备 观察超声图像显示是否正常。

(三) 操作步骤

1. 经口插入超声气管镜 在声门裂上方位于 12 点方向时将超声内镜插入气管。该内镜观察方向与插入方向成一个 35° 向前倾斜视角,内镜图像画质不如普通电子内镜,其插入方向在内镜视角的低端,并且该方向仅提供了 80° 的观察视野,可视区域有限,在水囊未充水时,看不到超声探头,所以要随时仔细观察内镜图像,并谨慎插入内镜,否则可能损伤患者气道。如要观察正前方向图像及右侧中下叶分嵴和左侧上下叶分嵴,需向下弯曲内镜先端部。

2. 超声扫描 向安装好的水囊内注入生理盐水,将探头轻轻地贴紧支气管壁,扫描预定穿刺的淋巴结。用多普勒确认淋巴结与周围血管的位置关系,并扫描出淋巴结及淋巴结内的血流,观察淋巴结内部回声,测量淋巴结的大小。微微调整内镜前后移动,左右旋转,扫描出淋巴结的最大切面。将内镜先端部向下弯曲,切换到内镜图像确认内镜的位置,并确认穿刺部位。

3. 实时穿刺活检 UC260F-OL8 设有直径 2mm 的活检管道,可以进行实时穿刺活检。

(1) 首先,由两人确认穿刺针完全收入外鞘内,固定鞘调节钮和针调节钮,针芯拔出吸引口约 5mm。术者和助手都要注意,如果穿刺针没有收入到外鞘内,会损伤内镜。

(2) 将穿刺针经活检管道插入,以连接滑扣固定穿刺针于活检管道开口的活检连接阀上。

(3) 穿刺针插入内镜后,内镜的先端部将不易弯曲,需再次超声扫描确认淋巴结图像后,将先端部稍稍向下弯曲,观察内镜图像确认内镜位置,决定穿刺点(软骨间)。

（4）内镜先端部尽量保持伸直，且内镜图像可观察到穿刺位置，将外鞘伸出活检管道开口少许，并固定鞘调节钮。外鞘伸出长度以内镜图像上刚刚可观察到即可。由于活检管道出口方向对着斜上方，如果穿刺针没有外鞘，穿刺时针头会损伤活检管道开口。所以穿刺前，首先必须调节鞘调节钮将穿刺针外鞘伸出并固定在活检管道开口之外，然后再进行穿刺。要需特别注意的是，在内镜图像上没有观察到外鞘的情况下，绝对不能进行穿刺。而且，外鞘不宜伸出过长，否则会影响穿刺。

（5）穿刺病变并采集标本：将外鞘连同内镜一起轻轻贴紧内镜图像事先决定的穿刺位置（软骨间），将外鞘先端嵌入穿刺点。松开针调节钮固定于挡板处（2cm），在超声图像引导下进行穿刺。因活检管道开口位于斜上方，外鞘伸出时，针和外鞘会偏向前上方。助手在口垫处协助固定内镜防止穿刺点的偏移。穿刺后用针芯将针管内可能的气管黏液清理掉，可以使活检标本更加准确。助手去除针芯，连接安装负压吸引注射器。穿刺后，术者必须注意保持穿刺针位置，不要因助手的操作而不小心改变针的位置，打开负压吸引器的三通阀，在超声图像引导下根据病变的范围移动穿刺针，可进行 10 余次的穿刺。如果负压吸引器内吸引出血液时，则应立即关闭负压吸引器，然后拔除穿刺针，内镜下进行止血处理。助手在术者进针时，也应将内镜轻轻推进，可使穿刺更加容易。穿刺针遇到软骨阻碍时，要稍微上下调节内镜，使穿刺针从软骨间隙通过。在没有足够清晰的内镜图像和超声图像引导下，绝对不能进行穿刺。

EBUS-TBNA 需全程监测心率、血压、氧饱和度的变化。检查结束后，一般安静休息两个小时。两个小时之后，待咽部麻醉作用完全消失后方可进食水。EBUS-TBNA 检查不同于其他普通气管镜检查，操作技术相对较复杂，为了保证检查安全顺利地进行，操作技术的训练是很重要的。操作者除了参考出版的有关论文和 DVD 资料之外，还应定期参加研讨会，观摩实际的操作，以学习掌握必要的操作技能。而且，仅由一名术者实施 EBUS-TBNA 操作是非常困难的，助手的作用也是不可缺少的，术者和助手均应充分理解和掌握此项检查操作技术，只有默契配合，才能确保操作成功，从而提高诊断率。

四、纵隔淋巴结的应用解剖学

熟练掌握纵隔淋巴结的应用解剖学是学习 EBUS-TBNA 的基础。

日本学者 Naruke 于 20 世纪 60 年代首先完成纵隔淋巴结的分区，之后在北美、欧洲和日本得到了广泛的应用。美国胸科学会（ATS）随后发展了修正的 Mountain-Dresler-ATS（MD-ATS）纵隔淋巴结解剖图（图 6-16-4），试图对纵隔淋巴结解剖位置的进行更精确的描述。

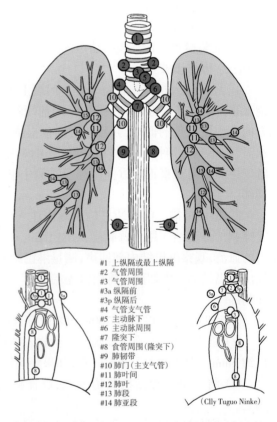

#1 上纵隔或最上纵隔
#2 气管周围
#3 气管周围
#3a 纵隔前
#3p 纵隔后
#4 气管支气管
#5 主动脉下
#6 主动脉周围
#7 隆突下
#8 食管周围（隆突下）
#9 肺韧带
#10 肺门（主支气管）
#11 肺叶间
#12 肺叶
#13 肺段
#14 肺亚段

（Clly Tuguo Ninke）

图 6-16-4　Mountain-Dresler-ATS（MD-ATS）纵隔淋巴结解剖图

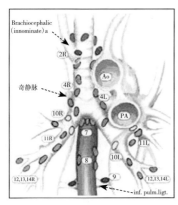

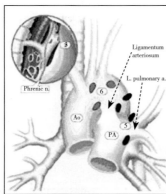

上纵隔淋巴结
- 1 纵隔最上端
- 2 气管周围上端
- 3 血管前和气管后
- 4 气管周围下端

（包括奇静脉淋巴结）

主动脉弓淋巴结
- 5 主动脉弓下（A-P 窗）
- 6 降主动脉周围

下纵隔淋巴结
- 7 隆突下
- 8 食管周围（隆突下）
- 9 肺韧带

N1 淋巴结
- 10 肺门
- 11 肺叶间
- 12 肺叶
- 13 肺段
- 14 肺亚段

图 6-16-5　IASLC 纵隔淋巴结
A. IASLC 纵隔淋巴结分组；
B. IASLC 纵隔淋巴结定义

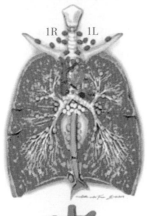

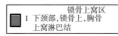

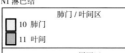

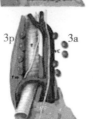

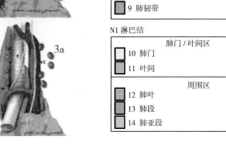

锁骨上窝区
- 1 下颈部、锁骨上、胸骨上窝淋巴结

上纵隔淋巴结

上区
- 2R 右上气管周围
- 2L 左上气管周围
- 3a 气管前
- 3p 气管后
- 4R 右下气管周围
- 4L 左下气管周围

主动脉淋巴结

主动脉 - 肺动脉区
- 5 主动脉弓下
- 6 降主动脉或膈神经周围

下纵隔淋巴结

隆突下区
- 7 隆突下

下区
- 8 食管周围（隆突下方）
- 9 肺韧带

N1 淋巴结

肺门 / 叶间区
- 10 肺门
- 11 叶间

周围区
- 12 肺叶
- 13 肺段
- 14 肺亚段

MD-ATS 纵隔淋巴结图谱将 Naruke 图谱和 ATS 对纵隔淋巴结解剖位置的定义结合在一起，该分区的方法在 1996 年美国肿瘤联合会（American Joint Committee on Cancer，AJCC）和国际抗癌联盟（Union for International Cancer Control，UICC）的年会上得到了承认。之后 MD-ATS 纵隔淋巴结图谱在北美得到了广泛的应用。

1998 年，国际肺癌学会（International Association for the Study of Lung Cancer，IASLC）建立了肺癌分期项目和国际肺癌数据库。通过对这个数据库的深入分析，IASLC 肺癌国际分期委员会于 2009 年出版了第 7 版 UICC 和 AJCC 肺癌分期手册。IASLC 纵隔淋巴结分为 14 组（图 6-16-5），EBUS-TNBA 可以穿刺第 1~4、7、10、11 组纵隔淋巴结。

第 1 组淋巴结为最上纵隔淋巴结（highest mediastinal），位于头臂（左无名）静脉上缘水平以上的淋巴结，该水平是指静脉升向左侧穿过气管前方中线处。第 2 组为上气管旁淋巴结（upper paratracheal），位于主动脉弓上缘切线的水平和第 1 组淋巴结下缘线之间的淋巴结，可分为左、右两组（图 6-16-6）。第 3 组为血管后气管前淋巴结（prevascular and retrotracheal），位于升主动脉后、上腔静脉左后方及气管前的间隙内。第 4 组为下气管旁淋巴结，也分为左、右两组；右下气管旁淋巴结位于上腔静脉后方、气管下段前侧近奇静脉弓；左下气管旁淋巴结位于气管左侧壁近气管支气管转角处，主动脉弓下左肺动脉之上。第 7 组为隆突下淋巴结（subcarinal），位于气管隆突下方，分为前、下及后三组（图 6-16-7）。第 10 组为主支气管周围淋巴结，左侧主支气管周围淋巴结位于气管隆突与左上叶支气管之间，右侧主支气管周围淋巴结位于从奇静脉上缘水平至右上叶支气管起始部。第 11 组为叶间淋巴结，位于上、下叶支气管分嵴与叶间肺动脉之间（图 6-16-8）。（图 6-16-6~ 图 6-16-8 参考千叶大学吉田成利医生所绘）

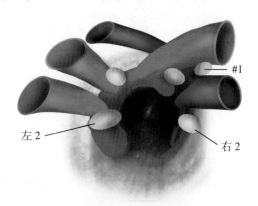

图 6-16-6   第 1、2 组淋巴结与周围器官关系透视图

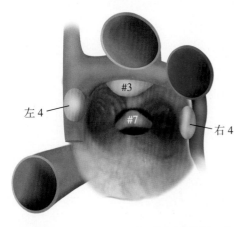

图 6-16-7   第 3、4、7 组淋巴结与周围器官关系透视图

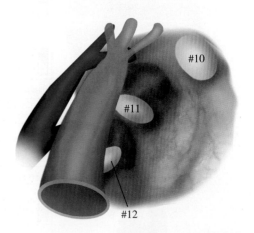

图 6-16-8   第 10、11 组淋巴结与周围器官关系透视图

五、超声气管镜下纵隔淋巴结的定位方法

日本千叶大学的安福和弘与中岛崇裕教授创立了超声气管镜下纵隔淋巴结定位的方法,其简单实用、容易理解,是初学者需要掌握的基本技术。在多组纵隔淋巴结肿大的情况下,依据解剖位置的关系,穿刺按如下顺序进行较为方便、有条理:首先穿刺第7、10、11组淋巴结,再依次穿刺第4、3、2、1组淋巴结。我们以最常穿刺的第7、10、11与4R组淋巴结为例来说明 EBUS-TBNA 穿刺的方法。

第7组淋巴结:先在右主支气管开口0点方向描出主肺动脉,再向9点方向旋转;或在左主支气管开口0点方向描出主肺动脉,再向3点方向旋转,即可描出第7组淋巴结。

第10组淋巴结:在左主支气管3点方向找到第7组淋巴结后,探头向里稍稍进入,即可在第7组淋巴结旁边找到左侧第10组淋巴结;在右主支气管9点方向找到第7组淋巴结后,探头向里稍稍进入,即可在第7组淋巴结旁边找到右侧第10组淋巴结(图6-16-9)。

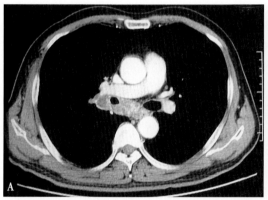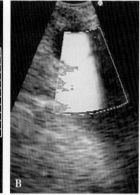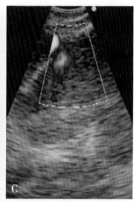

图 6-16-9　右侧第 10 组淋巴结穿刺方法

A.胸部增强 CT 显示右侧第 10 组淋巴结增大;B.右主支气管前壁扫描所见;C.穿刺第 7 组淋巴结后,气管镜轴保持垂直状态再向里面进一点,就可以发现第 7 组淋巴结旁边就是第 10 组淋巴结

第11组淋巴结:在上下叶支气管分叉处的下叶侧插入探头,即可描出叶间肺动脉和第11组淋巴结(图6-16-10)。

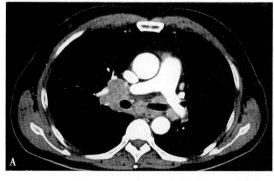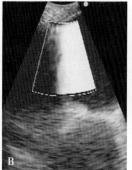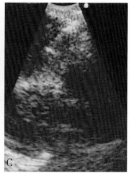

图 6-16-10　右侧第 11 组淋巴结穿刺方法

A.胸部增强 CT 显示右侧第 11 组淋巴结增大;B.叶间肺动脉在超声下所见;C.在叶间肺动脉旁边可见第 11 组淋巴结

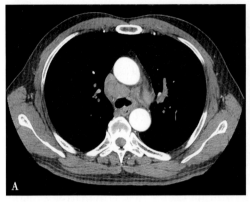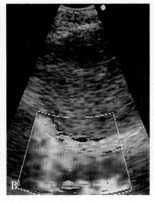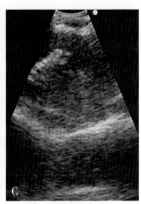

图 6-16-11　第 4R 组淋巴结穿刺方法

A. 胸部增强 CT 显示第 4R 组淋巴结增大；B. 2 点方向可以描出 SVC；C. 在气管壁与 SVC 之间为第 4R 组淋巴结

右侧第 4 组淋巴结：在隆突高度，探头向 3 点方向旋转，观察到气管外侧和 SVC 相连的奇静脉，在这个位置附近稍稍移动就可以找到右侧第 4 组淋巴结（图 6-16-11）。

六、并发症及注意事项

自从 2003 年 EBUS-TBNA 问世以来，并发症的报道很少：严重的出血还没有报道过，其实经典的 TBNA 操作严重的出血也很少发生。曾经有 EBUS-TBNA 穿刺肺门附近血管的小淋巴结，造成血管瘤的报道。常见的出血是由于穿刺损伤支气管内的血管造成，这些出血可以在很短的时间内自发停止；很偶然的情况下出血可以由穿刺损伤淋巴结内的血管造成。在笔者的实践中曾经遇到几例气道内出血的患者，均自发停止，未发生严重后果。在超声的引导下可以避开纵隔内的血管，即使穿刺到血管，由于在血管与气管之间有组织间隙，血液也不会从血管大量流入气管。在个别情况下，常规气管镜活检出血较多，但是换用 EBUS-TBNA 对淋巴结活检反而是安全的。需要强调最为重要的是在超声引导下避开纵隔内的血管，在超声图像显示欠清晰或者患者配合欠佳的状态下，一定要检查图像欠清晰的原因（最常见的原因是水囊中有气体）并尽可能排除之，或者给患者重新麻醉 / 加用静脉用镇静药物。

另一个需要关注的并发症是感染的风险。文献中有穿刺后发生心包感染的报道，在这例患者穿刺针鞘外长度达到了最大的 36mm。因此我们推荐穿刺针出鞘的长度不要超过 20mm，并且穿刺针出鞘过长会导致穿刺的尖端超过超声扫描的平面，增加损伤附近组织器官的风险。另一例感染的病例是穿刺肺内病变，导致肺部脓肿。理论上穿刺针会将上气道的细菌带入纵隔内造成感染，我们将 EBUS-TBNA 引流的纵隔囊肿内液体进行培养，有定植于上气道的草绿色链球菌生长；但是在绝大多数患者并不需要抗生素预防感染。

七、技术展望

自问世以来，EBUS-TBNA 在世界范围内得到了迅速发展，已成为纵隔性疾病诊治的重要工具。传统的 EBUS 仅能显示纵隔或肺门淋巴结的位置，近来超声弹性成像技术的问世，不但能定位，还有助于定性，研究表明，经支气管镜实时超声弹性成像在鉴别肺门纵隔淋巴结良恶性的诊断中有重要价值。

超声弹性成像能反映病灶内的硬度情况,它通过分析病灶软硬度的不同来判断病灶的性质。超声弹性成像通过探头压缩组织,依据所得到的组织内部位移分布推算出其应变分布及弹性系数分布成像。组织的弹性系数大,引起的应变相对小,弹性分数就高;组织弹性系数越大表示组织硬度越大。近年发展的实时组织弹性成像(real-time tissue elastograph, RTE)将组织受压前后回声信号移动幅度的变化转化为实时彩色图像,以色彩对不同组织的弹性编码反映组织硬度。弹性系数小的良性组织显示为红色,弹性系数大的恶性肿瘤组织显示为蓝色(图 6-16-12),两者之间的为黄色(图 6-16-13)。以弹性评分≥2.5 分作为诊断恶性淋巴结的标准,其 AUC 为最大,诊断的准确率达 82.3%,特异度、敏感度、阳性预测值及阴性预测值分别为 76.9%、85.7%、85.7% 及 76.9%,表明弹性成像技术在鉴别淋巴结良恶性方面具有明显优势。同时将弹性评分法联合常规超声征象进行分析,结果显示联合指标可提高诊断效率,其中以弹性评分联合低回声、边缘清晰、直径大于 1cm 诊断价值最大,AUC 为 0.911。

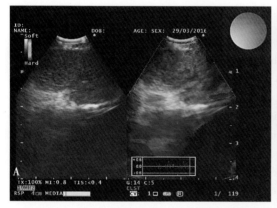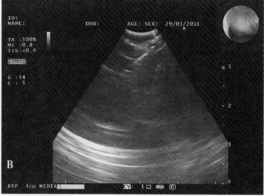

图 6-16-12　EM2 弹性成像图(小细胞肺癌 4R 淋巴结转移)
A.左图为 EBUS 图像,可见边界清楚的淋巴结;右图为弹性成像图,大部分为蓝色;B.在 EBUS 引导下在蓝色区域行 TBLB,证实为小细胞肺癌淋巴结转移

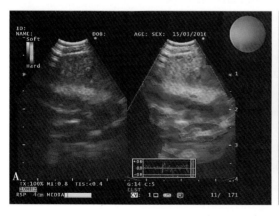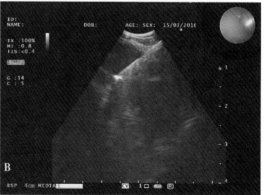

图 6-16-13　EM2 弹性成像图(4R 淋巴结结核)
A.左图为 EBUS 图像,可见边界清楚的淋巴结,内部密度不均;右图为弹性成像图,近端大部分为黄绿色,远端部分呈蓝色条带;B.在 EBUS 引导下在绿色区域行 TBLB,病理证实为淋巴结结核

日本 Izumo 用奥林帕斯新的弹性超声内镜（EUM-2）评估 75 例纵隔淋巴结，其诊断的敏感性、特异性、阳性预测值、阴性预测值和准确率分别为 100%、92.3%、94.6%、100% 和 96.7%，表明有良好的应用前景。

八、视频

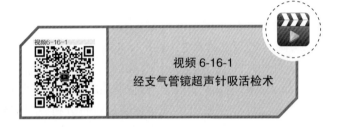

视频 6-16-1
经支气管镜超声针吸活检术

（田　庆）

参 考 文 献

1. Schieppati E.La puncion mediastinal a traves del espolon traqueal. Rev As Med Argent,1949,663:497.

2. Oho K,Kato H,Ogawa I,et al. A new needle for transfiberoptic bronchoscope use.Chest,1979,76:492.

3. Wang KP,Terry PB. Transbronchial needle aspiration in the diagnosis and staging of bronchogenic carcinoma. Am Rev Respir Dis,1983,127:344-347.

4. Navani N,Nankivell M. Endobronchial ultrasound-guided transbronchial needle aspiration for the diagnosis of intrathoracic lymphadenopathy in patients with extrathoracic malignancy:a multicenter study.J Thorac Oncol, 2011;6(9):1505-1509.

5. Cetinkaya E,Seyhan EC. Efficacy of convex probe endobronchial ultrasound(CP-EBUS)assisted transbronchial needle aspiration for mediastinal staging in non-small cell lung cancer cases with mediastinal lymphadenopathy. Ann Thorac Cardiovasc Surg,2011,17(3):236-242.

6. Kuo CH,Chen HC. Diagnostic value of EBUS-TBNA for lung cancer with non-enlarged lymph nodes:a study in a tuberculosis-endemic country.PLoS One,2011,6(2):e16877.

7. Wada H,Nakajima T. Lymph node staging by endobronchial ultrasound-guided transbronchial needle aspiration in patients with small cell lung cancer.Ann Thorac Surg,2010,90(1):229-234.

8. Trisolini R,Tinelli C,Cancellieri A,et al. Transbronchial needle aspiration in sarcoidosis:yield and predictors of a positive aspirate. J Thorac Cardiovasc Surg,2008,135:837-842.

9. Oki M,Saka H,Kitagawa C,et al. Real-time endobronchialultrasound-guided transbronchial needle aspiration is useful for diagnosing sarcoidosis. Respirology,2007,12:863-868.

10. Hinz T,Hoeler T,Wenzel J,et al.Real-time tissue elastography as promising diagnostic tool for eh diagnosis of lymph node metastasis in patients with malignant melanoma:a prospective single-center experience. Dermatology,2013,226(1):81-90.

11. Zaleska-Dorobisz U,Kaczorowski K,Pawluś A,etal. Ultrasound elastography—review of techniques and its clinical applications. Adv Clin Exp Med,2014,23(4):645-655.

12. Dietrich CF,Să oiu A,Jenssen C. Real time elastography endoscopic ultrasound(RTE-EUS),a comprehensive review. Eur J Radio,2014,83(3):405-414.

13. 何海艳,吕学东,马航,等 . 气道内超声弹性技术对肺癌患者肺门纵隔淋巴结转移的诊断价值 . 中南大学学报(医学版),2016,41(1):30-36.

14. Izumo T,Sasada S,Chavez C,et al. Endobronchial ultrasound elastography in the diagnosis of mediastinal and

hilar lymph nodes. Jpn J Clin Oncol, 2014, 44:956-962.

15. Andreo García F, Centeno Clemente CÁ, Sanz Santos J, et al. Initial experience with real-time elastography using an ultrasound bronchoscope for the evaluation of mediastinal lymph nodes. Arch Bronconeumol, 2015, 51: e8-11.

第十七节　支气管镜电磁导航技术

电磁导航支气管镜(electromagnetic navigation bronchoscopy, ENB)是一种以电磁定位技术为基础,结合计算机虚拟支气管镜与高分辨螺旋 CT 特点,经支气管镜诊断的新技术。其优点在于既可准确到达常规支气管镜无法到达的肺外周病灶或准确进行纵隔淋巴结定位,又可获取病变组织进行病理检查。该项技术是近年来介入肺脏医学的新进展,在国外主要应用在周围性肺部疾病的诊断、纵隔及肺门淋巴结的诊断、呼吸介入治疗的定位等方面,对肺外周病灶、纵隔及肺门淋巴结获取病理组织的成功率较高,其准确定位功能有助于外科手术、放射治疗、呼吸介入治疗的新方法的开展,为介入肺脏医学提供了一种新的定位方法,该系统也即将引入国内。

2007 年美国明尼苏达州 superDimension 公司研制的 inReach™ 系统(采用第三代电磁导航技术的支气管镜检查技术)获得美国 FDA 510(k)验证,而且自 2010 年 1 月 1 日起在美国正式列为医疗保险项目,主要是为了获得常规支气管镜不易获得的支气管远端的活检标本,为肺癌或肺部疑难病变的诊断提供低风险检测手段。该系统使用的技术与“全球卫星定位系统(global position system, GPS)——根据发射端、接收端和基站之间相互通信进行计算并作以信息反馈从而定位”使用的技术颇为类似。设备主要由磁导航电磁板(electromagnetic board)、导航定位装置(locatable guide, LG)、延长工作管道(extended working channel; EWC)和计算机系统与监视器等组成。

一、适应证

1. 肺外周病变的活检。
2. 纵隔、肺门淋巴结病变的活检。
3. 周围型肺癌手术前的定位标记。
4. 周围型、中央型肺癌立体放疗的粒子放置。
5. 周围型肺癌近距离放疗的导管放置。
6. 其他需要在肺部、气道、纵隔精确定位的呼吸介入术。

二、禁忌证

电磁导航支气管镜的禁忌证与常规支气管镜检查类似,包括以下几点:
1. 不能平卧者。
2. 活动性大咯血。
3. 严重心肺功能障碍。
4. 严重心律失常。
5. 新近发生心肌梗死或不稳定型心绞痛。

6. 不能纠正的出血倾向。

7. 主动脉瘤。

8. 尿毒症或严重肺动脉高压。

9. 不能配合、耐受支气管镜检查。

三、操作方法

支气管镜磁导航系统的操作可以分成两个部分,分别是术前虚拟导航和术中气管内磁导航。

1. 术前虚拟导航——计划(planning)(图 6-17-1) 即影像采集和绘图:计算机软件把以 DICOM 格式储存的高分辨螺旋 CT 数据进行三维重建,产生的虚拟支气管图像供医生作术前导航参考。在导航计划管理计算机上,操作者在虚拟支气管图像中标记 5~7 个解剖标记(例如隆突、右主支气管等),然后在螺旋 CT 图像上找出目标病灶,并在相应的虚拟支气管树的靶区作出标记。计算机软件可自动找出通往目标病灶的气道,用颜色线显示导航路径供参考及确认,也可通过手动自行设定导航路径或仅作部分修改,沿着预设路径,便能准确到达预定病灶部位。

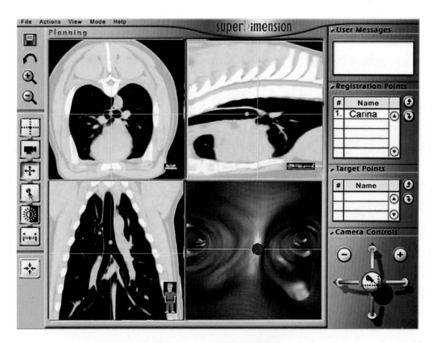

图 6-17-1   术前虚拟导航

2. 术中气管内磁导航——注册(registration) 即支气管镜定位和实时导航:麻醉后(局麻或静脉麻醉)经鼻将可弯曲支气管镜插入气管,通过延长工作通道(EWC)置入导航定位装置(LG)。将虚拟支气管镜图像所选定的标记与体内探头的位置经软件确认,例如在计划图上选定右中叶支气管(RML),然后把 LG 的探头放置在体内相应位置(图 6-17-2),计算机系统将两图像叠加校正,综合生成直达靶区的导航计划图,探头被实时监控校准。根据监视器显示的三维重建 CT 图像以及虚拟支气管树,操作者按照导航计划图在每个支气管分叉只需按导航定位导管转向提示视窗显示方向(绿色球为目标,绿色球在正中则表明方向正在导航路径上)(图 6-17-3),转动导航定位导管手柄,轻轻拉动手柄,导管前端即可按照设定方向转向,进入通往目标病灶的支气管。当到达靶区时,固定 EWC,然后将 LG 从 EWC 中退出,经 EWC 置入活检钳等操作器械,进行针吸、刷检、活检或注射药物等。

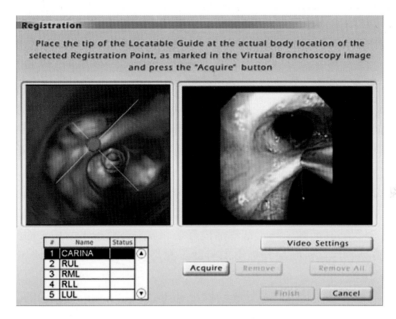

图 6-17-2 导航定位装置

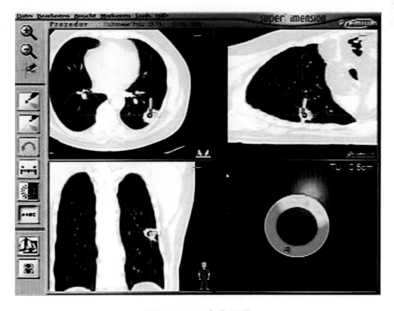

图 6-17-3 术中导航

四、临床应用

临床上依靠 ENB 技术可视化导航和精密定位的功能,主要应用于经支气管镜对肺外周病灶以及纵隔病变的定位和活检,主要包括以下几种方法:

1. ENB 引导的经支气管肺活检(transbronchial lung biopsy,TBLB)　Becker 等在 2005 年首次报道了在人体身上应用 ENB 的研究,有 30 例成年男性患者,肺部病变的范围从 1.2cm 到 10.6cm,从 29 名患者中的 20 名(占 69%)获得确诊价值的肺组织活检,其中 25%(5/20)确诊为良性病变。25 名患者按计划进行手术。出现 1 例肺组织活检相关气胸,3 例轻微的自限性出血,没有严重并发症。Makris 等报道了一个多中心研究的结果,3 个内镜中心对 40 个连续的不适合手术治疗或 CT 引导经皮肺穿刺的患者实施电磁导航支气管镜定位取组织活检,40 例患者肺部病灶大小为(23.5±1.5)mm,距离胸膜为(14.9±2)mm,除了 1 例患者不能取得病理组织,其他 39 例均获得病理组织,总的准确率为 62.5%。结果表明准确率受 CT 图像与体内实际情况的差异(CT-to-body divergence)影响较明显,当这个差异≤4mm 时,这些病例准确率为 77.2%。3 例患者出现轻微自限性气胸,没有其他严重并发症。最近几年的多个关于电磁导航支气管镜在肺外周病变的诊断价值的研究也有类似的结果,ENB 定位 TBLB 准确率在 59%~75.5%,其准确率高于常规活检方法和放射性监视下活检。因此,实时电磁导航支气管镜检查结合计算机断层扫描影像有助于提高获取肺外周病变组织的概率,是一种可行而且安全的方法。

2. ENB 引导的经支气管淋巴结针吸活检(transbronchial needle aspiration,TBNA)　2006 年 Gildea 等进行一项前瞻性的、单中心的初步研究,共 60 名受试者采用静脉注射咪达唑仑和吗啡,并局部应用利多卡因的清醒镇静麻醉方法,经鼻途径,采用标准支气管镜组织活检。支气管镜检查操作平均时间(51±13)分钟,导航成功率 100%,平均注册时间为(3±2)分钟。周围性肺病灶平均导航时间在(7±6)分钟,纵隔淋巴结平均导航时间为(2±2)分钟;肺部病灶与淋巴结大小分别为(22.8±12.6)mm 和(28.1±12.8)mm;取样成功率为 80.3%(45/56),其中肺部病灶的取样成功率为 74%(40/54),纵隔淋巴结取样成功率为 100%(31/31);恶性病变的准确率为 74.4%(32/43)。Eberhardt R 等在近期的研究中比较了在 ENB 引导下经支气管针吸(TBNA)与钳夹活检(transbronchial forceps biopsy,TBB)对孤立性肺外周小病灶的诊断价值。经 ENB 引导定位同时对病灶采用 TBNA 与 TBB 两种方法取组织活检,55 例患者除去 2 例失访,其中 40 例(75.5%)得到明确诊断,TBNA 与 TBB 比较,TBNA 具有更高的阳性准确率(36/40 vs 22/40)。因此,ENB 辅助经支气管针吸有助于提高获取肺外周病变组织以及纵隔淋巴结组织的概率,也是一种可行而且安全的方法。

3. ENB 与电子支气管镜实时超声定位(EBUS)联合应用　Eberhardt R 等在德国海德堡大学和美国哈佛大学医学院联合完成的研究表明,在诊断周围性肺病变时,联合应用两种微创技术——支气管内超声(EBUS)及电磁导航支气管镜(ENB),比两者单独应用更为有效,且对患者无害。这一前瞻、随机、多中心试验纳入了 120 例之前 CT 扫描显示周边肺部病灶或肺部病变患者,根据支气管镜检查随机分为三组:单独应用 EBUS、单独应用 ENB、联合应用 EBUS 及 ENB 组,并对每组诊断率即正确诊断的百分比进行分析。如果这些微创技术无法得到明确结果,则进行被称为诊断"金标准"的手术活检。结果表明,单独应用 EBUS 诊断率为 69%,ENB 为 59%,但二者结合后诊断率提高至 88%,且与病灶大小无关,这是极为显著的改善。此外,研究人员注意到一种趋势,即探查良性变的敏感性升高,虽然这并无统计学意义。在本研究中,经支气管镜肺活检的最主要副作用是气胸,单独应用 ENB 或 EBUS 组的气胸发生率为 5%,而联合应用时为 8%,但无统计学差异。Eberhardt 等在后来的进一步研究中也有类似的结果,对 53 例孤立性肺外周小病灶(直径≤3cm)联合 ENB 与 EBUS 取组织活检,首先在 ENB 上定位目标病灶,再予 EBUS 微探针经 EWC 置入病灶部位确定,必要时调整活检位置,结果表明,经过 EBUS 调整的活检阳性率为 93%,而未经 EBUS 确定行活检的阳性率仅为 48%。ENB 与 EBUS 均代表着日益推广的新技术,EBUS 使病变直接可视化,但是缺乏导航系统,因此要求操作者根据事先影像学检查资料如胸部 CT 扫描等进行操作。而另一方面,ENB 具备高度专业化的实时导航系统,但缺乏手段直接可视病变。二者联合应用克服了各自的缺陷。

4. ENB 与正电子造影扫描(PET-CT)和快速现场细胞病理学检查(rapid on-site cytopathologic examination,ROSE)联合应用 Bernd 等 2009 年发表的研究对奥地利萨尔茨保 Paracelsus 医科大学肺部医学系 13 名影像学检查可疑肺癌患者进行电磁导航支气管镜检查结合正电子造影扫描和快速现场细胞病理学检查,以确定 ENB+PET-CT+ROSE 联合应用对诊断肺外周病变的准确性和安全性。电磁导航支气管镜检查采用 superDimension 系统进行,FDG-PET-CT 均在支气管镜检查前完成,支气管镜检查在全身麻醉下进行,经 ENB 导航获得的病理组织均予 ROSE 并按照巴氏分级方法评价(I~V)级。最终诊断基于通过 ENB 获得病变部位组织的病理学结果,若电磁导航支气管镜检查不能诊断时,则通过外科手术或计算机断层扫描引导下细针穿刺活检(fine-needle aspiration,FNA)获得组织的病理学结果。结果显示:肺外周病变的平均直径范围从 1.4~5.3cm,平均(3.0±1.2)cm。电磁导航支气管镜检查(ENB)组织活检正确率达 76.9%。快速现场细胞病理学检查(ROSE)的灵敏度和特异性分别为 84.6% 和 100%。正电子造影扫描(PET-CT)诊断恶性肿瘤的阳性预测值是 90%。支气管镜检查期间和之后 24 小时内未观察到支气管镜检查相关副作用。研究结果显示:电磁导航支气管镜检查结合正电子造影扫描和快速现场细胞病理学检查在肺外周病灶的诊断是安全、有效的。

综合近年其他以获取病理诊断为标准的相关研究数据表明,对 ENB 应用在肺外周小病灶诊断价值的研究,其准确率为 59%~75.5%,而联合 PET-CT 以及 ROSE,其准确率达 77%,有希望提高对肺外周病变的活检准确率,并且显著高于常规方法肺外周小病灶活检的诊断率(14%~62%)。

五、并发症与注意事项

电磁导航支气管镜本身是无创的检查,在 ENB 引导下施行支气管镜检查以及在行肺活检、穿刺针吸、放置导管或粒子等介入操作时可伴有相应的并发症,最常见的是气胸,发生率为 3%~10%,一般为自限性,不需行胸腔闭式引流术,1~3 天可自愈;其次为细微出血,发生率为 1%~2%,通常不需要特殊处理。在实际操作的过程中需注意模拟支气管镜图像与实际支气管镜下的差异,这种差异与胸部螺旋 CT 资料本身有关,因此在操作时,需同时监视支气管镜下的情况以及电磁导航图像的提示。不熟练的操作者可能需要 30 分钟甚至更多的操作时间,给予患者一定的镇痛、镇静药物可提高其耐受性和操作成功率。

六、技术展望

在 ENB 技术的精确定位帮助下,一些微创的介入手术和侵入性的操作将得以实现,例如精确标记肺外周微小病灶指导 VATS 手术治疗、引导放置基准标记定位立体放疗、引导气道内照射局部治疗、经支气管镜气道内高频消融治疗等。

1. 经 ENB 引导放置染色标记物(dye marker)　Richard 等报道了通过 ENB 引导下在肺内放置染色标记物,成功标记仅 2mm 直径的肺外周病灶。这是一例 50 岁老年女性患者,既往有吸烟史,咳嗽超过 3 个月,胸部 CT 发现右上叶一个直径仅 2mm 的阴影。因患者要求外科手术切除,遂拟行胸腔镜下肺楔形切除。通过 inReach™ 系统构建虚拟支气管树,并完成病灶的定位。经 ENB 引导,把 EWC 伸到右上叶病灶,在管道内插入 25G 注射针并注入 0.5ml 靛胭脂染料(indigo carmine dye)。成功标记病灶后行胸腔镜手术,可见染料标记的手术带,行楔形切除,病理结果提示肺腺癌,该患者此后接受了右上叶切除术。这是一例对肺外周极小病灶(小于 5mm)的成功定位及诊治,以往对于肺外周小病灶因存在难获取病理组织、手术定位困难等问题,通常采取观察、随访的诊疗方案,但也导致部分早期肺癌失去早期诊断、治疗的机会。通过 ENB 成功定位肺外周小病灶,为手术治疗的定位提供了一个新的手段,对于部分有患肺癌的高危人群,可考虑行小范围的肺楔形切除明确诊断。

2. 经 ENB 引导放置基准标记(fiducial marker)　Kupelian 等在进一步研究中在立体定位放疗中应用 ENB 引导放置基准标记,以该新方法与传统方法经 CT 定位或 X 线定位进行比较,通过对 23 例肺外周病变且不适宜手术治疗的肺癌患者放置基准标记,病灶的平均直径为 2.6cm,其中 15 例患者在 CT 定位或 X 线定位下通过经皮肺穿刺完成,8 例患者通过 ENB 引导下经支气管镜放置的方法完成。23 例患者均成功放置基准标记并根据基准标记完成立体定位放疗,基准标记平均移位为(2.6±1.3)mm,通过 CT 及 X 线定位的 15 例患者中出现 8 例气胸(53%),而经 ENB 定位的患者中无出现气胸等并发症。在早期立体放疗的经验中,使用常规方法在 CT 定位下经皮肺穿刺放置基准粒子,其气胸发生率为 48%。

Daniel 等在进一步研究中对联合 ENB 与 EBUS 应用于立体放疗基准粒子放置的定位进行了研究,在对 43 例患者(42 例非小细胞肺癌、1 例类癌)放置基准标记,对于中央型肿物应用 EBUS 微探头定位,对于肺外周病灶采用 ENB 联合 EBUS 微探头定位。结果表明 43 例患者当中的 12 例使用了 ENB 联合 EBUS 微探头的方法,在平均直径仅 2.78cm 的肺部肿瘤中,总共 161 个基准标记被成功放置,平均 3.7 个 / 例患者,2 周后复查胸部 CT 仍有 139 个基准标记可用于立体放疗定位,占总数的 86.7%。30 例患者的基准粒子没有出现移位或丢失,尽管有 13 例患者出现 1 个以上的基准粒子移位或丢失,但仍至少有 1 个以上基准粒子保留,因此均对放疗定位没有影响。部分患者术后有咯少量血丝痰,1 例患者出现局限性气胸,1 天后自愈,没有患者出现大咯血、动脉栓塞,没有出现基准粒子经呼吸道排出的情况。值得一提的是,研究对象的 43 例患者,平均年龄为 74.4 岁,其中 31 例伴有严重的慢性阻塞性肺疾病(COPD),14 例伴有冠心病,这些患者均因不能耐受传统经皮肺穿刺操作的并发症而选择经 ENB 引导经支气管镜放置的方法完成。因此,经 ENB 放置基准标记定位肺外周病灶是一种安全、有效的新手段,对比传统的定位方法其并发症发生率更低。

3. ENB 引导气道内近距离放疗　Harms 等报道了 1 例无法手术治疗的右上肺非小细胞肺癌患者接受 ENB 引导气道内近距离放疗取得良好疗效。该患者首先接受了体外放疗,总量 50Gy,后通过 ENB 引导经支气管镜通过右上叶支气管达到肿瘤内放置近距离放疗导管,经 EBUS 微探针确定周围组织后给予高剂量比率(High-dose-rate)放疗(^{192} 铱 370GBq)导管留置 5 天,并予每周 3 次单剂量 5Gy 的追加放射,随访 12 个月,疗效达到完全缓解。Becker 等报道了一个对 ENB 引导气道内近距离放疗的可行性和安全性研究,对 18 例无法手术治疗的周围型肺癌患者进行观察。观察结果表明,其中 50%(9/18)患者肿瘤疗效达到完全缓解,50%(9/18)患者取得部分缓解。治疗的过程中患者都能耐受,未出现明显副作用或严重并发症,仅出现 1 例自限性气胸,观察后自愈。他们认为,今后 EBUS 联合 ENB 引导气道内近距离放射疗法可能成为一种有效治疗无法手术的肺外周肿瘤的治疗方法,然而,仍需要进一步的前瞻性研究对于确定这种新治疗方法的疗效、评估其安全性、远期疗效以及最大的治疗范围。

4. ENB 引导经支气管射频消融治疗(radiofrequency-induced tissue ablation,RFA)治疗周围型肺癌　RFA 是通过使用电磁波与射频交流电对肿瘤细胞起热效应消融的治疗方法。RFA 以往常用于治疗肝癌、肾癌和肺癌,但旧的 RFA 设备存在损伤周围组织、治疗效果不理想等问题,随着新设备的开发,RFA 现作为一种微创、有效的介入新的治疗方式。近来无法行手术治疗的肺癌患者接受 RFA 作为一线、二线治疗的病例报道日渐增多。Tsushima 等报道的前瞻性研究,经支气管镜引导在气道内置入 RFA 探头对绵羊肺进行消融,证实了经支气管内射频消融治疗的可行性。Tanabe 等在进一步人体应用 RFA 可行性和安全性的研究中报道,在无法手术治疗的肺癌患者中应用 ENB 引导经支气管在肿瘤中置入冷却消融探针,输出功率为 20W,每例患者重复 3 次 RFA 治疗,最大治疗范围达 10mm×12mm,消融部位病理组织学提示肺泡结构破坏并凝固性坏死,未出现明显并发症。但 RFA 局部治疗在肺癌治疗中的价值还不是很明确,但将来对于不能手术治疗的患者,RFA 可能是一个微创、有效的治疗选择。

电磁导航系统可结合 CT、MRI 等图像的三维虚拟支气管镜功能,进行精确的定位和治疗。电磁导航系统能在 CT、MR 或透视下应用导管和穿刺针,利用电磁场确定实时位置和方向,继而显示前期的 CT 或 MRI 资料(医学可视化),可以更广泛地在介入放射领域加以应用,体现了一体化的微创技术的优点。总之,电磁导航系统具有导航定位精确、无射线辐射伤害、使用方便、无需使用造影剂等优点,是介入肺脏病学领域的一把新的利器。电磁导航支气管镜技术的普及和推进对介入肺脏病学发展具有重要的意义。

七、典型病例

病例 1:ENB 引导周围型肺癌放射性核素治疗

患者女性,75 岁,体检发现右上叶肺癌。患者有冠状动脉疾病、糖尿病和高血压病史,有吸烟史(2 包 / 天)。该患者的脑血管在 1998 年意外破裂并伴随有颈动脉阻塞,通过冠状动脉血管成形术在颈动脉放置了 4 个支架。常规胸部 X 线检查中发现右上肺肿块,胸部 CT 发现右上肺 20mm×15mm 的肿块,周边有毛刺(图 6-17-4A)。PET 扫描显示出一个高代谢的圆形区域,该区域对应于 CT 扫描中的团块。

通过经皮穿刺,病理诊断为腺癌,临床诊断为右上肺原发性肺癌,T1N0M0,IA 期。由于患者全身状况较差,决定放弃外科手术后进行放射物标记治疗。

术前,将一个 BARD MW-319 双腔针放置在一个 10mm Visicoil^{TM} 标记物上。InReach^{TM}

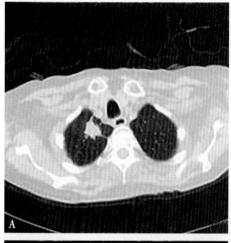
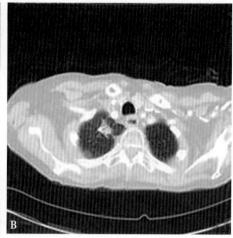
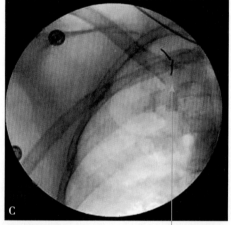

图 6-17-4 ENB 引导周围型肺癌放射性核素治疗
A. 胸部 CT 发现右上肺 20mm×15mm 的肿块,周边有毛刺;B. 治疗后 1 个月,进行胸部 CT 扫描,肿块体积缩小到 17mm,内有高密度影;C. 胸透发现有两条高密度影

Fiducial Markers

电磁导航被用来放置 inReach 引导导管。腔针被放置在引导导管与结节之间,在透视引导下,到达内腔。随后,植入粒子后对患者进行放疗。

治疗后 1 个月,进行胸部 CT 扫描,肿块体积缩小到 17mm,内有高密度影(图 6-17-4B),胸透发现肺内有两条高密度影(图 6-17-4C)。因此,支气管镜电磁导航系统可应用于周边小结节放射物标记的准确定位,能够早期治疗肺癌,大幅度减少了死亡率。

病例 2:ENB 引导周围型肺癌放射治疗

患者女性,71 岁,右上肺腺癌复发。患者 9 个月前诊断为原发性右肺上叶后段腺癌。由于患有严重肺气肿,不能手术,使用标准剂量放射治疗(50Gy),肿瘤缩小。9 个月后胸片及 PET 扫描发现右上肺肿瘤复发。患者拒绝化疗,拟行立体定向放射治疗计划。治疗期间利用 ENB 将一金属物插入瘤体内作为标记物

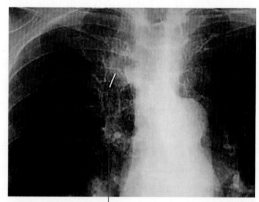

Fiducial marker

图 6-17-5 ENB 引导下瘤体内植入一金属物

进行示踪放疗(图 6-17-5)。

(陈　愉　李时悦　范伟斌)

参 考 文 献

1. BecharaR,Parks C,ErnstA.Electromagnetic navigation bronchoscopy. Future Oncol,2011,7(1):31-36.

2. Edell E and Krier-Morrow D. Navigational Bronchoscopy. Chest,2010,137:450-454.

3. Becker HD,Herth F,Ernst A,et al . Bronchoscopic biopsy of peripheral lung lesions under electromagnetic guidance:a pilot study . J Bronchscopy,2005,12(1):9 - 13 .

4. Eberhardt R,Morgan RK,Ernst A,et al.Comparison of suction catheter versus forceps biopsy for sampling of solitary pulmonary nodules guided by electromagnetic navigational bronchoscopy. Respiration,2010,79:54 - 60.

5. Eberhardt R,Anantham D,Ernst A,et al.Multimodality bronchoscopic diagnosis of peripheral lung lesions:a randomized controlled trial . Am J Respir Crit Care Med,2007,176(1):36 - 41 .

6. Bernd L,Peter P,Christian P,et al. Electromagnetic navigation bronchoscopy in combination with PET-CT and rapid on-site cytopathologic examination for diagnosis of peripheral lung lesions. Lung,2009,187:55-59.

7. Harley DP,William S,et al.Fiducial marker placement using endobronchial ultrasound and navigational bronchoscopy for stereotactic radiosurgery:An alternative strategy. Ann Thorac Surg,2010,89:368-374.

8. Becker HD,McLemore T,Harms W. Electromagneticnavigation and endobronchial ultrasound for brachytherapy of inoperableperipheral lung cancer. Chest,2008,134:S396.

9. Tanabe T,Koizumi T,Tsushima K et al.Comparative study of three different catheters for CT-bronchoscopy-guided radiofrequencyablation as a potential and novel intervention therapy for lung cancer.Chest,2010,137(4):890-897.

10. Anantham D,Feller-Kopman D,Shanmugham LN,et al . Electromagnetic navigation bronchoscopy-guided fiducial placement for robotic stereotactic radiosurgery of lung tumors:a feasibility study . Chest,2007,132(3):930-935 .

11. Pennathur A,Luketich J,Heron D,et al. Stereotactic radiosurgery for treatment of Stage I non small cell lung cancersin high risk patients. J Thorac Cardiovasc Surg,2009,137:597-604.

12. Mahajan AK.,Patel SB,Hogarth DK.Electromagnetic Navigation bronchoscopy:An effective and safe approach to diagnosing peripheral lung lesions unreachable by conventional bronchoscopy in high risk patients. J Bronchol Intervent Pulmonol,2011,18(2):133-137.

第十八节　硬质支气管镜

　　硬质支气管镜(rigid bronchoscopy,RB)已有 120 多年的历史。近年来,随着气管镜介入治疗技术的发展,诸如热消融(激光、电灼术、氩等离子体凝固、射频、微波)、冷冻、内支架置入、球囊导管扩张等,RB 技术的优势逐渐显现。RB 操作过程中麻醉与通气方法的改进已使气管镜介入治疗操作过程更加方便、安全。

　　电视硬质气管镜可分三部分:镜鞘、配件及其光导系统(包括电视系统)。目前国内应用的硬质气管镜系统大多为德国产的 STORZ 和 WOLF。亦有国产儿童硬质支气管系统。现以 STORZ 系统为例进行说明。

　　硬质支气管镜镜鞘是一种具有不同长度及直径的空心不锈钢管,管径均一(图 6-18-1)。成人硬质镜可分几个规格,直径 8.5~12mm,长度 33~43cm,管壁厚 2~3mm。插入端是斜面,

以便通过声门和气道狭窄区域,同时也利于铲除气道壁上的肿瘤。插入支气管的镜鞘远端
1/3 的管壁上有多个裂孔,便于镜鞘进入一侧支气管时对侧气道保持通气。

硬质镜的操作端由中央孔道和几个侧孔构成,分别用于活检钳、吸引管及连接机械通
气。开口的近端可被封闭或开放,以利于观察目镜和其他设备通过。

观察目镜长 50cm,外径 4.5mm,有 0° 角和 30° 角两种,接光源后可通过硬质镜管腔作窥
视检查;光源为 STORZ482B 冷光源;同时,还配备活检钳、光学活检钳、异物钳等(图 6-18-2)。

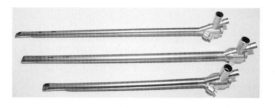

图 6-18-1　硬质镜镜鞘构造

镜鞘为一空心不锈钢管,其远端呈楔形,操作端有
多个孔道

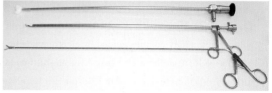

图 6-18-2　观察目镜、光学活检钳、异物钳

现代硬质镜的光导系统是通过管壁引导并反射的远端照明,因此为操作者提供了较清
晰的观察视野,可以直接通过管腔观察咽喉乃至气道,以便于插管、吸引和处理异物。观察
目镜使光源的利用和视野的清晰度大大提高,同时目镜也可连接到电视系统便于集体观察
和录像。视频系统可以提供各种角度的放大图像来观察气管、主支气管及 5 个叶支气管。
其他设施如活检钳、吸引管也可通过镜鞘工作。亦可以应用软性支气管镜通过硬质镜来观
察更远端以及弯曲度大的上叶支气管。

与 FB 相比,RB 的优势包括维持气道通气的能力、咯血的处理、更短的介入治疗时间以
及大块活检标本的获取。RB 时的全身麻醉避免了患者不必要的活动,因而使得在整个操作
过程中患者都更加舒适。患者的选择及手术过程的预演是术前准备的重要部分,它可以帮
助麻醉及内镜医生预测和预防可能的并发症。虽然在有经验的医生手中全麻下的 RB 是一
个安全的操作过程,但大多数从这种操作过程中潜在获益的患者经常会面临全麻对人体所
带来的风险。

一、适应证

(一)诊断方面

1. 大气道管内或管壁病变。

2. 气道外病变组织的活检。

3. 大咯血。

4. 儿童的气管镜检查。

(二)治疗方面

1. 气道异物。

2. 气道狭窄或阻塞。

3. 气道大出血。

4. 腔内热消融治疗,如激光、微波、APC 等。

5. 腔内冷冻治疗。

6. 内支架置入术。

7. 气管支气管软化。

8. 气管食管瘘。

二、禁忌证

极少。但由于硬质镜多在全麻下操作，故其禁忌证与全麻大致相同。但最首要的禁忌证是未经过正规训练和没有操作经验的内镜医生、麻醉师或工作组。

1. 不稳定的血流动力学。

2. 致死性心律失常。

3. 难以纠正的低氧血症。

4. 颈椎关节活动过度或受限，因硬质镜操作期间患者颈部的活动度加大，会导致生命危险。

5. 颌骨和面部创伤或任何限制上下颌骨活动的疾病，影响镜鞘不能进入气道。

6. 喉部狭窄或阻塞性喉癌，影响镜鞘通过。可先行气管切开，经气管套管进行硬质镜检查。

三、操作方法

1. 麻醉诱导　硬质镜操作均需全身麻醉。患者平卧手术床上，肩背部底下放一垫子，以使头后仰，便于硬质镜插入。麻醉前面罩吸氧，预氧合 5~10 分钟。术前 10 分钟静脉滴注阿托品 0.5mg 或东莨菪碱 0.3g，以抑制气道内过多的分泌物。术中需监测血氧饱和度、心电图、血压及呼吸运动等。患者诱导前 5 分钟应用咪哒唑仑 2mg 静注，随后静注芬太尼 1~2μg/kg，1% 丙泊酚（1~2mg/kg）。再给予肌松剂阿曲库铵 0.5mg/kg，待肌颤消失、下颌肌肉松弛后即可插入硬质镜。维持药物浓度为 1% 丙泊酚 1~2mg/(kg·h)，瑞芬太尼 0.1~0.2μg/(kg·min)。

2. 硬质镜的插入技术　硬质镜的插入有三种不同方式，一般医师通过视频监视器看着气道的结构来插入硬质镜。

（1）直接插入法：也是经典的硬质镜插入技术，无需其他辅助设备。硬质镜鞘管先涂抹石蜡油润滑，将连接电视的观察目镜插入硬质镜鞘管内，前端略短于硬质镜。操作者右手持镜的近端，左手拇指和示指分别放于下颌和上下牙齿之间（可在上牙齿上垫一纱布），以保护牙齿。镜鞘末端的斜面朝下插入口腔，见到腭垂后右手下压硬质镜的近端，用镜鞘远端将舌根部缓慢抬高，暴露会厌，即可见声门开口，将镜鞘旋转 90° 并缓慢推过声门；进入气管后，将镜鞘回旋 90° 使斜面保持原位，用右手指以旋转推进的方式将气管镜推进到更深的气道。进入气道后，通常先接上麻醉机或高频通气进行机械通气，以保持患者血氧饱和度在 100%。然后进一步观察左、右总支气管，若需进入右总支气管，则将患者头向左转，硬质镜镜鞘缓慢旋转推进通过隆突，多数情况下可将镜远端推进到右中间段支气管；如进入左总支气管，则患者的头向右转，多数情况下可观察到上下叶支气管。完成操作后硬质镜的移出也在直视下、旋转移动中进行。多数患者在停止静脉应用麻醉剂 10~20 分钟内苏醒。此后观察生命体征最少 2 小时（最后在麻醉恢复室观察），待麻醉剂的作用完全消失再回病房。

（2）直接喉镜协助插入：操作者左手持喉镜,暴露会厌,然后用喉镜的压板抬高舌根并轻微带起会厌;同时右手操作硬质镜（观察目镜也插入其内）,使镜体的尖部在会厌下部通过会厌。此时,操作者转动硬质镜观察并将镜体插入声门深处,同时移出喉镜,将镜体旋转 90° 并缓慢推过声门;进入气管后,将镜体回旋 90° 使斜面保持原位。以后的操作同直接插入法。

（3）软镜引导插入法：本法是笔者在临床实践中逐渐摸索出的一种方法,可称为"王氏插入法",简便、快捷。将镜鞘直接套在软镜上,直接用软镜的视频监视器观察操作,不用硬质镜的目镜,也没必要连接硬质镜的视频监视器。右手握紧镜鞘操作部,用手的虎口托住软镜,软镜的插入部略短于硬质镜的插入部,以便于观察硬质镜进入气道的情况,其他顺序同直接插入法。硬质镜的末端可直接连接麻醉机,保证在硬质镜插入的过程中不中断供氧。此方法适应于软、硬质镜结合应用的患者,不必来回转接视频监视器,省去很多麻烦。镜鞘插入到气管后,可用软镜直接进行介入操作。

3. 通气　通过硬质镜的侧孔可以提供患者高流量的空气或氧气,因此有多种通气方式可供操作者选择。目前常用的通气方式有四种,自主呼吸、辅助性机械通气、控制性机械通气和手动式球囊按压。

最理想的通气方式是患者在麻醉期间连接麻醉机或高频喷射通气,控制患者通气,维持足够的氧饱和度。同时,在不停呼吸机的情况下通过硬质镜后端的操作孔进行各种检查和治疗介入操作前换用高频喷射通气（频率 20~40 次 / 分）,连接三通管,在不停呼吸机的情况下进行各种检查和治疗。若操作一段时间后,高频喷射通气不能维持足够的氧饱和度,可改用麻醉机,必要时用手动式球囊按压,将血氧饱和度维持在 100% 以上时,再继续进行操作。

患者的恢复与术后监护：自全麻的苏醒及拔除硬质镜的过程中,患者气道并发症较多,需严密观察与监测。临床手术结束时,要及时减少或停用全麻药。全麻后的恢复是整个手术过程中至关重要的一个方面。在恢复期间最常经历的并发症包括缺氧、阵发性咳嗽、支气管痉挛和心律失常。通常在拔管前从硬质镜局部给予 1% 的利多卡因,并于拔管后给予利多卡因雾化来减轻阵发性咳嗽。

四、临床应用

1. 气道异物　异物处理是硬质镜的传统适应证,硬质镜下用光学异物钳取异物非常有效。但对形态不规则或较柔软的物体,异物钳也很难抓取,建议使用冷冻黏结的方法,很容易将各种异物取出。在硬质镜下可直接将专用的 CO_2 冷冻探针深入到气管内,或通过软质支气管镜深入到支气管内,直视下将异物冻结取出。但注意冷冻时间不要过长,以免黏冻周围黏膜,造成黏膜撕裂。

2. 气道狭窄或阻塞　在硬质镜直视下治疗气道器质性狭窄的方法很多,可进行热消融（激光、微波、高频电刀、APC）、冷冻、应用机械探条或球囊扩张导管进行扩张等。这些治疗手段都配备特殊的工具,使用极为方便,如硬性冷冻探针、硬性 APC 电极等。

（1）直接铲切法：利用镜鞘前端的斜面,可直接铲除管内或管壁上的病变组织。但注意,铲除组织过大或过深,易引起大出血,需仔细操作。

（2）电圈套器法：对有蒂或基底较宽的隆起型病变,可用电圈套器将其套扎,出血较少,效率较高。

（3）光学活检钳或异物钳直接夹取法：硬质镜的光学活检钳或异物钳开口较大，能夹取较大的组织，在硬质镜下操作很方便，较大的组织可用此法取出。

（4）冻取法：对气道内大的肿瘤，还可采取冻切的方法，很快将肿瘤取出，如有出血，可用 APC 止血。笔者曾报道，采用硬质气管镜下冻取结合 APC（A 组）治疗大气道内肿瘤的患者，气管及支气管术前阻塞程度均明显重于软镜下单用 APC 治疗（B 组）。但 A 组气管和支气管首次消融范围均大于 B 组（主气管 86.8%±4.1% vs 68.5%±6.2%，$P<0.05$；支气管 80.2%±3.1% vs 67.5%±3.7%，$P<0.01$）。A 组所需气管镜操作次数明显少于 B 组（3.0±0.3 vs 5.5±0.8，$P<0.01$），对患者的改善程度也优于 B 组。治疗过程中无严重并发症发生。此结果表明，硬质镜下冷冻能快速冻取肿瘤，结合 APC 也能快速凝切肿瘤和止血，两种方法结合应用，快速、有效，是大气道内肿瘤理想的治疗方法。现在技术熟练后，在硬质镜下用冻切的方式，一般半小时左右可将大气道内的肿瘤全部切除，大大缩短了疗程。冻切对支气管开口的肿瘤更为安全，可很清楚地将肿瘤取出，管口黏膜未遭破坏。而单纯用 APC 往往破坏管口的黏膜组织，使肿瘤与管壁的结构不清，不易将肿瘤取干净。

欲对气管瘢痕性狭窄进行球囊扩张，在全麻硬质镜下操作也更为安全、患者易接受。

既往认为高位气管狭窄（包括声门及声门下 2cm 以内的病变），不宜采取硬质镜下治疗，实际不然。对声门的病变，可利用硬质镜前端的斜面，暴露病变侧声带，而将正常侧声带隔离保护起来，便于介入治疗。操作时，需由助手把持硬质镜，以固定好位置。

同理，对声门下 2cm 以内的病变也可插入硬质镜，由助手固定硬质镜，接通呼吸机，很方便地进行各种介入治疗。

3. 放置支架　硬质镜的另一个作用是作为放置气道支架的工具。在全身麻醉状态下，通过硬质镜直视下放置支架是较为常用的方法，特别是 Dynamic（动力支架）和硅酮支架有特殊的推送器，快速、有效。

笔者既往放置分叉形支架（L 形或 Y 形）需在 X 线引导下放置，现在大多在硬质镜下放置即可，患者无痛苦，放置很准确。

4. 气道大出血　应用硬质镜处理大咯血是一个极为有效的方法，尤其是在出血量较大的情况下，硬质镜可保证有效的通气，允许应用内径较大的吸引管排出积血和清除血块；通过硬质镜可对出血部位进行球囊填塞治疗，并且可在直视下应用激光或电凝等技术止血。必要时可插入双腔导管、分侧通气，以保证足够氧供和准确止血。

5. 儿童气管镜检查　由于儿童难以配合支气管镜检查，因此全麻下进行硬质镜操作仍是诊断和治疗儿童气道疾病的主要方式。目前已有专为儿童配置的硬质镜系列，可进行气道检查、取异物和介入治疗等。

6. 与软质气管镜结合应用　硬质镜有时难以越过肿瘤狭窄段，勉强通过可能造成肿瘤脱落或气管损伤；软镜质地软、直径小、可方便的弯曲和旋转，可安全的通过狭窄段气管以了解远端气管的情况，较全面的了解肿瘤基底部及周围黏膜的情况，但单独检查时不能进行通气并加重了气管的阻塞，尤其是阻塞超过 85% 的患者呼吸处于极度困难时可能危及患者生命。将两者结合，以硬质镜作为通道并保障通气，用软镜通过狭窄段气管，对气管进行全面的检查和判断病变的可切除性，尤其对硬质镜所不能到达的支气管部分，软镜检查更能发挥作用。可见，两种技术对于气管支气管病变都是十分重要的，联合应用可取长补短，充分发挥各自特长。

目前用于气管病变处理的措施如高频电凝、冷冻、APC及激光等的器械可以制成软管，通过软镜来进行操作；但是大功率冷冻头、APC电极等器械只能制成较为粗大的硬杆状，必须通过硬质镜才能进行操作。因此，结合两种内镜技术，可以使临床医师在处理不同病变时有更多种选择。虽然硬质镜的操作侧孔可以伸入软管操作器械，但探头伸出后与镜身平行，对于气管腔内病变处理尚可，要处理管壁的病变或出血则较困难，这时，利用软镜指导软性探头可以直达病变区，使治疗的目的性更强，避免损伤气管壁。在实际操作中首先经硬质镜用冷冻探头反复冻融肿物，再用大号活检钳咬除病变或以镜身直接铲除肿物，再借助支气管镜以纤维状高频电凝或APC处理出血及管壁的残余病变。这样的操作方法和顺序，安全、快捷、有效，能在最短的时间内打通气管，恢复管腔通畅，保证通气以保障患者的安全。

使用了不同角度的光学透镜后，利用硬质镜对气管支气管进行检查已基本不存在盲区，但是对上叶支气管开口等部位的支气管进行治疗时仍有一定困难，需要借助软镜来完成。笔者曾处理多例全肺不张的患者（如左主支气管内肿瘤），硬质镜仅能看到肿瘤自左主支气管内伸出，但是硬杆状器械无法触及肿瘤，利用软镜及软性器械，则很方便地去除了腔内肿瘤。

所以，凡是适合于硬质镜和软镜进行治疗的气管支气管病变均是硬质镜结合软镜的良好适应证。其中气管支气管腔内生长的良恶性肿瘤，尤其窄蒂肿瘤是其最佳的适应证。对于宽蒂良恶性肿瘤，由于肿瘤阻塞气管，可能导致窒息等，利用硬质镜结合软镜能快速清除气道内肿瘤，缓解患者呼吸困难。

五、并发症及注意事项

在一个经验丰富的支气管镜及麻醉技术的团队里，硬质镜的并发症是极为少见的，死亡率约0.4%~1.0%。所有硬质镜操作者都应熟悉并能熟练处理硬质镜的并发症。

1. 低氧血症　低氧血症可发生于硬质镜插管前、介入操作过程中及拔管后。插管前如果准备不充分，诱导麻醉后没有及时插入硬质镜，即可发生低氧血症，应及时扣上面罩，手压麻醉机球囊供氧，待SaO_2升至100%后再操作。热消融治疗过程中也易发生低氧血症，应及时停止介入操作，密闭镜鞘后端的各种孔道，待SaO_2升至100%后再操作。拔管后发生的低氧血症多与自主呼吸没有完全恢复有关。拔管前应根据患者的病情及操作时间，及时停用全麻药及肌松药物，必要时应用氟马西尼2~3mg解救全麻药，新斯的明1mg加阿托品1mg抵抗肌松药。拔管指征为患者能被唤醒，停用机械通气后SaO_2维持在100%。如果拔管后患者仍有低氧血症，可放入鼻咽通道以防舌后坠，如仍无效，可重新插入气管插管行机械通气，并送至ICU观察恢复。

2. 心律失常　操作期间因低氧血症所致的心律失常和心肌缺血，是最危险的并发症。术中应保证充分的氧供，严禁发生窒息等，以免引起严重缺氧，继发严重心律失常。一般低氧血症纠正后，心律失常会很快好转，必要时应用抗心律失常药。

3. 口腔损伤　口唇压伤、牙齿脱落、牙龈、喉及声带的擦伤也偶有发生，术中注意保护，仔细操作，一般可避免。

4. 术中还可能发生喉痉挛、支气管痉挛、术后发生喉水肿等　术中认真操作，严密监测这些并发症的发生。

5. 气道损伤　气道扩张或肿瘤组织处理过程中有可能伤及气道壁,引起咯血,严重者造成支气管破裂穿孔,引起气胸及纵隔气肿等。

六、技术展望

硬质支气管镜是治疗中心气道疾病的有力工具。由于需要这种介入治疗的患者通常都是肿瘤晚期并且往往并发呼吸功能不全,一些患者由于气道阻塞突然出现而发生呼吸窘迫,因此这种手术不应该由经验不足的医师承担。安全和熟练的技术是使这种介入治疗成功的先决条件。硬质支气管镜是一项很成熟的技术,已有规范化的操作指南,在介入肺脏医学中必将发挥越来越重要的作用。

七、视频

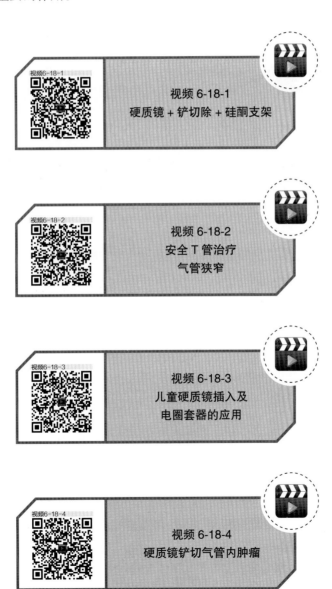

视频 6-18-1
硬质镜 + 铲切除 + 硅酮支架

视频 6-18-2
安全 T 管治疗
气管狭窄

视频 6-18-3
儿童硬质镜插入及
电圈套器的应用

视频 6-18-4
硬质镜铲切气管内肿瘤

视频 6-18-5
硬质食管镜取食管支架

（王洪武）

参 考 文 献

1. 王洪武.硬质气管镜的临床应用.中国组织工程研究与临床康复,2008,12(35):6801-6805.

2. 李运,王俊,赵辉,等.电视硬质气管镜治疗原发性气管支气管肿瘤.中国微创外科杂志,2010,10(4):347-350.

3. Schumann C,Hetzel M,Babiak AJ,et al.Endobronchial tumor debulking with a flexible cryoprobe for immediate treatment of malignant stenosis.J Thorac Cardiovasc Surg,2010,139(4):997-1000.

4. Ernst A,Majid A,Feller-Kopman D,et al.Airway stabilization with silicone stents for treating adult tracheobronchomalacia:a prospective observational study. Chest,2007,132(2):609-616.

5. Morice RC,Ece T,Ece F,et al.Endobronchial argon plasma coagulation for treatment of hemoptysis and neoplastic airway obstruction.Chest,2001,119:781-787.

6. 程庆好,李蕾,贾东林.气管镜治疗气道内肿物并发症的麻醉管理.中国微创外科杂志,2009,9(10):954-955.

7. 王洪武,李冬妹,张楠,等.电视硬质镜下治疗中央型良性气道狭窄48例临床分析.中华内科杂志,2011,50(6):520-521.

8. 王洪武,周云芝,李冬妹,等.电视硬质气管镜下治疗中央型气道内恶性肿瘤.中华结核和呼吸杂志,2011,34(3):230-232.

第十九节   内科胸腔镜

　　胸腔镜诞生于20世纪初,已有100多年的历史。1910年瑞典医生Jacobaeus首次用其为胸腔积液患者完成了胸膜腔检查,并预测胸腔镜检查对胸腔疾病的诊断和治疗都有很大的价值。近年来,内科胸腔镜(medical thoracoscopy/pleuroscopy)的发展,大大简化了操作程序,局麻下即可进行。胸腔镜是一项侵入性操作技术,将光学内镜通过穿透胸壁的戳卡(Trorca)套管,在直视下观察胸膜腔的变化并可进行胸膜壁层和(或)脏层疾病的诊断与治疗。因此,这项技术的应用对肺胸膜疾病的诊治具有很重要的临床意义。

　　内科胸腔镜可分为半硬式胸腔镜(semi-rigid thoracoscopy)和硬式胸腔镜(rigid thoracoscopy)。前者以日本OLYMPUS LTF-240型电子胸腔镜为代表,该电子胸腔镜可使用OLYMPUS公司支气管内镜通用的EVIS系统,它是由可弯曲的前端与硬质的操作杆部组成的,比传统的硬质胸腔镜更易于操作;后者以德国STORZ内科硬式胸腔镜为代表,硬式胸腔镜管腔大,所用的活检钳、吸引管、微型剪刀均可与高频电相连,类似高频电刀,可随时止血,操作极为方便。

亦可用常用的纤维支气管镜或电子支气管镜来替代胸腔镜进行检查,但气管镜较长,操作者比较辛苦,内镜也不太容易掌控。

一、适应证

内科胸腔镜检查技术主要分为诊断性及治疗性技术

(一) 诊断

1. 原因不明的胸腔积液。
2. 胸膜占位性病变。
3. 气胸。
4. 肺癌的分期。
5. 弥漫性肺部疾病。
6. 肺外周性病变的诊断。

(二) 治疗

1. 胸膜粘连的松解。
2. 胸膜腔内出血的凝固。
3. 胸膜的粘连固定。
4. 脓胸的引流。
5. 胸膜肿瘤的治疗。

二、禁忌证

内科胸腔镜是一项微创检查技术。胸膜腔闭塞是本项检查的绝对禁忌证,因此严重胸膜粘连者不宜进行检查。相对禁忌证包括:①出血性疾病,以血小板低于 40×10^9/L 为临界值。②低氧血症。③严重心血管疾病。④持续的不能控制的咳嗽。⑤极度虚弱者。

三、操作方法

术前准备做好各种准备,并定位。手术在局麻下进行。

患者取健侧卧位,上肢上举,使肋间隙增宽。取患侧腋前线或腋中线第 4~8 肋间为切口部位,靠近病变部位即可,勿正对病变处。亦可手术当天借助 B 超或 CT 定位。常规消毒、铺无菌单及孔巾,2% 利多卡因局麻,沿肋间隙作约 1cm 切口,钝性分离至肌层,用专用戳卡(硬质胸腔镜与软胸腔镜戳卡不同)由切口垂直插入胸腔。拔出针芯,空气自由进出胸腔,使肺处于自然萎缩状态。若患者无不适,待其屏气时,将胸腔镜插入套管并进入胸膜腔,检查顺序为肋胸膜、纵隔胸膜、膈胸膜及脏层胸膜。胸腔积液多时可先将胸液抽净,然后重点观察病变部位,并活检及刷检。术毕,自切口留置闭式引流管。术后 24 小时观察生命体征的变化。肺复张后夹管 24 小时,复查胸片无气胸存在可拔管。

四、并发症及注意事项

并发症很少(约 2%~5%),主要为发热、皮下气肿、出血和感染、胸痛等。死亡率 <0.1%。

1. 发热(10% 左右)　常见于滑石粉胸膜固定术后,发热一般不超过 38℃,2~3 天可好转。必要时给予对症处理。有一部分患者胸腔镜术后也可出现一过性发热,多数无须特殊处理,只需针对原发性疾病进行治疗。术中一定严格无菌操作,气管镜要严格消毒。

2. 气胸、出血及皮下气肿(0.6%)　主要见于气胸患者,在切口大、老年患者及皮下组织松弛时易发生,尤其是术后引流不畅时。轻者可不予处理,重者需处理引流管,保持引流管通畅。出血多者需重新进行胸腔镜检查,寻找出血点,给予必要的止血处理。

活检时尽量选取壁层上的病变组织,一是可避免脏层胸膜损伤所致的术后气胸,二是脏层胸膜上的病变不易钳取。活检后仔细观察活检部位,如有出血,可局部用肾上腺素喷雾止血,或用冷冻或APC止血。

人工气胸造成的最危险的并发症是空气或气体栓塞,发生率为0.1%。

3. 胸痛　操作在局麻下进行,整个过程患者清醒,操作时镜头触碰胸壁、胸膜活检以及术后置管引流排气,都有可能引起患者胸痛,但多数患者胸痛都能够耐受。患者出现较严重的胸痛时,要警惕胸腔内出血和引流管置入胸腔太长触碰胸壁。

胸腔镜退出后,需注意肺复张后肺水肿的发生。一般胸腔积液吸引后复张性肺水肿的发生率很低。对术中抽出积水超过1000ml的患者,术毕已放置的胸腔引流管可暂时夹闭,防止气体过多排出,回病房后还要继续吸氧,并间断松开引流管,缓慢排出气体,以防复张性肺水肿的发生。

4. 肿瘤种植　胸膜间皮瘤或胸膜癌转移的患者,切口局部可发生肿瘤种植,所以胸腔镜术后10~12天可进行局部放疗,以防穿刺点肿瘤转移。

五、临床应用

重点介绍内科胸腔镜检查技术在相关领域的临床应用指征。

(一) 胸腔积液及胸膜占位性病变的诊断

胸腔积液原因待查是内科胸腔镜检查最重要也是最早的适应证。Salyer曾报道95例胸膜炎患者,胸膜活检阳性53例,细胞学阳性69例,两者相结合阳性者86例,阳性率达90%。尽管如此,临床上20%患者经各种检查后仍然原因未明,诊断为特发性,这20%患者应尽早行胸腔镜检查,这是内科胸腔镜检查的绝对指征。

对胸膜转移性恶性肿瘤,常规的胸膜活检对局限性转移价值低,对膈肌、纵隔胸膜及脏层胸膜转移根本无效。临床上这一类患者为数不少,Canto曾报道203例恶性胸腔积液患者,84%患者的转移灶位于下胸部,细针活检很难到达或根本不可能达到的部位,另外78例患者,只有53%患者发现有肋部脏层胸膜的转移。

从21个临床研究的荟萃分析中,Boutin报道胸腔镜诊断的阳性率为92.5%(总共4301例胸腔积液患者,1472例为恶性,其中胸腔镜阳性1333例)。镜下的改变可为小结节、息肉样病变、肿瘤样新生物、胸膜增厚、卵石样不规则或蜡滴状白色新生物及非特异性改变等多种表现((图6-19-1),形态学的改变并无特异性,并不能单纯依靠形态学来诊断,还可借助荧光支气管镜进行诊断(图6-19-2)。

对于胸膜占位性病变,CT定位或透视下经皮穿刺活检是临床十分有效的方法,但类似胸膜转移性恶性肿瘤,某些特殊部位的肿瘤,如纵隔胸膜、肋膈角、肋椎沟及小病灶(如病灶小于1cm)只有借助胸腔镜得于确诊,并对可见的肿瘤进行消融治疗及解除粘连带。

对结核性胸腔积液,常规胸膜活检+培养的阳性率可达70%~90%,多次活检可增加阳性率,可达95%,尽管如此,胸腔镜检查仍不失为一种快速有效的诊断方法(图6-19-3)。

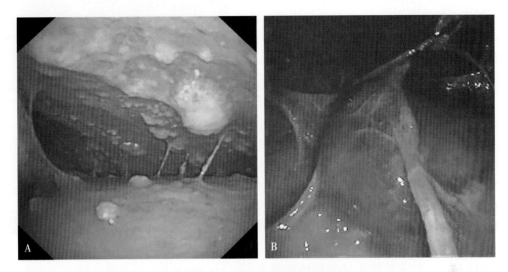

图 6-19-1　恶性肿瘤胸膜转移的形态
A.壁层胸膜及膈肌多发小结节影（腺癌）;B.胸壁多发肿块影（腺癌）

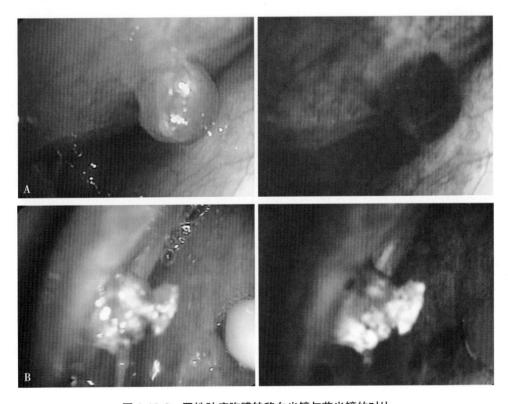

图 6-19-2　恶性肿瘤胸膜转移白光镜与荧光镜的对比
A.肺腺癌胸壁转移:左侧为白光,可见胸壁多发结节影;右侧为荧光镜,可见暗紫色、边界清楚的结节影;B.用 APC 将胸壁上的肿块烧灼、炭化,荧光镜显示肿块呈高亮度影

在一项 100 例结核性胸积液的回顾分析中,胸腔镜立即诊断率达 94%,而常规胸膜活检只有 38%,另外胸腔镜活检标本 + 粘连带结核菌培养的阳性率(78%)是常规胸膜活检标本 + 胸腔积液培养阳性率(39%)的 2 倍。

对胸膜间皮瘤,常规胸膜活检阳性率低,胸腔镜检查为最适合的指征,胸腔镜检查的范围大并且能获取大标本,提高了诊断的阳性率。文献报道 153 例胸膜间皮瘤,胸腔镜诊断的阳性率为 98.4%(150/153),而常规活检 + 细胞学的阳性率只有 38.2%。乳腺癌及其他激素依赖性肿瘤原发肿瘤已切除,胸腔镜取材可帮助确诊并且可行激素受体检测,帮助患者选择最优化的治疗方案。对于其他多种多样的胸膜炎,如石棉性、风湿性、心源性、结节病等,胸腔镜的主要任务在于排除恶性病变。

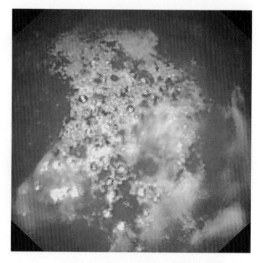

图 6-19-3　结核性胸膜炎
膈顶可见多发、融合成片的粟粒样小结节影

(二) 肺癌的分期

确定有无胸膜转移有助于肺癌的分期,从而决定患者的治疗。对于单纯性胸腔积液,而常规胸膜活检阴性的患者,临床上难于分期,往往延误患者的治疗。胸腔镜检查可以帮助这部分肺癌患者的分期,Deck 报道 4 例胸腔积液通过胸腔镜检查确定无胸膜转移而行手术治疗,生存期均大于 5 年,Canto 报道 44 例中 8 例(18%)无胸膜转移,6 例行手术治疗,Neissberg 报道的 5 例中 5 例无胸膜的转移。

(三) 胸腔积液的胸膜固定术

1. 适应证　胸膜固定术病例的选择主要为恶性胸腔积液患者,其适应证为:

(1) 对化疗敏感的肿瘤,如淋巴瘤及一部分血液性肿瘤,及激素敏感性肿瘤,如乳腺癌,卵巢癌等,应该首先选择全身化疗,只有在化疗失败或存在化疗禁忌证时才考虑行胸膜固定术。

(2) 胸腔积液必须是难治性,通过常规胸穿抽液后患者的症状能得到明显缓解或暂时的缓解。

(3) 胸腔积液的生长速度快,每次抽液均为大量积液,如 2~3L。

符合以上几点的胸腔积液患者才考虑行胸膜固定术。

2. 禁忌证　肺的膨胀是胸膜固定术的先决条件,支气管源性肿瘤或恶性肿瘤支气管内转移引起的肺不张及脏层胸膜肥厚患者应避免行胸膜固定术,另外低蛋白血症,高龄患者估计生存期不长,存在并发症,一般情况差,KPS 评分小于 60 者也应该避免行胸膜固定术。

3. 并发症及注意事项　胸膜固定术长期引流可引起胸腔继发感染;大量蛋白质流失加剧患者的恶病质;纵隔摆动危及生命等并发症。如果采用胸腔镜可以选择最佳入口放置引流管至最佳位置,可以分离粘连带,消除积液的分房,还可以直视下喷洒粘连剂直接行胸膜粘连术,从而减少甚至避免并发症的发生。Gonzalez 报告 142 例次应用滑石粉的患者 72 小时内 8.4% 出现呼吸困难,2.8% 出现肺损伤。

4. 胸膜固定术药物及疗效 胸膜固定术药物种类繁多,主要分为抗癌药:博莱霉素,塞替派,顺铂;抗生素:四环素,红霉素,多西环素;生物制剂:β- 干扰素,IL-2,纤维蛋白凝胶,短小棒状杆菌,溶链菌;其他:滑石粉,阿的平等。

目前最有效的药物有滑石粉(图 6-19-4)、四环素及博莱霉素,近年来生物制剂的应用越来越多,如 β- 干扰素、IL-2 和纤维蛋白凝胶等。

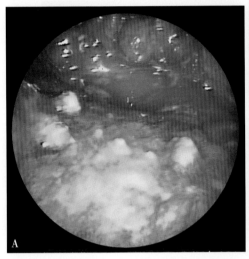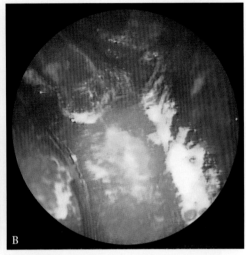

图 6-19-4 恶性胸腔积液滑石粉胸膜固定术
A. 胸膜多发转移(腺癌);B. 胸腔内注入滑石粉

Hausheer 曾比较了各种药物的有效性,发现博莱霉素效果最好,滑石粉其次,再其次为四环素。滑石粉以特制的器具吹入和直接撒粉法为佳。

经内科胸腔镜多部位胸膜钳钳夹或电烧灼术在恶性胸腔积液的治疗中也发挥了很好的作用。对恶性胸腔积液或镜下表现高度考虑恶性胸腔积液的患者实施内科胸腔镜检查时,采取多部位钳夹(8~10 个部位)进行胸膜固定治疗,术后闭式引流管保留 3 天,观察疗效和不良反应。结果 31 例患者有效率达到 80.6%,达到了与经胸腔镜喷滑石粉相似的疗效,无严重不良反应发生。其原理一方面在于多部位胸膜活检机械损伤壁层胸膜促进胸膜粘连;另一方面胸膜活检少量出血作为化学因素刺激胸膜的炎症反应,诱发胸膜纤维化和肉芽肿形成,达到了胸膜固定作用。

(四)自发性气胸的诊断与治疗

自发性气胸是常见病,气胸的复发往往无法预计,但与肺表面的大疱密切相关。胸腔镜和 CT 发现 90% 以上的自发性气胸患者肺尖部有肺大疱(Bullae,疱的直径 >5mm)或肺小疱(Bleb,直径 <1cm)。

1. 肺大疱的分类 Reid 根据大疱的直径将肺大疱分为三种类型:

Ⅰ型:大疱非常小,只有通过光镜才能发现,胸腔镜及肉眼观察往往认为正常。

Ⅱ型:稍大体积的大疱,固定与肺实质相通。

Ⅲ型:巨大肺大疱。

Ⅰ型由于病变细小,肉眼无法辨别,常规胸片或CT也无异常发现,胸腔镜检查是最好的方法,可以直接确定漏气部位。对于Ⅱ、Ⅲ型病变,如果病变局限,可以通过胸腔镜应用激光或电灼方法直接凝固肺大疱而达到治愈的目的,可以避免开胸手术。

2. 胸腔镜检查的适应证为巨大肺大疱者,复发性气胸,张力性气胸,慢性气胸,有合并症的气胸,如胸腔积液、血胸、脓胸等。

3. 气胸的分期　Vanderschueren根据胸腔镜的表现将气胸分为四期(图6-19-5):

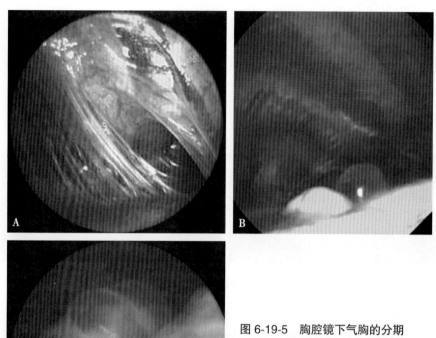

图 6-19-5　胸腔镜下气胸的分期
A.Ⅱ期可见肺胸膜粘连;B.Ⅲ期可见小的肺大疱(直径≤2cm);C.Ⅳ期胸腔镜下可见大量直径 >2cm 的肺大疱

Ⅰ期:特发性,胸腔镜表现为正常,约占 40%。
Ⅱ期:伴发胸膜粘连者,占 12%。
Ⅲ期:可见肺大疱,直径 <2cm,占 31%。
Ⅳ期:肺大疱,直径 >2cm,占 17%。

Ⅰ期,大疱的直径大多在 1mm 左右,很少超过 1cm,由于常规胸片或 CT 无法发现病变,胸腔镜检查也正常,外科手术无法实施,传统的胸腔抽气、闭式引流及休息治疗复发率高,最好的治疗手段就是胸腔镜检查 + 胸膜粘连术。

Ⅱ期主要为胸膜粘连带的形成,气胸患者的胸膜粘连要比胸腔积液少得多,胸膜粘连是气胸复发的原因之一,气胸粘连带的形成主要为前次胸腔闭式引流的并发症。粘连带可以通过胸腔镜进行松解,部分患者破裂的大疱正好位于粘连带的根部,由于粘连带的牵拉,造成破裂口的持续开放,在这种情况下可以通过胸腔镜切断粘连带,同时应用生物胶封闭或应用激光凝固破裂口。粘连带的撕裂经常并发血胸,活动性出血可以通过胸腔镜应用激光或电灼凝固止血。

Ⅲ期病变患者,病变较小,直径 <1.5~2cm 的大疱,一般壁薄带蒂,可以通过胸腔镜进行高频电凝固处理,然后行胸膜粘连术。

Ⅳ期肺大疱,直径 >2cm,最好的方法为开胸手术,但如果存在外科禁忌证,如呼吸衰竭、肺纤维化等,也可以考虑应用胸腔镜来治疗。

彭清臻等报道在 36 例明确有肺大疱的反复发作的自发性气胸患者在局麻下施行内科胸腔镜手术,先确定肺大疱的位置,再将腰穿针经皮穿刺进入肺大疱内,直接注射医用生物蛋白胶 2~5ml。结果 36 例患者随访观察 1~2 年,无复发,无死亡。手术治疗前后均无呼吸困难、休克及心律失常等情况。5 例胸痛,1 例发热,3 例皮下气肿。术后负压闭式胸腔引流时间平均为 3 天,住院时间 7 天,值得推广应用。

另外 Chata、Reid 及 Vanderchuren 均报道肺大疱会随着年龄的增长而逐渐发展,因此最好早期胸腔镜检查并及早治疗。

近年来,国内外学者应用支气管肺浅容阀(EBV)来治疗肺大疱亦取得很好疗效,但术前需准确定位引流支气管。

4. 自发性气胸胸腔镜检查流程(图 6-19-6)

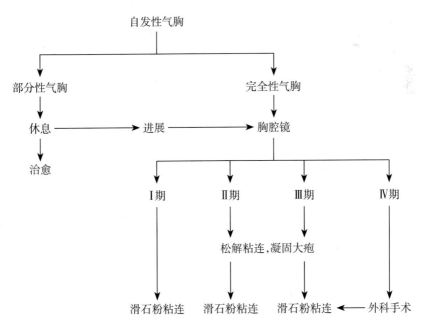

图 6-19-6 自发性气胸胸腔镜检查流程

5. 自发性气胸的内科胸腔镜胸膜粘连术 适应证为:Ⅰ~Ⅲ期气胸,呼吸功能不全者,合并矽肺或肺纤维化者,复发性月经性气胸,组织细胞增生 X 病。

胸膜粘连剂主要有滑石粉、四环素及纤维蛋白凝胶等。

（五）其他

1. 肺活检

（1）适应证：①胸腔积液患者脏层胸膜及肺表面的活检，如间皮瘤、转移性癌、石棉肺等，对恶性胸腔积液不但可以确诊，还可以分期。②经支气管镜肺活检及 CT 定位经皮肺活检未能确诊的外周型肺部阴影的活检。③其他方法未能确诊已经累及肺外周的弥漫性肺疾病的活检，如结节病、侵袭性真菌病、组织细胞增生 X 病、弥漫性肺间质纤维化、矽肺、石棉肺、尘肺、胶原 - 血管性疾病以及癌性淋巴管炎等。④其他方法无法确诊的肺部感染。

（2）禁忌证：①胸膜闭锁。②终末期肺纤维化并发蜂窝肺。③呼吸功能不全需要机械通气者，肺动脉高压。④出血性素质及恶液质。

胸腔镜肺活检比较安全，并发症相对较少。

2. 脓胸　脓胸的发生发展分三个时期：①渗出期；②纤维脓性期；③机化期。最早为渗出期，液体稀薄，通过常规胸腔穿刺抽液，液体容易抽吸；中晚期由于脓液变稠，纤维带的形成及脓液的包裹，脓液不易清除，需要放置引流管，胸腔镜为最好的选择，一方面可以松解粘连带，又可以把引流管放至最佳位置。

3. 其他　胸腔镜还可以用以少见胸膜肿瘤的诊断，如神经鞘瘤、胸腺瘤、前纵隔肿瘤、中纵隔淋巴结以及经膈肌肝活检等。另外还有交感神经瘤的切除，血胸或术后血凝块的清除，心包引流及活检，乳糜胸的治疗等。

六、技术展望

内科胸腔镜作为一项操作安全、有效的微创诊疗技术，对胸腔积液和气胸等胸膜疾病的诊断和治疗具有重要的临床应用价值。通过内科胸腔镜有助于明确胸膜疾病的病因，对恶性积液的预后进行判断以及制定相应的治疗方案；对脓胸和自发性气胸的治疗亦有很大的意义；可通过内科胸腔镜向胸腔内吹入滑石粉治疗恶性胸腔积液和复发性良性积液（如乳糜胸）。目前内科胸腔镜已成为呼吸科医生相当实用的诊疗技术。同时，许多熟练的胸外科大夫亦在单孔下进行电视辅助胸腔镜手术（VATS）切除肺癌等，也在向微创方面发展。相信不久的将来，内科胸腔镜和 VATS 将互为弥补，在胸膜腔和肺部疾病的诊治方面发挥越来越重要的作用。

七、视频

视频6-19-1

视频 6-19-1
内科可弯曲电子胸腔镜规范化操作

视频6-19-2

视频 6-19-2
电灼胸膜腔黏连术

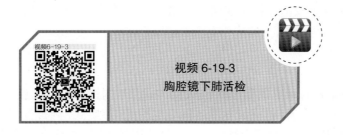

视频 6-19-3
胸腔镜下肺活检

（陈正贤　王洪武）

参 考 文 献

1. Tassi GF，TschoppJM. The centenary of medical thoracoscopy. ERJ，2010，36（6）：1229-1231.

2. Vergani C，Varoli F，Despini L，et al.Routine surgical videothoracoscopy as the first step of the planned resection for lung cancer. J Thorac Cardiovasc Surg，2009，138（3）：1206-1212.

3. Michaud G，Berkowitz DM，Ernst A. Pleuroscopy for diagnosis and therapy for pleural effusions. Chest，2010，138（5）：1242-1246.

4. 俞小卫 . 内科胸腔镜术并发症防治策略 . 实用临床医药，2009，13（9）：102-103.

5. IshidaA，Nakamura M，Miyazawa T，et al.Novel approach for talc pleurodesis by dedicated catheter through flexi-rigid thoracoscope under local anesthesia. Interact CardioVasc Thorac Surg，2011，12（1）：667-670.

6. ReddyC，ErnstA，LambC，et al. Rapid pleurodesis for malignant pleural effusions：A pilot study. Chest，2011，139（6）：1419-1423.

7. 达春和，边雨田，冯双，等 . 经内科胸腔镜多部位胸膜钳夹在恶性胸腔积液的治疗应用 . 临床内科杂志，2010，27（3）：206-207.

8. MacDuff A，Arnold A，Harvey J. Management of spontaneous pneumothorax：British Thoracic Society pleural disease guideline 2010. *Thorax*，2010，65：ii18-ii31.

9. Astoul P. Management of primary spontaneous pneumothorax：a plea for a mini-invasive approach. Eur J Cardiothorac Surg，2010，37（2）：1135-1136.

10. 彭清臻，钟敏华，厉银平，等 . 电视胸腔镜下肺大疱内注射医用生物蛋白胶治疗自发性气胸36例分析 . 中国现代医药杂志，2009，11（3）：62-64.

11. Zieliski M，Hauer J，Hauer L，et al. Staging algorithm for diffuse malignant pleural mesothelioma. Interact CardioVasc Thorac Surg，2010，10：185-189.

第二十节　纵　隔　镜

一、概述

纵隔镜（mediastinoscopy）是一种用于上纵隔探查及活检的技术，对肺癌分期、治疗和临床研究的指导意义不容忽视。其操作简便、安全可靠、敏感性及特异性都很高，目前仍是肺癌术前病理分期的最重要检查方法之一。

二、技术原理

利用气管前的人工隧道置镜，对于气管周围的病变能够直接观察并活检，进行组织学诊断,为肺癌的术前分期及治疗提供准确的依据,并可对胸部其他疑难疾病进行定性,提高其确诊度,避免负性开胸创伤。

三、设备

电视纵隔镜是在普通纵隔镜基础上加装一个光学内镜和一套电视显像系统及纵隔镜专用冷光源。从外观上看,电视纵隔镜的镜管更像是"鸭嘴式"内窥器,长 16cm,镜管下叶可以打开,以便更好地显露纵隔内结构。与传统纵隔镜不同,电视纵隔镜的尾端可连接纤维光缆和摄像头,通过监视器,全体手术人员均可看到清晰放大的镜下手术视野及术中操作过程。同时,应用全制式录像机和彩色打印机,可随时完成对手术资料的保存,便于教学和经验交流。

四、适应证

诊断范围限于气管周围的病变,因此,位于气管前、气管两侧、拐角区、隆突下的病变均可进行纵隔镜手术。

适应证为:

1. 肺癌患者的术前临床分期。
2. 原因不明的纵隔肿大淋巴结或肿物的诊断。

五、禁忌证

(一) 绝对禁忌证

1. 严重的贫血或凝血功能障碍。
2. 主动脉瘤。
3. 心肺功能不全。

(二) 相对禁忌证

1. 上腔静脉梗阻。
2. 严重气管偏位。
3. 血管畸形。
4. 纵隔纤维化。
5. 伴有严重颈椎病或胸廓畸形者。

六、操作方法

(一) 颈部纵隔镜(cervical mediastinoscopy,CM)

最常用。采用全麻、单腔螺纹气管插管;患者取仰卧位,肩部垫高,头过度后仰,按胸骨正中开胸术消毒铺巾。于胸骨切迹上一横指做 3cm 横切口(图 6-20-1)。

切开颈阔肌,沿颈白线锐性分离,并用小拉钩牵开两侧颈前肌群,至气管前筋膜将之剪开暴露气管前间隙,分离至气管软骨环,用示指(指甲面贴气管前壁)沿气管前间隙向下钝性分离,触摸和推开气管两侧筋膜脂肪组织至两侧气管支气管拐角区,并尽可能向隆突下延伸。在气管前建立纵隔血管后"隧道",感觉有足够空间后自该"隧道"置入纵隔镜(图 6-20-2)。

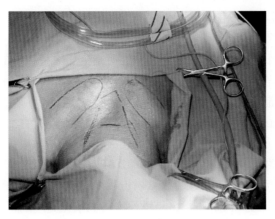

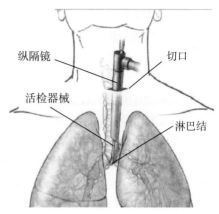

图 6-20-1 颈部纵隔镜体位及切口   图 6-20-2 在气管前间隙置入纵隔镜

用金属吸引器接头打开气管两旁筋膜脂肪组织,暴露包埋其中的淋巴结;将纵隔镜继续向隆突下延伸,用同样方法暴露其中的淋巴结,逐次对所暴露的第 2、3、4 和 7 组淋巴结的探查和活检。注意必先用细针穿刺淋巴结排除血管后再取活检。部分活检组织送快速病理,术中即可明确诊断。出镜后逐层缝合颈部切口。

（二）扩大的颈部纵隔镜术（extended cervical mediastinoscopy,ECM）

一般只有当颈部纵隔镜手术阴性,同时 CT 显示第 5、6 组淋巴结肿大时,再行扩大的颈部纵隔镜检查。具体方法是,颈部纵隔镜术后,拔除纵隔镜,置入示指,在无名动脉与主动脉弓的夹角处向前下方分离出一隧道至第 5、6 组淋巴结,沿该隧道放入纵隔镜,用活检钳取标本送病理（图 6-20-3）。

扩大的颈部纵隔镜检查的手术难度较大,目前仅为少数胸外科医师所掌握。

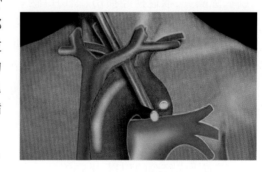

图 6-20-3 扩大的颈部纵隔镜术

（三）胸骨旁纵隔镜术（parasternal media-stinoscopy）

又称前侧纵隔镜术（anterior mediastinoscopy）,主要用于第 5、6 组淋巴结的活检。麻醉和体位同前,于第 2 肋间胸骨旁 2cm 做一长约 4cm 切口,分离胸大肌纤维后切开第 2 肋间肌进胸。切开肋间肌（有时需要切除一段第 2 肋软骨）,从胸膜外进入前纵隔,伸入示指探查主动脉窗和肺门区淋巴结,判断原发肿瘤或肿大淋巴结是否与大血管粘连固定,然后置入纵隔镜观察和活检淋巴结。如进行肺门肺癌可切除性估计或肺活检则需要进入胸膜腔;术后根据肺有无切口决定是否留置胸管。胸骨旁纵隔镜术创伤小、并发症很低。其主要缺点是肋软骨切除后痛,前胸壁手术瘢痕及不能同时行对侧和隆突下淋巴结活检等。

七、临床意义

（一）纵隔疾病的诊断价值

王扩建等报道了纵隔镜用于纵隔肿物的诊断,诊断符合率 83%~87%。主要疾病有纵隔转移癌、恶性胸腺瘤、结核、结节病、淋巴结淋巴滤泡增生、成熟性畸胎瘤、肺炎性假瘤等。

（二）肺癌术前分期的意义

纵隔淋巴结转移是影响预后的不利因素，手术的疗效与能否达到完全切除有直接的关系，显著的纵隔淋巴结转移手术难于达到完全切除的效果。尽管 CT、MRI 以及 PET 给治疗前的分期提供极有价值的证据，但仍然不能取代纵隔镜的诊断价值。

肺癌的术前分期，尤其是纵隔淋巴结的病理分期（N2 或 N3）对于制定合理的治疗方案是十分重要的。

（三）纵隔镜的敏感性、特异性和安全性

纵隔镜是判断肺癌纵隔淋巴结是否转移的最准确方法。纵隔镜手术在肺癌术前病理分期中，其敏感性和特异性可分别达到 90% 以上和 100%。纵隔镜检查极其安全，手术并发症通常不超过 2.5%，死亡率低于 0.5%。因此，有人主张可作为门诊手术。

八、并发症及注意事项

只要方法掌握得当，纵隔镜是一项安全有效的诊断和分期手段。进镜前寻找气管前间隙十分重要，进镜后用纵隔镜吸引器对气管两旁的筋膜脂肪组织进行钝性分离，直到淋巴结或肿物完全显露再进行活检，可以避免对大血管的误伤。当淋巴结与静脉难以辨认时，建议用细针对其进行穿刺，见回血则不宜活检。Dosios 等报道并发症发生率 <3%，主要有出血、气胸、纵隔炎、喉返神经损伤、颈切口感染；严重并发症发生率 0.2%~0.5%，主要为大血管损伤、食管撕裂、气管撕裂；死亡率几乎为零。偶有颈切口肿瘤种植。损伤多发生在双侧的气管支气管拐角区，在右侧应注意奇静脉和右肺上叶动脉的分支，在左侧应注意左侧喉返神经。小的出血点可用电凝止血，当出现大出血时，首先用纱条进行纵隔填塞，通常 5~10 分钟后能够控制止血，否则根据出血部位开胸止血。即使在有上腔静脉阻塞综合征的情况下，纵隔镜检查仍可进行。

九、技术展望

随着手术经验的积累，纵隔镜的手术适应证也在不断扩展。一些探索性手术的成功，打破了部分纵隔镜术的禁区。比如用于上腔静脉梗阻的诊断，纵隔镜检查也有着较高的敏感性、特异性及安全性。

经纵隔镜行前斜角肌淋巴结活检是纵隔镜的又一贡献。1996 年 Lee 等报道，在 15.4% 的 N2 及 68.4% 的 N3 期肺癌患者中发现斜角肌淋巴结隐性转移，并且所有阳性患者均为中心型、非鳞状细胞性肺癌。

纵隔淋巴结影像学定性（CT、MRI）的准确性较低，且存在较高的假阳性率（50%）及假阴性率（20%）。PET 在肺癌分期中，其敏感性、特异性及准确性均超过 CT，但仍有一定的假阳性和假阴性，且价格昂贵，难以广泛应用。有学者认为，PET 能在一定程度上减少纵隔镜的应用；至于能否替代纵隔镜术，尚需进一步研究。近年来由于经支气管超声内镜技术（EBUS）的发现，纵隔镜有被逐渐取代的趋势，但对于纵隔 1 区、3 区、5 区 EBUS 难以到达的部位，纵隔镜仍不失为一种微创的诊治方法。

纵隔镜术虽是已有 40 余年历史的有创检查方法，因其操作简便、安全可靠，敏感性、特异性和准确性都很高；尤其是电视纵隔镜的应用，进一步提高了手术的安全性和活检的准确性,迄今仍是纵隔疾病诊断以及肺癌术前分期不可替代的重要检查方法。

十、典型病例

男,59 岁,咳嗽血痰 2 个月,胸部 X 线及 CT 示右上肺尖后段致肿块影 9cm×5cm,临床诊断为右上肺癌伴右肺门右纵隔淋巴结转移(图 6-20-4A,B);纤支镜检查结果为:右上叶后段稍狭窄未见肿瘤,刷检结果纤毛柱状上皮细胞。行化疗 2 个周期,肿瘤未见缩小。后行纵隔镜检查,于气管旁、隆突下取肿物活检(图 6-20-4C,D),病理为:增殖结核,经抗结核治疗 1 年后治愈。

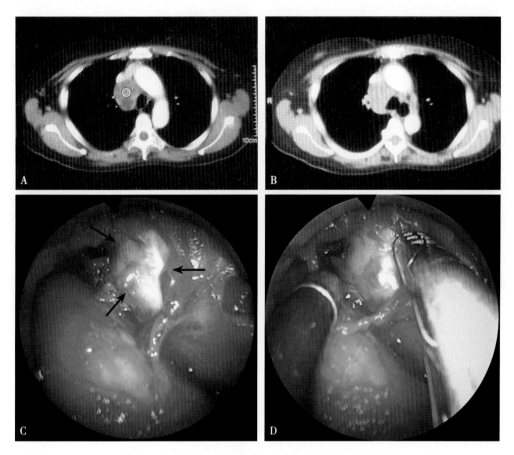

图 6-20-4　右上肺结核伴肺门及纵隔淋巴结结核

A.右纵隔淋巴结肿大;B.右肺门淋巴结肿大;C.纵隔镜可见肿大的淋巴结;D.纵隔镜下淋巴结活检

(宋之乙)

参 考 文 献

1. Garlens E. Mediastinoscopy:a method for inspection and tissue biopsy in the superior mediastium.Chest,1959,36:343.
2. 王俊.胸骨旁纵隔镜手术的临床应用.中华胸心血管外科杂志,2000,1:318.
3. Mimatsu K,Oida T,Kawasaki A,et al.Mediastinoscopy-assisted esophagectomy is useful technique for poor

surgical-risk patients with thoracic esophageal cancer.Surg Laparosc Endosc Percutan Tech,2009;19(1):e17-20.

4. 王扩建,赵福元,韩洪利,等.纵隔镜检查术在胸部疾病中的诊断价值:附127例临床分析.中国肿瘤临床,1998,25:487-488.

5. Weissberg D,Mediastinal staging of lung cancer:the changing role of mediastinoscopy. J Med Sci,1995,31:122-124.

6. Larsen SS,Vilmann P,Krasnik M,et al. Endoscopic ultrasound guided biopsy versus mediastinoscopy for analysis of paratracheal and subcarinal lymph nodes in lung cancer staging.Lung Cancer,2005;48(1):85-92.

第七章

气道良性病变及支气管镜介入治疗策略

第一节　气道创伤性瘢痕狭窄

一、概述

气道创伤性瘢痕性狭窄（cicatricial stenosis causes by trauma in trachea）是指气道壁受到创伤性损害后致管腔内瘢痕增生使气道变窄，是慢性气道阻塞的一种常见病。

二、发病机制

气道狭窄瘢痕的病理学特点和形成机制与皮肤增生性瘢痕极其相似，气道瘢痕本质上是增生性瘢痕。增生性瘢痕是一种纤维增殖性疾病，是机体组织受到创伤后的一种异常修复结果，它以胶原为主的细胞外基质过度表达和排列紊乱为特征，往往引起组织的功能障碍或外观畸形。增生性瘢痕像是延长了的伤口愈合过程，一般出现在创伤后 4 周内，经过数月到数年的瘢痕增生期后，开始萎缩，瘢痕变平、变软，最终稳定，一部分甚至消退。气道狭窄瘢痕的病理特征表现为成纤维细胞的过度增生、细胞外基质的过度沉积和成分改变。

创伤性气道瘢痕狭窄常见的原因为气管插管或气管切开术、气管外伤、烧伤、化学或物理损伤、气管手术或支气管袖状切除术、腔内热消融治疗或光动力治疗（PDT）后。国外报道气管瘢痕狭窄的常见病因依次为：肺移植、支气管袖状切除、长期气管插管或气管切开术后等。在我国肺移植手术尚未普及，同时，随着医疗技术不断发展，危重患者气管插管时间较长、气管切开后长期使用呼吸机，因此，气管插管引起的创伤性瘢痕狭窄在我国居首位。吴旋等对成人气管切开机械通气并发气管狭窄的相关因素分析中指出相关因素的单因素分析显示：术前插管时间（$P=0.025$）、术后持续机械通气时间（$P=0.02$）、反复呼吸道感染（$P<0.001$），糖尿病（$P<0.001$），胃食管反流（$P=0.026$）与气管狭窄发生有关。而采用 Logistic 回归分析法进行多因素分析结果表明，按其影响的大小顺序为：气管切开术后持续机械通气时间、呼吸道感染、糖尿病、气管切开术前插管时间。文献报道，高压力气囊或过大的低压气囊对气管黏膜直接压力破坏是导致插管或气管切开后发生气管狭窄重要影响因素。当气囊压力在 30mmHg 时，相应部分气管黏膜血流减少，压力在 50mmHg 时血流完全中断，尤其在低血压时对患者的危害更大。现在多采用组织相容好的低压高容量气囊套管，大大降低了气管狭

窄发生率。即使如此,对于长期机械通气的气管切开患者,由于套管随着吞咽和机械通气正压作用而产生移动,或者由于原来所选择的套管长时间应用后致气道漏气,需要更换另一个同型号或更大型号的套管以维持良好的气道压力,这些都将使气管黏膜受到更多的机械创伤。创伤的气管黏膜产生炎症反应,影响黏液纤毛层形成,长时间炎症导致黏膜水肿、坏死甚至软骨坏死,纤毛细胞凋落,黏膜上皮化生,上皮成分改变易导致肉芽组织增生,形成气管狭窄。创伤后的气道黏膜受到细菌炎症刺激,局部水肿,肉芽增生致气道内径变窄,出现气道狭窄的风险增加。糖尿病患者容易合并感染,主要是体内起主要防御作用体液和细胞免疫功能减弱,创面可能出现细菌过分生长而导致大量肉芽组织形成,致瘢痕组织增生。

三、症状及体征

气道狭窄常见的症状为进行性的呼吸困难、呼吸喘鸣音、咳嗽伴黏稠痰等症状,严重者可出现明显的全身症状,如烦躁不安、呼吸与心搏加快、口唇发绀等,主要为心、肺、脑等重要脏器缺氧所致。创伤性瘢痕狭窄多发生在气管插管 1 周以上患者,狭窄部位多为气囊所在区域或气管切开水平,呼吸困难症状多出现于拔管后 1 个月以内。

四、影像学及支气管镜下表现

气道创伤性瘢痕狭窄主要依靠胸部 CT 及气管镜检查确诊。创伤性纤维瘢痕性狭窄的狭窄类型多为:气道瘢痕狭窄、蹼样狭窄、沙漏样(或锥形)狭窄、扭曲或弯折。其 CT 及气管镜下表现如图 7-1-1。

五、诊断与鉴别诊断

咳嗽、气短、喘息等症状不仅见于气管狭窄,也是其他几个比较常见的呼吸系统疾病中的主要临床表现。因此,气管狭窄往往最初误诊为支气管哮喘或慢性支气管炎。另外本病还需要与气道良、恶性肿瘤相鉴别。

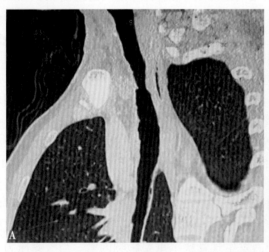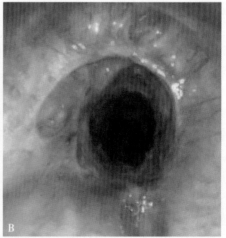

图 7-1-1　气管创伤性瘢痕 CT 及气管镜下表现
A. 气管插管后瘢痕狭窄的 CT 表现;B. 气管插管后瘢痕狭窄的气管镜下表现

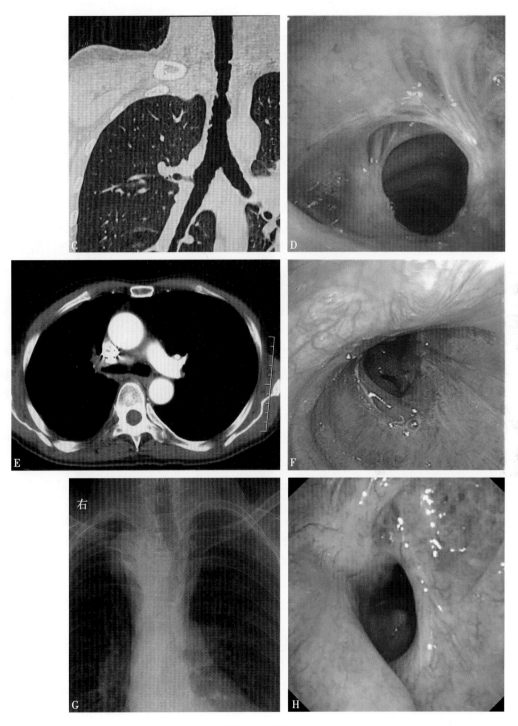

图 7-1-1(续)

C.气管烫伤后蹼样狭窄的 CT 表现;D.气管烫伤后蹼样狭窄的气管镜下表现;E.右主支气管肺癌氩等离子体凝固治疗后沙漏样狭窄的 CT 表现;F.右主支气管肺癌氩等离子体凝固治疗后沙漏样狭窄的气管镜下表现;G.气管外伤后扭曲或弯折的 X 线胸片表现(主动脉弓反位);H.气管外伤后扭曲或弯折的气管镜下表现

六、治疗

气道创伤性瘢痕狭窄治疗相对比较困难,近年来,随着支气管镜下各种腔内介入治疗技术的发展,治疗水平也有了很大的提高,可采用激光、电切针、球囊导管扩张、冷冻治疗、瘢痕处药物注射及内支架等治疗。

单一治疗方法很难达到满意效果,常需要多种方法联合,常见的联合治疗方法有:

(1) 球囊导管扩张联合二氧化碳冷冻:通常采用球囊扩张治疗,扩宽气道、改善通气后进行狭窄环处二氧化碳冷冻冻融治疗,抑制肉芽及瘢痕组织增生。

(2) 球囊导管扩张联合电针及二氧化碳冷冻:对于严重瘢痕狭窄,在球囊扩张前可先行电针呈放射状切割瘢痕组织,以防球囊扩张术中气管黏膜严重撕裂。

(3) 球囊导管扩张联合二氧化碳冷冻、内支架:对于并且反复的瘢痕狭窄或难治性瘢痕狭窄,可联合内支架治疗。内支架可持续扩张气道。主张良性气道狭窄患者首选硅酮支架,因为硅酮支架寿命较长,在体内不易发生支架破裂等情况,且相对于金属支架,其对气管黏膜刺激较小,较不易出现肉芽增生并发症。

另上述各种方法中均可以联合气管镜下注射药物治疗,目前应用较多的是黏膜下注射丝裂霉素、曲安奈德等药物。

目前煤炭总医院已完成多中心临床前瞻性研究(全国共 9 家医院),探讨良性气道狭窄包括气道创伤性瘢痕狭窄的最佳治疗方法,其结果是:球囊扩张联合二氧化碳冷冻组疗效优于单纯球囊扩张组,球囊扩张联合二氧化碳冷冻组与球囊扩张联合二氧化碳冷冻及电针组疗效无明显差异。

气道创伤性瘢痕狭窄患者多为瘢痕体质,治疗时间较长,气管镜下介入治疗的同时可联合放射治疗。

七、典型病例

患者男,40 岁,因"车祸后半年,喘憋 5 个月余"于 2014 年 7 月 21 日由门诊以"气管外伤后狭窄伴肉芽增生"收入我院。患者于 2014 年 1 月下旬发生车祸,诊为双下肢粉碎性骨折,气管断裂,于 2 月 25 日行开胸气管吻合术。3 月 6 日患者再次出现明显喘憋,行 CT 检查发现气管狭窄,肉芽增生,放置气管裸支架一枚,患者仍间断喘憋,4 月 30 日行裸支架取出术,术中支架取出困难,行气管切开,自切开处取出裸支架,并放置气切套管,此后患者无明显喘憋,但堵管困难,反复出现气切管上缘肉芽组织增生。支气管镜检查发现声门下气切管上缘周围大量肉芽组织增生,周围黏膜肥厚充血,管腔狭窄,活检钳清理局部肉芽组织,少量出血,气切套管退至气切口,气管镜可通过气切狭窄处,气切瘘口下可见增生肉芽组织,随呼气突入管腔,阻塞管腔,气管中段前壁见纵行蓝色手术缝线,气管下段通畅,隆突锐利,远端各级支气管管腔通畅。建议患者放置 T 管,家属拒绝,为进一步诊治收入我科。

入院查体:KPS 评分 80 分,气促指数 2 级,体温:36.2℃,脉搏:81 次/分,呼吸:18 次/分,血压:100/67mmHg,双肺呼吸音粗,未闻及明显干湿啰音,未闻及胸膜摩擦音,心音清,律齐,腹软,无压痛、反跳痛及肌紧张,肠鸣音正常,双下肢未见明显凹陷性水肿。

随后在手术室全麻下插入硬质镜,可见气管 1 区气管切开上缘明显肉芽组织增生及瘢痕形成,管腔狭窄约 90%,给予电切针切除病变狭窄部位,管腔明显增宽,1 周后置入沙漏样硅酮支架。2 年后一直不能拔出。

八、视频

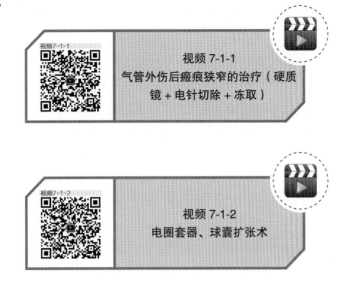

视频 7-1-1
气管外伤后瘢痕狭窄的治疗（硬质镜 + 电针切除 + 冻取）

视频 7-1-2
电圈套器、球囊扩张术

（李冬妹）

参 考 文 献

1. 吴旋,苏振忠,蒋爱云,等.成人气管切开机械通气并发气管狭窄的相关因素分析.中山大学学报(医学科学版),2005,26:714-717.
2. 阮炎艳,陈文弦,李贵泽,等.医源性喉气管狭窄的临床研究.创伤外科杂志,2004,6(3):184-186.
3. 王洪武.电子支气管镜的临床应用.北京:中国医药科技出版社,2009:168-241.
4. 李冬妹,王洪武.中央气管良性狭窄的狭窄类型分析及气管镜介入治疗.国际呼吸杂志,2013,33(22):1700-1703.
5. Cortes de Miguel S,Cabeza Barrera J,Gallardo Medina M,et al.Topical endotracheal mitomycin C as a complementary treatment for endoscopic treatment of recurrent laryngotracheal stenosis.Farm Hosp,2011,35:23-25.
6. 吴晓明,孙奎,张宏霞,等.丝裂霉素 C 影响增生性瘢痕成纤维细胞凋亡.中国组织工程研究,2012,2:15.
7. 陈愉,伍惠仪,李时悦.局部注射曲安奈德结合常规介入方法治疗难治性良性中央气管狭窄疗效及安全性的初步探讨.中华结核和呼吸杂志,2012,35(6):415-418.

第二节 良性肉芽肿性疾病

一、概述

气道良性肉芽肿性疾病是各级气道在受到炎症、外伤、异物等刺激后气管黏膜异常增生,导致气道的阻塞而引起一系列临床症状。国外良性肉芽肿性疾病最常见的的病因依次为:肺移植、支气管袖状切除、长期气管插管或气管造口术后。另外气管创伤、支气管结核、气管结石、结节病、Wegener 肉芽肿、支气管淀粉样变等也是引起良性气道狭窄的原因之一。

由于我国结核的患病率高于西方国家,因此气道良性肉芽肿性疾病的常见病因为支气管结核、长期气管插管或气管造口术后。良性中央气道狭窄中气管支气管结核居首位(详见本章第四节),占各种病因的64.25%。长期气管插管或气管造口术后狭窄也是常见原因,占各种病因的15.0%,居各种病因的第二位。气管支气管吻合术后狭窄较为少见,仅占各种病因的0.78%。其他病因构成与国外相似。

二、发病机制

气道良性肉芽肿性疾病的发生均是因炎症、外伤或异物刺激而导致气道黏膜组织异常增生,形成肉芽。异物肉芽肿:通常是以进入组织内的异物为核心,周围有巨噬细胞、成纤维细胞、异物巨细胞等包绕。感染性肉芽肿:通常由于感染了特殊的病原微生物或寄生虫形成有相对诊断意义的特征性肉芽肿。常见的病原体有结核分枝杆菌、伤寒杆菌、梅毒螺旋体、真菌等。机械刺激所致肉芽肿:如长期气管插管、气管切开,均可引起机械性损伤气管中上段黏膜组织,引起细胞增生,产生肉芽肿。

三、症状及体征

气道内这些良性病变不仅仅表现为肉芽增生,还常常伴有气道狭窄。因为气道受阻,常导致阻塞性肺炎或肺不张。患者临床上表现为咳嗽、咳痰,痰量较多,可为白色或黄色,感染较重时可出现发热、胸痛,也可有咯血。气道受阻严重时出现呼吸困难等,严重者可危及生命。体格检查:患者伴或不伴有口唇发绀,肺部查体患侧呼吸音减低或者消失,常可闻及干性啰音,有时也可闻及湿性啰音。实验室检查:血常规白细胞及中性粒细胞通常会增高,病史较长者可伴有轻度贫血;血沉、C反应蛋白均可增高。

四、影像学及支气管镜下表现

X线胸片或胸部CT可见患侧支气管内有软组织影伴气道狭窄,可部分或完全将气道堵塞,同时伴有阻塞性肺炎或肺不张表现;如果阻塞严重,也可以引起双侧的阻塞性肺气肿。对于不能透过X线的异物,可以通过胸片或胸CT发现。

气道良性肉芽肿性疾病的镜下表现:异物所致肉芽增生在镜下表现为阻塞部位的支气管黏膜呈结节样或沙砾样增生、肥厚,充血水肿,肉芽组织可部分或全部将异物覆盖,气道多大部分被阻塞。气管切开后肉芽肿多发生在切口部位,有时伴有环状软骨塌陷。因此气道良性肉芽肿性疾病诊断的金标准,是行电子支气管镜检查,通过镜下取活组织做病理检查,即可明确诊断。

五、诊断

良性肉芽肿性疾病的诊断主要是依靠病理检查来确诊的。肉芽肿的主要细胞成分是上皮样细胞和多核巨细胞。

六、治疗

良性肉芽肿性疾病的治疗,过去主要靠外科手术切除,近年来随着内镜介入技术的发展,其已成为治疗支气管内良性病变的主要手段之一,以消减肉芽和扩张气道为主。

（一）激光治疗

激光治疗可在软式和硬式支气管镜下使用。常用以快速缓解气道阻塞引起的症状。

异物性肉芽肿对激光治疗的效果较好，但炎性肉芽肿的治疗效果欠佳，术后易复发，可在激光消除肉芽后，再结合 CO_2 冷冻及局部药物注射治疗，一般冷冻及药物注射在激光消融后马上开始，每周一次。冻融范围尽量覆盖增生的肉芽，每次冻融时间 30~90 秒，若黏膜出血，局部喷洒肾上腺素或血凝酶止血。如果良性肉芽肿伴有气道狭窄，且狭窄段较长，在激光消除肉芽后要先行球囊扩张，气道扩宽后再进行冷冻治疗，球囊扩张和冷冻治疗一般是每周一次。对于球囊扩张后气道狭窄改善不明显的病变，要考虑放置内支架，良性气道狭窄选择支架以可回收覆膜金属支架或硅酮支架为主，放置时间一般不超过 3 个月。

激光治疗的优点是：在全麻或局麻下均可操作；远近端支气管病变均能治疗；对于较大的肉芽肿有快速高效的切除作用。缺点是：操作过程中容易引起出血，如果操作不当，易引起气管壁穿孔。

（二）微波治疗

与激光相比，微波在烧灼肉芽肿时，操作更加安全，烧灼深度更容易掌握，不容易引起气管穿孔和气管内着火等并发症。但微波烧灼肉芽的速度比激光和高频电要慢一些，对管腔内较大肿物引起的中重度气道狭窄，不但疗效差，而且因治疗性热刺激引起肉芽组织短期内更快地增生，反而加重了气道狭窄。各种原因所致肉芽肿引起的气管狭窄，均可用微波消除肉芽。肉芽组织经微波治疗后，常常会复发，因此根据气道狭窄部位及程度，微波治疗后再结合冷冻、球囊扩张或内支架等治疗会取得更好的疗效，甚至达到痊愈。

（三）高频电刀

高频电刀直接作用于组织产生热能来凝固和蒸发支气管内的病变。相较于氩等离子体凝固（argon plasma coagulation，APC，简称氩气刀）非接触式凝固，更易对正常的组织造成损伤，如果凝固过深，易造成气管、支气管穿孔，因此对操作者技术要求也较高。该疗法可在硬式或软式支气管镜下使用。

高频电刀可快速解除气道梗阻，短期疗效明显，李玉平等对 28 例良性气道狭窄病例运用了高频电刀治疗，部分患者结合了球囊扩张和内支架治疗，治疗后 24 例患者呼吸困难迅速缓解，部分患者肺功能明显改善。

高平等对 12 例气道完全闭塞患者应用电刀消融联合高压球囊扩张治疗，8 例患者在初始治疗后气道再通超过 50%，相应气道肺复张，气促评分改善；7 例患者在随访中气道再狭窄，最终置入内支架以维持气道通畅。因此电刀联合球囊扩张能使完全闭塞气道再通，是治疗部分良性气道闭塞的有效方法，球囊扩张后效果不好的患者，可放置内支架来维持气管通畅，但要警惕支架所致的气道再狭窄。

（四）APC

和微波相比，APC 可更快速地消融气道内瘢痕和肉芽组织，烧灼深度和范围要大于微波，在止血方面也要优于微波。但相较于激光，其治疗较为表浅，不易导致气道壁穿孔，适用于弥漫性表浅病变，但对于气道严重阻塞需要快速切除的病变治疗效果较差。APC 在高浓度吸氧下，比微波和激光更易发生气管内着火。同微波治疗一样，单用 APC 烧灼肉芽后也会出现复发，术后复发时间最短 3~5 天，长则 1 个月，气道又可狭窄，因此单一的 APC 治疗不能使良性肉芽肿性疾病达到痊愈,后续也要结合二氧化碳冷冻、球囊扩张、内支架等技术,才能使疾病达到痊愈。

吴雪梅等采用 APC 经电子支气管镜对 66 例气道狭窄患者进行 APC 治疗,显效及部分有效 51 例(77.27%),轻度有效 14 例(21.21%),无效 1 例。这说明,APC 治疗气道狭窄安全有效。

(五) 冷冻疗法(cryosurgery)

对于气道良性肉芽肿性病变,冷冻治疗是操作简便、疗效确切、有效、安全的治疗方法。但是一般是在热消融肉芽后再进行冻融治疗。良性肉芽肿也可以用冻切来清除肉芽。

对于主气道重度良性狭窄,濒临呼吸衰竭者,冻融疗法因延迟效应和冷冻水肿效应,而列为禁忌。

经支气管镜冷冻治疗的优点:①患者耐受性好;②操作简便,更易控制深度,因而穿孔危险性小,且不损伤软骨;③费用少;④纤维支气管镜具有较好的可弯曲性,可治疗 3~4 级支气管甚至更远端病变;⑤由于没有高频电效应,因而可用于装有起搏器的患者;⑥不损伤支架,可用于支架内良性肉芽增生的治疗。

(六) 气管内支架

良性肉芽肿性疾病在经 APC、冷冻及球囊扩张治疗后,疗效仍不佳时,可考虑短时期放置内支架来治疗。

原则上肉芽增生性气道狭窄不宜放置支架,因为支架可更加刺激肉芽生长,为后期治疗带来困难。若在紧急情况下必须放置支架,最好选用覆膜支架或硅酮支架,金属裸支架可使肉芽沿网孔向管腔内生长,引起再狭窄。若为裸支架应在放置二周左右即取出,最长时间不超过一个月。

(七) 球囊导管扩张术

对气管切开后、外伤、异物、结核等所致的肉芽肿性气道狭窄,首先要用热消融或冻切的方法将肉芽消除,再进行扩张。

单纯肉芽肿性病变不需球囊导管扩张,只有合并纤维性气道狭窄时才考虑应用(详见第六章第十一节"球囊导管扩张技术")。

(八) 气管镜下药物注射

镜下药物注射治疗良性肉芽肿性疾病,可以注射糖皮质激素等药物,对顽固性肉芽肿可注射化疗药物(如长春新碱、丝裂霉素、甲氨蝶呤等)。

总之,支气管镜下介入治疗技术的发展为气道病变的治疗提供了极大的方便和机会,也成为治疗气道疾病的主要发展方向。良性肉芽肿性病变的治疗,可先用 APC、高频电刀处理病变,再用冷冻处理气管壁病变,如果为多个部位的病变,可先从大到小,从外向内逐个进行处理;如果瘢痕形成狭窄,可进行高压球囊扩张。如果经以上治疗效果仍较差者,可以放置气管支架,但支架放置时间不宜过长。良性肉芽肿性疾病所致气道狭窄的治疗时间较长,一般在 3 个月到半年以上。

(周云芝)

参 考 文 献

1. 王洪武. 电子支气管镜的临床应用. 北京:中国医药科技出版社,2009:168-252.
2. 李亚强,李强. 368 例良性中央气道狭窄的病因分析. 海军医学杂志,2007,28(4):307-309.

3. Cavaliere S,Foccoli P,FarinaPC.Nd:YAG laser bronchoscopy.A five-year experience with 1396 applications in 1000 patients.Chest,1988,94(1):15-21.

4. 郭纪全,陈正贤,涂海燕,等.经纤维支气管镜激光治疗气道内良性肿瘤 26 例临床分析.中国内镜杂志, 2005,11(1):19-21.

5. 李玉平,陈成水,叶民,等.良性大气道狭窄的支气管镜介入治疗,中国内镜杂志,2007,13(2):141-144.

6. 崔社怀,毕玉田,洪新,等.经电子支气管镜氩等离子体凝固治疗气道狭窄.重庆医学,2006,35(25): 1870-1874.

7. 杨红忠,胡成平,杨华平,等.支气管镜介入冷冻治疗支气管结核,中国防痨杂志,2005,27(4):227-229.

8. 游佩涛,李志强,刘伟光,等,低温冷冻治疗支气管内膜结核中长期疗效观察,广东医学,2007,28(4):623- 625.

9. 黄汉平,张丽,陈惠冬,等,球囊扩张术治疗结核性支气管狭窄的疗效分析,临床医学,2008,28(9):20-21.

10. 张耀亭.良性气道狭窄治疗存在的问题及对策.临床肺科杂志,2008,13(12):1533-1534.

11. 金发光,傅恩清,谢永宏,等.难治性中心气道狭窄的综合介入治疗,中华结核和呼吸杂志,2010,3(1): 21-24.

第三节　气　道　异　物

一、概述

气道异物是指被误吸入气管、支气管内并无法自行咳出的异物。异物的种类多种多样，常见的有动物骨头、鱼刺、金属物品、植物类、义齿等。

异物吸入气道，可影响患者呼吸，严重时可能导致生命危险。气道异物常见于儿童，占儿童意外伤害的第 3 位，尤其以 5 岁以下多见。成人相对少见，正常成人大脑神经发育已经完善，咽喉反射灵敏，可防止异物吸入，故成人气道异物发生较少。老年人由于咽喉反射迟钝，气道灵敏度差，气道异物发生率有所增高。钱永忠等报道的 1304 例呼吸道异物中，10 岁以下儿童约占 96%。

二、临床表现

(一) 病史

部分患者可提供进食呛咳等异物吸入病史，部分患者无法提供明确病史，幼儿可能出现表达不清，家长可提供发病前是否有进食或口含异物并大笑、哭闹等易发因素，所以在诊断本病时一定要详尽询问异物吸入史，防止家长及医生对本病的认识不足或警惕性不高而造成误诊或漏诊。

(二) 症状

差别大，异物的大小、形态、性状、嵌顿部位及存留在气道的时间均可能影响患者症状。较大异物阻塞大气道可能出现明显的呼吸困难、甚至窒息，较小的异物常进入支气管分支，症状较轻微。通常沉积于声门下到双侧主支气管以上的异物，症状比较剧烈。发病后患者刺激性咳嗽，呼吸急促，口唇发绀，喘鸣，部分胸痛、咯血。较小的异物常常沉积在支气管分支，表现为咳嗽、咳痰、胸痛、发热、咯血等，呼吸困难、低氧血症较少。异物可导致局部支气管阻塞，时间较长可伴有肉芽组织生长，合并阻塞性肺炎、肺不张，容易与肺炎、肺脓肿、肺肿瘤及肺结核等混淆。

儿童气管、支气管管腔狭窄，吸入的异物容易阻塞于声门下、气管，导致窒息。成人气管、支气管管腔较大，异物吸入后常沉积于下叶或中叶支气管等远端支气管，导致窒息的机会较少，呼吸困难发生率也较低。

异物的性质也影响患者症状。如金属异物，较小的引起局部炎症反应，较大的则可引起局部阻塞，引发阻塞性肺炎、支气管扩张或肺脓肿。植物性异物如植物种子因含有脂肪酸则引起急性的支气管炎症反应，具有刺激性，刺激周围组织形成化学性的支气管炎症和水肿。鱼骨、尖锐的骨片等刺激性较强的异物可嵌于支气管壁，导致局部肉芽组织形成、包裹，表现为支气管腔内新生物，出现支气管占位、阻塞性肺炎、肺不张表现，与支气管肿瘤易混淆。

（三）体征

与异物的大小、位置有关，部分可无异常体征。异物停留于气管内随呼吸上下移动时可于颈部气管前听到有击拍音。异物明显阻塞大气道管腔可出现干啰音，合并阻塞性肺炎可出现局部叩诊浊音、呼吸音减弱、闻及水泡音，如出现大面积肺不张可出现纵隔移位表现。

三、影像学及支气管镜下表现

（一）影像学表现

与异物的性质有关。较大的骨性、金属异物等不可透 X 线异物，影像学检查可清楚显示。植物性异物等可透 X 线的异物则无法清楚显示，但能显示低密度病变或阻塞性肺炎、肺不张等间接影像征象。CT 检查在这个时候是必要的，能够更好地确定异物沉积的具体位置。由于异物常为动物骨头或植物果实，体积小，X 线胸片和胸部 CT 常仅表现为异物阻塞引起的局部炎症，类似于支气管炎、肺炎、肺不张、肺癌等，而较少提示异物直接征象，故常漏诊。

（二）支气管镜检查

气管镜检查为诊断气道异物的最直接、最有力诊断依据，可清楚地观察到气道异物的大小、形态、性状、位置，并为治疗方案的制定提供有力依据，但部分气道异物由于时间长，新生肉芽及坏死物覆盖气道异物，无法直接观察到，造成误诊。对于以下情况应仔细进行支气管镜检查：虽无异物吸入史，但长期原因不明的咳嗽、咳脓痰，肺部炎症吸收不良者；X 线胸片有肺不张、阻塞性肺炎吸收缓慢或不吸收者；以前支气管镜检时发现酷似新生物的肉芽肿病变，活检或刷检又未能证明有肿瘤存在者。

四、诊断

如患者有提供呛咳等可疑异物吸入史，并有咳嗽、咳痰、呼吸困难等表现，应高度怀疑气道异物；反复发生的局限部位阻塞性肺炎、肺不张应该注意排除气道异物；影像学检查特别是 CT 检查，可见到异物影像或异物引起的继发改变，对气道异物等诊断有很大的帮助；气管镜检查是诊断异物的金标准，一般可以直接看见异物，但对异物在气道内存留时间长，异物被肉芽组织、坏死组织或分泌物覆盖者，需要先清除部分异物表面的组织后才能见到异物。

五、治疗

当临床上确诊异物后，应尽早进行治疗，取出异物，以减少发生窒息的危险，并最大程度降低病死、病残率。异物的治疗方法如下。

(一) 拍背法

如婴幼儿突然出现误吸异物导致窒息,情况紧急下可采用将患者头朝下,叩击胸背部,可促使患儿自行咳出气道异物,但此法容易导致气道异物上移、导致大气道阻塞可能,故有一定的危险性。因此应该注意做好充分准备,能及时处理窒息危险。

(二) 手术治疗

通过手术切除异物所在的支气管及远端肺组织,此法对身体创伤较大,仅有少数气道异物确实无法经过支气管镜取出时才考虑手术治疗。

(三) 支气管镜取异物

通过支气管镜钳取异物为目前最方便、有效、应用最广泛的治疗方法,有90%的气道异物可通过支气管镜取出。以往一般采用硬质支气管镜取异物,由于硬质支气管镜手术需要全麻、操作较复杂、费用昂贵,目前已很少使用。大多数异物可通过可弯曲支气管镜取出,个别情况需在硬质镜下取出。

1. 可弯曲支气管镜及其配套工具

(1) 可弯曲支气管镜:包括电子支气管镜和纤维支气管镜。

(2) 辅助工具:见图 7-3-1,包括异物钳(鼠齿型钳,针对扁平异物;鳄鱼口型钳,针对较大或光滑异物;橡胶头钳,针对光滑、尖锐的异物等;钢丝抓,可取出大部分金属异物及有机异物),金属套扎器,冷冻探头,金属套篮,刮匙等。

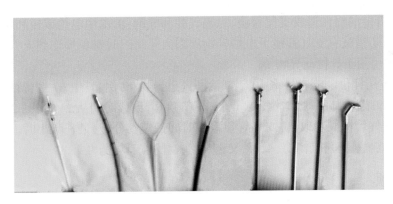

图 7-3-1 异物取出辅助工具

(3) 球囊导管:可以用来驱赶表面圆滑不易固定的支气管内异物到上方支气管或气管,然后用其他辅助工具取出异物。

(4) 高频电刀或氩气刀:部分气道异物由于时间长,表面被肉芽组织粘连、覆盖,无法直接取出,须经过高频电刀、氩气刀清除周围肉芽组织后方能顺利取出异物。

2. 操作步骤

(1) 术前准备:同常规支气管镜检查,术前需问清患者吸入异物的种类、确定异物的位置。

(2) 麻醉:一般成人可采用局部表面麻醉;儿童因配合较差,采用全麻,由手术室麻醉医师按照全麻手术协助进行。

(3) 具体步骤:多采取经口插入法,便于异物的顺利取出。插入支气管镜后,根据术前确定的位置尽快找到异物,选择合适的工具,尽量一次取出。当镜下未直接见到异物时,应先用活检钳耐心钳取异物周围的肉芽组织或坏死物,可加用氩气刀或高频电刀电灼异物周围肉芽组织,待异物暴露清楚后再考虑取出。当异物嵌顿不易取出时,可用刮匙从异物周围插入异物远端的支气管腔内,弯曲刮匙然后拉动刮匙松动异物,这样有利于异物的取出。如果异物形成特殊或不规则,经可弯曲支气管镜难以取出时,应及时换用硬质镜,用特殊的异物钳,将异物取出。

(4) 术后处理:对手术顺利,术中无损伤者不需特殊处理,嘱患者静卧休息,2 小时后方可进食;对手术时间长,有喉水肿的患者,应该使用糖皮质激素,减轻喉水肿;术中出现窒息时间较长发生昏迷者宜气管插管或气管切开,以便吸出分泌物;术后常规复查胸片或 CT,排除并发症,检查异物是否完全取出。

3. 并发症及预防

(1) 支气管黏膜损伤、出血:气道异物取出容易对支气管黏膜造成损伤、导致出血。手术过程应该注意手法轻柔、娴熟,避免生拉硬拽异物,必要时局部喷洒止血药。

(2) 异物移位:异物被推送至支气管更远端、无法取出,最终需要行手术治疗。术中避免推顶异物、选择合适的取异物工具是防止异物移位的关键。

(3) 异物掉落于声门下气管,导致窒息:一般发生于巨大异物,预防措施有异物取出时要确保异物被牢固固定住,异物经过声门时嘱患者深吸气。

(4) 术后喉头水肿、窒息:为异物取出过程中对喉部软组织损伤所致,术后予雾化吸入糖皮质激素能减少喉头水肿的发生。

(5) 支气管壁的损伤造成支气管瘘、纵隔气肿和气胸:由术中电灼或锐利异物损伤支气管壁所致。预防措施有支气管镜下电灼异物周围肉芽组织时避免损伤到支气管壁、在异物完全松动后才可用工具拉动异物等。

4. 临床应用评价　笔者科室 10 年来诊断气道异物 77 例,其中 67 例曾被误诊为肺炎、支气管扩张、肺脓肿、肺癌、肺结核、支气管哮喘等疾病,误诊时间从 2 个月到 25 年不等。全部经可弯曲支气管镜成功取出,支气管镜取出时间最短 5 分钟,最长 4 小时。异物种类多,包括猪骨头、鱼刺、螃蟹壳、杨梅、瓜子、义齿、针头、牙科工具、药丸等。

六、视频

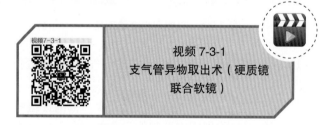

视频 7-3-1
支气管异物取出术（硬质镜
联合软镜）

(柯明耀　雍雅智)

参 考 文 献

1. 李强. 呼吸内镜学. 上海:上海科技出版社,2003:198-192.
2. 王洪武. 电子支气管镜的临床应用. 北京:中国医药科技出版社,2009:55-63.

3. Beamis JF, Mathur PN, Mehta AC.Interventional Pulmonary Medcine.徐作军,主译.肺脏介入医学.北京:科学出版社,2008:167-174.
4. 刘长庭,钱永忠.纤维支气管镜诊断治疗学.北京:北京大学医学出版社,2008:189-201.
5. 刘忠令,薄维娜.呼吸疾病介入诊疗学.北京:人民军医出版社,2003:239-240.
6. 陈玲玲,柯明耀,姜燕.24例成人支气管异物误诊分析.临床肺科杂志,2005;10(6),821.
7. 柯明耀,裴新亚,王珠缎.纤维支气管镜诊治长期误诊的成人支气管异物.中国内镜杂志,2001,7(6):72-73.
8. 廖敏.经内镜支气管异物取出术104例分析.现代中西医结合杂志,2011,20(1):69-71.

第四节　支气管结核

　　支气管结核是肺结核的特殊类型,可在短期内出现侵蚀气道,导致支气管软骨破坏、气管塌陷以及结核肉芽肿、瘢痕组织形成,使气管狭窄或完全闭塞,以致反复出现肺部感染甚至肺不张和肺毁损,导致肺功能丧失,是我国肺结核致残和死亡率增加的重要原因。

　　支气管结核的镜下表现包括以下6种类型:充血水肿型、溃疡坏死型、肉芽增殖型、瘢痕狭窄型、管壁软化型、淋巴结瘘型。支气管结核的镜下治疗应根据支气管结核的不同类型采取个体化的治疗方法。以下介绍临床常用的几种治疗方法。

　　1. 抗结核药物局部注入　经支气管镜气道内局部给予抗结核药物使药物直接到达病灶区域。包括病灶表面药物喷洒和病灶内抗结核药物加压注射,分别适用于炎症浸润型、溃疡坏死型和肉芽增殖型支气管结核的治疗。

　　2. 支气管镜下冷冻治疗　制冷物质和冷冻器械产生的超低温,导致局部结核肉芽组织及结核分枝杆菌因组织细胞内的水分子迅速结晶成冰、细胞停止分裂并溶解坏死。冷冻主要适于肉芽增殖和溃疡坏死型支气管结核的治疗,以及出现气管、支气管狭窄时为进行高压球囊扩张术做准备或清除扩张后产生的肉芽肿,并对撕裂的管壁进行冷冻治疗,防止肉芽肿再生及狭窄。冷冻包括冻切、冻融两种模式,对于邻近管壁的病变适于采取冻融的方式,以防周围结构损伤及出血。明显突出管壁的病变适于采取冻切的模式,以快速解除气道阻塞。

　　3. 支气管镜下热消融治疗　包括高频电刀、氩气刀、激光等。依赖热效应毁损病变组织达到治疗目的。热消融可造成黏膜损伤,刺激黏膜增生而形成气道瘢痕狭窄。主要适用于肉芽增殖型、溃疡坏死型病变的治疗以及瘢痕组织的切除或松解等辅助治疗,也可用于完全闭塞支气管的探查。

　　4. 支气管镜下高压球囊扩张治疗　球囊充盈膨胀,产生机械作用,导致狭窄部位撕裂伤从而使气道得以扩张,为瘢痕狭窄型支气管结核的最佳适应证,部分出现气道软化者也可以试扩。对于坏死、肉芽及瘢痕形成的混合型狭窄,可联合冷冻、氩气刀、电刀、激光先清除坏死,保持通畅,待病变稳定后再行扩张。因气道狭窄严重无法进行相应治疗者,亦可先行扩张扩大气道后再行冷冻、氩气刀、电刀、激光治疗,该类混合型狭窄病变管壁破坏程度往往较重,预后较差。对于狭窄程度重且管口已封闭的患者,可先用氩气刀或针形电刀烧灼寻找气道口,再用探针或导丝探查,选择合适球囊进行扩张。

　　5. 支气管镜下支架置入治疗　利用支架的支撑作用重建气道壁的支撑结构,保持呼吸道通畅。目前对于良性病变尤其是支气管结核的支架置入治疗争议较大。对于经以上多种方法单独或联合应用,反复治疗仍不能取得有效治疗者,可短时间置入支架,支架类型选择及置入时间应根据患者具体情况确定。

6. 治疗过程　详见视频 7-4-1。

视频 7-4-1
支气管结核的支气管镜介入
治疗技术

（金发光　李王平）

参 考 文 献

1. 金发光,刘同刚,谢永宏,等.纤维支气管镜介入在各型气管、支气管结合治疗中的作用探讨.中国内镜杂志,2005,11(9):904-906.
2. 金发光,李王平,南岩东,等.高压球囊扩张治疗结核性狭窄 91 例.中华结核呼吸杂志,2010,33(7):551-552.
3. 李强,姚小鹏,白冲,等.高压球囊扩张气道成形术在良性气道狭窄治疗中的应用.第二军医大学学报,2004,25(7):701-704.
4. 江沁波,刘玺城,马渝,等.纤维支气管镜诊断儿童支气管结核的研究.中国实用儿科杂志,2003,18(9):534-536.
5. 高同军,李芳,陈希琛.支气管结核 248 例临床分析.中国防痨杂志,2002.24(1):29-31.
6. 沈建君,高春荣,张叶娜,等.支气管结核 246 例诊断和介入治疗效果分析.中国防痨杂志,2005,27(3):186-188.
7. 田蓉,冯俐,刘前桂,等.肺结核合并支气管结核 97 例临床分析.中国防痨杂志,2006,28(6):365-369.
8. 陈品儒.气管 - 支气管结核诊断治疗进展.临床荟萃,2005,20(8):478-480.
9. 刘黎,王汉香,张凤琴.经纤维支气管镜治疗各型支气管内膜结核的疗效观察.中华结核和呼吸杂志,2002,25(1):62.
10. 李洪键,孙沁堂,李强.支气管镜在支气管结核治疗中的应用.中国防痨杂志,2007,29(2):171-174.
11. 蒲德利,廖江荣,程毅力,等.经纤维支气管镜微波 + 局部注药治疗支气管结核的临床研究.临床肺科杂志,2010,15(4):359-362.
12. 张和武,靖秋生.支气管结核的临床现状.临床内科杂志,2007,24(10):653-654.
13. 罗百灵,屈满英,胡成平,等.支气管镜下联合介入治疗结核性支气管狭窄.中国内镜杂志,2007,13(8):798-801.

第五节　气道淀粉样变

一、概述

淀粉样变性(Amyloidosis)是蛋白质以异常的纤维结构沉积于细胞之间,造成全身许多组织器官结构与功能改变,引起表现各异的临床综合征。淀粉样变性的原因不明,可以是遗传性的,也可以是获得性的;沉积可以是局部的,也可以是全身性的;淀粉样变性常累及呼吸系统,表现为气管、支气管弥漫性或局限性的狭窄;病程可呈良性经过,亦可呈恶性经过。

二、发病机制

迄今为止,淀粉样蛋白纤维的致病机制尚不完全清楚。

沉积于细胞外的淀粉样物质含有不同的蛋白质类型,不同类型的淀粉样物质蛋白纤维的生化成分、肽亚单位及其来源各不相同。有免疫源性轻链蛋白(AL蛋白),为免疫球蛋白性淀粉样纤维蛋白,因轻链分子量小,可随尿排出,即为尿中本周氏蛋白。另一种为非免疫源样淀粉样蛋白(AA蛋白),在患者血清中,可显示出一种与抗原性相关的物质称为SA蛋白,是AA蛋白的前身。大多数继发性淀粉样变者SA蛋白浓度明显升高。此外,还有类降钙素样蛋白(AE蛋白)。

三、症状及体征

气道淀粉样变性的临床表现因淀粉样变物质的沉积范围、程度及部位而分为3种类型:

1. 上呼吸道局灶性淀粉样变,最常见部位是喉。常累及声门上区,而以声带受累最多,病变呈多灶性,表现为息肉或肉芽状。主要症状是声音嘶哑,喉镜下可见到弥漫性黏膜下淀粉样沉积。

2. 气管 - 支气管淀粉样变,分为局灶性和弥漫性。临床以局灶性最常见。气管、支气管淀粉样变临床以多灶性黏膜下斑块最为常见,其次为单灶瘤样淀粉样变肿块,弥漫浸润型少见,病灶一般不扩展至支气管壁外。常见临床表现为呼吸困难或喘鸣、咳嗽、咯血、声音嘶哑。因气道狭窄,常有阻塞性肺炎或肺不张。表现为持续性咳嗽,咳脓痰,并伴有发热和白细胞升高;如果支气管阻塞引起肺叶或肺段不张,患者可出现活动后气短、呼吸困难。淀粉样物沉积导致血管脆性增加和出血机制障碍,故咯血颇为常见。这些症状与肺结核及肺癌有相似之处,故应与之鉴别。

3. 肺淀粉样变,包括单发、多发、融合结节型和肺泡间隔弥漫性淀粉样变。结节性病灶肺功能多不受损,临床表现为咳嗽、咯血和活动后气喘。融合或粟粒状结节型肺功能为限制性通气功能障碍,弥散功能下降;表现为呼吸困难、咳嗽、咯血、活动后气促等。肺泡间隔弥漫性淀粉样变肺功能亦表现为限制性通气功能障碍和弥散功能减低;临床表现为进行性呼吸困难,亦有咳嗽、咳痰及反复肺部感染,晚期出现低氧血症甚至呼吸衰竭。

四、影像学及支气管镜下表现

(一) 影像学表现

多层螺旋CT对诊断气管支气管淀粉样变性有重要意义。主要表现为:气管支气管不同程度的增厚,可局限性亦可弥漫性,气管及支气管内壁单发或多发结节或肿块形成。支气管管壁弥漫性钙化及支气管肿块钙化。淀粉样变性管壁及肿物一般呈轻度强化或无强化。纵隔及肺门可见轻度增大的淋巴结,直径多小于1cm,无融合,钙化多见。

肺淀粉样变的结节性病灶多位于肺周围胸膜下区,大小不等,病灶可有空洞形成,X线胸片或CT可见单个或多个圆形影,需与原发性或转移性肿瘤相鉴别。

融合或粟粒状结节型X线胸片或CT表现为双肺弥漫性网状结节影;肺泡间隔弥漫性

淀粉样变 X 线胸片或 CT 表现为网状或网状结节影,并伴有肺门及纵隔淋巴结肿大。

(二) 支气管镜表现

电子支气管镜检查为诊断本病的最佳方法,不仅可以发现气管、支气管管壁的病变,而且可显示病变的部位、程度、范围和形态,更为重要的是通过电子支气管镜能活检而取得标本。支气管镜可显示气道壁多灶或单灶隆起,或普遍肥厚变形,管腔狭窄。隆起呈光滑无蒂结节,直径不等,大者可达 1cm。其上覆盖苍白上皮,有时可阻塞支气管腔,引起继发性感染。

五、诊断

确诊主要依靠组织学检查,在光镜下 HE 染色淀粉样物质表现为均一、粉红色无细胞物质。在这些淀粉样物质周围常有纤维化。病变组织刚果红染色,呈黄红色,有双折光性,在偏光显微镜下标本显示特征性苹果绿(红绿二色性)双折光体。淀粉样物质的条索或团块的边缘部分,着色多较模糊,轮廓渐淡。

六、治疗

气管、支气管淀粉样变,如果病变范围较大,可采用激光、微波、APC 等方法烧灼,能很快将结节样团块消除,畅通气道,但是在热消融治疗后,3 天内一定要进行清理。如果为局限性病灶,结节团块较大,可用二氧化碳冷冻来冻切,但可以引起出血,应注意。对于伴有严重支气管狭窄、支气管阻塞的患者,可以采用支气管内置入支架进行治疗。也有报道用腔内放疗来治疗,临床疗效尚无统计学资料。

局限性支气管淀粉样变,引起气道狭窄,在进行镜下治疗时,一般在全麻或局麻下进行。如果医院条件许可,尽量给予全麻,在硬质镜下再结合软镜进行治疗,这样更便于操作,可以减少手术时间,也能减轻患者痛苦。

APC 在治疗气道淀粉样变时,不论较大的结节样病变或者表浅的病变,均较适合。和激光相比,它不容易引起气管穿孔,操作简便,更加安全。和微波相比,它的烧灼深度要深一些,因此治疗较大的结节样病变时,效果会更好。

二氧化碳冻切:对于较大的单灶瘤样淀粉样变肿块,可以通过二氧化碳冷冻冻切,消除病变组织,畅通气道。

另外,气管支气管单个结节也可手术切除,部分患者术后常可复发,因其效果差,目前很少使用。

对于粟粒型和肺泡间隔弥漫性淀粉样变,也可使用免疫抑制剂控制淀粉样变性患者的急性期炎症反应,或联合化疗抑制淀粉样变性抗体轻链的产生,但疗效尚不确切。

美国 Neben-Wittich 等在 1999—2004 年间对 7 例气管支气管淀粉样变患者进行了外线束放疗(EBRT)。所有患者每次接受 2Gy 照射,共 10 次,总剂量 20Gy。放射范围包括开始于声带下的气管及左、右主支气管。在 EBRT 后中位 4 个月,所有 7 例患者发生症状改善或症状稳定。2 例患者连续支气管镜检查镜下病变改善;但我国尚无这方面的报道。因此,支气管镜下的介入治疗是目前支气管淀粉样变的主要有效治疗方法。

七、视频

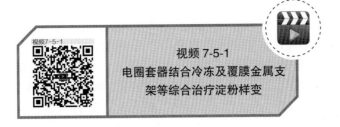

视频7-5-1
电圈套器结合冷冻及覆膜金属支架等综合治疗淀粉样变

（周云芝）

参 考 文 献

1. 王洪武.电子支气管镜的临床应用.北京:中国医药科技出版社,2009:188-208.
2. 魏辉平,邹国明,史梅.原发性气管-支气管淀粉样变例引发对呼吸系淀粉样变疾病的认识.中国医药导报,2007,4(35):107.
3. 白梅,商艳,唐智宏,等.经纤支镜激光治疗原发性气管支气管淀粉样变10例.内蒙古民族大学学报,2004,19(5):574-575.
4. Neben-Wittich MA,Foote RA;Kalra S. External beam radiation therapy for tracheobronchial amyloidosis. Chest,2007,132(1):262-267.
5. 邵立军.气管支气管淀粉样变性影像表现及鉴别诊断分析.中国现代医生,2009,47(7):130-137.
6. Yang S,Chia SY,Chuah KL,et a1. Tracheobronchial amyloidosis treated with rigid bronchoscopy and stenting. Surg Endosc,2003,17(4):658-659.
7. Poovaneswaran S. Tracheobronchial amyloidosis:utilization of radiotherapy as a treatment modality.Medscape J Med,2008,10(2):42.
8. Horger M,Lengerke C,Pfannenberg C,et al. Significance of the "halo" sign for progression and regression of nodular pulmonary amyloidosis: radiographic-pathological correlation. Eur Radiol,2005,15(9):2037-2040.
9. Neben-Wittich MA,Foote RL,Kalra S. External beam radiation therapy for tracheobronchial amyloidosis. Chest,2007,132(1):262-267.
10. 李澎,冯学威,赵立.下呼吸道淀粉样变3例并文献复习.中国内镜杂志,2011,17(4):392-399.

第六节　气管-支气管软化症

一、概述

气管-支气管软化症(tracheobronchomalacia,TBM)可定义为气管支气管壁软骨结构的软化,气管和主支气管失去其正常的强度,气道壁互相靠近,气道腔缩窄,尤其是在呼气相。依据其软化部位在气道的前壁、侧壁或前壁和侧壁,在支气管镜或影像学检查后,可将气管支气管软化症在形态学上分为新月型、刀鞘型和环型。成人气管支气管软化症可分为先天性和获得性两种,其中获得性是在其他疾病的发展过程中发生,通常为中年或老年患者。软化可单独发生,也可伴随因呼气时气道后壁膜性部分内陷过多造成的动态气道过度塌陷。

先前有报道称普通人群中气管支气管软化症的发病率为4.5%。Ikeda等研究发现在有呼吸道不适症状的患者中,超过13%的患者存在气管支气管软化。预计诊断慢性支气管炎的患者中,高达 23% 的患者存在气管支气管软化症。在小儿人群中,先天性气管支气管软化的发生率很难评估,原因在于很难对有呼吸道症状的婴儿进行评估。Boogaard 等通过对他们的研究所儿科支气管镜的回顾性分析,预测在 2100 例活婴中就有 1 例为先天性气管支气管软化症患儿。

普通人群中气管支气管软化症的发病率尚不清楚,原因在于气道塌陷的程度需与病理塌陷的阈值保持一致,而这些尚不被广泛理解。气管支气管软化症的定义标准是呼气时气道横断面积减少 50% 以上。然而,按照定义标准,有肺气肿的患者 13% 被发现存在 TBM,如果把气道塌陷的阈值提高至 70%,仅 5% 的肺气肿患者符合 TBM 的诊断标准。一些研究显示获得性气管软化多发生于超过 40 岁的男性患者。近期日本的一项研究显示,4283 例存在肺部疾病的患者接受了支气管镜检查,气道管径狭窄超过 50% 的有 542 例(12.7%)。而在这些患者中,72% 的患者年龄在 50~80 岁之间。

二、发病机制

TBM 的病因包括慢性炎症、系统性疾病(如复发性多软骨炎)、反复感染、感染后遗症(如结核)、气管造口术或气管内插管套囊过度膨胀造成的压力性坏死、不明原因的气管支气管骨折、肺移植术后血供不足以及由胸骨下甲状腺肿、纵隔肿瘤或血管异常。

先天性 TBM 在幼年即可表现出相应症状,多与遗传性疾病减弱气管支撑力有关(如黏多糖贮积症)。然而,还有一种先天性 TBM 患者在幼年表现为气管增大症 - 特发性巨气管(idiopathic giant trachea,IGT)。IGT 是由于纵向弹力纤维萎缩、黏膜肌层变薄引起的罕见疾病。这种病也可表现为气管支气管增大症(Mounier-Kuhn syndrome)。当气管、右主支气管、左主支气管横径分别大于 3.0cm、2.4cm 和 2.3cm 时可诊断气管支气管增大症,且很明显表现为管壁弥漫软化。气管支气管增大症的病因不明确,部分可能为家族性。气管壁总的顺应性提高以及膜部组织过多可能引起气管憩室。

获得性又称继发性气管软化症多由管外压迫所致。如胸腺肥大、肿大淋巴结、囊肿或心房心室扩大、肺动脉韧带、血管环、外伤、气管切开术、甲状腺肿瘤等。由于占位长期压迫气管软骨,引起软骨环变细、变薄,弹性减弱,晚期可造成软骨环吸收消失,呈膜性组织。病理机制可能由于长期压迫气管软骨环,使局部供血不足或局部缺血,久则造成缺血性无菌坏死,使气管环局部消失。

三、临床特点

在许多患者中,气管软化是逐渐进展的。在一项纳入患者为 17 例的研究中,这些患者反复接受支气管镜检查,结果发现有 13 例患者(76%)出现气道狭窄加重。在另一项平均随访 5.2 年的研究中,纳入患者为 94 例,包括气管软化症、气管支气管软化症、支气管软化症。在这些反复接受支气管镜的患者中,大多数患者疾病严重,而一些患者疾病稳定,但无一例患者疾病得以改善。关于疾病分布,在 9 例患者中,6 例气管软化者较气管支气管软化者进展快,而全部的 5 例患者中,支气管软化者较气管支气管软化者进展迅速。

气管软化症可能是无症状的,特别当气管狭窄不严重时。然而,当气道狭窄逐渐加重或当患者受力时,特别是在感染时,症状可频繁出现。成人气管软化症的主要症状是呼吸困难、咳嗽、咳痰和咯血。这些症状是非特异性的,通常归因于其他疾病,如肺气肿、慢性支气管炎、哮喘。当这些疾病中的一种或更多合并存在气管软化症时,和其中单一疾病的严重性不成比例。症状通常除了这些非特异性症状外,患者还可能出现间断窒息、反复肺部感染,甚至是伴随强迫呼吸或咳嗽的晕厥。

气管软化症只有在一定的临床条件下体征出现时才可能被怀疑。比如说,麻醉时,进展的高碳酸性呼吸衰竭,需要机械通气缓解,可能是气管软化症的先兆。在最后的场景中,气管软化症在机械通气时可能是不明显的,因为气道正压通气使气道保持开放。一旦正压通气撤除,气道就可能塌陷,患者可出现呼吸窘迫、气喘或迫使重新插管的喘鸣。无法解释的拔管后呼吸衰竭可能提示是气管软化症。

四、影像学表现

1. 胸片　气管软化引起的气道狭窄或扩张是一个动态过程,只有在呼吸循环中的某个特定时刻发生。因此,常规的前后位和侧位胸片通常不能发现异常。然而,当气管软化症是由其他结构(如纵隔甲状腺肿)压迫所致,潜在的异常可能通过平片发现。

2. CT　CT并不是诊断气管软化症的金标准,但它诊断气管软化症的准确性高达97%。CT诊断气管软化症的标准与支气管镜的诊断标准一致。即呼气时,管腔狭窄至起始直径的50%,认为存在轻度气管软化症;而管腔狭窄至起始直径的25%,认为是中度气管软化症;当呼气时,气管前后壁相接触时,认为是重度气管软化症。通常在呼气末测量影像上的气道直径。

定义疾病严重程度(轻度、中度、重度)的标准在将来可能会更动。需要特别说明的是,当CT衡量气道狭窄程度时,其每一级标准可能会比气管镜检查要求的气道狭窄低。这反映了气道狭窄在CT测量时表现更严重,原因在于CT扫描是在呼吸末进行,而非动态的。诊断标准的修改需要大样本的大型试验来定义气管塌陷的正常范围。

超快多层电脑断层扫描仪能在几秒内进行中央气道容积显影。因此,用力呼气动作或咳嗽动作能够显影。需要大型的临床研究来更好地确定CT在诊断气管软化症中的地位。然而,CT很可能在将来成为诊断金标准。

五、支气管镜下表现

气管镜下看见气道动态塌陷是诊断气管软化症的金标准。如呼气时,管腔狭窄至起始直径的50%,认为存在轻度气管软化症;而管腔狭窄至起始直径的25%,认为是中度气管软化症;当呼气时,气管前后壁相接触时,认为是重度气管软化症。可弯曲支气管镜的优势在于检查时,患者能自主呼吸并能配合完成指令。

一些研究采用深呼吸、强迫呼气、瓦尔萨尔瓦动作、咳嗽和其他动作来引起气道塌陷。然而,对这些动作引起气道塌陷的意义尚不明确,因为气道塌陷的程度与呼气努力的程度未被证实相关。

六、诊断

诊断主要依靠CT和患者呼气状态时的气管镜检查。如果在气管镜检查的时候,患者未进行用力呼气的动作,那么,和气管软化症相关的诊断可能遗漏。CT和气管镜检查,有助于描述疾病的形态变化、严重程度、疾病的分布范围。在97%的气管软化症患者,动态呼气状态的CT检查结果和气管镜检查的结果有很高的一致性。当患者在CT检查或气管镜检查的时候,如果不能很好地遵从医嘱配合进行用力呼气动作,可能导致误诊。动态的呼气CT

显像可改善 CT 检查的敏感性。动态气管镜检查是诊断气管软化症的金标准。在进行气管镜检查时候，教导患者尽力呼气，评价距离气管隆突 5cm 和左右主气道的狭窄程度。肺功能检查有时候可显示阻塞性病变，但个体之间存在很大差异。用力呼气呼吸图（forced expiratory spirograms）可能表现为特征性的低的峰值呼气气流速度和气流容积环（flow-volume loop）上的凹口改变，但这些并非气管软化症的敏感性和特异性改变。而且，气管软化症患者，呼气时气管塌陷的程度，和气流受限的程度并不一致。在临床中，虽然每个患者都需要做肺功能的检查，但目的不是为了诊断，而是评价气管镜下或其他方案治疗前后肺功能的改善或恶化程度。

七、治疗

关于气管支气管软化症的治疗，首先是确定气管软化症患者是否有症状。无症状的患者一般不需要治疗，而有症状的患者必须保证治疗。对于有症状的患者，起始治疗主要针对气管软化的潜在病因及潜在疾病。如气管插管引起的气管软化症合并存在气管狭窄可通过外科修复彻底治愈。慢性阻塞性肺疾病通常合并存在气管软化症，这些患者需要最佳的医疗方案，因为 COPD 相关的气道阻塞能引起胸廓内压力较大改变，从而使异常的气管产生节段性周径波动。

所有合并疾病进行最佳治疗后，对那些始终有症状的患者需要进行功能评估，如肺功能、6 分钟步行试验、生活质量评估。评估的目的在于建立基线以客观地评价治疗反应。

不适合外科手术的患者，但能从放置支架获益，可进行长期放置支架治疗。而对适合外科手术，同时也能从放置支架上获益的患者，方案需进行病例对照研究来评估。对于那些放置支架后获益少的患者，取出支架后如症状严重，正压通气治疗伴或不伴气管造口术可能有益。

（一）支架治疗

一旦确诊为严重、弥漫性气管软化症，形态学的变化引起临床表现和影响生活质量，患者就应该进行治疗。在 BIDMC 研究中，对患者放置 Y 型硅酮气管支气管支架。2 周后，患者在门诊接受疗效评价。一般情况下，患者报告憋气明显缓解，提示治疗明显有效。这可能部分由于憋气是患者当初就诊时最重要的主诉，也可能部分由于放置支架在短期内可改善气流的直接效果。但是，我们需要对支架的局限性保持高度警惕。例如，高达 36% 的患者可发生黏液堵塞支架。仅仅这一点，就限制了支架在很多患者中的应用。其他的主诉，例如咳嗽增多（评价比较困难）。放置支架后，气管软化相关的犬吠样咳嗽可能减少，而因支架刺激导致的咳嗽明显增多。放置支架后，尽管只有 5% 的患者出现严重的咳嗽，但是更多患者表现为能够耐受的咳嗽。与此相似，因为有支架存在，气道分泌物的排出可能更加顺利，但排痰量也会因气道异物的刺激而明显增加。虽然有时评价短期支架后感染比较困难，一般每年 2~3 次。但长时间观察，这些患者发生支架相关性感染的风险达到 25%。

总之，支架本身带来的一系列症状，会减少患者对疾病控制的好感。正因如此，放置支架治疗的最终获益，需要慎重评价。放置支架的获益，难以和它带来的并发症截然分开。大多数患者，可出现不良反应，在支架放置 3 周后达到顶峰。

（二）手术治疗及其效果

气管支气管成形术的目的是重建 D 形气管，防止气管壁向管腔内挤压而引起气管狭窄。如前所述，考虑到支架带来的种种弊端，有人认为，气管支气管成形术，可永久解决气道软化症。

手术已经有 50 余年历史。选择右后外侧位置开胸,手术过程不是本章的重点,因此不在此处详细描述。

在 BIDMC 研究中,纳入 104 例气管软化症患者,其中 57 例通过 CT 和气管镜检查,确诊为严重弥漫性气管软化症并且接受支架治疗。37 例患者在支架后症状减轻,35 例患者进行气管支气管成形术。这些患者,15 例为女性(42%),平均年龄 61 岁(39~83 岁),术前的临床表现和合并症包括慢性阻塞性肺病(31%)、哮喘(26%)、Mounier-Kuhn 综合征(11%)。平均住院时间 8 天,平均在 ICU 有 3 天。一般手术时间 6 个小时。43% 的患者出现并发症,包括 2 例死亡(5.7%),其中 1 例为急性加重的寻常型间质性肺炎,另 1 例为巨大肺栓塞。术后并发症包括:术后新发生的肺部感染(11%)和心房颤动(8%)。没有患者因术后出血而再次手术。

主观呼吸相关生活质量(StGeorge 呼吸问卷调查)、憋气指数(Baseline/transition 呼吸困难指数,美国胸科学会),日常生活状态(Karnofsky)和运动耐力(6 分钟步行测试),都在气管支气管成形术后显著改善。但是,第一秒用力呼气容积并没有变化。

以上这些指标的改善,以及 CT 和气管镜下的解剖学改善,可能是归因于手术的贡献。但是,需要考虑到安慰剂效应和其他混杂因素对结果的影响。例如,术后物理康复治疗、戒烟、化痰治疗和气管扩张剂,可能让患者的主观感受以及 6 分钟步行测试的结果得到改善。我们需要双盲、随机的研究,来比较支架和手术治疗的效果差异以及气管支气管成形术的真正疗效。然而,即使这样,治疗效果的评价还是非常困难。例如,治疗后的患者,尽管憋气明显好转,但咳嗽和咳痰较前增多,导致对疗效判断的难度增加。

最近,Morrison 等应用 3D 打印技术打印个体化可吸收夹板用于治疗 3 例严重的气管支气管软化症婴儿患者,取得一定疗效。长期疗效有待进一步观察。

(三)气管造口术

如果气管切开插管绕开异常的气管节段或使异常的气道保持通畅,单纯气管造口术可能有效。长节段的气管软化需要较长的气管切开插管。即使是弥漫的气管软化,气管造口术仍可能是常规维持气道正压的有效手段。然而,由于气管造口破坏气管软骨、减弱气管壁,气管造口术本身可加重气管软化,因而它是气管软化症治疗的最后选择手段。

(四)气道正压通气

持续的气道正压(continuous positive airway pressure,CPAP)能维持气道开放,促进分泌引流。因此,CPAP 治疗往往是医院里危重患者的起始治疗。患者起初接受持续 CPAP 治疗,后逐渐转为间歇性 CPAP。患者可以将间歇性 CPAP 治疗作为一种长期治疗手段。如果患者存在高碳酸血症性呼吸衰竭,需要考虑不同于 CPAP 的气道正压通气治疗。

八、视频

视频 7-6-1
Y 形硅酮支架置入治疗气管软化

(张洁莉)

参 考 文 献

1. Boogaard R,Huijsmans SH,Pijnenburg MW,et al. Tracheomalacia and bronchomalacia in children：incidence and patient characteristics. Chest,2005,128(5):3391-3397.

2. Ochs RA,Petkovska I,Kim HJ,et al. Prevalence of tracheal collapse in an emphysema cohort as measured with end-expiration CT. Acad Radiol,2009,16(1):46-53.

3. Boiselle PM,O'Donnell CR,Bankier AA,et al. Tracheal collapsibility in healthy volunteers during forced expiration：assessment with multidetector CT. Radiology,2009,252(1):255-262.

4. Ernst A,Rafeq S,Boiselle P,et al. Relapsing polychondritis and airway involvement.Chest,2009,135(4):1024-1030.

5. Murgu SD,Colt HG. Tracheobronchomalaciaand excessive dynamic airway collapse. Respirology,2006,11(4):388-406.

6. Ernst A,Majid A,Feller-Kopman D,et al. Airway stabilization with silicone stents for treating adult tracheobronchomalacia：A prospective observational study. Chest,2007,132(2):609-616.

7. Lee KS,Sun MR,Ernst A,et al. Comparison of dynamic expiratory CT with bronchoscopy for diagnosing airway malacia：A pilot evaluation. Chest,2007,131(3):758-764.

8. MajidA1,Gaurav K,Sanchez JM,et al. Evaluation of tracheobronchomalacia by dynamic flexible bronchoscopy：A pilot study.Ann Am Thorac Soc,2014,11(6):951-955.

9. Pan W,Peng D,Luo J,et al. Clinical features of airway malacia in children：a retrospective analysis of 459 patients. Int J Clin Exp Med,2014,7(9):3005-3012.

10. Morrison RJ,Hollister SJ,Niedner MF,et al. Mitigation of tracheobronchomalacia with 3D-printed personalized medical devices in pediatric patients. Sci Transl Med,2015,7(285):285-264.

第七节　复发性多发性软骨炎

一、概述

复发性多发性软骨炎(relapsing polychondritis,RP)是一少见的累及全身软骨和其他全身结缔组织包括耳、鼻、眼、关节呼吸道和心血管系统等全身多系统的疾病,具有反复发作和缓解的进展性炎性破坏性病变。

研究发现男女发病率为1∶3,多数发病年龄为20~60岁,而以40~50岁为发病高峰。大约1/4的RP患者发病后平均生存周期为5~7年。

二、发病机制

RP病因至今不明,研究发现外伤、感染、过敏、酗酒可能与其相关,也有人认为与中胚层合成障碍或蛋白水解酶异常有关。但通过对临床特点、实验室检查和病理的多年研究,越来越多资料提示它是一种免疫介导的疾病,包括体液免疫和细胞免疫。

大约有25%~30%的RP患者病例合并有系统性红斑狼疮、类风湿性关节炎、结节性多动脉炎、韦格纳肉芽肿、强直性脊柱炎、干燥综合征、血管炎、贝赫切特病、赖特综合征等自身免疫性疾病。

三、症状及体征

RP临床表现多样性,初期症状可不典型,主要累及全身软骨和其他全身结缔组织包括耳、鼻、眼、关节、呼吸道和心血管系统等系统（表7-7-1）。

表 7-7-1　RP 临床表现

侵犯器官	临床表现	侵犯器官	临床表现
耳朵	外耳道炎症、耳聋、耳鸣、眩晕	关节	游走性、非对称性、非变形性关节炎
眼睛	巩膜炎、溃疡性角膜炎、葡萄膜炎、眼球突出	心脏	主动脉炎、二尖瓣膜病
鼻	鼻漏、鼻出血、鞍状鼻	皮肤	口疮性溃疡、紫癜、丘疹、溃疡
大气道	声嘶、失声、喘鸣、咳嗽、呼吸困难		

喉、气管及支气管树软骨病变发生率为50%~71%，26%为首发症状，其中女性多见。而多数患者主诉慢性咳嗽、咳痰，继之气短，往往被诊断为慢性支气管炎，历时6个月至数十年最终出现呼吸困难、反复呼吸道感染和喘憋，有时会出现气管前和甲状腺软骨压痛、声音嘶哑或失声症。气道阻塞在早期是炎性水肿；后期出现气道软骨环破坏，易于塌陷造成气道的弹性狭窄；晚期纤维化和瘢痕收缩，造成气道的固定性狭窄（图7-7-1）；由于气道纤毛上皮的损伤，对分泌物的清除下降，也可造成阻塞和感染；另外，声带麻痹也可造成吸气性呼吸困难。

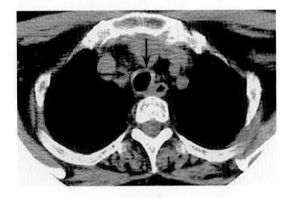

图 7-7-1　复发性多软骨炎气管改变

箭头所示气道软骨环已破坏，造成气道的弹性狭窄

四、影像学及支气管镜下表现

（一）影像学表现

1. X线检查　胸片显示有肺不张及肺炎。气管支气管体层摄影可见气管、支气管普遍性狭窄，尤其两臂后伸挺胸侧位相可显示气管局限塌陷。同时也能显示主动脉弓进行性扩大，升和降主动脉、耳廓、鼻、气管和喉有钙化。周围关节的X线显示关节旁的骨密度降低，偶有关节腔逐渐狭窄但没有侵蚀性破坏。脊柱一般正常，少数报告有严重的脊柱后凸、关节腔狭窄、腰椎和椎间盘有侵蚀及融合改变。耻骨和骶髂关节有部分闭塞及不规则的侵蚀。

2. CT　可发现气管和支气管树的狭窄程度及范围，可发现气管和支气管壁的增厚钙化、管腔狭窄变形及肿大的纵隔淋巴结。呼气末CT扫描可观察气道的塌陷程度，高分辨CT可显示亚段支气管和肺小叶的炎症。气道的三维重建可提示更多的信息（图7-7-2）。

（二）支气管镜表现

支气管镜检查可直接观察受累的气道，可以显示气管支气管树的炎症、变形、塌陷等（图7-7-3），进一步明确诊断和观察疾病的进程。黏膜可见红斑、水肿、肉芽肿样改变或苍老萎缩。软骨环破坏者可见呼气时相应气道塌陷。可以镜下取活检，有助于明确诊断但出血较多，且在评价气道阻塞程度中的作用不如肺功能，并可能诱发气道塌陷而窒息死亡。

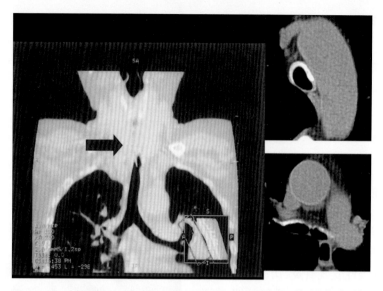

图 7-7-2　胸部 CT 下气管支气管改变患者气管及支气管明显狭窄

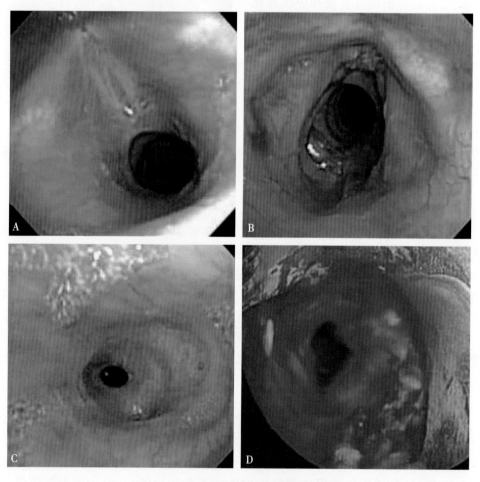

图 7-7-3　复发性多软骨炎气管镜下改变

A. 声门狭窄；B. 软骨破坏、中度气管狭窄；C. 右中叶支气管阻塞；D. 气管壁增厚阻塞

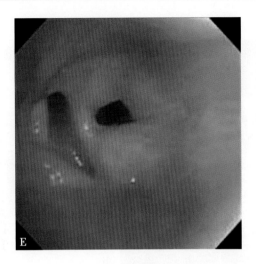

图 7-7-3(续)
E. 气管假腔

五、诊断

1975 年 McAdam 关于 RP 的诊断标准：符合下述 6 条的 3 条或 3 条以上不须组织学证实，可确诊为 RP，如果临床诊断十分明显，也可无需软骨的组织学证实。

(1) 双耳 RP。

(2) 非侵蚀性血清阴性多关节炎。

(3) 鼻软骨炎。

(4) 眼炎症、结膜炎、角膜炎、巩膜炎，外巩膜炎及葡萄膜炎等。

(5) 喉和(或)气管软骨炎。

(6) 耳蜗和(或)前庭受损。

鉴于本病少见，临床表现复杂又无特殊的实验室检查，因此诊断较困难，通过上述临床和实验室资料应考虑到 RP 的诊断。

Damiani 和 Levine 认为要达到早期诊断，应扩大 McAdam 的诊断标准，只要有下述中的 1 条即可诊断：①满足 3 条 McAdam 征或更多者；②1 条 McAdam 征加上病理证实，如行耳、鼻呼吸道软骨活检；③病变累及 2 个或 2 个以上的解剖部位，对激素或氨苯砜治疗有效。

国内学者认为凡有下列情况之一者应疑有本病：①一侧或两侧外耳软骨炎，并伴外耳畸形；②鼻软骨炎或有原因不明的鞍鼻畸形；③反复发作性巩膜炎；④不明原因气管及支气管广泛狭窄，软骨环显示不清或有局限性管壁塌陷。再结合实验室检查，如尿酸性黏多糖含量增加及抗胶原Ⅱ型抗体存在，将有助于诊断。

六、治疗

轻症多软骨炎，局限于关节、鼻或耳的软骨炎，可使用非甾体抗炎药。比较严重的 RP，如巩膜炎、葡萄膜炎和出现系统症状的，需使用糖皮质激素，如泼尼松 30~60mg/d(或等量的其他制剂)和免疫抑制剂，如硫唑嘌呤或环磷酰胺。一旦疗效出现，糖皮质激素剂量即应逐渐减少，直至停用。环孢素已被用于难治性病例并取得良好效果。急性气道梗阻口服糖皮

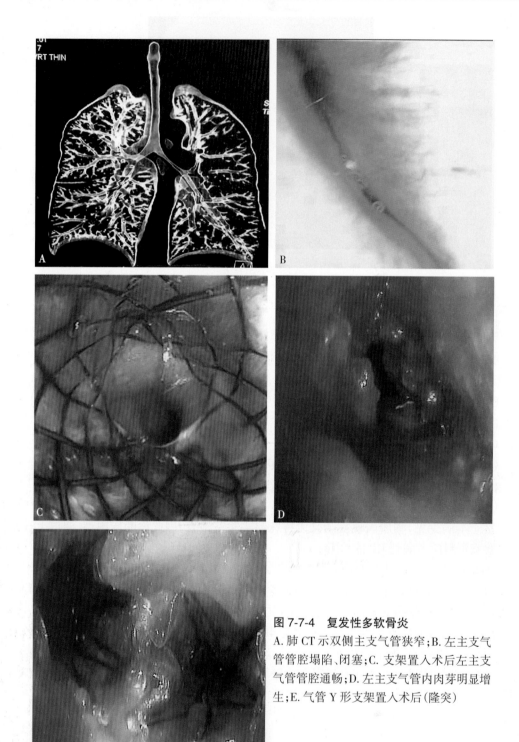

图 7-7-4 复发性多软骨炎

A. 肺 CT 示双侧主支气管狭窄；B. 左主支气管管腔塌陷、闭塞；C. 支架置入术后左主支气管管腔通畅；D. 左主支气管内肉芽明显增生；E. 气管 Y 形支架置入术后(隆突)

质激素无效者,改用大剂量甲泼尼龙静脉冲击治疗已有获成功的报道。急性气道梗阻可能需要气管切开,必要时须行气管扩张术,严重的心瓣膜受累或大血管瘤是外科干预的指征。RP 患者如能早期诊断及时治疗,有可能延长患者的存活期,取得较好的疗效。治疗的选择主要与症状的严重程度和受累器官的范围有关,但并无统一的治疗方案。传统的治疗包括阿司匹林或其他非类固醇抗炎药、氨苯砜和激素。研究发现 Anakinra 及 TNF-α 抑制因子对 RP 治疗有一定疗效。

1. 病情较轻的患者可以选用阿司匹林或其他非类固醇抗炎药和氨苯砜。Barrancoc 首先用氨苯砜治疗 RP 并收到较好的疗效。认为氨苯砜在体内可抑制补体的激活和淋巴细胞转化,也能抑制溶菌酶参与的软骨退化性变。氨苯砜平均剂量为 75mg/d,剂量范围 25~200mg/d,开始从小剂量试用,以后逐渐加量,因有蓄积作用,服药 6 天需停药 1 天,持续约 6 个月。氨苯砜主要副作用为嗜睡、溶血性贫血、药物性肝炎、恶心及白细胞下降等。

2. 中重度的患者要选择糖皮质激素和免疫抑制剂。糖皮质激素不能改变 RP 的自然疾病过程,但可抑制病变的急性发作,减少复发的频率及严重程度。在重度急性发作的病例中,如喉、气管及支气管、眼、内耳被累及时,泼尼松的剂量可达80~200mg/d。待临床症状好转后,可逐渐减量为 5~20mg/d,维持用药时间 3 周至 6 年,平均 4 个月,少数需长期持续用药。在激素及氨苯砜治疗无效时,或病情严重的病例,包括巩膜炎、气管支气管软骨炎、肾小球肾炎或心脏瓣膜受累时,应加用免疫抑制剂,如甲氨蝶呤、环磷酰胺、硫唑嘌呤及巯嘌呤等。另有报告对上述治疗均失败的病例经用环孢素 A 可得到缓解。

3. 其他治疗

(1) 气管切开造口术:对具有严重的会厌或会厌下梗阻而导致重度呼吸困难的患者,应立即行气管切开造口术,并辅予合适的通气以取得进一步药物治疗的机会。一般不选用气管插管,因可引起气道的突然闭塞死亡,如不可避免,要选择较细的插管。

(2) 气管支架:对多处或较广泛的气管或支气管狭窄,可以置入气管支架,可以显著地缓解呼吸困难,自膨胀式被膜金属支架有一定的优点,容易放置和取出,需注意其并发症的防治,如黏液栓、气胸、肉芽肿形成等。硅酮支架放置较难,特别是严重气管狭窄的患者,硬质镜鞘管难以插入,强行通过容易引起气道撕裂,放置 Y 形支架的过程中还易引起气道破裂等,需慎重。

(3) 其他:对弥漫性小气道受累者,有报道经鼻持续气道内正压(CPAP)可以缓解症状,要逐步调整呼气末正压水平,有报道为 10cmH$_2$O。对 RP 合并血管炎、结缔组织病、血液病等时,以治疗其合并症为主。

七、视频

视频7-7-1
Y 形被膜镍钛记忆合金支架置入
治疗复发性多软骨炎

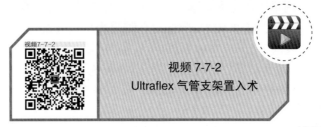

视频 7-7-2
Ultraflex 气管支架置入术

（赵卫国　保鹏涛）

参 考 文 献

1. Avila JN，Carvalho SB，Tavares G，et al. Fever of unknown origin in a patient with red ears：relapsing polychondritis. BMJ Case Rep，2014，7；2014.

2. File I，Trinn C，Mátyus Z，et al. Relapsing polychondritis with p-ANCA associated vasculitis：Which triggers the other？ World J Clin Cases，2014，2（12）：912-917.

3. Schüle SC，Xenitidis T，Henes J，et al. Relapsing polychondritis. Primary and follow-up diagnostics with（18）F-FDG-PET/CT. Z Rheumatol，2015，74（3）：246-249.

4. Baba T，Kanno S，Shijo T，et al. Callosal Disconnection Syndrome Associated with Relapsing Polychondritis. Intern Med，2016，55（9）：1191-1193.

5. Melikoğlu MA，Şenel K. Relapsing polychondritis：inflamed joints and ears. Balkan Med J，2015，32（1）：121-123.

6. Sharma A，Law AD，Bambery P，et al. Relapsing polychondritis：clinical presentations，disease activity and outcomes. Orphanet J Rare Dis，2014，20，9：198.

7. Mishriki YY. Relapsing polychondritis（RPC）. Postgrad Med，2010；122（4）：224-226.

8. Nara M，Komatsuda A，Togashi M，et al. Relapsing polychondritis with encephalitis：a case report and literature review. Intern Med，2015，54（2）：231-234.

9. 赵卫国，保鹏涛，朱贵荣，等 . 复发性多软骨炎 10 例诊治体会 . 人民军医，2010，606（53）：369-370.

10. Kimura Y，Asako K，Kikuchi H，et al. Relapsing Polychondritis Complicated by Vasculitis of the Omentum. Intern Med，2016，55（10）：1363-1366.

第八节　难治性支气管哮喘的射频消融治疗

　　哮喘症状在药物不能缓解的情况下，经支气管镜的射频消融术作为一种新的哮喘治疗方法，可以减少气道平滑肌的数量，降低气道平滑肌的收缩性，从而使得对常规规范治疗无效的哮喘患者慢性症状获得缓解并延缓病情加重。

　　"经支气管镜介导的射频消融热成形术"是通过可弯曲支气管镜介导，将一射频消融探头通过支气管镜的工作孔道置入患者的支气管腔内（直径 3~10mm），并将体外的射频发生器所产生的热能传导至支气管管壁，通过对支气管壁的加热从而使增生、肥厚的平滑肌细胞发生凝固、坏死，最终达到削减气道平滑肌层，降低气道平滑肌收缩性和高反应性，并部分逆转气道结构重塑的目的，故又称其为"支气管热成形术"。

　　经支气管镜射频消融术利用 Alair 系统设备来完成（图 7-8-1），Alair 系统设备包含了一设计独特的支气管导管（Alair 系统的模型 ATS 2-5X1，Asthmatx 公司）、射频消融产生器（Alair 系统的模型 Asthmatx 公司）及一回环电极装置。导管直径约 2mm，可以通过直径 5mm 的标准

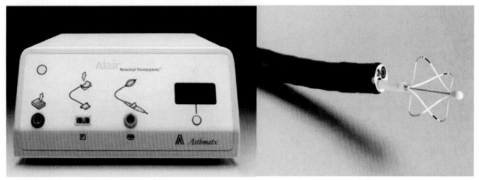

Alair RF Controller　　　　　Alair Catheter with expandable electrode array

图 7-8-1　Alair 系统及导管

支气管镜,其末端是附有 4 个可扩张电极的篮状结构,这一结构可以接触气道壁进行射频并根据其温度敏感性来控制反馈。射频消融产生器装有较复杂的肺部特异性的计算装置来确保治疗过程中可以精确地传递能量。治疗开始后,射频消融产生器产生 460kHz、低能的、单极的能量经导管、扩张的电极传递到气道壁,并通过积极的反馈维持目标温度持续 10 秒,持续 10 秒射频后,电极复位并移动到下一即将进行治疗的部位,操作、复位过程反复进行,以保证治疗的连续性(图 7-8-2)。国外研究者总结,一个疗程的完整操作过程要分 3 次完成,每次持续时间至少 1 小时,每次间隔 3 周左右。

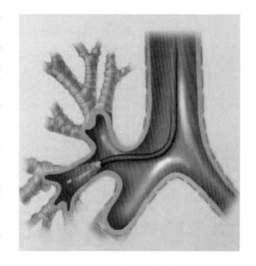

图 7-8-2　Alair 系统操作示意图

一、适应证与禁忌证

本技术适用于经常规规范吸入治疗仍控制不满意的难治性哮喘患者。无特殊禁忌证,急性发作期或合并严重感染时不建议进行此操作,应控制病情后再进行治疗。

二、射频消融术治疗哮喘的有效性研究

在 Danek 等进行的犬实验中,研究了不同射频温度处理后的气道对乙酰甲胆碱反应性的变化(与对照组比较气道直径改变的程度)。结果显示,经 65℃ 和 75℃ 射频后 2 周及 4 周时气道对乙酰甲胆碱的反应性较对照组明显降低(图 7-8-3,图 7-8-4)。

Cox 等进行了一项涉及 112 例患有中度或重度持续性哮喘患者的大规模非盲、随机、对照研究。研究对象被随机分为经支气管镜射频消融治疗干预组和药物对照组。两组均在入组 3 个月后停用 β_2 受体激动剂,干预组分别进行 3 次射频消融,对照组持续吸入糖皮质激素治疗,共随访 1 年。监测哮喘中度加重的频率、早晚的 PEF、FEV_1、气道高反应性、缓解药物的应用、症状评分、无症状的天数、生活质量评分和哮喘控制问卷评分等。研究显示经过支气管射频消融的患者中度哮喘发作的频率较对照组减少 10 次左右。早晚的呼气峰流速率、症状评分、无症状的天数、生活质量和哮喘控制问卷等指标干预组较对照组均有较

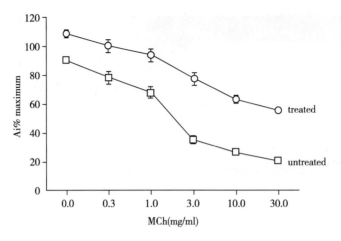

图 7-8-3　治疗后 2 周给予乙酰甲胆碱刺激前后射频治疗组气
道直径均较对照组大,即对乙酰甲胆碱的反应性下降

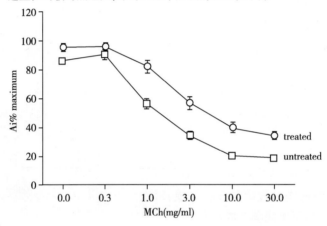

图 7-8-4　治疗后 4 周给予乙酰甲胆碱刺激前后射频治疗组气
道直径均较对照组大,即对乙酰甲胆碱的反应性下降

大的改善。研究中还观察到经支气管射频消融术治疗的患者短时间内发生哮喘症状加重
较对照组更常见,但可以很快缓解。在治疗后的 6 周至 1 年的观察中,治疗组和对照组的
不良反应的发生比例相似,无明显差别。由此初步表明,经支气管射频消融术治疗中度或
重度持续性哮喘是有效且安全的。这一令人鼓舞的研究结果最终发表在权威学术期刊《新
英格兰医学杂志》上,向人们昭示着支气管镜介导下的支气管热成形术,将会为难治性哮
喘的治疗带来新的希望。

　　Mario 等对 288 名吸入高剂量糖皮质激素及长效 β_2 受体激动剂治疗后仍有症状的重度
持续性哮喘患者进行了为期一年的多中心、随机、双盲对照研究。研究对象被随机分为经支
气管镜射频消融治疗干预组和伪操作对照组。研究证实经支气管镜射频消融治疗可以有效
地改善重度哮喘患者的生活质量,减少急性发作次数及医疗花费,其安全性较高,无明显的
不良事件发生。

　　2013 年,Wechsler 等发表了一篇文章,他们对 162 例接受了支气管射频消融术治疗的重
度哮喘患者进行了为期 5 年的随访。研究发现对于这些患者在术后随访的 1~5 年发生哮喘

严重恶化和急诊就诊的比例均维持在较低的水平,而且比他们在 BT 治疗前的 12 个月要低。5 年来病情严重恶化减少了 44%,急诊就诊减少了 78%。可喜的是这些患者在术后 5 年的连续随访期间每日吸入糖皮质激素的剂量较术前平均下降 18%,但患者的肺功能检查显示支气管扩张剂前的 FEV_1 一直保持稳定。高分辨 CT 随访结果显示 5 年来没有因支气管射频消融术导致的肺部结构异常改变。这项为期较长的研究进一步肯定了支气管射频消融术治疗重度支气管哮喘的有效性与安全性。

Kirby 等利用光学相干断层扫描技术(optical Coherence Tomography,OCT)及组织活检随访 2 例支气管射频消融术后患者 2 年。1 例患者术前气道上皮炎症明显,术后气道内出现大量分泌物与上皮细胞脱落,术后 3 周及 6 周时上皮下胶原蛋白沉积较厚,6 个月及 2 年时气道上皮炎症再发,气道壁较 6 周时明显增厚,哮喘症状也再次发作,FEV_1 较前恶化。另 1 例患者术前气道上皮无明显炎症,术后 3 周气道壁仅一过性水肿,6 个月及 2 年时气道上皮及上皮下胶原沉积正常,气道壁 2 年后仍明显比术前更薄,哮喘症状及 FEV_1 改善效果持续 2 年。该研究可能提示支气管射频消融术的疗效与气道炎症、胶原蛋白沉积及气道壁厚度相关,不同患者的疗效存在异质性。

2010 年,美国食品药品监督管理局(FDA)批准将 BT 用于 18 岁以上、应用足量 ICS 和 LABA 后症状仍控制不佳的重症哮喘患者。我国于 2014 年也批准了这项技术应用于临床。农英等总结了 12 例重度哮喘患者接受支气管射频消融术前及术后 1 年的资料,报告这些患者术前及术后 1 年内重度哮喘急性发作分别为 11 例和 6 例,重度哮喘急性发作累计次数分别为 76 和 16 次,因哮喘急性发作住院患者分别为 10 及 3 例,累计住院次数分别为 56 和 6 次,术后 1 年内重度哮喘急性发作率、因哮喘急性发作住院率、口服激素剂量均较术前 1 年明显下降 [分别为 (1.3 ± 0.5) 次 /(例·年) 和 (6.3 ± 1.9) 次 /(例·年);(0.50 ± 0.26) 次 /(例·年) 和 (4.67 ± 1.90) 次 /(例·年);(8.5 ± 4.6) mg/d 和 (22.0 ± 2.6) mg/d;均 $P<0.05$]。术后重度哮喘急性发作率下降 79.4%,因哮喘急性发作住院率下降 89.4%。

三、并发症及注意事项

国外已有多项对支气管射频消融术治疗哮喘的有效性和安全性研究,包括动物实验、健康人和哮喘患者的实验、短期随访和长期随访。支气管射频消融术可以较安全的用于治疗哮喘患者,可以减少气道平滑肌的数量,并降低气道的高反应性。报道的不良事件多发生在射频消融治疗期间,多为哮喘的急性加重、感染等,患者均恢复良好。Facciolongo 等 2015 年报道了 1 例支气管射频消融术后短期内反复肺不张的病例,发现肺不张主要由纤维蛋白、中性粒细胞、嗜酸性粒细胞、巨噬细胞和支气管上皮细胞等组成的黏液栓导致,推测与支气管射频消融术刺激支气管黏膜炎症反应、改变微血管结构、促进炎症介质释放等密切相关。Balu 等报道了 1 例支气管射频消融术后 3 天肺脓肿的病例,但不能明确肺脓肿是否由支气管射频消融术引起。

四、技术展望

目前治疗哮喘主要通过药物减轻气道炎症和松弛支气管平滑肌起作用,对于药物控制不佳的重度哮喘患者无法逆转哮喘引起的气道重塑,因此无法从根本上阻止哮喘患者病情迁延恶化。支气管射频消融术是哮喘治疗的一种有力补充,是哮喘患者个性化治疗的新选择。目前一系列临床研究证实 BT 是哮喘治疗的一种有力补充,是哮喘患者个性化治疗的新选择,能够有效减少患者哮喘发作次数、改善哮喘控制情况、提高患者生活质量、减少激素类药物的使用，而且效果持久稳定。在实际的临床治疗中，术者的操作经验、患者的选择、术前准备、术后疗效评估及随访都是很关键的问题。由于目前最长的临床随访时间仅为5年，该疗法是否可能导致远期并发症（如是否会导致气道壁的软化及瘢痕狭窄等）等方面，都还需要在临床进一步深入研究。我们期待该项治疗方法能够广泛地用于临床，为广大哮喘患者带来更有效的治疗。

五、视频

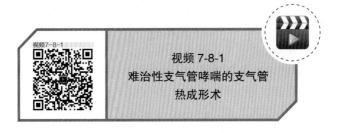

视频7-8-1
难治性支气管哮喘的支气管
热成形术

（王晓娟　孙培培　童朝晖）

参 考 文 献

1. Cox G.New interventions in asthma including bronchial thermoplasty.Curt Opin Pulm Med,2008,14：77-81.

2. Pavord ID,Cox G,Thomson N,et al.Safety and efficacy of bronchial thermoplasty in symptomatic,severe asthma. Am J Respir Crit Care Med,2007,176：1185-1191.

3. Cox G,Thomson NC,Sperb-Rubin A,et al. Asthma control during the year after bronchial thermoplasty.N Engl J Med,2007,356：1327-1337.

4. Cox G,Laviolette M,Rubin A,et al. Long-term safety of bronchial thermoplasty：comparison of multiple studies. Chest Meeting Abstracts,2008,134：s44002.

5. Mario C,Adalberto S. R,Michel L,et al. Effectiveness and safety of bronchial thermoplasty in the treatment of severe asthma：A multicenter,randomized,double-blind,sham-controlled clinical trial. Am J Respir Crit Care Med,2010,181：116-124.

6. Wechsler ME,Laviolette M,Rubin AS,F,et al. Bronchial thermoplasty：Long-term safety and effectiveness in patients with severe persistent asthma. J Allergy Clin Immunol,2013,132（6）：1295-1302.

7. Kirby M,Ohtani K,Lopez Lisbona RM,et al. Bronchialthermoplasty in asthma：2-year follow-up using optical coherencetomography.Eur Respir J,2015,46（3）：859-862.

8. 农英,苏楠,林江涛,等 . 支气管热成形术治疗重度支气管哮喘的有效性和安全性研究 . 中华结核和呼吸杂志,2015,39（3）：177-182.

9. Facciolongo N,Menzella F,Lusuardi M,et al.Recurrent lung atelectasis from fibrin plugs as a very early complication of bronchial thermoplasty：a case report. Multidiscip Respir Med,2015,10（1）：9.

10. Balu A,Ryan D,Niven R.Lung abscess as a complication of bronchial thermoplasty.J Asthma,2015,52（7）：740-742.

第九节　肺 结 节 病

一、概述

肺结节病（sarcoidosis）是一种病因未明的以非干酪性类上皮肉芽肿为特征的多系统多

器官疾病,常侵犯肺、双侧肺门淋巴结,眼、皮肤等器官也常受累,也可累及浅表淋巴结、扁桃体、肝、脾、骨髓、心脏等,几乎全身每个脏器均可受累。多见于青中年人,男性多见于 20~30岁,女性 50~60 岁多见,女性发病率大约为男性的 1.5 倍。此病可呈自限性,大多预后良好,有自然缓解的趋势。

二、发病机制

发病原因目前尚不清楚,可能与Ⅳ型细胞免疫反应有关,在病变组织和呼吸道分泌物中可见 IgM 和 IgG 增高。现多数人认为细胞免疫功能和体液免疫功能紊乱是结节病的重要发病机制。

三、症状及体征

症状和体征视其起病的缓急和累及器官的多少而不同。

1. 胸内结节病早期常无明显症状和体征。病变广泛时可出现胸闷、气急、甚至发绀。结节病后期,因纤维化以及上叶肺容量减少引起支气管扭曲变形,有时可导致支气管阻塞。但有些病例,因支气管内肉芽肿形成或肿大的肺门、纵隔淋巴结压迫支气管,从而在病程早期发生支气管狭窄,早期即可出现呼吸困难及喘息的表现,肺功能检查示阻塞性通气功能障碍,支气管扩张剂治疗无效。结节病引起的支气管狭窄一般累及肺段及段以上支气管,行支气管镜或支气管造影时可发现。

2. 如结节病同时累及其他器官,可发生相应的症状和体征。如皮肤最常见者为结节性红斑,多见于面颈部、肩部或四肢。也有冻疮样狼疮、斑疹、丘疹等。有时发现皮下结节。侵犯头皮可引起脱发。大约有 30% 左右的患者可出现皮肤损害。

3. 眼部受损者约有 15% 的病例,可有虹膜睫状体炎、急性色素层炎、角膜 - 结膜炎等。可出现眼痛、视力模糊、睫状体充血等表现。

4. 有部分患者有肝和(或)脾大,可见胆红素轻度增高和碱性磷酸酶升高,或有肝功能损害。

5. 纵隔及浅表淋巴结常受侵犯而肿大。

6. 如累及关节、骨骼、肌肉等,可有多发性关节炎、X 线检查可见四肢、手足的短骨多发性小囊性骨质缺损(骨囊肿)。肌肉肉芽肿可引起局部肿胀、疼痛等。

7. 约有 50% 的病例累及神经系统,其症状变化多端。可有脑神经瘫痪、神经肌病、脑内占位性病变、脑膜炎等临床表现。

8. 结节病累及心肌时,可有心律失常,甚至心力衰竭表现,约有 5% 的病例累及心脏。

9. 结节病可干扰钙的代谢,导致血钙、尿钙增高,引起肾钙盐沉积和肾结石。

10. 累及垂体时可引起尿崩症,下丘脑受累时可发生乳汁过多和血清乳泌素升高。

腮腺、扁桃体、喉、甲状腺、肾上腺、胰、胃、生殖系统等受累时,可引起有关的症状和体征,但较少见。

四、影像学及支气管镜下表现

(一) 影像学表现

1. 胸片表现

胸片分期:1983 年 Deremee 总结出一个较为简便的分期系统,已为多数学者所接受。国内目前的分期系统与 Deremee 分期系统大致相同。Deremee 的分期标准为:

0期:肺部 X 线检查阴性,肺部清晰,约占 9%。

I期:两侧肺门和(或)纵隔淋巴结肿大,常伴右气管旁淋巴结肿大,约占 51%。TBLB 检查 50%~80% 的病例能证明肉芽肿的存在,且上叶和中叶阳性率高。

II期:肺门淋巴结肿大,伴肺浸润。肺部病变广泛对称地分布于两侧,呈 1~3mm 的结节状、点状或絮状阴影。少数病例可分布在一侧肺或某些肺段。病灶可在一年逐渐吸收,或发展成肺间质纤维化,约占 25%。IIA 期:肺部弥漫性病变,同时有肺门淋巴结肿大;IIB 期:肺部弥漫性病变,不伴肺门淋巴结肿大。

III期:仅见肺间质纤维化,而无肺门淋巴结肿大,约占 15%。

以上分期的表现并不说明结节病发展的顺序规律,III期不一定从II期发展而来。

肺结节病胸片分期的主要作用是用于判断预后。Jame 等对 9 个国家 3676 例肺结节病患者的调查表明:初诊时 51% 的患者表现为I期,8% 的患者胸片正常。29% 的患者表现为II期,12% 为III期。I期患者转归良好,65% 的I期患者胸片有望恢复正常。II期患者转归稍差,病愈率为 49%。III期患者可出现严重的肺纤维化、肺大疱及右心衰竭,此期患者预后差,病愈率仅为 20%。

肺结节病胸片分期的另一作用是预测经支气管肺活检(TBLB)结果。II期和III期肺结节病患者 TBLB 阳性率为 96%,而 0 期或I期仅 44%。

Garland 曾描述了一种肺结节病的三联征:右肺门淋巴结肿大、左肺门淋巴结肿大及右气管旁淋巴结肿大,此即是常说的结节病的 1-2-3 征。Bein 等发现结节病患者胸内淋巴结肿大最常见的组合为双侧肺门、右气管旁及主肺动脉窗淋巴结肿大。隆突下淋巴结肿大较少见,约为 21%;前纵隔淋巴结肿大占 16%,但总是伴有右气管旁、肺门或主肺动脉窗淋巴结肿大;后纵隔淋巴结肿大占 2%~20%。

40% 肺结节病患者初诊时胸片上可有肺实质病变,而 63% 患者在病程的某个阶段出现肺实质病变。最常见的胸片表现为弥漫性网状结节病灶,以上叶为主。

2. 胸部 CT 表现　　胸部 CT 扫描提高了纵隔及肺门淋巴结肿大的检出率。

结节病的典型结节直径为 1~5mm,也可大至 5~10mm,多位于胸膜下,但亦可分布于支气管血管束周围,导致支气管或血管壁的不规则增厚。在胸片正常的患者,通过胸部 CT 检查常可发现肺实质的小结节病灶。

某些结节病患者胸部 CT 表现为局灶性毛玻璃样改变,可累及一至数个肺小叶,这种表现可能反映了局灶性的肺泡炎,是结节形成的先兆。

慢性结节病患者大多有肺实质纤维化,导致肺结构的扭曲变形,肺裂回缩。重度纤维化时,可能有肉芽肿团块聚集于不张的上肺叶,导致肺门上提。由于气管壁受到牵拉,可出现气管扩张或支气管扩张。在胸片未显示纤维化病变之前,胸部 CT 即有阳性表现。

3. 磁共振成像(MRI)　　MRI 对纵隔淋巴结肿大的检出率高于胸片。而且 MRI 在区分肺门淋巴结肿大和肺血管方面较为优越。胸片和胸部 CT 在显示肺间质病变方面均优于 MRI。

(二) 支气管镜表现

1. 支气管镜检查在肺部结节病的诊断中十分重要。支气管镜下所见包括程度轻重不一的黏膜改变,表现为黏膜苍白、充血、水肿、糜烂,纵行皱襞形成,黏膜可见弥漫性小结节,这些急性炎症反应是结节病活动期支气管黏膜的主要表现。黏膜活检可多部位取材,其活检阳性率为 71.4%,其中结节活检阳性率最高。

2. 其他表现包括支气管黏膜增厚、因肿大淋巴结压迫导致受累部位分嵴增宽甚至管腔狭窄、腔内肿物,此时需与气管内其他占位性病变相鉴别。

五、辅助检查

(一) 实验室检查

1. **血液检查**　活动进展期可有白细胞减少、贫血、血沉增快。约有 1/2 左右的患者血清球蛋白部分增高,以 IgG 增高者多见。血浆白蛋白减少。血钙增高,血清尿酸增加,血清碱性磷酸酶增高。血清血管紧张素转化酶(SACE)活性在急性期增加(正常值为 17.6~34U/ml),对诊断有参考意义。

2. **结核菌素试验**　约 2/3 结节病患者对 100U 结核菌素的皮肤试验无反应或极弱反应。

3. **经支气管镜行支气管肺泡灌洗(BAL)**　结节病患者 BAL 检查在肺泡炎阶段淋巴细胞和多核白细胞明显升高,正常人 BALF 中淋巴细胞数不应超过 10%,在肺结节病主要是 T 淋巴细胞增多,$CD4^+$、$CD4^+/CD8^+$ 比值明显增高,正常人 BALF 中 $CD4^+/CD8^+$ 比值为(1.5~1.8):1,结节病活动期 $CD4^+/CD8^+$ 比值可达正常的 5~10 倍,而外周血中 $CD4^+/CD8^+$ 比值 1:2,与 BALF 中 $CD4^+/CD8^+$ 比值呈高度分离现象。此外 B 细胞的功能亦明显增强。BALF 中 IgG、IgA 升高,特别是 IgG1、IgG3 升高更为突出。有报道若淋巴细胞在整个肺效应细胞中的百分比大于 28% 时,也有报道大于 20.5% 即提示病变活动。

4. **活体组织检查**　是确诊肺结节病最重要的检查。取皮肤病灶、淋巴结、前斜角肌脂肪垫、肌肉等组织做病理检查可助诊断。在不同部位摘取多处组织活检,可提高诊断阳性率。

(1) 经支气管镜肺活检(TBLB),是一种简单、安全的获取肺组织的方法。TBLB 可在无透视下进行,一般情况下可取 2~4 快组织进行活检。结节病 TBLB 阳性率可达 63%~97%,I 期 50% 以上可获阳性,II、III 期阳性率较高。对病理中的上皮样结节需了解有无坏死和抗酸染色阳性,以除外结核。需要注意的是,结节病患者即使没有明显的支气管黏膜结节和肺内结节样改变,支气管黏膜和肺的活检也常可获得阳性结果。

(2) 经电子支气管镜下针吸活检术(TBNA)。在肺部 CT 检查显示肺门、纵隔多组淋巴结肿大,而肺内未见明确浸润病变的情况下,采用 TBNA 可提高肺结节病的诊断率。

(3) 支气管内超声引导下经支气管针抽吸活检术(EBUS-TBNA)的应用提高了 TBNA 的诊断率。

(二) 肺功能检查

早期肺功能可正常,以后可发生弥散功能障碍、通气功能障碍,至肺纤维化时因肺容量进一步减少则可出现限制性通气功能障碍。当有严重弥散功能及通气功能障碍时可发生低氧血症。

(三) ^{67} 镓(^{67}Ga)肺扫描检查

肉芽肿活性巨噬细胞摄取 ^{67}Ga 明显增加,肺内结节病肉芽肿性病变和肺门淋巴结可被 ^{67}Ga 所显示,可协助诊断,但无特异性。

(四) PET-CT 检查

在鉴别肺内良恶性结节方面具有重要的应用价值。结节病肺内结节样病灶、淋巴结肿大是常见的影像学改变,需要与恶性病变及其引起的淋巴结转移相鉴别。PET-CT 检测淋巴结的敏感性、特异性和准确性分别是 100%、92% 和 91%。

六、诊断与鉴别诊断

(一) 临床诊断

1. X 线胸片示双侧肺门及纵隔淋巴结对称性肿大(偶见单侧肺门淋巴结肿大),伴或不伴有肺内网状、结节状、片状阴影。必要时参考胸部 CT 进行分期。

2. 活体组织病理检查证实或符合结节病(取材部位可为表浅肿大的淋巴结、纵隔肿大淋巴结、支气管内膜的结节、前斜角肌脂肪垫淋巴结,肝脏穿刺或肺活检等)。

3. SACE 活性升高(接受激素治疗或无活动性的结节病患者可在正常范围)。

4. 结核菌素试验为阴性或弱阳性反应。

5. 高血钙、高尿钙,血碱性磷酸酶增高,血浆免疫球蛋白增高,支气管肺泡灌洗液中 T 淋巴细胞及其亚群的检查结果,可作为诊断结节病活动性的参考指标。有条件时可作 ^{67}Ga 扫描、SPECT 显像或 γ 照相,了解病变侵犯的程度和范围。

具有 1、2 条可诊断为结节病;第 3、4、5 条为重要的参考指标,本病应结合临床综合诊断、动态观察,排除结核病、淋巴系统肿瘤或其他肉芽肿性疾病。

结节病活动性的判定:①活动性:病情进展,sACE 活性增高,免疫球蛋白增高或血沉增快。BALF 中的淋巴细胞百分数和 CD4$^+$/CD8$^+$ 的比值增高,或作 ^{67}Ga 扫描来判定活动性。②无活动性:sACE、免疫球蛋白、CD4$^+$/CD8$^+$ 客观指标基本正常,病情处稳定状态。

(二) 鉴别诊断

临床上需与肺门淋巴结结核、淋巴瘤、肺门转移性肿瘤及其他肉芽肿性疾病相鉴别。

七、治疗

本病因多数患者可自行缓解,病情稳定、无症状的患者不需治疗。凡症状明显的Ⅱ、Ⅲ期患者及胸外结节病如眼部结节病、神经系统有结节病侵犯、皮肤或心肌受累、血钙和尿钙持续增高、sACE 水平明显增高情况下可考虑使用激素治疗。常用泼尼松每日 30~60mg,一次口服(或分次服用),用 4 周后逐渐减量为每日 15~30mg,维持量为每日 5~10mg,用一年或更长。长期服用糖皮质激素应严密观察激素的副作用,其次可选用小剂量羟氯喹、甲氨蝶呤、硫唑嘌呤等免疫抑制剂治疗。

凡能引起血钙、尿钙增高的药物如维生素 D,列为禁忌。

气管镜下治疗:支气管镜除了用于肺结节病的诊断外,目前也应用于其治疗。气道内结节样病变引起的气道内狭窄,气管镜下氩气刀或冷冻治疗病变部位,可以达到满意的临床效果。

八、预后

与结节病的病情有关。急性起病者,经治疗或自行缓解,预后较好;而慢性进行性,侵犯多个器官,引起功能损害,肺广泛纤维化或急性感染等则预后较差。死亡原因常为肺源性心脏病或心肌、脑受侵犯所致。有报道平均 5 年随访中 34% 病例完全恢复,30% 改善,20% 不变,病情恶化和死亡各占 8%。

总之,在结节病的诊断中,组织病理学检查是可靠而重要的,但在诊断疾病的活动性和疗效观察方面则需要血液生化、支气管肺泡灌洗液细胞成分的分析和免疫学检查。

九、典型病例

患者男性,36 岁,因胸闷、气短 2 年、加重 1 个月于 2008-9-4 来院就诊。患者 2 年前劳作后出现胸闷气短,同时上下肢及颜面出现褐色丘疹,不伴瘙痒,1 个月前上述症状加重,胸片发现两肺门淋巴结肿大。胸部 CT 检查发现两肺门淋巴结肿大(图 7-9-1A),进一步行支气管镜检查,见右下叶 B10 开口黏膜隆起(图 7-9-1B),经活检证实肺结节病(图 7-9-1C)。血液学检查:血清血管紧张素转换酶(sACE)58.4U/L(正常值 35~45U/L);可溶性白介素 -2 受体(sIL-2R)4290.0,高于正常水平。

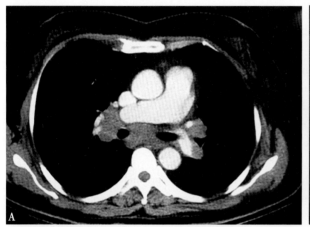
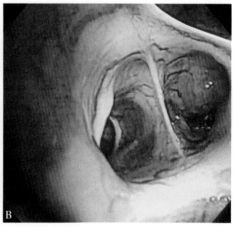
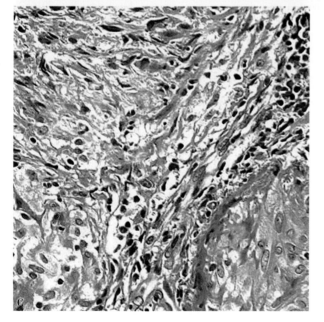

图 7-9-1　肺结节病Ⅰ期

A. 胸部增强 CT 提示:双肺门及纵隔淋巴结肿大;B. 支气管镜提示:右 B10 开口黏膜隆起,血管浅露;C. 病理组织学所见:典型的非干酪性类上皮肉芽肿(HE 染色 ×20)

（周艳秋）

参 考 文 献

1. Hunninghake GW,Costabel U,Ando M,et al. ATS/ERS/ WASOG statement on sarcoidosis. American Thoracic

Society/European Respiratory Society/World Association of Sarcoidosis and other Granulomatous Disorders. Am J Respir Crit Care Med,1999,160:736-755.

2. Prabhakar HB,Rabinowitz CB,Gibbons FK,et.al.Aquino SL Imaging features of sarcoidosis on MDCT,FDG PET,and PET/CT. Am J Roentgenol,2008,190(3 Suppl):S1-6.

3. Herth F,Becker HD,Ernst A. Conventional *vs* endobronchial ultrasound guided transbronchial needle aspiration: a randomizedtrial.Chest,2004,125(1):322-325.

4. Oki M,Saka H,Kitagawa C,et al. Real-time endobronchial ultrasound guided transbronchial needle aspiration is useful for diagnosing sarcoidosis.Respirology,2007,12(6):863-868.

5. Tremblay A,Stather DR,Maceachern P,et al. A randomized controlled trial of standard *vs* endobronchial ultrasonography-guided transbronchial needle aspiration in patients with suspected sarcoidosis. Chest,2009,136(2):340-346.

6. Wong M,Yasufuku K,Nakajima T,et al. Endobronchial ultrasound:new insight for the diagnosis of sarcoidosis. Eur Respir J,2007,29(6):1182-1186.

7. Grutters JC, van den Bosch JM. Corticosteroid treatment in sarcoidosis. Eur Respir J,2006,28:627-636.

8. Paramothayan S,Lasserson T. Treatments for pulmonary sarcoidosis. Respir Med,2008,102:1-9.

9. Eckardt J,Olsen KE,Jørgensen OD,et al. Minimally invasive diagnosis of sarcoidosis by EBUS when conventional diagnostics fail.Sarcoidosis Vasc Diffuse Lung Dis,2010,27(1):43-48.

10. Shah R,Roberson GH,Curé JK et.al. Correlation of MR imaging findings and clinical manifestations in neurosarcoidosis. Am J Neuroradiol,2009,30:953-961.

11. Tchernev G,Patterson JW,Nenoff P,et. al. Sarcoidosis of the skin:a dermatological puzzle:important differential diagnostic aspects and guidelines for clinical and histopathological recognition. J Eur Acad Dermatol Venereol,2010,24:125-137.

12. Jeny F,Bouvry D,Freynet O,et.al. Management of sarcoidosis in clinical practice. Eur Respir Rev,2016,25(140):141-150.

第十节　支气管结石症

一、概述

支气管结石症是指支气管周围钙化物压迫、侵入管壁、甚至进入管腔引起的支气管损害及肺部合并症。几乎所有的支气管结石均来自支气管周围淋巴结的钙化,慢性炎症、纤维化及钙化导致的增大淋巴结对支气管压迫,且随着心脏的搏动及呼吸运动的逐渐压迫、摩擦、侵蚀、嵌入管壁,甚至穿破支气管壁进入支气管腔而形成结石。支气管结石也可以腔内异物或炎性分泌物作为核心发展而成。本病多发生于主支气管和叶支气管内,单发或多发,双侧支气管均可发病,由于人支气管生理解剖及支气管淋巴结分布不对称等因素,造成右侧支气管结石明显多于左侧。结石形态各异,大小约 5~6mm,结石坚硬,白色或灰白色,化学成分与骨骼相似,85%~90% 为磷酸钙,10%~5% 为碳酸钙,偶有主要成分为草酸钙的。

二、发病机制

支气管结石的病因尚不完全清楚。多数认为本病是肺部肉芽肿性感染(如结核,组织胞浆菌病等)的并发症,吸入异物或慢性炎症及软骨脱落于管腔内均可发生本病。一般认为,本病最常见的原因是肺门淋巴结结核钙化成分穿透支气管壁形成结石。

三、症状及体征

三大常见症状为反复咳嗽、咯血、咳出结石,以及呼吸困难、胸痛、发热等。既往多数患者有肺部及支气管结核,慢性炎症及吸入粉尘异物的病史,少数有咯石。咯石是支气管结石的特征性表现,常见于多发结石者。典型症状为患者咯石时阵发性刺激性干咳、咳痰、咯石或痰中带血丝、胸痛、气促等,咯石后症状缓解。咯石前于肺门区可听到喘鸣音及支气管开瓣音,后者常在结石未完全堵塞支气管腔时听到,具有诊断价值。咯石后喘鸣音及开瓣音均消失。当引起阻塞性肺炎时可有发热、咳嗽、胸痛。继发于支气管扩张者则咳脓痰、反复间断性咯血。壁内结石及附着于大支气管壁上的较小结石未引起明显的支气管狭窄时亦可无临床症状。

四、影像学及支气管镜下表现

(一) 影像学表现

1. X 线表现

(1) 间接征象:胸片可显示因结石阻塞支气管的程度不同,而引起的阻塞性肺炎或阻塞性肺不张或阻塞性肺脓肿阴影,若同时在阴影的肺门端显示钙化灶,则应高度怀疑结石。

(2) 直接征象:胸片有时可直接显示结石,但不易确诊,断层、支气管造影可显示结石部分或全部位于支气管腔内,即可确诊。

(3) 特征性 X 线征象:支气管结石患者,相隔一段时间摄胸片,如发现肺门钙化灶沿支气管方向移动,是具有特征意义的 X 线表现,此时,即可确诊。

2. CT　检查尤其是薄层螺旋 CT 扫描,表现为支气管壁内或腔内的斑点状、小棒状高密度钙化影伴有支气管阻塞征象强烈提示支气管结石的存在。当结石阻塞支气管可引起肺部炎症或不张,甚至支气管扩张、肺脓肿。罕见的情况下结石可穿破支气管壁侵入周围组织引起支气管食管瘘、支气管胸膜瘘或支气管主动脉瘘。

(二) 气管镜下表现

多数患者在支气管镜下可直视到结石,结石多为黄色、灰黄色,灰白色、暗灰色、黄褐色、灰褐色,呈坚硬、异物样病灶。支气管结石突入管腔后被肉芽组织包裹,镜下外观与新生物非常相似,需将肉芽组织清理后方能窥见结石。结石一般多见于右肺中叶。曾有文献报道支气管结石的分布多见于右侧,但在各叶段支气管的分布上无明显的规律性。其中以右上叶前段、右中叶外侧段多见。

五、诊断

好发于老年人,主要表现为反复咳嗽、咳痰、咯血。故当患者有原因不明的长期间断性咯血史,X 线胸片表现为慢性肺炎、肺脓肿或肺不张,其根部有钙化的淋巴结存在,或伴有右中间段支气管走行区钙化灶时,都应考虑支气管结石的可能性,宜及早进行螺旋 CT 扫描,以免漏诊。在支气管镜下窥及结石具有确诊价值,且是诊断及治疗的重要方法之一。可以探及段甚至亚段的支气管结石。腔内型结石患者平均病程(1.0±0.5)年,临床表现多为反复咳嗽、咳痰,有咳石症状;胸部 CT 示多有支气管腔内的高密度斑块状影,并阻塞管腔,可伴有远端支气管狭窄或扩张;气管镜下可见肉芽包裹样质硬病灶,阻塞或部分阻塞管腔,支气管黏膜增厚及水肿。透壁型结石患者平均病程(8.6±4.5)年,以血痰或咯血、咳嗽和胸痛为主要症状,部分患者可表现为反复大咯血。胸部 CT 示钙化病灶一端嵌入支气管壁内，严重者可完全突破支气管壁，部分进入管腔，相应部位支气管均有不同程度的狭窄；气管镜下可见乳头状新生物或肉芽样病灶，管腔狭窄伴黏膜水肿，触之易出血，部分患者气管镜下可见病变处有鲜血溢出。

六、治疗

分为手术和非手术治疗两种。

（一）手术治疗

外科手术是治疗支气管结石症的经典方法。

手术治疗的适应证：反复或大量咯血；合并气管、支气管食管瘘；慢性肺脓肿；不能除外肺癌；非手术治疗失败者。一般采用肺叶或肺段切除术。文献报道 80%~95% 的患者需要接受肺段以上的肺切除术，损伤较大，老年人常不能耐受，并且手术野组织常有结构扭曲、粘连等改变，术中分离困难，手术难度较大，许多患者难以承受。

（二）非手术治疗

首选支气管镜下取石术。其优点在于可直视下将支气管结石取出，而避免开胸和肺组织切除。支气管镜下结石摘除术创伤小，适合大部分结石未产生严重肺部损害的患者。文献报道支气管镜下取石治疗的成功率达到 63% 以上。Olson 等报道对于腔内型支气管结石，硬质支气管镜和可弯曲支气管镜的疗效均可达到 100%；对于透壁型结石，硬质支气管镜下 67% 完全摘除，可弯曲支气管镜下 30% 可完全摘除。不难看出，经支气管镜的支气管结石摘除术是支气管结石症有效的治疗方法。宜采用硬质支气管镜，其镜腔大、活检钳口及力量大，钳取成功率高，尤其适合透壁型结石的治疗，必要时需与软镜相结合。硬质镜镜腔大，一旦出现出血的并发症，软镜可自其镜腔内反复出入气管、支气管，利于止血及保持气道通畅，且硬质镜下吸引器力量大，可保持视野清晰，便于气管镜下操作。

对于腔内型支气管结石，支气管镜下取石成功率可达 100%，并发症相对少见。

Arrigoni 等回顾 63 例患者接受支气管镜下取石，40 例（63%）获得成功，所有患者没有发生明显的并发症。Trastek 等的报道中，12 例患者中 66.7% 取石成功，仅有 2 例发生轻度并发症，保守治疗后均好转。Olson 等以支气管镜下结石摘除术治疗 71 枚支气管结石，仅 2 例患者发生大咯血，经外科手术治疗后痊愈。

对于嵌顿于支气管壁中的结石应避免用力拔取，以防支气管出血或破裂。可先用激光将结石粉碎成块，然后将其取出。

对于一次性摘除较困难的结石，不可强行摘除，可先用激光将其粉碎或清理周围肉芽组织等方法，将结石从支气管壁逐渐松解后，再行摘除治疗。通过这样处理可提高疗效，降低严重并发症的发生率。支气管结石摘除术并发大咯血和支气管瘘大部分是由于透壁型结石被摘除后创面未愈合导致。对邻近大血管的透壁型结石以钬激光将结石腔内部分粉碎摘除，而保留其透壁部分，在成功缓解症状的同时未发生明显的出血。故对透壁型结石进行取石治疗时应慎重操作，达到解除气道阻塞目的即可，必须注意保护支气管壁的完整性，以避免大咯血、支气管瘘等严重并发症的发生。

大咯血多是因为结石侵蚀支气管壁引起，所以通过支气管动脉造影发现出血灶后进行栓塞治疗能够有效的控制咯血症状。严重时须紧急行手术切除病灶。

七、典型病例

女性,7岁。主因"左侧胸痛4个月,咳嗽、咳痰、气短9天"入院。患者入院前4月无明显诱因出现左侧胸痛,无咳嗽、咳痰、气短,在当地拍胸片示左肺含气量减少。2个月前出现偶咳,无痰,左侧胸痛较前加重,复查胸片示左肺含气量明显减少,考虑与炎症有关,在当地医院抗感染治疗。9天前患者咳嗽、咳黄色黏痰,平地行走感气短。行胸部CT示左主支气管内占位(图7-10-1A)。在儿童医院行支气管镜检查示左主支气管开口被肉芽阻塞,为进一步治疗收入我科。入院时气促评分为3级。查体:左肺呼吸音消失,右肺呼吸音粗,未闻及干湿性啰音。入院后行气管镜检查,镜下可见左主支气管管腔被肉芽组织完全堵塞(图7-10-1B),予氩气刀烧灼后,再予二氧化碳冻取肉芽,清理肉芽后可见左主支气管远端有一沙石样结石将管腔堵塞3/4(图7-10-1C)。治疗后患者左侧胸痛略减轻,咳嗽、咳痰明显减轻。病情好转出院。

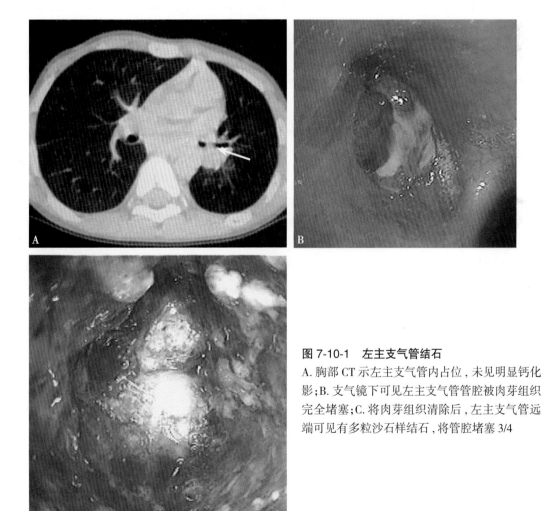

图 7-10-1　左主支气管结石
A.胸部CT示左主支气管内占位,未见明显钙化影;B.支气管镜下可见左主支气管管腔被肉芽组织完全堵塞;C.将肉芽组织清除后,左主支气管远端可见有多粒沙石样结石,将管腔堵塞3/4

（邹　珩）

<h1 style="text-align:center">参 考 文 献</h1>

1. Hammoud ZT, Rose AS, Hage CA, et al. Surgical management of pulmonary and mediastinal sequelae of histoplasmosis: a challenging spectrum. Ann Thorac Surg, 2009, 88: 399-403.
2. 金宇星, 姜格宁, 丁嘉安, 等. 支气管结石症 27 例诊断及治疗评价. 中华结核和呼吸杂志, 2010, 33(12): 946-947.
3. 董宇超, 李强, 白冲, 等. 支气管结石症的临床识别及支气管镜下处理. 中华结核和呼吸杂志, 2008, 31(1): 18-21.
4. 于武江. 支气管结石的影像诊断. 实用放射学杂志, 2009, 25(1): 32-34.
5. Gu L, Chen WB, Rong W, et al. High Resolution CT in diagnosis of broncholithiasis. J Practical Radiology, 2007, 23(2): 281-282.
6. Ferguson FS, Rippentrop TM, Fallon B, et al. Management of obstructing pulmonary broncholithiasis with three dimensional imaging and Holmium laser lithotripsy. Chest, 2006, 130: 909-912.
7. Sajal DE, Sarmishtha DE. Broncholithiasis. Lung india, 2008, 25(4): 152-154.
8. Nishine H, Kurimoto N, Okamoto M, et al. Broncholithiasis Assessed by Bronchoscopic Saline Solution Injection. Intern Med, 2015, 54(12): 1527-30.
9. Jin YX, Jiang GN, Jiang L, et al. Diagnosis and Treatment Evaluation of 48 Cases of Broncholithiasis. Thorac Cardiovasc Surg, 2014, 64(5): 450-455.
10. Summers SM. Broncholithiasis with post-obstructive pneumonia and empyema. J Emerg Med, 2013, 45(4): 612-614.

<h1 style="text-align:center">第十一节　鳞状上皮乳头状瘤</h1>

一、概述

孤立性支气管乳头状瘤(solitary bronchial papilloma, SBP)是一种由纤细的结缔组织轴心和表面的鳞状上皮组成的乳头状肿瘤。在呼吸系统肿瘤中非常罕见,约占肺肿瘤的 0.38%,研究显示该肿瘤的基底部容易恶变,可以发展为鳞状细胞癌,是一种癌前病变,大约 2% 的病例会恶变。鳞状上皮乳头状瘤可为单发或多发,可为外生性或内翻性。外生性病变明显多于内翻性生长方式。孤立性鳞状上皮乳头状瘤主要见于男性,中位年龄 54 岁。青少年和成人喉气管乳头状瘤病很少累及下呼吸道。虽然孤立性鳞状上皮乳头状瘤被认为是良性病变,但出现局灶性细胞异型性,复发率接近 20%。在乳头状瘤切除的部位可发生鳞状细胞癌,提示该病为一种低度恶性潜能的肿瘤。

二、发病机制

与人类乳头状瘤病毒(HPV)亚型 6 或 11 的关系提示,病毒可能在其发病机制中起作用。在伴有癌的鳞状上皮乳头状瘤和鳞状细胞癌,人类乳头状瘤病毒亚型 16、18 和 31、33、35 已有报道,提示 HPV 感染可能与肿瘤演进有关。

三、症状体征

接近 1/3 的患者是放射学检查的偶然发现,临床没有症状及体征。因起病部位的不同,肿瘤大小的差异,患者可以出现不同的临床症状。轻者可以无症状,查体可无阳性体征。部分表现为反复发作的肺部炎症、咯血、哮喘等。咳嗽是最常见的临床表现。重者出现气道阻塞,从而继发支气管扩张、肺炎。个别病例在鳞状上皮出现异型性的基础上可以发生癌变,甚至浸润。据随访观察,癌变的病例几乎不发生周围及远处淋巴结、肋骨、周围软组织及膈肌的侵犯。

四、影像学及支气管镜下表现

个别病例 X 胸片及 CT 均未见异常。大部分病例 CT 扫描显示支气管内一个小的突起,或结节样气道增厚。累及远端气道可导致结节样不透光区和(或)薄壁囊性结节。伴或不伴肺膨胀不全。

支气管镜下可见支气管主干或其主要分支管壁,表现为突入支气管腔内的菜花样、充血、发亮的软到中等硬度的赘生物。肿瘤大小 0.7~9.0cm,平均大小 1.5cm。远端气道可能支气管扩张伴有继发性肺不张和实变。

五、诊断

根据临床症状、体征及影像学支气管镜检查,尤其是病变较轻,仅有支气管镜下表现异常的,需要非常有经验的临床医师仔细检查。确诊还需病理学诊断。

六、治疗

对于这种向管腔内突起生长的乳头状瘤,可选择支气管镜下治疗,如电灼消融、激光切除、冷冻。腔内近距离放射性治疗及光动力治疗等。除非管腔狭窄到 50% 以上时,否则不考虑气道支架置入。辅助治疗包括具有潜在治愈可能性的靶向治疗(上皮细胞生长因子受体 EGFR 酪氨酸激酶抑制剂)、类视黄醇(维生素 A 类似物或其代谢产物)及病灶内注射抗病毒制剂以尝试抑制 HPV 感染细胞生长、分化,或诱导其凋亡及向正常细胞转化等。但是,从安全的角度来说对于血清型 HPV 阴性的乳头状瘤,癌变可能性大,最好是手术切除。

七、典型病例

患儿,女,13 岁,因"咳嗽、咯血、喘鸣 6 个月"于 2012-7-24 收住院。患者 6 个月前无明显诱因出现咳嗽,咯血痰,以痰为主,伴有活动后气促、喘鸣,无发热、盗汗、纳差、消瘦,无胸痛,在当地医院以"支气管哮喘"治疗,疗效不佳。2012-5-22 针对声带息肉行手术切除,术后病理为鳞状乳头状瘤。因气管腔内病变较弥漫,活检后出血较多,遂转来我院。入院查体:KPS:80 分,气促评分:2 级,BP120/80mmHg,神清,精神可,浅表淋巴结未触及肿大。咽无充血,双侧扁桃体不大。颈前可闻高调喘鸣音。双下肺未闻及干湿性啰音。HR88 次 / 分,律齐,各瓣膜听诊区未闻及病理性杂音。腹软,无压痛、反跳痛、肌紧张,肝脾未及,双下肢无水肿。

入院后完善常规检查,行胸部 CT 示气管上中段可见软组织影突向管腔内,增强后明显强化。纵隔内未见肿大淋巴结。遂在手术室全麻下行硬质镜治疗,术中可见右侧声带少量串珠样肿物,气管上段弥漫性大量串珠样肿物,将管腔堵塞约 80%,镜身(外径 5.9mm)不能通过。应用硬质镜鞘铲切肿物,再予二氧化碳冻取肿物,大部分肿物消失。管壁仍残留部分散在分布的乳头状肿物,予氩气刀烧灼消融治疗残余病灶及声门处病灶,治疗后管腔通畅,未见新生物。术后病理回报为鳞状乳头状瘤。1 周后患儿呼吸困难缓解,病情好转出院。此后每月复查 1 次气管镜,渐延长复查时间,近 2 年每年复查 1 次,气管内仍有散在病灶,经 APC 及冻融处理好转,现仍在随访中。

八、视频

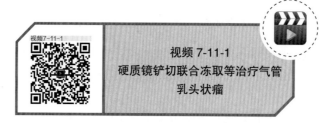

视频 7-11-1
硬质镜铲切联合冻取等治疗气管
乳头状瘤

（张　楠）

参 考 文 献

1. 宋魏,仇晓菲,潘彦洛,等.支气管孤立性鳞状上皮乳头状瘤部分恶变1例报告.天津医科大学学报, 2007,13(4):603-604.

2. 鲁昌立许霞,张尚福,等.孤立性支气管乳头状瘤的临床病理特点.临床与实验病理学杂志,2010,26(1): 67-72.

3. 藏远胜,李强,白冲,等.支气管乳头状瘤2例.中华结核与呼吸杂志,2005,28(8):573-574.

4. Inoue Y,Oka M,Ishii H,et al. A solitary bronchial papilloma with malignant changes. Intern Med,2001,40(1): 56 -60.

5. McNamee CJ,Lien D,Puttagunta L,et al. Solitary spuamous papillomas of the bronchus:A case report and literature review. J Thora Cardiovas Sur,2003,126:861-863.

6. Paganin F,Prevot M,Noel JB,et al.A solitary bronchial papilloma with unusual endoscopic presentation:case study and literature review,BMC Pulm Med,2009,9:401-405.

7. Enright PL,Hodgkin JE. Pulmonary function tests// George G,Burton JE,Hodgkin J,et al. Respiratory Care:A Guide to Clinical Practice. 4th ed. Philadelphia:Lippincott,1997:226-238.

8. Bolliger CT. Laser bronchoscopy electrosurgery,APC and microdebrider//Beamis JF Jr,Mathur P,Mathur P,et al. Interventional Pulmonary Medicine. Lung Biology in Health and Disease Series. 2nd ed. New York:Informa, 2010:9-24.

9. Maturo S,Hartnick CJ. Use of 532-nm pulsed potassium titanyl phosphate laser and adjuvant intralesional bevacizumab for aggressive respiratory papillomatosis in children:initial experience. Arch Otolaryngol Head Neck Surg,2010,136:561-565.

10. Zeitels SM,Lopez-Guerra G,Burns JA,et al. Microlaryngoscopic and office-based injection of bevacizumab (Avastin) to enhance 532-nm pulsed KTP laser treatment of glottal papillomatosis. Ann Otol Rbinol Laryngol Suppl,2009,201:1-1.3.

第十二节　脂　肪　瘤

一、概述

气道内脂肪瘤是一种极为罕见的良性肿瘤,发生率约占肺部肿瘤的 0.1%~0.5%。本病为良性病变,多见于中老年男性,吸烟及体形肥胖者。发病缓慢,病史长。

二、发病机制

有研究报道,吸烟和肥胖是呼吸系统脂肪瘤发生的高危因素。肺脂肪瘤由正常存在于支气管壁的黏膜下软骨板外或胸膜下的脂肪组织细胞增生而来,而不是异常的或化生而来。根据脂肪瘤病变的部位,通常分为5型:气道内型、肺实质型、胸膜型、纵隔型和心脏型。多发生在正常脂肪较丰富的大支气管,以左总支气管及叶支气管为多。

三、症状及体征

气道型脂肪瘤的症状取决于生长部位、病程长短、肿瘤大小及气道阻塞程度及时间。早期可出现干咳、气喘、胸闷等,继而可出现反复肺部感染,易被误诊为支气管哮喘。如果瘤体完全阻塞支气管可以出现肺不张,病期长者可致支气管扩张或肺实变,产生不可逆性肺损害。因脂肪瘤乏血管,咯血少见,但合并肺部感染或已有支气管扩张时可有咯血痰。肺内脂肪瘤多无症状,常由查体发现,但脂肪瘤压迫周围肺组织时亦可有症状。

四、影像学及支气管镜下表现

(一) 影像学表现

胸片可正常或见到肺门区小的圆形阴影或阻塞性肺炎、肺不张的表现。胸部CT扫描对脂肪瘤的起源和病变范围有较高的评估价值,为均匀的具有脂肪密度团块样组织,无强化。

(二) 支气管镜下表现

管内型脂肪瘤可见瘤体表面光滑,球形,常有蒂,淡黄,灰蓝或玫瑰色,质韧。

五、病理学改变

主要是成熟的脂肪细胞、结缔组织被正常或化生的鳞状上皮细胞包裹。鉴别诊断主要包括脂肪支气管腺形错构瘤和胸腔内的各型错构瘤。

六、诊断

主要依据影像学、支气管镜和肺活检病理确诊。

七、治疗

由于是良性肿瘤,通常采用保守治疗。管内型脂肪瘤气管镜下可予支气管镜下切除,如电圈套器、热消融术(激光、高频电刀、APC)、CO_2冻切。

肺内型不能完全在支气管镜下切除的,应行开胸手术摘除肿瘤,或视情况予以肺叶或全肺切除。

八、典型病例

患者男性,84岁,主因"反复咳嗽、咳痰、气喘10余年,加重1个月余"于2008年4月7日收入院。患者10余年前开始多于冬春季节受凉后出现阵发性咳嗽,咳中等量白色黏痰,伴轻度气喘,活动后加重,经口服或静点药物治疗后可好转。但病情易反复,每年累计发病2~3个月,一直按慢性支气管炎治疗。近1个月前无明显诱因再次出现阵发性咳嗽,自感痰黏不易咳出,未咯血,气喘较前有所加重,行胸部 CT 检查提示主气道占位性病变,气管镜检查提示气管前壁可见一新生物,表面光滑完整,似有蒂相连(图 7-12-1A),左肺下叶背段支气管呈裂隙样狭窄,考虑气管良性肿瘤。转入我院后查体:KPS 50 分,气促评分 3 分,胸前可闻高调喘鸣音。在手术室全麻下插入硬质镜,在隆突上约 1cm 处主气管右侧壁可见一实性肿块(图 7-12-1B),表面光滑完整,呈淡黄色,有蒂与管壁相连,管腔被占据约 4/5,给予 APC 烧灼及二氧化碳冷冻治疗,后用活检钳将肿物完全夹出,大小约 2.0cm×1.2cm(图 7-12-1C)。管腔通畅(图 7-12-1D)。随访 3 年未再复发。

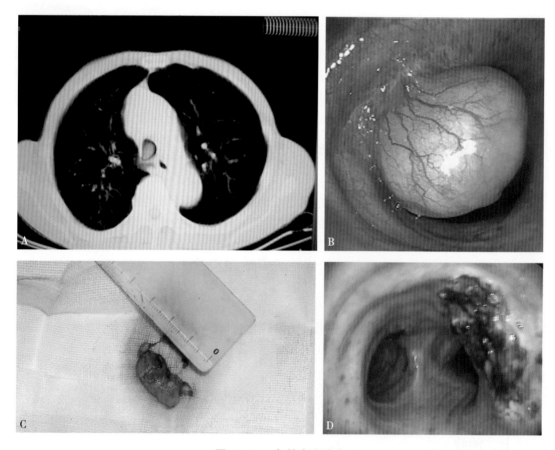

图 7-12-1　气管内脂肪瘤
A. 胸部 CT 检查提示主气道占位性病变;B. 硬质镜所见在隆突上约 1cm 处主气管右侧壁可见一实性肿块,表面光滑完整,呈淡黄色,有蒂与管壁相连,管腔被占据约 4/5;C. 用活检钳将肿物完全夹出,大小约 2.0cm×1.2cm;D. 用 APC 烧灼及二氧化碳冷冻治疗后管腔通畅

(王洪武)

参 考 文 献

1. Harris K,Dhillon S,Huang M,et al.Endobronchial lipoma:bronchoscopy,imaging and pathology.,2014,8(5):162-164

2. Leichtle SW,McCabe V,Gupta A. Obstructing endobronchial lipoma.Ann Thorac Surg,2014,97(2):714.

3. 邢西迁,吴绪伟,肖谊,等. 经支气管镜高频电圈套支气管纤维脂肪瘤 1 例. 中国肿瘤临床,2011,38(6):

320.

4. Filosso PL,Giobbe R,Mossetti C,et al. Hemoptysis caused by an endobronchial lipoma. J Thorac Cardiovasc Surg,2008,135:954-955.

5. Emaminia A,Nagji AS,Dunnington G,et al. Bronchoscopic removal of a large endobronchial fibrolipomausing an endoloop.Ann Thorac Surg,2010,90:1714.

6. Shinohara S,Hanagiri T,Takenaka M,et al.An endobronchiallipoma successfully resected by high-frequency electric snare:a report of 2 cases.J Bronchology Interv Pulmonol,2012,19(1):68-71.

第十三节　平　滑　肌　瘤

一、概述

支气管平滑肌瘤(leiomyoma)极为少见,多见于40岁左右的成人,1/3为20岁以下,偶尔见于儿童。按发病部位可分为3型:肺实质型,气管-支气管内型,肺血管内型。肺实质型最为多见,约占50%;其次为支气管内型,约占1/3;气管罕见。通常女性为男性2倍,且多数有子宫肌瘤病史,但是位于气管-支气管内的平滑肌瘤更常见于男性患者。

二、发病机制

肿瘤可起源于气管、支气管和肺血管的平滑肌以及胚胎残留的平滑肌,气管多起源于后壁膜部的平滑肌;也可能由肺组织瘢痕纤维化过程中形成;也可起源于肺间质平滑肌或原始的间质细胞。

三、症状及体征

临床表现与肿瘤部位明显有关。肿瘤早期可无症状,随肿瘤生长出现可出现刺激性干咳、吸气性呼吸困难,有时出现喘鸣、发热、胸闷、胸痛等。当支气管阻塞时常合并阻塞性肺炎和肺不张等。偶有咯血。最常误诊为支气管哮喘、慢性支气管炎或慢性阻塞性肺疾病,亦有误诊神经症的病例。

四、影像学及支气管镜下表现

(一)影像学表现

1. 普通胸片　16%~60%的病例胸部平片未见异常,即便出现异常也缺乏特征性改变,只见间接征象,即阻塞性肺炎或阻塞性肺不张、肺气肿、胸腔积液等。

2. CT　能较清晰显示气管内圆形或椭圆形占位,密度均匀,增强扫描均匀强化,邻近支气管壁增厚,阻塞远段肺组织不张或炎变。

(二)支气管镜检查

支气管内可见新生物呈粉红色,表面光滑,常呈球状、息肉状,病灶底部与管壁之间呈窄蒂状或呈宽基相连,质地较韧,活检取材困难,如活检较浅,显微镜下仅能仅表现为黏膜的慢性炎症。

五、诊断

确诊需靠病理学检查证实。常规HE染色有时难与纤维瘤、神经纤维瘤、神经鞘瘤相鉴别,常用 VG 染色法,Masson's 染色或电镜下可确定其组织来源。免疫组织化学有助于鉴别诊断,平滑肌瘤 Vim(+),α-SMA(+),S-100 蛋白(−);而神经鞘瘤 Vim(+),S-100 蛋白(+),α-SMA(−);纤维瘤除 Vim(+)外,α-SMA 和 S-100 蛋白均为阴性。

六、治疗

1. 气管镜下切除   适用于病变较小的亚蒂或带蒂气管、支气管内型平滑肌瘤,可以在微波、高频电刀、电圈套器、激光及冷冻等方法切除。

2. 手术切除   切除范围应根据病变的部位及大小而定,术中应尽可能多的保留正常肺组织。切除肿块不需作淋巴结清扫。病变部位位于主支气管内而致肺不张或慢性感染者,有时需行全肺切除。对术中诊断困难者,可行冷冻切片检查,以决定施行局部、肺段或肺叶切除术。

七、典型病例

患者女性,63 岁,主因"进行性呼吸困难 2 年,加重 1 周"于 2008-10-22 急诊收入院。患者 2 年前始出现活动后气短明显,平地行走 500 米左右即感气短,于当地医院就诊,诊断慢性支气管炎、肺气肿,未行胸部 CT 检查,经抗感染、平喘对症治疗后症状略有缓解出院。出院后呼吸困难逐渐加重,1 年前平地行走 100 米左右即感气短,当地医院仍考虑与肺气肿有关,未行胸部 CT 检查。近 1 周左右稍微活动即感气短明显,胸部 CT 检查可见气管中下段占位性病变,堵塞管腔,仅留有狭小缝隙(图 7-13-1A),为进一步明确诊治转来我院。入院查体:KPS 50 分,气促评分 4 分。胸骨部位可闻及明显哮鸣音。在手术室全麻下行硬质镜检查,可见气管中段巨大赘生物堵塞管腔,表面血管丰富(图 7-13-1B),予电圈套器并冷冻取出肿块(图 7-13-1C),APC 烧灼残留部位,管腔通畅(图 7-13-1D)。术后病理为平滑肌瘤。半年后复查气管镜,可见气管中段少许肉芽样组织增生,用 APC 烧灼,术后病理为肉芽组织。目前仍在随访中。

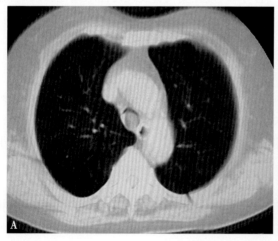
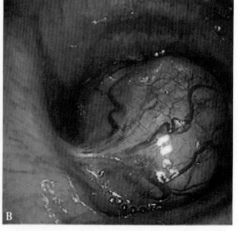

图 7-13-1   气管平滑肌瘤

A. 胸部 CT 检查可见气管中下段占位性病变,堵塞管腔,仅留有狭小缝隙;B. 硬质镜检查可见气管中段巨大赘生物堵塞管腔,表面血管丰富

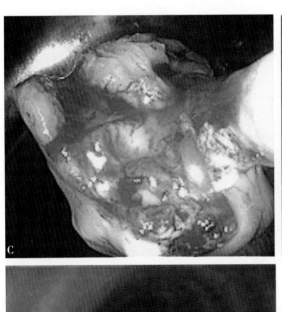

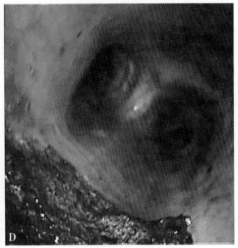

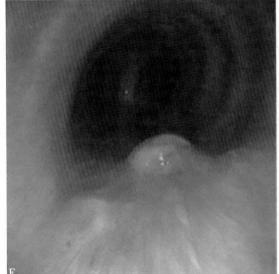

图 7-13-1（续）
C. 用 CO_2 冻取肿瘤组织；D. 经电圈套器、冷冻及 APC 治疗后，肿瘤消除，管腔通畅；E. 半年后复查气管镜，可见气管中段少许肉芽样组织增生

八、视频

视频 7-13-1
圈套器治疗左主平滑肌瘤

（王洪武）

参 考 文 献

1. 吴小脉，陈秋英，朱佩华，等．原发性气管平滑肌瘤的误诊分析．中国现代医生，2010，48（36）：113-114.
2. 马旭晨，张志泰，陈玉平．肺良性转移性平滑肌瘤 1 例．中华胸心血管外科杂志，2000，16：365.

3. Nakamura Y, Hata Y, Koezuka S, et al.Tracheal leiomyoma resected with endobronchial electrocautery snare.J Bronchology Interv Pulmonol, 2015, 22(1):90-93.

4. Cárdenas-García J, Lee-Chang A, Chung V, et al.Bronchial leiomyoma, a case report and review of literature. Respir Med Case Rep, 2014, 12:59-62.

5. Dmello D, Javed A, Espirtu J, Matuschak GM. Endobronchial leiomyoma-case report and literature review. J Bronch Intervent Pulmonol, 2009, 16:49-51.

6. Goregaonkar R, VaideeswarP, PanditSP. Carinal leiomyoma:a cause for acute respiratory distress.J Clin Pathol, 2007, 60:1183-1184.

7. Kim YK, Kim H, Lee KS, et al. Airway leiomyoma:Imaging findings and histopathologic comparisons in 13 patients. AJR, 2007, 189:393-399.

8. Miller SM, Bellinger CR, Chatterjee A. Argon plasma coagulation and electrosurgery for benign endobronchial tumors.J Bronchology Interv Pulmonol, 2013, 20(1):38-40.

第十四节　多形性腺瘤

一、概述

气管多形性腺瘤,也称气管涎腺型混合瘤,属于涎腺型腺瘤的一种,是一种罕见的原发性气道良性肿瘤,常在主气管见到,年龄 26~74 岁,有报道男性多见。

二、发病机制

目前对于混合瘤的概念仍存在着分歧,就涎腺型混合瘤来说,多数观点认为是由于肿瘤内的多种组织成分均来自同一胚层的组织所形成的。肌上皮细胞先退分化成上皮性干细胞,再向黏液样、软骨样、腺样和表皮样细胞分化,由此形成的肿瘤即含有上述多种组织成分。

三、症状及体征

患者早期通常无症状,随着肿瘤的生长,会出现咳嗽、气短等表现,易被误诊为支气管哮喘、慢性支气管炎等。

四、影像学及支气管镜下表现

1. CT 和 MRI　可发现支气管腔内肿物所致的阻塞性肺气肿、阻塞性肺炎、肺不张等,无特征性表现。

2. 支气管镜检查　表现为突入管腔内的新生物,呈圆形、椭圆形或梭形,表面光滑,质韧,血管分布较丰富。

五、病理学检查

光镜下其组织形态与唾液腺发生的多形性腺瘤相同,具有双向组织学特征,即在黏液样及黏液软骨样基质或透明变性间质中,见有上皮细胞构成的小腺管、相互吻合的条索、小梁或小岛,其间混杂有多少不一的肌上皮细胞,呈梭形及星芒状。免疫组化显示上皮成分 CK 阳性,肌上皮细胞 Vimentin、Actin、S-100 蛋白及 GFAP 呈阳性反应。

六、诊断

临床及影像学无特征性表现,确诊需靠病理。气管多形性腺瘤可以癌变。

七、治疗

支气管镜下治疗可根据病变部位和大小采取热消融(高频电刀、电圈套器、APC、激光、微波等)、冷冻等方法。气管多形性腺瘤术后可以复发,有报道 4~11 年内复发,提示患者应长期随诊。必要时手术切除。

八、典型病例

患者女性,27 岁,主因"咳嗽 5 个月,阵发性胸背痛伴进行性呼吸困难 3 个月余"于 2009 年 6 月 16 日收入院。患者 5 个月前开始出现咳嗽,咳白色泡沫痰,无咯血、无胸痛,行胸片检查考虑为肺结核,给予抗结核治疗 2 个月,症状无好转,并出现后背及前胸中上部疼痛,呈阵发性,无明显诱因,每次持续 2~3 分钟,可自行缓解,伴活动后的呼吸困难,平静状态下无明显气短。2009 年 3 月 12 日行胸部 CT 检查发现气管、右主支气管内软组织肿块,右肺中下叶不张,纵隔淋巴结肿大,2009 年 3 月 13 日行支气管镜检查显示气管下段及右肺支气管多发性肿瘤,病理为支气管混合瘤。2009 年 4 月 21 日行胸部增强 CT 显示右中上中纵隔见一肿块,约 4.4cm×3.9cm×8cm,向右主支气管及隆突、气管下端生长,其内软组织结节形成,向中间段支气管腔内生长,阻塞中间支气管,并右肺中、下叶不张(图 7-14-1A~C)。入院查体:KPS 90 分,气促评分 3 分。右侧胸廓略塌陷,右肺呼吸音低,未闻及干湿性啰音。在我院手术室全麻下插入硬质镜,发现右主支气管开口有一肿物将管口大部分堵塞,仅有一缝隙,右主支气管管腔内尚有多个肿物沿气管后壁生长,镜身不能通过(图 7-14-1D),肿物表面

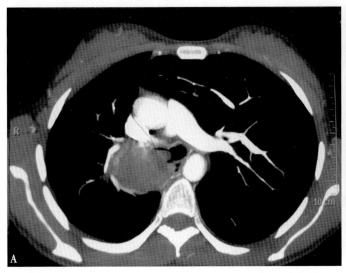
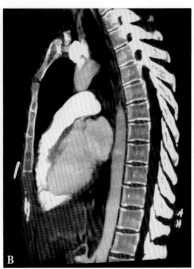

图 7-14-1 主气管及右主支气管多形性腺瘤

A. 胸部增强 CT 显示右肺门区 5cm×6cm 肿块,右主支气管完全堵塞;B. 胸部增强 CT 矢状位可见中下纵隔 10cm×5cm 肿块

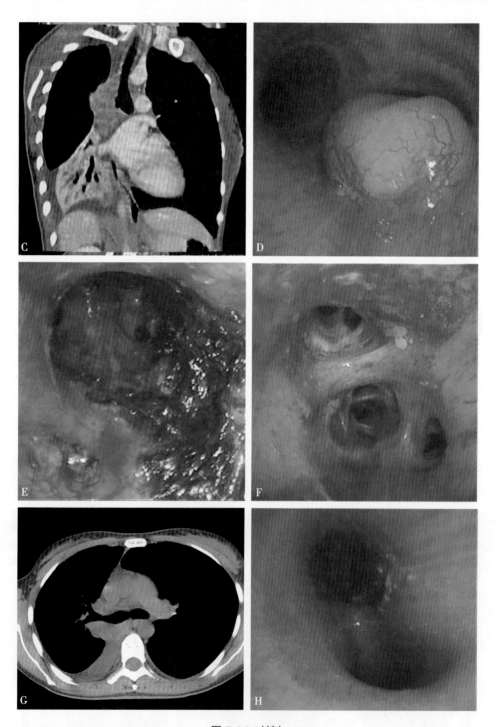

图 7-14-1(续)

C. 胸部 CT 冠状位可见主气管下段外侧及右主支气管巨大肿块,右主支气管堵塞,右中下叶肺不张;D. 气管镜可见主气管下端及右主支气管开口有一肿物将右主支气管管口大部分堵塞,仅留一缝隙,镜身不能通过;E. 气管镜介入治疗后,右主支气管内肿瘤清除,右中、下叶开口可见;F. 1 周后再次气管镜检查,将右上叶开口打通,肿瘤残留部位用 APC 烧灼;G. 2 周后复查胸部 CT 见右肺门肿块明显缩小,右主支气管通畅,右侧胸腔少量积液;H. 5 周后再次复查气管镜见右侧支气管通畅血管丰富,先用 APC 烧灼后,再给予二氧化碳冷冻治疗冻取肿瘤,经上述治疗,右中叶及下叶已通畅(图 7-14-1E),右上叶开口仍堵塞。术后病理为多形性腺瘤。1 周后再次行电子支气管检查,将右上叶支气管内肿瘤清除,管口通畅(图 7-14-1F)。2 周后复查胸部 CT 见右肺门肿块明显缩小,右主支气管通畅,右侧胸腔少量积液(图 7-14-1G)。4 周后在 CT 引导下行氩氦靶向治疗,将右肺门区巨大肿块消融 95% 以上。5 周后再次复查气管镜见右侧支气管通畅(图 7-14-1H),氩氦刀术后 10 天病情好转出院。随访 1 年,肿瘤未再复发,3 年后再来复诊,发现左全肺不张,未再行进一步治疗。

（王洪武）

参 考 文 献

1. Aribas OK, Kanat F, Avunduk MC. Pleomorphic adenoma of the trachea mimicking bronchial asthma: report of a case. Surg Today, 2007, 37(6): 493-495.

2. Solak O, Ocalan K, Unlu M, et al. Pleomorphic adenoma of the trachea. Gen Thorac Cardiovasc Surg, 2012, 60(12): 843-846.

3. Sim DW, Oh IJ, Kim KS, et al. Pleomorphic adenoma of the trachea. J Bronchology Interv Pulmonol, 2014, 21(3): 230-233.

4. Gong L, Zhou XD, Yang HP, et al. A case report on pleomorphicadenoma in right main bronchus and related reference analysis. Am J Respir Crit Care Med, 2011, 183: A3828.

第十五节　炎性肌纤维母细胞瘤

一、概述

炎性肌纤维母细胞瘤(inflammatory myofibroblastic tumor, IMT)是一种较为少见的好发于肺组织的肿瘤,表现为低度恶性或交界性肿瘤的特点。世界卫生组织(WHO)软组织肿瘤国际组织学分类专家组将 IMT 定义为"由分化的肌纤维母细胞性梭形细胞组成的,常伴大量浆细胞和(或)淋巴细胞的一种肿瘤。IMT 常发生于儿童和年轻人的软组织和内脏"。60% 肺 IMT 发生于 30 岁以下,大多数为 16 岁以下儿童和青少年。单纯发生于气管内者较少见,仅占 12%。

二、发病机制

病因未明,可能与炎症感染有关。一般认为 IMT 是一种良性肿瘤,不会发生远处转移,但复发率高达 37%。

三、症状和体征

IMT 起病隐匿,生长缓慢,早期可无任何症状,随肿瘤生长可表现为咳嗽、喘息、呼吸困难和咯血。有 1/3 的患者可表现为急性呼吸道疾病,患者可长期误诊为肺炎和支气管哮喘等。所以,对久治不愈的肺炎、慢性咳嗽或哮喘,应及时行胸部 CT 和气管镜检查,以尽早明确诊断。

四、影像学和支气管镜下表现

1. 胸部 CT 上无特征性表现。发生于气管内者可见管腔内类圆形肿物,严重者引起阻塞性肺不张。

2. 支气管镜下所见均为管腔内息肉样肿物,血运丰富,触之亦出血。

五、诊断

确诊靠病理。IMT 可分为三种类型:即黏液 - 血管型、梭形细胞密集型和纤维组织细胞瘤型。支气管内型主要表现为纤维组织细胞瘤型。免疫组织化学染色显示间变性淋巴瘤激酶(anaplastic lymphoma kinase-1,ALK-1)、细胞质对波形蛋白(vimentin)的反应性(cytoplasmic reactivity for vimentin)、平滑肌肌动蛋白(smooth muscle actin)均阳性,而其中 ALK-1 阳性表明肿瘤倾向于转移。

六、治疗

发生于气道内的肿瘤可行气管镜下切除。但术后易复发,需严密观察,必要时外科手术切除。

七、典型病例

笔者曾诊治 4 例儿童 IMT,年龄分别为 5 岁、5 岁、8 岁、9 岁,3 男 1 女。2 例曾诊为肺炎、支气管结核,另 2 例均诊为左全肺不张。肺肿瘤均起源于左主支气管(2 例位于左主支气管开口处并累及主气管下端,2 例位于左主支气管中下段)。临床均表现为咳嗽、发热等呼吸道感染症状,经抗炎等对症处理无明显好转。CT 发现气道内有圆形或卵圆形肿物,2 例伴肺不张。支气管镜下可见息肉状肿物,血运丰富,用 CO_2 冷冻结合 APC 将肿瘤清除。病例均诊为炎性肌纤维母细胞瘤。1 例正在进行支气管镜介入治疗中,3 例随访 18 个月无复发。

患者男性,8 岁,主因"咳嗽、气喘 5 个月余"于 2008 年 7 月 11 日入院。患者 5 个月前无明显诱因出现咳嗽、气喘,按"肺炎"及"哮喘"治疗,效果欠佳。9 天前胸部 CT 显示气管软组织影(图 7-15-1A,B)。1 周前支气管镜检查发现气管下段隆突处赘生物,遂转我院。查体:气促评分 3 分,左肺呼吸音略低,双肺未闻及干湿性啰音,右肺呼吸音粗,入院诊断:气道内占位性病变性质待定:气道内恶性肿瘤? 气道内良性肿瘤? 入院后诊治经过:入院后在全麻下插入硬质支气管镜,术中见主气管下段、隆突上肿物完全堵塞左主支气管开口(图 7-15-1C),右主支气管开口小部分被肿物堵塞,质脆,触之易出血,有少许坏死物。用 APC 烧灼及二氧化碳冷冻治疗,肿物基本摘除,取肿物送病理。治疗后左右主支气管通畅(图 7-15-1D)。病理结果回报支气管黏膜组织中见增生梭形细胞结节,结合形态及免疫组化结果,考虑为炎性肌纤维母细胞肿瘤。诊断:原发性气管下段及左主支气管炎性肌纤维母细胞瘤。4 个月后复查气管镜,左主支气管开口又见肿瘤复发,再次行 APC 烧灼及二氧化碳冷冻治疗,管腔通畅。随访 2 年未见肿瘤复发。

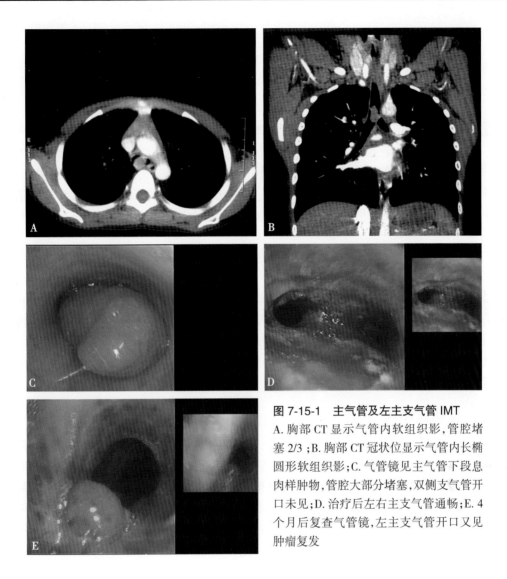

图 7-15-1　主气管及左主支气管 IMT

A. 胸部 CT 显示气管内软组织影,管腔堵塞 2/3；B. 胸部 CT 冠状位显示气管内长椭圆形软组织影；C. 气管镜见主气管下段息肉样肿物,管腔大部分堵塞,双侧支气管开口未见；D. 治疗后左右主支气管通畅；E. 4 个月后复查气管镜,左主支气管开口又见肿瘤复发

（王洪武）

参 考 文 献

1. Lodhia JV,Christensen TD,Trotter SE,et al. Inflammatorymyofibroblastic tumours of the respiratory system and the impact of the varying patterns.Ann R Coll Surg Engl,2016,98(1):e8-e10.

2. Uchida DA,Hawkins JA,Coffin CM,et al.Inflammatorymyofibroblastictumor in the airway of a child. Ann Thorac Surg,2009,87:610-613.

3. Carillo C,Anile M,De Giacomo T,et al.Bilateral simultaneous inflammatorymyofibroblastictumor of the lung with distant metastatic spread. Interact CardioVasc Thorac Surg,2011,13(2):246-247.

4. Thistlethwaite PA,Renner J,Duhamel D,et al.Surgical management of endobronchial inflammatorymyofibroblastictumors. Ann Thorac Surg,2011,91:367-372.

5. Tegeltija D,Lovrenski A,Stojanović G,et al. Inflammatory Myofibroblastic Tumours of the Respiratory Tract:A Series of Three Cases with Varying Clinical Presentations and Treatment.Srp Arh Celok Lek,2015,143(7-8):458-463.

第十六节　错　构　瘤

一、概述

肺错构瘤(hamartoma)分支气管内型和肺实质型,均源于支气管黏膜下的未分化间叶组织,是一种良性肿瘤,除了有增生的支气管黏膜成分外,还可见到由原始间叶组织化生形成的骨、软骨、脂肪及平滑肌等。支气管内型错构瘤可发生在主支气管、叶支气管及段支气管,根据其主要构成组织不同将其分为:软骨性、结缔组织性、平滑肌性等类型,约占肺错构瘤的 1.4%~10%,可发生于任何年龄,以 40~60 岁居多,男女比例为 2∶1~4∶1,发病部位并无特异性。

二、发病机制

支气管内型错构瘤的真正病因尚不明确,过去曾认为它是一种先天性病变,Butler 和 Kleinerman 于 1969 年首先提出错构瘤是后天性肿瘤,Fletcher 于 1991 年首先发现错构瘤有增殖性染色体畸变,说明错构瘤细胞内存在异常核型。目前认为该病变仅见于成年人,病变极有可能来源于支气管未分化间质细胞,故认为其应被归为后天性良性间质性肿瘤,但现在尚不能确定其准确特性。

三、症状及体征

支气管内型错构瘤临床症状往往较明显,多表现出咳嗽、咳痰、胸痛、发热、咯血等症状,其症状的轻重和持续时间与肿瘤阻塞管腔程度相关,阻塞性肺炎或反复咳嗽为最常见的起病方式。临床表现取决于其发病部位,位于叶或主支气管者,临床表现多为反复肺部感染;位于气管内者可有气促、喘鸣;如瘤体占气管腔内 2/3 面积以上,临床可有严重呼吸困难和发绀。此类肿瘤根部多有一细蒂与支气管壁相连,呼吸困难症状可因体位变化而加重。这与肺实质型错构瘤多无症状大相径庭。

四、影像学及支气管镜下表现

(一) 线检查

表现为支气管堵塞后继发改变,如阻塞性肺炎、肺不张,与中心型肺癌堵塞后的改变极为相似。

(二) 计算机断层扫描(CT)

CT 上表现为气管或支气管腔内病变,病灶多为单发,多位于较大的支气管,直径 2cm 以内,由黏膜下突向腔内生长,支气管壁结构完整。伴有支气管堵塞后继发改变,如阻塞性肺炎、肺不张,阻塞远段支气管扩张,常无纵隔及肺门淋巴结肿大,肿瘤生长缓慢,动态观察病变形态改变较小。依所含成分多少的不同,CT 影像学表现主要分为 2 种:①脂肪密度。一般支气管内错构瘤比肺实质型错构瘤有更多的脂肪组织,可能是由于较大的支气管黏膜下脂肪含量多所致。②软组织密度。为包含少量脂肪组织的结缔组织间质、上皮组织、骨或软骨组织、平滑肌以不同比例组合而成。其中,肿瘤内发现脂肪组织是错构瘤的重要诊断标准,脂肪密度在 CT 上表现为点圆形、条状等。错构瘤内的小灶状的脂肪用一般检测 CT 值的方法不易检出,一般认为做结节内 CT 值的像素分析,至少有 8 个像素以上的区域 CT 值在 −40~−120Hu 之间,可诊断有脂肪成分存在。故对肺内结节做像素分析是检出错构瘤的重要手段。钙化是错构瘤的另一个重要的 CT 征象,其典型表现为爆米花样钙化。肺错构瘤的血管含量少,多数病灶强化不明显,强化峰值出现较晚,少数病灶强化明显或呈间隔样强化。

（三）支气管镜下表现

支气管镜检查可以直接看到肿物,明显提高了支气管内型错构瘤的诊断率。镜下常为白色、淡黄色或淡红色息肉样肿物,稍呈分叶,略显光泽,甚至有小蒂与管壁相连,支气管内膜光滑平整,活检时有硬韧感,检后略渗血。由于覆盖有正常黏膜、肿瘤质硬而增加了活检难度。临床易误诊为中心型肺癌、支气管腺瘤或息肉。但彼此之间尚有一定区别:中心型肺癌多为菜花样肿物,表面覆有污浊坏死物,失去光泽,管壁黏膜粗糙糜烂呈细小颗粒改变的癌浸润;腺瘤较软,易出血;息肉质地柔软,易活动。

五、诊断

电子支气管镜检查能够更直接、更清晰地观察并摘除腔内肿物,无疑是支气管内错构瘤检查的最佳选择,但确定诊断最终依赖病理结果。错构瘤肉眼观察多为圆形或类圆形实性肿物,边界清楚,切面呈白色或灰白色带黄,质多硬,可伴有钙化和骨化。光镜下主要组成成分有软骨细胞、腺体、平滑肌、脂肪、纤维组织及上皮细胞,可有钙化存在。

六、治疗

由于支气管内型错构瘤引起的临床症状较为明显,原则上应及时进行手术治疗,以往多依赖于外科手术切开气管、支气管摘除肿瘤或行支气管袖式切除、肺楔型切除、肺叶切除术等。近十余年来,随着支气管镜介入技术的进步,采用支气管镜介入技术进行腔内肿瘤摘除术已大多可以取代传统外科手术切除的方法。支气管镜直视下圈套器切割配合冷冻(二氧化碳)、激光、氩等离子体凝固或高频电凝消融操作方便,消融速度快,视野干净,出血少,能有效迅速清除肿瘤,而且某种程度上避免了开胸的危险,已是治疗支气管内型错构瘤的首选。

七、典型病例

患者男性,73 岁,因出现"反复发热伴咳嗽、咳痰、气喘半年余"入院,既往多次诊为"肺部感染",给予抗感染、化痰治疗后好转,肺 CT 检查提示左肺上叶支气管近端腔内占位并上叶膨胀不全(图 7-16-1A),双肺陈旧性结核。支气管镜检查示左肺上叶支气管管口见一圆形肿物突入左主支气管,表面光滑,活动,似有蒂,其下方于下叶基底段开口内侧壁见一较小圆形肿物,表面光滑,钳之出血,在该处行活检,病理结果为支气管呈慢性炎,为求进一步诊治收入我院。复查支气管镜示右主支气管及分支管腔通畅,未见新生物。左主支气管下段可见一新生物,表面光滑,管腔被堵塞约 90%(图 7-16-1B),应用圈套器及二氧化碳冻取清除肿物后,见其来源于左上叶舌段。另左上、下叶之间嵴也见一广基新生物,同时清除。术中有少量出血,给予氩气刀烧灼及局部喷洒止血药物后血止。肿物病理示:"左上叶开口"支气管良性肿瘤或瘤样病变,错构瘤。此后多次重复支气管镜下治疗,3 个月后复查支气管镜未见新生物,肺 CT 示较前比较,左肺上叶支气管内软组织影基本消失,管腔较前通畅(图 7-16-1C)。

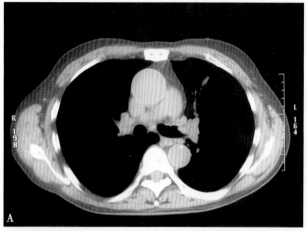

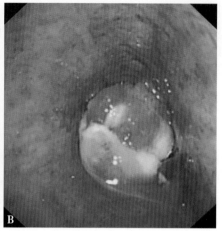

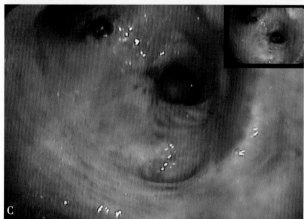

图 7-16-1　左上叶支气管错构瘤
A. 肺 CT 检查提示左肺上叶支气管近端腔内占位并上叶膨胀不全；B. 左主支气管下段可见一新生物，表面光滑，管腔被堵塞约 90%；C. 左肺上叶支气管内软组织影基本消失，管腔较前通畅

（陶梅梅）

参 考 文 献

1. 姚志刚, 吴波, 李宾, 等. 支气管内型错构瘤临床病理学特征及气管镜下热消融联合冷冻治疗. 国际呼吸杂志, 2014, 7(34): 1084-1087.

2. 李伟华, 陈健, 夏康, 等. 肺错构瘤的临床病理学分析. 温州医学院学报, 2013, 43: 391-393.

3. 谢冬, 尤小芳, 谢惠康, 等. 18 例支气管内型错构瘤的诊治. 中华胸心血管外科杂志, 2012, 28: 167-168.

4. 陈晔, 张泽明, 杨卫, 等. 支气管镜治疗老年支气管内型错构瘤 5 例. 中国老年学杂志, 2015, 8(35): 4673-4674.

5. 王继旺, 黄茂, 查王健, 等. 经可弯曲支气管镜治疗管内型肺错构瘤疗效分析. 中华结核和呼吸杂志, 2013, 12(36): 963-967.

6. Rai SP, Patil AP, Saxena P, et al. Laser resection of endobronchial hamartoma via fiberoptic bronchoscopy. Lung India, 2010, 27(3): 170-172.

7. Kim SA, Um SW, Song JU, et al. Bronchoscopic features and bronchoscopic intervention for endobronchial hamartoma. Respirology, 2010, 15: 150-154.

8. Matsumoto T, Shimizu T, Aoshima Y, et al. Endobronchial hamartoma with obstructive pneumonia due to Nocardiasiatica. Gen Thorac Cardiovasc Surg, 2011, 59: 141-144.

9. Sim JK, Choi JH, Oh JY, et al. Two cases of diagnosis and removal of endobronchial hamartoma by cryotherapy via flexible bronchoscopy. Tuberc Respir Dis (Seoul), 2014, 76(3): 141-145.

10. Lee SH,Kim KT,Yi EJ,et al. Endoscopic cryosurgical resection of pulmonary hamartoma with flexible bronchoscopy. Korean J Thorac Cardiovasc Surg,2011,44:307-310.

第十七节　慢性阻塞性肺气肿的支气管镜肺减容术

一、概述

支气管镜肺减容术(bronchoscopic lung volume reduction,BLVR)是用以减轻慢性阻塞性肺疾病(chronic obstructive lung disease,COPD)晚期肺气肿(advanced emphysema)肺过度膨胀的一种新的支气管镜介入治疗技术,它主要是通过支气管镜向支气管(肺泡)灌注可降解生物材料、置入活瓣支架或建立旁路等方法来达到减少肺容积的目的。

二、单向活瓣肺减容

(一) 技术原理

单向活瓣 BLRV 系采用向减容靶区的引流支气管放置单向活瓣的方法使靶区的气体出多进少,以期最终达到靶区肺不张或体积显著缩小的效果,从而减轻对相对"正常"的肺区的压迫,使低平的膈肌部分恢复形态、增加收缩力。但在临床研究中许多患者并未出现减容靶区体积明显缩小的效果,而却在生活质量评分、6分钟步行距离、呼吸困难分级上均表现明显改善。

(二) 设备

单向活瓣肺减容主要设备包括三个部分:

1. 支气管镜及目标支气管直径测量工具

2. 单向活瓣及其输送系统　目前 BLRV 的单向活瓣主要包括 Emphasys 活瓣(第一代)、Zephyr 活瓣(第二代)、Spiration 公司的 IBVTM 活瓣等三种。

3. 靶区侧支通气测定系统(Chartis 系统)

(三) 适应证

2010 年 Sciurba 及其研究小组在《新英格兰医学杂志》上发表了 VENT(Endobronchial Valve for Emphysema Palliation Trial)研究结果,对 BLVR 进行了较客观的评价。VENT 是一项随机对照、前瞻性、多中心临床试验,其目的是通过在晚期肺气肿患者中的一侧肺叶中放置单向活瓣(Zephyr),对 BLVR(与常规内科治疗比较)的安全性及疗效进行评价,以 FEV_1 及6分钟步行距离改善程度为主要终点,以圣乔治生命质量评分、吸氧需求等为次要终点。该研究收集来自 31 个中心 2004 年至 2006 年间 977 例晚期 COPD 患者。

下面将 VENT 研究的入组标准列出供临床医师行 BLVR 前参考:

1. 年龄 40 岁 ~75 岁。

2. 非均一性(或称异质性)肺气肿。

3. FEV_1 为 15%~45% 预计值,肺总量 >100%,残气量 >150%。

4. 男性 $BMI<31.1kg/m^2$,女性 $BMI<32.3kg/m^2$。

5. 海平面大气环境下 $PaCO_2<50mmHg$,$PaO_2>45mmHg$。

6. 康复后 6 分钟步行距离 ≥140m。

（四）禁忌证

禁忌证可参考 VENT 研究的排除标准：

1. DL_{CO}（CO 弥散能力）<20% 预计值。

2. 巨大肺大疱。

3. α1- 抗胰蛋白酶缺乏症。

4. 先前开胸手术史、痰液过多、重度肺动脉高压、活动性感染、不稳定性心脏疾病。

（五）操作方法

单向活瓣 BLVR 主要操作过程包括以下几方面：

1. 患者的选择　见适应证。

2. 肺减容靶区的选择　活瓣肺减容靶区的选择标准包括：①选择高度异质性肺气肿；②完整肺裂或不存在明显侧支通气的肺叶。

不同肺叶肺段之间通过非解剖通道进行侧支通气在肺气肿患者十分常见，23 个肺中有 66% 存在两个叶或所有叶之间的侧支通气，少数存在三个肺叶之间的侧支通气。因此，肺裂的完整性或者更明确地讲即靶区与邻近肺区是否存在侧支通气对于支气管内放置单向活瓣进行减容的效果有显著影响。当靶区存在侧支通气时活瓣无法将靶区完全或大部分阻隔，这将无法使靶区肺容积减少，最终将使减容效果明显减弱。

根据目前的文献资料以下两种方法可应用于肺减容靶区的选择：

（1）VENT 采用了比较客观性较强的方法（基于计算机的 HRCT 扫描定量分析）对术前肺气肿异质性程度、肺裂的完整性、术后靶区体积减少程度、靶区邻近相对"正常"肺组织的体积的增加程度等进行评价。肺气肿的异质性百分比定义为靶区肺气肿评分与同侧邻近靶区的肺区的肺气肿评分之差；完整的肺裂定义为在薄层 HRCT 上至少在一个轴向上能见到相应肺裂的 90% 以上。但事实这种定义难以真正代表肺裂完整者不存在侧支通气。

（2）Gompelmann 等人于 2008 年采用 Pulmonx 公司的 Chartis 系统通过压力及流量来测定肺减容靶区的侧支通气的情况（图 7-17-1），当 Chartis 系统的球囊阻塞目标支气管开口时，目标支气管的流速渐渐降低而负压渐渐增大，说明靶区肺叶不存在明显侧支通气。

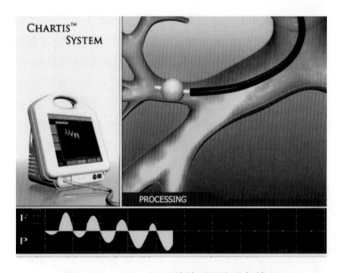

图 7-17-1　Chartis 系统检测侧支通气情况

在 20 例可评价的患者中 90%（18 例）经 Zephyr 活瓣减容后的结果与术前 Charits 系统测定结果相吻合。上述哪种方法对于侧支通气的识别更有效有待更多的实践。

3. 目标支气管直径的测量与活瓣大小的选择

4. 活瓣的放置　BLVR 可在局部麻醉或全身麻醉下进行,经支气管镜评估靶区支气管的分支情况、直径等以选择合适大小的活瓣。目前,多数活瓣(包括国产活瓣)可经支气管镜工作通道输送到目标支气管,在直视下释放到位。应尽量保证活瓣处于最佳位置(包括贴壁良好、活瓣开闭自如)、争取完全或基本阻隔减容靶区以期起到最大的减容效果(图 7-17-2)。

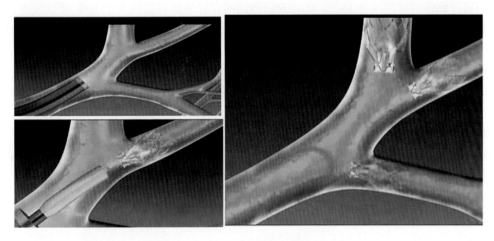

图 7-17-2　单向活瓣的放置过程

5. 术后随访　包括近期及中远期。主要对疗效、并发症等进行评估。

（六）疗效

2010 年以前 BLRV 的临床研究多数为小样本或非 RCT 研究,英国 NICE（The National Institute for Health and Clinical Excellence）分析了 2003 年至 2009 年间发表的 6 宗 380 例 BLRV 临床研究（术后随访 1~12 个月不等）,分别从肺功能、生命质量、6 分钟步行距离等方面进行评价,得出以下结果:

1. 总的来说,6 宗报道关于能否改善肺功能结果不一。

2. 多数报告中 SGRQ 生命质量评分及 6 分钟步行距离均有显著改善。

3. 术后并发症:一组 98 例的研究报道肺炎 1 例;气胸 5%~20%,多自愈,需取出活瓣 1 例,引流 2 例。COPD 急性加重:2 组分别报道 17%~35%COPD 急性加重。支气管痉挛:6 组病例发生率较一致,4%~5%。过度分泌:1 组 19 例病例中有 1 例过度分泌伴临床加重,需取出活瓣。上述 6 宗报道中香港中文大学威尔士亲王医院于 2004 年发表了一项使用 Emphasys 活瓣进行 BLRV 的研究,在该研究中 21 例患者中 20 例成功放置肺减容活瓣（95%）,1 例因技术原因无法将活瓣放置入右上叶尖支支气管。平均住院日（5.6 ± 6.4）天;术后的第 1、3 个月肺功能:$FEV_1\%$、FEV_1/FVC、$FVC\%$ 均显著高于术前基线水平,并且表现为术后第 3 个月高于第 1 个月的结果,FEV_1 绝对值于术后第 3 个月较术前基线平均增加 190ml;6 分钟步行距离较术前平均增加 70m;SGRQ 生命质量评分也显著改善;术后 3 个月有 13/19 的病例不出现肺体积缩小、6/19 的病例肺体积缩小不足 25%、4/19 的病例肺体积缩小大于 75%。

VENT 表明,从总体上看 EBV 组较内科治疗组在 FEV_1 上相对改善 7.2%,6 分钟步行距离相对改善 5.8%（增加 20m），其他次要终点有轻微的改善。对 BLVR 预测特征进行分析时发现只有肺气肿的异质性这一变量对于术后 FEV$_1$ 及 6 分钟步行距离两者均有影响，而肺裂的完整性则对于 FEV$_1$ 有影响、术前 FEV$_1$/FVC 对 6 分钟步行距离有影响。有完整肺裂者在术后 6 个月、12 个月 FEV$_1$ 分别增加 16.2% 与 17.9%，与对照组比较差异显著。对活瓣的位置、移位等进行分析后发现，活瓣位置良好、完全将靶区阻隔者减容效果也明显优于不完全阻隔者。在仅有肺气肿异质性大于 10% 时（91 例 /220 例），FEV$_1$ 及 6 分钟步行距离分别较对照组改善 10.5% 及 8.8%；当同时存在肺气肿异质性大于 10% 及靶区完全阻隔两种因素时（74 例 /220 例），FEV$_1$ 及 6 分钟步行距离分别较对照组改善 15.2% 及 10.6%；当同时存肺气肿异质性大于 10%、靶区完全阻隔、完整肺裂三种因素时（30 例 /220 例），FEV$_1$ 及 6 分钟步行距离分别较对照组改善 25.6% 及 9.6%。

（七）并发症及注意事项

EBV 的不良事件也是广大临床医师关注的问题之一，治疗后第 6 个月从 6 个主要不良事件看两组没有差异。但 EBV 组需住院的 COPD 急性加重患者显著高于对照组，占 7.9%；咯血（需要支气管镜检查者）占 5.6%，显著高于对照组，大咯血 1 例，与对照组无统计学差异。支气管镜下咯血的主要原因是肉芽组织渗血。在第 12 个月活瓣远端的肺炎发生率是 EBV 组的主要并发症，占 4.2%，均经抗感染后得到控制。活瓣相关的不良事件包括：周围肉芽组织形成 2.8%；活瓣移位、咳出等 4.7%；支气管损伤 0.5%。这些不良事件与 NICE 的分析结果相近。

活瓣 BLVR 的基本过程包括患者的选择、减容靶区的选择、活瓣大小选择及具体放置过程、术后评估及并发症或不良事件的随访及处理。

术后最初的几小时内患者可能出现一过性的需氧增加，这可能是由于减容后出现肺内分流增加或发生其他适应机制。同时，术后应拍摄床边胸片以了解活瓣是否在位、是否发生气胸等早期并发症。术前半小时及术后 7 天内应预防性抗感染，规则使用支气管舒张剂。由于肺、膈肌等处于重塑过程中以及发生气胸的风险仍然存在，术后 1 个月应避免过度用力。术后还应根据患者的临床表现适时复查胸部 X 摄片、必要时复查支气管镜。

三、生物肺减容

（一）技术原理

生物肺减容（biological lung volume reduction，Bio-LVR）系通过支气管镜向靶区支气管及其远端注入生物制剂，使肺泡表面活性物质失活、肺泡上皮损伤、局部产生炎症反应、瘢痕收缩，最终使靶区肺体积缩小达到肺减容目的（图 7-17-3）。

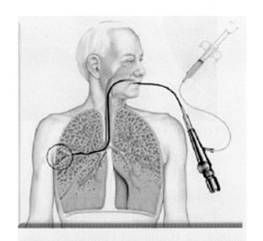

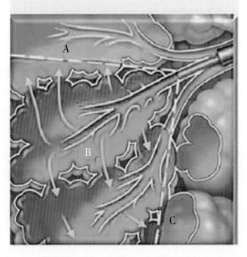

图 7-17-3　生物肺减容示意图

将生物减容剂注入靶区肺段，使局部产生炎症反应、肺不张及组织重塑

（二）设备

生物减容剂是 Bio-LVR 的关键，其作用主要包括"表面活性物质失活 - 冲洗 - 炎症激活及组织重塑"。生物减容剂主要包括以下成分：

1. 注入表面活性物质失活剂　主要采用胰蛋白酶溶液。主要目的是使表面活性物质失活、促进肺泡上皮细胞脱落。

2. 注入冲洗液　一般采用 1640 细胞培养液。保留 30 秒后吸除。

3. 注入炎症反应激活剂　通过双腔球囊导管分别注入"纤维蛋白原混悬液"及凝血酶溶液。"纤维蛋白原混悬液"主要由纤维蛋白原、多聚左旋赖氨酸、鲨鱼硫酸软骨素、四环素等组成。"纤维蛋白原混悬液"与凝血酶在导管远端混合并在靶区气道或气腔内形成生物胶。该胶体的主要作用是促进肺不张、刺激产生炎症反应、加快靶区肺重塑。

（三）适应证

2009 年 Criner 等人发表了其二期临床研究结果。这是一项开放标签的多中心临床研究，研究目的主要是观察不同剂量在术后 3 个月及 6 个月的治疗效果以及评价 Bio-LVR 的安全性。研究对象是符合 GOLD Ⅲ、Ⅳ组标准的有症状的 COPD 患者，入组标准与 VENT 研究有所不同：

1. 年龄 40~75 岁。

2. 以上叶为主的异质性肺气肿。

3. $FEV_1/FVC<70\%$，$FEV_1<45\%$ 预计值，肺总量 >110%，残气量 >150%。

4. 持续中至重度呼吸困难。

与活瓣减容不一样，Bio-LVR 可以封闭靶区的所有或大部分包括侧支通气在内的通气通道、并通过炎症及瘢痕收缩达到肺减容。因此，存在较明显侧支通气的靶区也是 Bio-LVR 的适应证，且可取得较满意的疗效。这是 Bio-LVR 与活瓣减容在适应证上最大的不同。

另外，Refaely 于 2010 年发表了一项开放标签二期临床研究结果表明 Bio-LVR 对于均质型肺气肿同样有较好的临床效果。

总的来说，Bio-LVR 的适应证除包括 NETT 研究的Ⅰ、Ⅱ、Ⅲ组中的异质性肺气肿患者外，还适用于均质型肺气肿患者。

（四）禁忌证

Criner 等人在研究中列出了以下排除标准，可作为禁忌证的参考：

1. CT 上单一直径大于 5cm 的肺大疱。

2. 存在增加麻醉或支气管镜危险性的并存症。

3. α1- 抗胰蛋白酶缺乏症。

4. 肺动脉高压，收缩压 >45mmHg。

5. 术前 4 个月内吸烟者。

6. 存在增加 LVRS 死亡率的危险因素（如 $DL_{CO}<20\%$、$FVE_1<20\%$ 等）。

（五）操作方法

同活瓣 BLVR 一样，Bio-LVR 的基本过程也包括患者的选择（同样基于 NETT 研究结果）、减容靶区的选择及具体放置过程、术后评估及并发症或不良事件的随访及处理。为了获得与 LVRS 相近的 20%~30% 的肺容积减少可能需要在两侧共 8~12 个亚段进行 Bio-LVR。

1. 患者选择　见适应证。

2. 靶区选择

（1）同 NETT 研究的Ⅰ、Ⅱ、Ⅲ组患者，选择异质性肺气肿较严重的区域。

（2）均质型肺气肿。

另外，由于 Bio-LVR 系通过生物减容剂使肺泡表面活性物质失活、肺泡上皮损伤、局部产生炎症反应、瘢痕收缩而达到肺减容目的，因此无须进行靶区侧支通气检测。

3. 经支气管镜生物减容剂注入过程　当支气管镜达到靶区段支气管开口时，将镜的前端嵌入支气管并按以下过程注入不同成分的减容制剂。

（1）注入表面活性物质失活剂，保留 2 分钟后吸除剩余的溶液及失活的表面活性物质、脱落的上皮等。

（2）注入冲洗液，保留 30 秒后吸除。

（3）注入炎症反应激活剂。

（六）疗效

Ingenito 等人制作了绵羊阻塞性肺气肿模型，并采用生物胶进行肺减容，结果表明 Bio-LVR 早期的肺不张主要是由于靶区支气管内充满生物胶引起阻塞性肺不张，随后便是生物胶成分导致靶区的炎症反应、瘢痕形成及收缩。肉眼及显微镜下萎陷的肺区可见早期的组织重塑及单核细胞浸润、成纤维细胞增生等。Bio-LVR 的靶区无法复张，因为除了通向靶区气道被生物胶阻塞外，靶区的肺泡孔、细支气管肺泡交通支、侧支通气通道等均被蛋白样物质覆盖或充填。

Reilly 及其同事于 2007 年报道了生物肺减容的一期临床试验。尽管该试验仅入组 6 个晚期 COPD 患者，并分成 2 肺段减容组与 4 肺段减容组，但还是取得令人鼓舞的结果：除 FEV_1 没有改善外，VC、RV、RV/TLC、6 分钟步行距离、呼吸困难评分均有肯定的改善。同时，还发现 4 肺段减容组较 2 肺段减容组效果更好，提示剂量依赖性效果。没有发现严重的不良反应。

在 2009 年 Criner 的研究中包括高剂量组（每个亚段 20ml 生物减容剂）20 例、低剂量组（每个亚段 10ml 生物减容剂）28 例。两组患者均进行双侧上叶肺减容，每侧进行 4 个亚段治疗，这与 VENT 的单侧减容不同。值得注意的是该研究中支气管镜具体操作流程中未提及使用表面活性物质失活剂及冲洗过程，而是直接注入由纤维蛋白原、硫酸软骨素、多聚赖氨酸等组成的混悬液，并同步注入凝血酶溶液，使两者在靶区形成生物减容胶体进而产生机械阻塞、炎症反应、组织重塑最终产生肺容积减少效果。观察期结束时两组患者均显示呼吸困难评分及生命质量评分的改善。RV/TLC 在 3 个月时也明显下降，高剂量组减少 5.5%、低剂量组减少 6.4%。术后 6 个月 FEV_1 高剂量组增加 15.6%、低剂量组增加 6.7%，FVC 高剂量组增加 9.1%、低剂量组增加 5.1%；除外 DL_{CO} 与基线状态相比大部分指标均有显著改善，但总体上高剂量组的效果优于低剂量组。

Refaely 于 2010 年的发表了一项开放标签二期临床研究。与前述的绝大多数研究不同，该项临床试验入组的 25 例患者均为均质性肺气肿。结果表明高剂量（20ml）的 Bio-LVR 对于均质性肺气肿也显示出疗效及安全性。在术后 6 个月低剂量组、高剂量组与治疗前基线情况比较各指标变化为：FEV_1（−8.0% ± 13.93% vs +13.8% ± 20.26%），FVC（−3.9% ± 9.41% vs +9.0% ± 13.01%），RV/TLC（−1.4% ± 13.82% vs −5.4% ± 12.14%），呼吸困难评分（−0.4 ± 1.27 vs −0.8 ± 0.73），St George's 呼吸问卷评分（−4.9 ± 8.3 vs −12.2 ± 12.38）。

综上所述,初步研究表明生物肺减容的效果较为理想、适用于非均质性肺气肿及均质性肺气肿,从原理上看对存在明显侧支通气者也能取得减容效果,同时这是一项较为安全的治疗技术。但也应该注意到目前涉及该技术临床研究的样本量均较小,就现有的关于 Bio-LVR 的安全性及有效性的研究,从证据级别来看显然低于活瓣肺减容。

(七) 并发症及注意事项

Criner 等人二期临床研究显示该试验过程中没有死亡病例。低剂量组有 3 例符合严重并发症:1 例术后 8 小时后发生吸入性肺炎,1 例术后 24 小时后发生胸痛,1 例术后 4 天发生肺炎。其他需要治疗的较为常见的不良反应包括:白细胞升高、发热、全身乏力,可能主要与生物减容所引起炎症反应有关,这类反应一般在 24~48 小时内缓解。在这一期间内有一定比例的患者其治疗后炎症反应发展为一过性的呼吸困难。但如果这种呼吸困难持续时间超过 48 小时或为迟发性,则应考虑为 COPD 急性加重。

四、旁路肺减容

(一) 技术原理

如前所述,COPD 患者在不同肺叶之间通过非正常解剖通过进行侧支通气十分常见。对于 COPD 患者来说,由于小气道提前关闭、气体陷闭,侧支气通气可将部分气体分布到邻近的肺叶,这在一定程度上缓解了局部的过度膨胀。因此,如果在过度膨胀的肺区与段支气管(呼气期塌陷程度较轻、通气阻力相对较低)之间建立新的通道将建立更加有效的侧支通气。

旁路肺减容的设想由美国圣路易华盛顿大学提出,该技术利用气管镜下的多普勒超声技术和穿刺技术,在较大的气道和过度充气的肺减容靶区间建立新的通道,这样可以使靶区在呼气期绕过原来提早关闭的小气道而通过新建立的通道将气体排出、减少残气,改善呼吸功能,提高生活质量。

(二) 设备(图 7-17-4)

1. 支气管镜及支气管镜多普勒超声仪。
2. 支气管镜穿刺针、烧灼探头或内镜激光治疗系统。
3. 球囊扩张器。
4. 呼吸道支架及其输送系统。

(三) 适应证

介入支气管镜技术的进展使旁路支架肺减容具备可行性,初步研究显示了较好的疗效,可应用于非均质性或均质性肺气肿。

(四) 禁忌证

可参考活瓣肺减容与生物肺减容的排除标准。

(五) 操作方法

旁路肺减容具体的做法是在支气管镜下用多普勒超声仪在段支气管水平寻找无血管区域,然后用支气管镜穿刺针、烧灼探头或激光在支气管壁上打孔,再通过球囊将该孔道扩张到直径 3mm,最后置入支架建立靶区与段支气管间的新通道。

(六) 疗效

早在 20 世纪后期就有人提出建立肺外旁路进行肺减容来治疗晚期肺气肿,尽管时至今

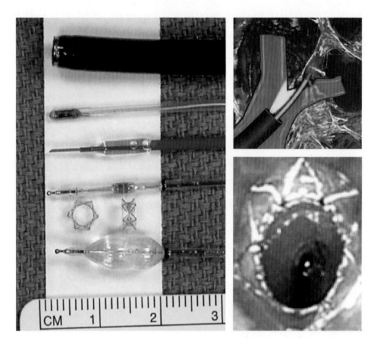

图 7-17-4　旁路肺减容设备

左图示旁路肺减容所需各种设备；右上图示在目标支气管上进行打
孔；右下图示在目标支气管上的人工孔道上放置支架建立人工旁路

日仍有研究者在继续探索肺外旁路减容术，但由于技术上的原因该技术一直停留在体外或
动物试验的水平上。

由于支气管镜介入技术及新器械的临床应用，使得经支气管镜建立旁路通气成为可能。
近年来，关于气管镜旁路肺减容的研究日渐增多，Lausberg 等人在离体肺行开窗旁路肺减容
的研究中发现，建立 3 条旁路可以使 FEV_1 从 245ml 增加到 447ml，若再增加 2 条旁路则可
使 FEV_1 进一步增加到 666ml。

Rendina 于 2003 年在手术中采用超声多普勒、支气管镜及烧灼探头对即将被切除的肺
进行旁路建立，证实了建立人工旁路的可行性及安全性。但由于建立旁路的肺叶随即被切
除，因此该研究未能对旁路的维持进行随访。进行在另一项研究中，Choong 等人在犬模型中
通过在开窗处置于入不锈钢带膜支架来建立旁路，作为对照组的所有的常规支架在 1 周内
均被肉芽组织阻塞。如果每周向旁路注入次数不等的丝裂霉素，则随着丝裂霉素应用次数
增加支架维持开放的时间同步延长。后来该研究小组又采用紫杉醇洗脱支架进行旁路建立，
同样取得较满意的结果。

2006 年发表的一项开放标签临床试验对 35 例均质性肺气肿进行双肺旁路肺减容，采
用紫杉醇洗脱支架建立旁路，每位患者放置 2~12 个支架（中位数 8）。术后 6 个月随访显示
了有限的疗效：RV 减少 400ml，呼吸困难评分减少 0.5 分；肺功能其他指标、6 分钟步行距离、
圣乔治评分均无改善。

（七）并发症及注意事项

2006 年发表的一项开放标签临床试验显示出现危及生命的出血，该试验有 1 例因

出血而死亡。支架无法置入是术中可能遇到的另一困难,主要是由于气道周围有较多的血管或局部气道壁增厚。术后 32% 发生 COPD 急性加重、27% 呼吸道感染、5% 纵隔气肿。

介入支气管镜技术的进展使旁路支架肺减容具备可行性,初步研究显示了较好的疗效,但也存在以下显而易见的不足:

1. 目前多数的研究为小样本临床试验、随访期较短(6 个月),证据级别较低。
2. 对操作者的支气管镜介入技术水平要求较高。
3. 需要特殊的器械及设备(如支气管镜超声多普勒等)。
4. 安全性尚有待进一步提高。

五、其他支气管镜肺减容术

热蒸汽消融(thermal vapor ablation):利用热蒸汽使靶区肺组织产生炎症反应、组织重塑而产生减容效应。其原理与生物减容相近,可应用于存在明显侧支通气的晚期肺气肿。将支气管镜送达靶区支气管开口,送入球囊导管将支气管开口封堵以防蒸汽回流损伤非靶区肺组织。蒸汽由精确控制的电子控制压力管道输送,通过 2mm 的一次导管将蒸汽(剂量每克肺组织 5cal)送达靶区。小样本的研究表明术后 6 个月圣乔治评分明显改善,但肺功能无改善。

镍钛线圈:将 10~20cm 长的镍钛线圈拉直置于输送导管中,在 X 线电视透视下将线圈送入靶区。线圈在靶区释放后重卷曲并向心性牵拉肺组织使之体积缩小。可应用于均质性或非均质性肺气肿。小样本临床研究显示了一定的减容效果,并提示在非均质性肺气肿可获得更佳疗效。但线圈的卷曲是否会导致支气管或小血管的扭曲值得关注。

六、技术展望

与 LVRS 相比 BLVR 似乎有更高的安全性,但仍然有一定比例的不良反应。旁路肺减容的安全性应给予更大的关注。

初步研究结果表明在短期的临床随访中 BLVR 在肺功能、生命质量、运动耐力、呼吸困难评分等方面有明显改善。

BLVR 包括多种不同的技术,多数临床研究为小样本试验,目前仅活瓣肺减容发表了样本较大的多中心临床试验。

不同的 BLVR 技术有不同的适用人群。活瓣肺减容主要适用于高度异质性(非均质性)肺气肿,在无明显侧支通气、活瓣完全阻隔靶区的情况下减容效果明显提高;Bio-LVR 可应用于均质性或非均质性肺气肿,从理论上讲是否存在明显侧支通气对疗效无影响;旁路肺减容可应用于均质性或非均质性肺气肿。

在上述三种主要的 BLVR 技术中,旁路肺减容对操作者的技术水平及设备、器械有较高的要求。

总之,关于 BLVR 的初步研究结果是积极的,但应当清楚它是一种有待更多临床验证的新技术,还不宜在临床广泛推广。

七、视频

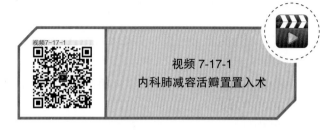

视频 7-17-1
内科肺减容活瓣置入术

（曾奕明）

参 考 文 献

1. Cooper JD, Trulock EP, Triantafillou AN, et al. Bilateralpneumectomy（volume reduction）for chronic obstructivepulmonaiy disease. J Thorac Cardiovasc Surg, 1995, 109（1）: 106-119.

2. National Emphysema Treatment Trial Research Group. A Randomized Trial Comparing Lung-Volume-Reduction Surgery with Medical Therapy for Severe Emphysema. N Engl JMed, 2003, 348（21）: 2057-17-2073.

3. Ingenito EP, Reilly JJ, Mentzer SJ.Bronchoscopic Volume Reduction —A Safe and Effective Alternative to Surgical Therapy for Emphysema. Am J Respir Crit Care Med, 2001, 164（2）: 295-301.

4. Herth FJ, Eberhard R, Gompelmann D, et al.Bronchoscopic lung volume reduction with a dedicated coil: a clinical pilot study. Ther Adv RespirDis, 2010, 4（4）: 225-231.

5. Yim A, Hwong T, Lee TW, et al. Early results of endoscopic lung volume reduction for emphysema. J Thorac Cardiovas Surg, 2004, 127（6）: 1564-1573.

6. Sciurba FC, Ernst A, Herth FJF, et al.A Randomized Study of Endobronchial Valves for Advanced Emphysema. N Engl J Med, 2010, 363（13）: 1233-1244.

7. Van Allen CM, Lindskog GE, Richter HT. Gaseous interchange between adjacent lung lobules. Yale J Biol Med, 1930, 2（4）: 297-300.

8. Higuchi T, Reed A, Oto T, et al. Relation of interlobar collaterals to radiological heterogeneity in severe emphysema. Thorax, 2006, 61（5）: 407-17-413.

9. Gompelmann D, Eberhardt R, Michaud G, et al. Predicting atelectasis by assessment of collateral ventilation prior to endobronchial lung volume reduction: a feasibility study. Respiration, 2010, 80（5）: 417-17-254.

10. Ingenito EP, Berger RL, Henderson, AC, et al Bronchoscopic lung volume reduction using tissue engineering principles. Am J Respir Crit Care Med, 2003, 167（5）: 771-778.

11. Reilly J, Washko G, Pinto-Plata V, et al. Biological lung volume reduction: A new bronchoscopic therapy for advanced emphysema. Chest, 2007, 131（4）: 1108-1113.

12. Criner GJ, Pinto-Plata V, Strange C, et al.Biologic Lung Volume Reduction in Advanced Upper Lobe Emphysema: Phase 2 Results. Am J Respir Crit Care Med, 2009, 179（9）: 791-798.

13. RefaelyY, Dransfield, KramerMR, et al. Biologic lung volume reduction therapy for advanced homogeneous emphysema. ERJ, 2010, 36（ 1）: 20-27.

14. Lausberg HF, Chino K, Patterson GA, et al. Bronchial fenestration improves expiratory flow in emphysematous human lungs. Ann Thorac Surg, 2003, 75（2）: 393-398.

15. Rendina EA, Giacomo TD, Venuta F, et al.Feasibility and safety of the airway bypass procedure forpatients with emphysema. J Thorac Cardiovas Surg, 2003, 125（6）: 1294-1299.

16. Choong CK, Haddad FJ, Gee EY, et al. Feasibility and safety of airway bypass stent placement and influence of

topical mitomycin C on stent patency. J Thorac Cardiovasc Surg,2005,129(3):632-638.

17. Choong CK,Phan L,Massetti P,et al.Prolongation of patency of airway bypass stents with use of drug-eluting stents. J Thorac Cardiovasc Surg,2006,131(1):60-64.

18. Cardoso PFG,Snell GI,Hopkins P,et al.Clinical application of airway bypass with paclitaxel-eluting stents: early results. J Thorac Cardiovas Surg,2007,1,34(4):974-981.

19. Snell GI,Hopkins P,Westall G,et al. A feasibility and safety study of bronchoscopic thermal vapor ablation:a novel emphysema therapy. Ann Thorac Surg,2009,88(6):1993-1998.

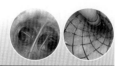

第八章

气道恶性病变及支气管镜介入治疗策略

第一节 气管腺样囊性癌

一、概述

腺样囊性癌（adenoid cystic carcinoma，ACC）属涎腺型低度恶性肿瘤。气管腺样囊性癌（TACC）约占气管癌的 30%，仅次于鳞癌。

二、发病机制

涎腺肿瘤来源于气管、支气管壁内腺体，其组织结构及生物学行为和涎腺腺体发生的肿瘤类似，故称为肺的涎腺型肿瘤。良性者称为肺涎腺型腺瘤，恶性者称为肺涎腺恶性肿瘤，常见的是腺样囊性癌和黏液表皮样癌，还有上皮 - 肌上皮癌和腺泡细胞癌等。本病男女发病率相同。发病年龄范围较宽，大多集中在青中年。肿瘤好发于气管中上段，多见于气管后侧软骨和连接部位，病理特点生长缓慢，并沿气管上皮及下方生长及蔓延，也可呈结节状隆起管腔或呈息肉样向管腔内突出。气管腔可被肿瘤阻塞，有时管腔内的肿瘤较小，而管腔外的肿瘤较大。肿瘤与周围的边界不清楚，也无完整的包块。

本病预后较好，淋巴转移率低，淋巴结转移对患者预后影响不大。血行转移晚，最常见的部位是肺、胸膜和肝脏，而骨、肾、脾少见。术后 5 年生存率为 65%~79%，10 年生存率为 53%~57%。局部复发是气管腺样囊性癌主要的致死原因。

三、症状及体征

主要为喘鸣和吸气性呼吸困难。当肿瘤向管腔内缓慢生长，由于气管的可通气量明显大于机体的一般实际需要量，故早期气管内小的肿瘤不会引起任何呼吸道阻塞症状，仅偶有胸闷、刺激性咳嗽、咳痰或咯血丝痰，症状不典型。中晚期时则为进行性加重的呼吸困难、憋喘，明显可听见喘鸣音，部分见吸气三凹征，稍多分泌物就会有窒息危险，体力活动、体位改变、气管内分泌物均可使症状加重。疼痛是腺样囊性癌的突出症状，可能与肿瘤早期侵犯神经有关。病程早期多有刺激性咳嗽和痰中带血丝，一般咯血量不多，有时会自行停止。因此大多数患者易被误诊为一般支气管疾病。当肿瘤侵犯邻近器官时如喉返神经出现声嘶，食管受压出现吞咽困难等。其他如进行性消瘦、恶病质等全身非特异性表现。

四、影像学及支气管镜下表现

(一) 影像学表现

TACC 由于生长方式的不同,其影像学表现也不同。赖清等根据其影像学表现将其分为如下 4 种亚型:①腔内广基型:肿瘤突入管腔呈结节状软组织肿块影,密度均匀,边缘光整,宽基底;②管壁浸润型:肿瘤沿管壁长轴浸润生长,管壁不同程度的增厚与管腔不同程度的狭窄;③腔内外生长型:管壁内外均有结节状肿块影,边缘不整或略有分叶;④隆突肿块型:气管隆突呈马鞍形增宽隆起,肿块表面轻度分叶,两侧主支气管近段狭窄。

但与其他气管肿瘤一样,由于气管前后纵隔及骨骼影的重叠,TACC 在普通胸片中多不能显示。早期的 CT 检查和三维成像对于避免误漏诊非常重要。CT 扫描是早期发现本病的首选检查手段,CT 可以显示气管、支气管壁及病灶周围的浸润情况,对进一步治疗方式有很大帮助。但传统的 CT 二维横断面图像想象气管、支气管树的三维结构图像是很困难的,存在着一定的缺陷。螺旋 CT,气管、支气管树三维重建可弥补横断面图像对气管、支气管树长轴显示的不足,如气道狭窄的长度,病变段的上、下界,纵隔肿块对气管、支气管树的纵向压迫等,可以弥补支气管镜检查的不足,而且还有助于术前对病灶进行精确定位和明确手术术式的选择,使医生对下一步治疗风险性评估有足够的认识。

(二) 支气管镜下表现

有些病例镜下表现为气管黏膜红色或暗红色的桑葚或菜花样增生性改变,在部分病灶表面的黏膜下可见扩张的血管,组织松脆,触之易出血。部分病例支气管黏膜增厚,有时表面黏膜无改变。也可在支气管黏膜下沿长轴或管周生长、形成弥漫浸润的斑块。肿瘤大小范围 1~4cm,平均大小 2cm。一个明显的特征是它有不清楚的肿瘤边缘,其扩展范围远在肉眼见到的局部结节之外。如侵及周围组织,可见气管壁呈外压性狭窄。

五、诊断

由于本病早期症状隐匿,肿瘤起源于黏膜下,出现各种症状无特征。给早期诊断带来不少困难。常被误诊为慢支和支气管哮喘。为了避免误诊,凡对有上呼吸道阻塞症状,咽部检查未发现病变,胸片正常,要警惕有气管肿瘤的可能。并及时气管影像学和支气管镜检查。支气管镜对于原发性气管肿瘤诊断非常关键。支气管镜下以观察到肿瘤形态、大小及管腔受侵情况,并可以活检,确诊还需病理分型,病理诊断是金标准。

据王洪武等报道 59 例 ACC,平均年龄(50.1±1.8)岁。CT 所见 ACC 侵犯 1 个区仅占 22%,且多为单纯型病变,主要表现为半月征;2 个区以上占 78%,均为混合型病变,主要表现为面包圈征;侵犯隆突在内的 3 个以上部位则可见猴唇征。气管镜下可见 1 个区受累占 37.3%,2 个区以上占 62.7%。局限性病灶侵犯右侧壁和膜部分别为 45.4% 和 27.7%,而弥漫性病灶 37.3%(22/59)呈环形改变。气管镜下所见管腔内病灶大多表面黏膜完整,无破溃,但血管丰富,活检易出血。孤立性结节大多基底较宽,有粗大的蒂与管壁相连,或肿块基底与管壁纵轴呈钝角。结论认为,CT 扫描显示 ACC 以面包圈型和猴唇型病变为特征,受累部位明显多于气管镜下所见。气管镜下所见病灶大多呈丘陵样凸出管腔,少部分为结节样孤立性病灶,表面血管丰富。

六、治疗

(一) 手术治疗

ACC 为少见的低度恶性肿瘤,目前认为手术切除是首选的治疗手段,以局部根治性治疗为原则,尽可能多地切除肿瘤区组织。一般认为,气管切除长度不宜超过 6cm,切除气管的安全长度为 4cm,超过 4 cm 须用各种气管松解术,6cm 以上者气管重建困难。所以超过 2 个区的气管肿瘤手术难以彻底切除,术后局部复发较多,远期疗效差。

(二) 放疗

TACC 对放疗亦有一定敏感性,可抑制肿瘤生长,降低复发率。放疗主要适应证为:①肿瘤不能切除的病例;②肿瘤边缘摘除不完全的病例;③全身状态不佳不能手术者。

(三) 化疗

因为病例数受限,没有回顾性气管腺样囊性癌化疗的临床数据。目前报道的头颈部腺样囊性癌化疗多用环磷酰胺(C) + 多柔比星(A) + 顺铂(P)(CAP)方案,仅可以改善相关临床症状或稳定进展的病情,并没有数据提高患者的生存时间。

(四) 腔内介入治疗

目前临床腔内介入方法很多,常用的方法有 APC、冷冻、置入支架等。虽然没有大宗临床病例报道,但目前认为光动力治疗(PDT)在腺样囊性癌治疗上是有前景的,因为 ACC 的生长特点沿管壁浸润,显微镜下观察肿瘤总是超过可见或可触及的肿瘤界限,故术后易复发。PDT 对组织破坏最小,而且在同一部位反复治疗而不累加毒副作用,它可作为放疗禁忌后的选择,也可作为术后辅助治疗,对于仅限于管腔的病变可单独使用 PDT。此外支气管镜下放射性粒子的植入越来越受到重视,比传统外照射比,治疗区的定位精确与肿瘤形状非常吻合;在粒子植入的范围之外,放射剂量迅速减少;与外照射相比,可给予靶区更高的剂量且不增加正常肺组织的损伤。对于手术后复发,病变累及气管过长均可考虑使用支气管镜下粒子植入。

从几组临床分型看,腔内广基型患者支气管镜下手术介入基本选择 APC 及二氧化碳消融即可达到临床缓解。而管腔浸润型,因病变弥漫且管腔狭窄明显,影响呼吸,多需要置入气管金属支架。腔内外生长型、隆突肿块型镜下治疗相对复杂,这类患者大部分为复发,治疗可先选择 APC 及二氧化碳冷冻消融解除气道梗阻,残端可结合 PDT 照射治疗或放射性粒子植入。如管腔呈外压性狭窄,可置入气管支架。总体来说腔内外型治疗困难,预后差。

七、典型病例

病例 1　腔内广基型 ACC

患者男性,71 岁,主因"反复咳嗽 8 个月,气喘 3 个月,加重 3 天"入院。患者 8 个月前开始出现咳嗽、咳痰,有时伴发热,经应用抗生素治疗后症状可减轻或控制,但无法根治,反复出现,并出现痰中带血丝。2010 年 4 月开始出现咳嗽、咳痰加重,并出现气喘,伴体重下降,于当地医院行胸部 CT 检查,发现主气管下段异常占位,3 天前突发气喘加重,伴呼吸困难,有痰不易咳出,不能平卧,于当地医院治疗效果不佳。入院查体:KPS 30 分,气促评分 4 级,神清,精神弱,半坐位,喘息貌。双肺呼吸音粗,双肺散在痰鸣音,未闻及湿啰音。入院后电子支气管镜检查,镜下可见气管下段近隆突处占位性病变,长度约 3cm,表面光滑,呈宽基底,堵塞主气道 80% 以上(图 8-1-1A),经 APC、二氧化碳冷冻治疗等多种方法结合,将肿物切除(图 8-1-1B)。术后患者呼吸困难立即缓解。KPS 评分升至 70 分,气促评分 1 级。

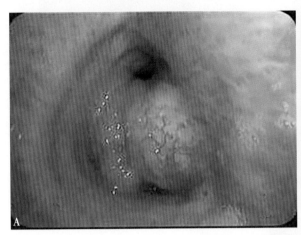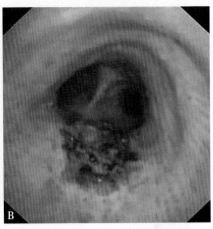

图 8-1-1　气管下段 ACC

病例 2　腔内外生长型

患者男性,50 岁,主因"间断咳嗽,气短 4 个月,进行性吞咽困难半个月"入院。患者 4 个月前始无明显诱因出现咳嗽、少痰,感胸闷、憋气,夜间明显,当地医院行胸 CT 检查显示右侧气管旁可见软组织密度影,气管受压变形,主气管管壁增厚。后行支气管镜检查显示声门下方 5cm 处可见新生物,将气管大部分阻塞,质脆,触之易出血(图 8-1-2A)。病理回报腺样囊性癌。于 2008-3-14 行支气管镜下介入治疗,术后管腔扩大(图 8-1-2B),患者气短明显改善。7 个月后行伽玛刀治疗,共 10 次。治疗期间出现胸骨后疼痛,进食时明显,食欲下降,考虑放射性肺炎、放射性食管炎,经治疗好转后出院。2 个月后因咳嗽、咳痰伴气短症状较重,气管镜检查提示气管狭窄(图 8-1-2C),2008-12-9 行 PDT,术后气短症状缓解出院。2 个月后出现间断气短明显,伴有咳嗽,咳黄白色黏痰,多次于门诊行气管镜检查可见气管及隆突黏膜

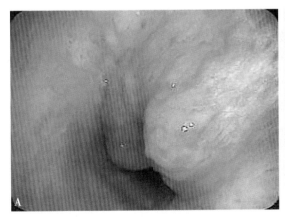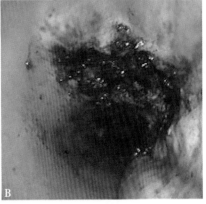

图 8-1-2　腔内外生长型

A.气管上段右侧壁黏膜不规则隆起,管腔狭窄;B.经气管镜介入治疗后,腔内肿瘤大部分清除,管腔扩大

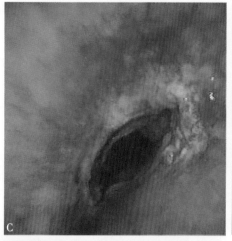
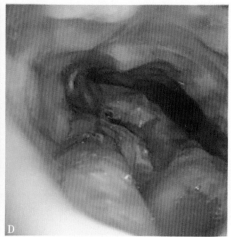
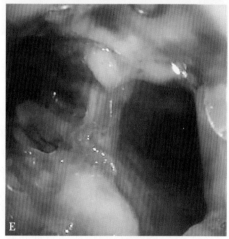

图 8-1-2(续)

C. 复查气管镜提示气管狭窄；D. 复查气管镜发现气管食管瘘；E. 放置左主支气管 L 型被膜金属支架

被白色物质覆盖，质韧，管腔狭窄。行 APC 及清理坏死物质后症状缓解。于 2009-3-27 行气管内支架置入，术后 1 个月将支架略出。1 个月后又出现进食困难，消化道造影显示食管中下段狭窄，又置入食管被膜金属支架，症状好转。3 个月后出现饮水呛咳，经气管镜证实为气管下段气管食管瘘(图 8-1-2D)，随即放置左主支气管 L 形被膜金属支架(图 8-1-2E)，症状缓解。1 个月后突然死于大咯血。

八、视频

视频 8-1-1
APC 在气管下段弥漫性 ACC 中的应用

视频8-1-2
气道腺样囊性癌光动力
治疗后的清理

（张　楠）

参 考 文 献

1. 郑智,潘铁成,赵金平,等.涎腺型肺癌的诊断及治疗.中国肿瘤临床,2005,32(12):694-696.
2. Falk N,Weissferdt A,Kalhor N,et al.Primary pulmonary salivary gland-type tumors:A review and update.Adv Anat Pathol,2016;23(1):13-23.
3. 赖清,蔡超达.原发性气管腺样囊性癌的影像诊断.影像诊断与介入放射学,2003,2(12):89-91.
4. Cortés-Télles A,Mendoza-Posada D.Primary adenoid cystic carcinoma of the tracheobronchial tree:A decade-long experience at a health centre in Mexico. Lung India,2012,29(4):325-328.
5. 王洪武,张楠,李冬妹,等.气管腺样囊性癌癌气管镜与影像学特点.中华结核和呼吸杂志,2014,37(10):1-2.
6. Wang HW,Zhang JL,Zhang N,et al. Bronchoscopic intervention as a main treatment for tracheobronchial adenoid cystic carcinoma. Minim Invas Ther, 2015;24(3):167-174.

第二节　气管淋巴瘤

一、概述

原发性肺淋巴瘤(primary pulmonary lymphoma,PPL)是起源于结外发生于肺内淋巴组织的肿瘤,大部分病理类型为非霍奇金氏淋巴瘤,其中又以起源于支气管相关淋巴组织的低度恶性小B细胞淋巴瘤多见。原发肺淋巴瘤极少见,约占结外淋巴瘤的1.1%,最常见的病理类型为黏膜相关淋巴组织(mucosa-associated lymphoid tissue,MALT)淋巴瘤。原发于气管的淋巴瘤更少见,只占全部气管肿瘤的0.23%。

二、发病机制

气管淋巴瘤,来源于气管黏膜相关淋巴组织的B淋巴细胞。有研究显示,气管MALT是在抗原暴露区域为保护气道黏膜而逐渐形成的,主要作用为抗原摄取和参与机体的免疫反应。在MALT中,经常可以找到4种染色体易位,分别是t(11;18)(q21;q21)、t(14;18)(q32;q21)、t(1;14)(p22;q32)、t(3;14)(p13;q32)。

有学者提出,病原菌导致淋巴结外边缘区B细胞淋巴瘤发生的机制:慢性炎症导致抗原依赖性B细胞和T细胞的局部浸润和增生。此后,带有未知基因突变的单克隆B细胞的生长和存活,仍然依赖于抗原的刺激。在这个阶段,细胞呈单克隆增生(因此可以称之为肿瘤),但不扩散到感染以外的区域。随着细胞获得更多的基因突变,包括上文提及的各种染色体异常,肿瘤逐渐变成非抗原依赖性,具备了系统性播散的能力。

三、临床特点

本病平均年龄 44 岁,男女均可累及。起病缓慢,主要的症状有:咳嗽、咳痰、呼吸困难、哮喘、胸痛及发热。很少出现咯血症状,因为气管淋巴瘤位于黏膜下,很少侵犯血管。在刚就诊或症状较轻时,可能被误诊为哮喘或支气管炎。随着症状加重,患者会接受气管镜或 CT 进一步检查,进而发现淋巴瘤病变。气管淋巴瘤,还可表现为进行性的气道阻塞。约87% 的患者有气道堵塞表现,其中 54% 患者需要紧急处理。气管淋巴瘤患者全身淋巴结或肝、脾无肿大。

四、影像学表现

气管淋巴瘤在 X 线胸片上表现为结节或肿块,大部分病例为单发,5%~10% 的患者为多发肿块。在 CT 上,表现多种多样,缺乏特异性,主要特点是肿块内空气支气管征,增强幅度小,病灶内正常走行血管,边缘较规整,缺少毛刺,但可有较长纤维索条。宋伟等认为原发性肺淋巴瘤可分为 4 个类型:结节肿块型、肺炎实变型、间质型、粟粒型。而原发性气管淋巴瘤在 CT 上,可有肺部结节和气道阻塞性病变,但特异性不高。76% 的气管 MALT 淋巴瘤患者,CT 表现为单个或多个结节,或肺实变。很少有患者的肿瘤累及上呼吸道。

很多病例表现为位于气道内的局部结节样病变,很少有全身播散。其他部位的淋巴瘤,累及气管的很少见到。

五、气管镜下表现

支气管镜检查,可证实发生于气道和大气管的 MALT 淋巴瘤。有的患者表现为特征性的弥漫性气管内膜结节样病变。这种广泛的病变,足够用来做气管镜下黏膜活检。也有的患者表现为局部团块组织,引起气管狭窄。很多病例表现为位于气道的局部的结节样病变。

六、诊断

气管淋巴瘤的诊断依据临床表现、影像学检查、支气管镜检查等,但确诊基于活检组织的形态学、免疫表型和基因分析。

气管淋巴瘤的特点:肿瘤细胞表现为各种反应性生殖中心的淋巴细胞,破坏性上皮浸润形成淋巴上皮病变。免疫组化常提示单克隆增生的特征性 B 细胞淋巴瘤。这些低级别的恶性肿瘤,有局限于原发部位的倾向性,较少发生全身转移或扩散,对局部的手术或放射治疗反应良好。气管 MALT 淋巴瘤的预后优于其他发生于淋巴结外的淋巴瘤。

肿瘤细胞表达细胞膜表面免疫球蛋白(IgM>IgG>IgA),而无 IgD。40%~60% 为单型胞浆免疫球蛋白,提示为浆细胞性分化。它们表达 B 细胞相关性抗原(CD19、CD20、CD22、CD79a)和补体受体(CD21 和 CD35),CD5、CD10 和 CD23 通常阴性。免疫表型可通过流式细胞计数或免疫组织化学方法获得。

MALT 淋巴瘤常可见到染色体异常,报道最多的为 t(11;18)(q21;q21)(60%),其次为 t(14;18)(q32;q21)、t(1;14)(p22;q32)、t(3;14)(p13;q32)(25%~40%)。

七、治疗

气管淋巴瘤 5 年生存率超过 85%，中位生存时间超过 10 年。因为疾病的发生率很低，因此气管 MALT 淋巴瘤的治疗尚缺乏诊治指南。对气管淋巴瘤的治疗，更多依靠文献信息和个人的经验。气管淋巴瘤的治疗选择包括单纯观察、单纯手术切除或联合放化疗、分子靶向药物及气管镜下介入治疗等，但由于缺乏大型的前瞻性研究，故最佳治疗手段尚有争议。

（一）手术治疗

对于局部的早期病变，可考虑手术治疗。原发于气管的淋巴瘤，一般可进行成功的手术。预后一般较好。22% 患者因疾病进展而死亡，提示肿瘤的病理亚型可能和预后有关。有的患者，对局部病灶处的气管进行切除，然后行两端对接缝合气道重建，术后未进行放疗和化疗，患者存活 4 年未有复发，提示局部治疗气管 MALT 淋巴瘤效果良好。另一些经手术切除的气管淋巴瘤，存活时间超过 5 年。

（二）放疗

对于 I、II 期的气管淋巴瘤，可进行受累区域的放疗。对于单纯气管淋巴瘤的疗效，尚缺乏大型临床研究资料。

（三）化疗及抗体治疗

对于体积较大的肿瘤或病灶弥漫的气管淋巴瘤，可选择联合化疗，化疗方案可选用 R-CHOP（环磷酰胺 + 表柔比星 + 长春新碱 + 泼尼松 + 利妥昔单抗）、FCR（氟达拉滨 + 环磷酰胺 + 利妥昔单抗）、FR（氟达拉滨 + 利妥昔单抗）、PCR（喷司他丁 + 环磷酰胺 + 利妥昔单抗），亦可采用利妥昔单抗单药治疗。

利妥昔单抗是嵌合型人 / 鼠抗 CD20 单克隆抗体，是近几年出现的有效治疗非霍奇金淋巴瘤和其他 B 细胞恶性肿瘤的药物。通常推荐联合 CHOP 方案用于治疗侵袭性非霍奇金淋巴瘤。由于缺乏前瞻性资料，利妥昔单抗的治疗地位尚不清楚。然而，由于 BALT 淋巴瘤细胞表达 CD20 抗原，因此，需要考虑利妥昔单抗单药或联合其他化疗药进行治疗。Seker 等报道了一例 BALT 淋巴瘤患者，经 6 周期的利妥昔单抗周疗方案治疗后达到了完全缓解。Bilici 等报道了一例 BALT 淋巴瘤患者，在行利妥昔单抗周疗方案 4~6 周期时达到了部分缓解，追加 2 周期后，达到了完全缓解。但目前尚缺乏大型临床研究资料。

（四）气管镜下治疗

针对气管淋巴瘤，气管镜下可采用二氧化碳冷冻、APC、气管腔内局部药物注射、气管内支架置入术等，既可以迅速缓解患者症状，减轻瘤负荷，又为下一步的手术或放化疗赢得时间，起到一定的增效作用。

在一些病例中，气管内局灶性较小的结节样病变，可直接行 APC 烧灼切除。如病灶较大，可行圈套器直接套取切除或进行二氧化碳冻切，肿瘤根部则行 APC 烧灼，既可以杀死肿瘤细胞，又可达到止血的目的。对于弥漫性病灶，则行二氧化碳冷冻联合 APC 消除大部分肿瘤，残余病灶可行放化疗粒子植入术或局部行化疗药物注射，化疗药可选用丝裂霉素 + 顺铂。如弥漫性病灶生长较快，易堵塞气道，必要时可放置气道内支架以保持呼吸道通畅。

综上所述，气管淋巴瘤的处理，需要根据肿瘤体积，侵犯的范围，全身受累的程度而确定治疗措施。一般情况下，如果无其他部位的侵犯，仅行局部手术切除或气管镜下切除病灶，就可能得到根治。加用化疗或放疗，有助于防止复发。而对于有系统性扩散的肿瘤患者，联合应用放化疗可能是一个较好的手段。

八、典型病例

患者,中年男性,55 岁,以"反复咳嗽、气短 8 个月余,加重 1 个月"为主诉入院。入院查体:KPS 评分 40 分,气促评分Ⅳ级,呼吸 24 次 / 分,口唇发绀,双肺呼吸音粗,可闻及散在哮鸣音及湿啰音。外院行胸部 CT 提示气管肿物、气管狭窄(图 8-2-1A),行抗感染、解痉、平喘、

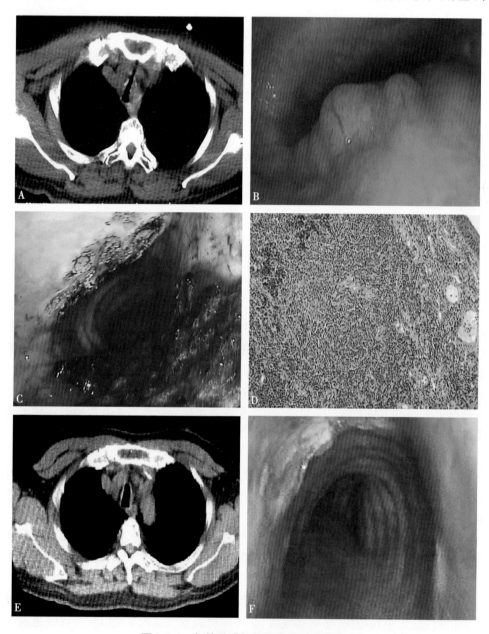

图 8-2-1　气管黏膜相关淋巴组织淋巴瘤
A. 肺 CT 示气管肿物,管腔狭窄;B. 气管镜示气管中段黏膜不规则隆起,呈结节样改变(治疗前);C. 治疗后气管中段管腔明显增宽;D. 黏膜相关淋巴组织淋巴瘤(HE 染色 ×10);E. 气管中下段管壁恢复正常;F. 气管中段管腔通畅,黏膜光滑未见结节增生

化痰等治疗疗效欠佳。

2010 年 12 月 24 日在我院行支气管镜检查,镜下见气管中段黏膜增生、肥厚、不规则隆起(图 8-2-1B),左后侧为著,管腔明显狭窄,镜身(外径 6mm)勉强通过。隆突锐利,左右主支气管可见较多白色黏稠分泌物,在右下叶支气管行保护性毛刷刷检送细菌培养。充分吸引后见右侧各支气管通畅,黏膜正常。左主及左上叶各段支气管通畅,未见新生物。左下叶背段开口可见结节样肿物部分堵塞管腔,活检送病理,肿物消失。在气管黏膜增厚处行氩气刀烧灼、二氧化碳冻取、清理坏死物。治疗后管腔较前明显扩宽(图 8-2-1C)。患者气短症状明显缓解,气促评分 0 级,KPS 评分 70 分。术后病理报告:考虑符合黏膜相关淋巴组织淋巴瘤,免疫组化(图 8-2-1D)LCA(+),CD20(+),CD3(−),CD56(−),CD99(−)。

自 2010 年 12 月 28 日开始间断行气管镜下氩气刀及二氧化碳冷冻治疗,于 2011 年 1 月 10 日开始行全身化疗,方案为 R-CHOP,即利妥昔单抗 700mg(第 1 天)+环磷酰胺 1400mg(第 2 天)+表柔比星 110mg(第 2 天)+长春新碱 2mg(第 2 天)+泼尼松 100mg(第 2~6 天)化疗,4 个周期后复查肺 CT 示气管中下段管壁增厚程度及范围较前明显缩小(图 8-2-1E),复查支气管镜示气管中段原氩气刀烧灼处表面被覆少量坏死物,清理坏死物后管腔通畅(图 8-2-1F),病情评估 PR(部分缓解)。后再次行全身 R-CHOP 方案化疗 2 周期,患者未再出现气喘不适,随访 4 年未再复发。

病例总结:对于气管淋巴瘤,因其对化疗敏感,故行气管镜下减轻瘤负荷后,一定需要配合全身化疗来提高疗效。同时患者需定期行气管镜检查,如局部有新发或复发病灶,则行气管镜下切除病灶。

(张洁莉)

参 考 文 献

1. Bilici A,Seker M,Ustaalioglu BB,etal. Pulmonary BALT lymphoma successfully treated with eight cycles weekly rituximab:report of first case and F-18 FDG PET/CT images. J Korean Med Sci,2011,26(4):574-566.

2. Macchiarini P. Primary tracheal tumours.,2006,7(1):83-91.

3. Takami A,Okumura H,Maeda Y,et al. Primary tracheal lymphoma:case report and literature review. Int J Hematol,2005,82(4):338-342.

4. Cai C,Jiang RC,Li ZB,et al. Two-stage tracheal reconstruction of primary tracheal non-Hodgkin lymphoma with nitinol mesh stent and cervical myocutaneous flap. Ann Thorac Surg,2008,85(3):e17-19.

5. Tan DS,Eng PC,Lim ST,Tao M. Primary tracheal lymphoma causing respiratory failure. J Thorac Oncol,2008,3(8):929-930.

6. Hu S,Du MQ,Park SM,et al. cIAP2 is a ubiquitin protein ligase for BCL10 and is dysregulated in mucosa-associated lymphoid tissue lymphomas. J Clin Invest,2006,116(1):174-181.

7. Bertoni F,Zucca E. Delving deeper into MALT lymphoma biology. J Clin Invest,2006,116(1):22-26.

8. Sagaert X,De Wolf-Peeters C,Noels H,et al. The pathogenesis of MALT lymphomas:where do we stand？ Leukemia,2007,21(3):389-396.

9. 王慧敏,韩宝惠,陈岗,等.16 例原发性肺淋巴瘤(BALT 型)临床分析.肿瘤防治研究,2005,32(6):387.

10. 张得旺,唐光健,李欣,等.原发性肺淋巴瘤的 CT 诊断.海南医学院学报,2010,7(3):926-928.

第三节　支气管类癌

一、概述

支气管类癌是一类具有神经内分泌分化和临床惰性行为的肺肿瘤。它起源于支气管肺黏膜及黏膜下腺体的神经内分泌细胞,其中约 80%~90% 是典型类癌,余为非典型类癌。

支气管类癌占所有成人肺部恶性肿瘤的 1%~2%,大概占所有类癌的 20%~30%。支气管类癌是儿童最常见的原发肺肿瘤,特别是青春晚期的患者。典型类癌大概是非典型类癌的 4 倍。全球每年支气管类癌的发病率为 0.2/10 万 ~2/10 万,女性较男性好发,白人较黑人好发。而国内支气管类癌的发病率尚无统计学数据。成人诊断支气管典型类癌的平均年龄为 45 岁,而诊断非典型类癌的平均年龄大约为 55 岁。

二、发病机制

支气管类癌的发病机制尚不明确。Alessandro 等在研究中发现支气管类癌发生可能与 HuD 基因突变有关。在危险因素上,支气管类癌与吸烟的相关性尚不明确。在许多研究中,有 1/3~2/3 的患者有吸烟史。一些研究指出不典型类癌的患者吸烟率较高。尽管有这些报道,但吸烟与不典型类癌的因果关系尚未证实。没有证实其他的致癌物或环境暴露因素在致癌过程中发挥作用。尽管遗传倾向性很少见,但仍有家族性类癌的报道。

三、临床表现

大多数肿瘤邻近气道,所以患者症状多为肿瘤阻塞气道或肿瘤侵犯血管引起出血的症状。患者可以表现为咳嗽、喘息、咯血、胸痛或由于支气管阻塞引起的同一肺段或肺叶的复发性肺炎。诊断通常被延误,患者在确诊类癌前可能接受几个疗程的抗生素治疗复发性肺炎。有 1/4 的患者肿瘤位于肺周边,通常是无症状的。这些肿瘤通常通过常规胸片检查被发现。

产肽和副瘤综合征:支气管类癌来源于特殊的支气管细胞(Kulchitsky 细胞),它属于神经内分泌细胞。这些细胞,包括胃肠道的肠嗜铬细胞,有分泌和调节胺前体如左旋多巴或 5-羟色胺的能力。

类癌综合征:类癌综合征是由于全身释放血管活性物质如 5- 羟色胺引起。发生肝转移的支气管类癌则有超过 80% 的患者发生类癌综合征。当支气管类癌患者发生类癌综合征时,症状可能是不典型的,表现为脸红发作或伴随其他症状,包括定向障碍、焦虑性震颤、眶周水肿、流泪、流涎、低血压、心动过速、腹泻、呼吸困难、喘息和水肿。如患者疑似类癌综合征发作,尿中分泌 5- 羟吲哚乙酸(5-HIAA)增多。支气管类癌偶尔分泌 5- 羟色胺,检测尿中 5-羟色胺可能有助于诊断。

类癌危象:很少见,对分泌活跃的支气管类癌进行活检或操作可能诱导类癌危象,原因是系统大量释放生物活性介素所致。患者立即出现脸红、腹泻和支气管收缩,可以伴随其他严重表现,包括酸中毒、严重高血压或低血压、心动过速或心肌梗死。结果可能是致命的。

库欣综合征(Cushing's syndrome):由于异位分泌促肾上腺皮质激素(adrenocorticotropic hormone, ACTH), 约 1%~2% 的支气管类癌(典型和非典型)可出现库欣综合征。急性发作时, 常表现为低钾血症。由于支气管类癌产生 ACTH 可以被地塞米松抑制, 因而诊断通常较困难。发生库欣综合征的支气管类癌患者大多数肿瘤较小(<2cm), 这也加大了正确诊断的困难。

肢端肥大症: 这是支气管类癌罕见的表现之一, 它是由于支气管类癌异位分泌生长激素释放激素(growth hormone releasing hormone, GHRH)所致。然而, 支气管类癌是垂体外 GHRH 分泌的最常见原因。

四、影像学表现

1. 胸片　大概有 75% 的支气管类癌表现为胸片异常。大多数肿瘤表现为圆形或卵圆形的不透明体, 直径在 2~5cm 之间, 可伴有肺门或肺门周围的肿物。如果中央型肿瘤导致支气管阻塞, 肺不张和痰液阻塞是显而易见的特点。空洞罕见。胸腔积液不常见, 但可能出现阻塞性肺炎。周围型肿瘤通常是无症状的, 表现为孤立的肺结节。

2. CT 扫描　肿瘤可能为小叶状、不规则外形、点状或偏心钙化。增强 CT 扫描显示肿瘤病灶明显强化。大概有 5%~20% 的典型支气管类癌伴有肺门或纵隔淋巴结肿大, 但淋巴结肿大也代表局部的炎症反应。

3. MRI　术前进行 MRI 用于区分小的强化周围型类癌和肺血管, 或了解中央型病变血管累及情况。MRI 能够特征性地表现出 T2 加权像高信号强度、短 T1 反转恢复图像。

4. PET 扫描　为识别类癌对肺内孤立性肺结节用氟脱氧葡萄糖进行正电子放射断层造影术(PET)可产生矛盾的结果, 可能由于肿瘤较小而且往往是低代谢的。在一项对外科切除的 16 例支气管类癌患者进行回顾性分析中, PET 发现了 12 例支气管类癌(75%)。使用其他的追踪剂, 如 11C-L-DOPA 和 11C-5-HT, 提高了神经内分泌肿瘤的显像。在一项对包括 7 例支气管类癌在内的 42 例患者的研究中, 11C-5-HT PET 扫描比生长激素抑制素受体闪烁扫描术或 CT 发现更多的肿瘤病灶。缺点是这种复合物的半衰期短, 因而需要增加回旋加速器有利于显像。正因为有这种局限性, 上述复合物未在临床常规使用。

五、支气管镜下表现

支气管镜下表现为典型的粉红色或红色血管样肿物完整地覆盖于支气管上皮层。类癌通常具有宽基底, 也可以是息肉状, 从而产生球 - 瓣效应。对于有经验的支气管镜检查者而言, 根据支气管镜下肿瘤的外观可能就可以作出初步诊断, 虽然还需进一步行刷检或活检来确定诊断。

六、诊断

根据患者的临床症状、体征及影像学表现, 尚不能明确支气管类癌的诊断, 需进一步行支气管镜检查及镜下活检或肺穿刺活检或手术切除明确诊断。

支气管镜检查和活检: 大约有 3/4 的支气管类癌属于中央型的, 宜于镜下活检。

支气管刷检的细胞学检查比痰液细胞学检查要更敏感, 但细胞学检查的总体确诊率较低(4%~63%), 因为细胞在数量上太少或在细胞外形上可能是良性的。不典型类癌的术前诊断特别困难。

肺穿刺活检:对于周围型类癌,可表现为肺内孤立性结节,CT引导下经胸针吸活检通常是最初的诊断手段。

组织学和组织化学:从组织学上讲,支气管类癌是来源于肺的神经内分泌肿瘤之一,它具有显著不同的生物学行为。一个极端是典型类癌,它是低级别、生长缓慢的肿瘤,很少转移至胸腔外结构。而另一极端是小细胞肺癌,它是高级别、生长迅速、转移早的神经内分泌肿瘤。不典型类癌的生物学行为在典型类癌和小细胞肺癌之间。电子显微镜下可以看到胞质浓密的核心(神经内分泌)颗粒。

外周典型类癌有显著的癌细胞生长方式,大概有75%的类癌存在神经内分泌细胞增生或邻近肺实质的微小瘤(类癌直径<5mm)形成。

中间级别的非典型类癌的组织学标准包括存在类癌的形态学特点以及10个高倍镜视野可看到2~10个有丝分裂或者能看到坏死。细胞异型性也是非典型类癌的特点,但尚不是诊断标准。然而,对于某个患者而言,这些特点均不是临床预后的良好预测因子。与典型类癌相比,非典型类癌更易出现肺门或纵隔淋巴结转移(20%~60%vs 4%~27%),复发率也增高。

大多数类癌可以通过常规光学显微镜识别。对类癌分泌产物和某些胞质蛋白进行组织学染色,有利于明确诊断。免疫组织化学能够识别类癌分泌产物和某些胞质蛋白,如突触素、神经元特异性烯醇化酶和嗜铬素,由于它是证实神经内分泌分化的最可靠的方法,目前已经代替银染色。

七、治疗和预后

(一) 手术治疗

对于局部的病灶,不管是典型类癌还是非典型类癌,只要患者的一般情况和肺功能能够耐受,一般都推荐手术切除肿物,并且行纵隔淋巴结清扫(Grade 1B)。已经出现纵隔淋巴结转移,并不除外根治的可能性。对于大多数患者,支气管内切除肿瘤,是第二位的治疗选择方案。但是,对于那些表现为管腔内息肉、边界清晰、无支气管壁受累或胸部CT未发现淋巴结受累的肿瘤,可考虑支气管镜下切除病灶,而不是马上进行手术治疗。尤其对无手术指征的患者,气管镜下介入治疗发挥着越来越重要的作用。

对于典型类癌,一些学者提倡对累及段支气管的肿瘤进行肺叶切除,而其他的学者则建议更局限性切除(如楔形或段切除),原因是典型类癌局部复发率低。淋巴结清扫:有5%~20%的典型类癌和30%~70%的不典型类癌可转移至淋巴结。在最初手术时,对纵隔淋巴结进行彻底清扫是可行的。转移至纵隔淋巴结不排除完全手术切除或治愈的可能。

预后:典型支气管类癌的预后良好,5年生存率在87%~100%之间,10年生存率在82%~87%之间。不典型类癌有较强的转移趋势(在两大研究中分别为16%和23%)和局部复发率(3%和23%)。5年生存率在30%~95%之间,10年生存率在35%~56%之间。相对于典型类癌,许多研究显示淋巴结转移对预后有负面影响。美国梅奥诊所进行了很好的阐述。23例发生淋巴结转移的典型支气管类癌患者,有19例(83%)存活并健康生活,4例发生远处转移,4例中有2例死亡。相比之下,11例发生淋巴结转移的不典型支气管类癌患者,只有4例无病生存,7例发生远处转移,7例中有6例死亡。

术后辅助治疗:支气管类癌完全切除后辅助治疗的作用尚未明确。由于典型支气管类癌即使存在纵隔淋巴结转移也有较好的预后,因此许多权威人士并不推荐完全切除后进行辅助治疗。相比之下,不典型类癌存在 N2 淋巴结转移长期预后较差,一些权威机构包括NCCN 建议术后行化疗、放疗或放化疗等辅助治疗。

尽管类癌对放疗相对不敏感,但是对于局部进展的未被切除干净的肿瘤,局部放射治疗是治疗局部残留病灶的有效姑息性治疗方案,但并不根治疾病。

有学者推荐,局部进展的未被切除的肺部类癌,可以选择化疗和放疗,就像治疗胸腔内的小细胞肺癌一样。但治疗反应不及小细胞肺癌。疗效是否优于单独放疗尚不明确。

(二) 支气管腔内治疗

针对支气管类癌,气管镜下可采用二氧化碳冷冻、APC、气管腔内局部药物注射、光动力治疗、放化疗粒子植入等。

对于腔内息肉样肿瘤,可行圈套器直接套取切除或进行二氧化碳冻切,肿瘤根部则行APC 或多或少激光烧灼,既可以杀死肿瘤细胞,又达到止血的目的。如息肉样肿瘤为典型类癌,定期行气管镜检查及镜下二氧化碳冻融治疗。如息肉样肿瘤为非典型类癌,则在去除肿瘤后,在根部局部注射化疗药或行放化疗粒子植入治疗。

对于管壁浸润型,特别是范围相对较大的肿瘤,一般在切除腔内肿瘤后,可再行光动力治疗,而后进行放化疗粒子植入治疗。

一项大样本的研究(包括 72 例患者,57 例典型类癌,15 例非典型类癌),评价气管镜下治疗的效果。开始用气管镜下治疗,33 例患者(46%)得到肿瘤完全切除。 37 例患者需要手术治疗(包括 11/15 非典型类癌患者),有 2 例患者在第 9 年和第 10 年肿瘤复发时候需手术治疗。在平均随访 65 个月后,66 例(92%)患者存活,只有 1 例患者出现肿瘤相关的死亡。

气管镜下肿瘤切除后,需要密切随访。在上述临床研究中,患者在气管镜下切除肿瘤后的 6 周,接受高分辨 CT 和气管镜下超声检查,如果有肿瘤残余的证据,就需要进行手术治疗。此后每隔 6 个月重新评估一次,在 2 年后需要每年评估一次。一个小型的临床研究,评估气管镜下冷冻治疗对 18 例孤立性管腔内典型气管肿瘤的疗效。在治疗后随访的 7 年,只有一例患者发生肿瘤复发。治疗过程安全可靠,不伴有气管狭窄的并发症。

八、典型病例

患者,男性,43 岁,以"间断咳嗽、气短 3 年,加重 1 个月余"为主诉入院。外院病理结果示非典型类癌,行肺 CT 示右中间段气管肿物,左肺团块影(图 8-3-1A)。双肺纹理增粗,可见斑片影。行抗感染及化痰治疗疗效欠佳。

2011 年 1 月 7 日在我院行支气管镜检查,镜下见右中间段支气管内结节样肿物隆起,几乎将管腔完全堵塞(图 8-3-1B)。给予圈套器套取肿物并行氩气刀烧灼后清理坏死物质,治疗后肿物基本消失,管腔通畅(图 8-3-1C)。右中叶开口黏膜增厚,开口轻度狭窄。右上叶及左侧各叶、段支气管未见新生物。术后患者气喘症状明显缓解,病情好转出院。因患者入院时已有全身多处转移,处于肿瘤晚期,未能定期来院复查支气管镜。对于晚期非典型类癌患者,进行气管镜下介入治疗能有效改善患者生活质量,并适当延长患者生命。

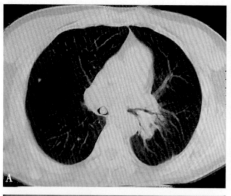
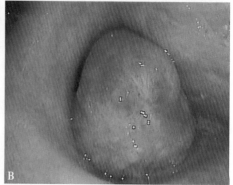
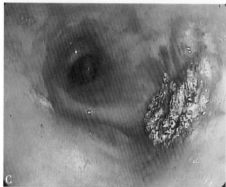

图 8-3-1　右中间段支气管类癌
A. 肺 CT 示右中间段气管肿物,左肺门团块影;B. 支气管镜可见右中间段支气管新生物(治疗前);C. 治疗后右中间段支气管新生物消失,用 APC 烧灼残留部位

(张洁莉　贾　玮)

参 考 文 献

1. Yao,JC,Hassan,M,Phan,A,et al. One hundred years after "carcinoid":epidemiology of and prognostic factors for neuroendocrine tumors in 35,825 cases in the United States. J Clin Oncol,2008,26(18):3063-3072.

2. El-Kersh K,Gauhar U,Saad M.Atypical presentation of typical carcinoid.BMJ Case Rep,2014,pii:bcr2013202870.

3. Meisinger QC,Klein JS,Butnor KJ,etal.CT features of peripheral pulmonary carcinoid tumors. Am J Roentgenol,2011,197(5):1073-1080.

4. Daniels CE,Lowe VJ,Aubry MC,et al. The utility of fluorodeoxyglucose positron emission tomography in the evaluation of carcinoid tumors presenting as pulmonary nodules. Chest,2007,131(1):255-260.

5. Chong S,Lee KS,Kim BT,et al. Integrated PET/CT of pulmonary neuroendocrine tumors:diagnostic and prognostic implications. AJR Am J Roentgenol,2007,188(5):1223-1231.

6. Shadmehr MB,Farzanegan R,Graili P,et al. Primary major airway tumors;management and results.Eur J Cardiothorac Surg, 2011,39(5):749-754.

7. Nowak K,Karenovics W,Nicholson AG,et al.Pure bronchoplastic resections of the bronchus without pulmonary resection for endobronchial carcinoid tumours.Interact Cardiovasc Thorac Surg,2013,17(2):291-294.

8. Hadda V,Madan K,Mohan A,et al. Successful flexible bronchoscopic management of dynamic central airway obstruction by a large tracheal carcinoid tumor.Case Rep Pulmonol, 2014;2014:349707.

9. Porpodis K,Karanikas M,Zarogoulidis P,et al.A case of typical pulmonary carcinoid tumor treated with bronchoscopic therapy followed by lobectomy.J Multidiscip Healthc,2012,5:47-51.

10. Mackley,HB,Videtic,GM. Primary carcinoid tumors of the lung:a role for radiotherapy. Oncology(Williston

Park),2006,20(12):1537-1543.

11. Bertoletti,L,Elleuch,R,Kaczmarek,D,et al. Bronchoscopic cryotherapy treatment of isolated endoluminal typical carcinoid tumor. Chest,2006,130(5):1405-1411.

第四节　黏液表皮样癌

一、概述

黏液表皮样癌(mucoepidermoid carcinoma)是较为罕见的肺部低度恶性肿瘤之一,它起源于气管、支气管黏膜下腺体的 Kulchitsky 细胞,属唾液腺型癌的一种。根据 WHO 定义,这是一种由黏液细胞、鳞状细胞及中间型细胞(三种细胞成分)组成的呈实体状、腺状或囊状排列而构成的恶性上皮肿瘤。

二、发病机制

支气管黏液表皮样癌,主要起源于支气管树的小黏液腺。细胞遗传学研究发现,支气管黏液表皮样癌的发生与 t(11;19)染色体易位和 MECT1-MAML2(mucoepidermoidcarcinoma translocated 1-mastermind-like 2,MECT1-MAML2)融合有关。

三、临床特点

支气管黏液表皮样癌,发病年龄在 3~78 岁,50% 患者小于 30 岁,男女发病均等。Yousem 和 Hochholzer 报道,低度恶性支气管黏液表皮样癌患者以女性多见,一半以上患者年龄在 30 岁以下;而 70% 高度恶性支气管黏液表皮样癌患者年龄大于 30 岁。大多数记载的病例为个案报道或小样本人群。该肿瘤还是儿科常见的支气管内肿瘤。有报道显示,黏液表皮样癌占儿科肺癌的 10%。还有报道称,肺黏液表皮样癌患者常合并存在先天发育畸形,如单侧肺发育不全。

肺黏液表皮样癌 10% 发生于主支气管,75% 发生于段、叶支气管,15% 发生于周围,右侧略多于左侧。由于支气管黏液表皮样癌常累及大气道,其临床表现为大气道的刺激或阻塞症状和体征,包括咳嗽、咯血、支气管炎、气喘、发热、胸痛,杵状指很少见。

有报道显示,黏液表皮样癌可发生淋巴道和血液转移。常见转移部位是区域淋巴结(48%),其他部位包括肺(25%)、骨髓(25%)、远处淋巴结(18%%)、肾上腺(14%)、脑(14%)和皮肤(14%)。此外,也有报道黏液表皮样癌可转移至骨骼肌。

四、影像学表现

影像学表现,通常有肺炎、肺不张、中叶综合征和胸腔积液。黏液表皮样癌在胸部 X 线平片上无特异性表现,可表现为肺内弧立性结节或肿块,部分患者可合并或仅表现为肺部炎症和(或)肺不张,亦有部分患者没有阳性发现。在病变的定位及钙化、坏死和伴随表现的显示方面,CT 较胸部 X 线片有明显优越性。CT 征象包括:①大多数黏液表皮样癌属于中央型,大多位于支气管内;CT 扫描表现为气管、支气管内的肿瘤(图 8-4-1),多呈边缘光滑、境界清楚的椭圆形或分叶状的结节或肿块影,并且主要向腔内生长,肿瘤长轴大多沿着支气管分支方向走行。少部分属于周围型,肿瘤边缘光滑或分叶,一般无液化、空洞。②肿瘤密度相对比较均匀,增强扫描后肿瘤多呈轻~中度的强化。③肿瘤内常可见斑点状钙化,其发生率高于支气管肺癌。肿瘤内钙化发生率比常见的原发性肺癌要高出14%。肿瘤瘤体内的散在点状钙化是其诊断特点之一。④间接征象包括:支气管黏液栓塞形成、阻塞性肺炎、肺不张(图8-4-2)、肺气肿以及在肿块周围可以看见新月状的气体影,以上征象均由肿块在气管、支气管管腔内生长,完全或不完全阻塞气管所致。⑤约有2%的低度恶性和15%的高度恶性黏液表皮样癌会发生局部淋巴结转移。

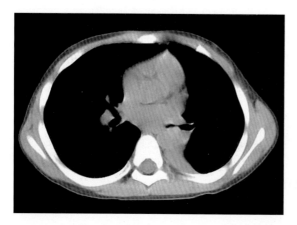 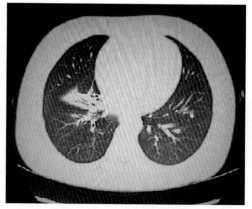

图 8-4-1　肺 CT 示左肺下叶支气管内可见结节影　　　　图 8-4-2　肺 CT 示右肺中叶不张

五、支气管镜下表现

支气管黏液表皮样癌主要发生于大气道,包括气管、主支气管、叶支气管,以支气管内为主,偶尔也会累及肺段支气管。它通常表现为腔内外生性肿物,具有无柄的宽基底的息肉样肿物与气管壁相连,或为结构良好的蕈形体,有的呈菜花样。肿瘤为粉红到棕色、通常伴有囊性变和带有光泽的黏液样外观。肿瘤大小在几毫米至6cm之间,平均为2.2cm。支气管远端通常被大量的腔内黏液样物质填充。

六、诊断

支气管黏液表皮样癌可依靠胸部 X 片、CT、支气管镜等手段确诊。支气管镜既可以直接观察到支气管腔内肿瘤,又便于取材活检,是诊断该病比较准确的手段。测定相关的分子生物学改变,也可为诊断提供依据。如通过染色体原位杂交(FISH)和 RT-PCR 技术能,可敏感地探测到 MECT1-MAML2 融合基因及其表达产物。这不仅有利于判断肿瘤恶性度,还可将支气管黏液表皮样癌与非小细胞肺癌进行鉴别。

根据其细胞成分比例的不同及异型性的差别,临床上可分为 3 型:

(1)低度恶性癌:在片块状表皮样细胞区,常见呈灶性集聚的黏液细胞,或内衬于表皮样细胞形成的腔隙内,或由黏液细胞构成的腺体,大小、形态不等,散布于实性细胞区,癌细胞分裂象罕见。低分化者肿块常沿支气管壁生长,常不规则,并侵及邻近肺组织。

(2)中分化型(中度恶性):介于高、低分型之间,以中间细胞和表皮样细胞为主,轻至中度异型,多形成实体癌巢,囊腔较少。

(3) 高度恶性癌:罕见,主要由表皮样细胞构成,黏液细胞较少。有的可见充满黏液的囊腔。两种细胞异型性明显,核分裂象及坏死易见。

低度恶性者(高分化)需与黏液腺腺瘤、圆柱瘤区别,高度恶性者(低分化)应与腺鳞癌区别。

七、治疗

(一) 手术

目前认为手术是惟一有效的治疗方法,放化疗不甚敏感。手术方式包括肺叶切除、袖状切除、局部切除、肺段切除等。低度恶性黏液表皮样癌手术治疗效果佳,多数患者在肿瘤完整切除后不再复发,即便是姑息性切除,术后也能带瘤生存多年。

(二) 放化疗

放化疗作为辅助治疗用于不能进行手术切除的患者或者外科术后以进一步控制肿瘤发展。低度恶性肿瘤术后可不进行放化疗,高度恶性肿瘤预后差,应同非小细胞肺癌对待。肿瘤未完全切除或进展期患者可进行辅助化疗或放疗。可选化疗药为顺铂、紫杉醇、吉西他滨、表柔比星和培美曲塞。对于早期肿瘤,术后可适当采取辅助化疗以延长总生存和无复发生存期;对于晚期肿瘤,多采用手术加术后放化疗联合治疗方法,但并不一定提高总生存期。

(三) 气管镜下治疗

针对黏液表皮样癌,气管镜下可采用二氧化碳冷冻、APC、气管腔内局部药物注射、放化疗粒子植入、光动力治疗等。

对于完全是腔内的局限性息肉样肿瘤,可行圈套器直接套取切除,或行二氧化碳冻取切除,亦可行 APC 直接烧灼切除,肿瘤根部则行 APC 烧灼,既可以破坏肿瘤组织,又达到止血的目的。如切除的息肉样肿瘤为低级别黏液表皮样癌,需定期行气管镜检查及镜下二氧化碳冻融治疗,疾病稳定,可长期随访,如局部复发,有手术条件的则需进行手术治疗。如息肉样肿瘤为高级别黏液表皮样癌,则在去除肿瘤后,有手术指征的建议手术治疗,对于不愿手术或无手术指针的患者,可在肿瘤根部局部注射化疗药或行放化疗粒子植入治疗。对于少数侵犯气管壁的腔内较大肿瘤,直接行 APC 治疗出血风险大,一般可先行圈套器套取或二氧化碳冻取肿瘤组织,对残存肿瘤组织进行 APC 烧灼。如无手术指针,后续的治疗是局部注射化疗药或行放化疗粒子植入治疗,亦可配合镜下光动力治疗。

(四) 分子靶向治疗

1. 吉非替尼(EGFR-TKI)　Han SW 及 Rossi G 都报道,肺黏液表皮样癌对表皮生长因子(EGFR)-络氨酸激酶抑制剂(TKI)有良好临床反应。有趣的是,这种肿瘤缺乏敏感的 EGFR 突变(外显子 19 缺失或外显子 21 突变)。实际上,有研究发现:EGFR 突变很少发生于任何部位的黏液表皮样癌。但许多数据表明,EGFR 敏感性突变对 TKI 治疗的临床疗效以及选择合适患者方面具有重要意义。CRTC1-MAML2 是肺黏液表皮样癌的特征性表现,在肿瘤发生过程中起着重要作用。这个融合基因,可能是肿瘤对 TKI 治疗敏感的原因。体外实验证实了这个假设。Han 等研究发现,H-292 肺黏液表皮样癌细胞系对吉非替尼高度敏感,但却是 EGFR 野生型。重要的是,H-292 细胞系存在 t(11;19) 和 CRTC1-MAML2。另一个黏液表皮样癌细胞系 H3118,也存在相似的情况。究其原因,可能和 CRTC1-MAML2 融合基因可上调 EGFR 配体双调蛋白有关。

2. 血小板反应素 -1(thrombospondin-1,TSP-1) TSP-1 存在于血小板颗粒和细胞外基质中,属于 TSP 族。TSP-1 可抑制肿瘤细胞黏附和迁移,同时还能抑制新生血管形成。Yang 等报道了一种利用 TSP-1 治疗支气管黏液表皮样癌的新型生物疗法。研究发现,TSP-1 在黏液表皮样癌中具有高水平表达,其表达水平与新生血管呈负相关。TSP-1 能抑制新生血管形成及肿瘤生长,很可能成为治疗支气管黏液表皮样癌的一种新型生物疗法。

八、预后

支气管黏液表皮样癌的预后与许多因素有关,如肿瘤组织分型、肿瘤的大小、有无淋巴结转移、手术方式、手术切缘是否有癌残留、术后并发症、年龄以及患者体能状态等。Chin CH 等进行的一项关于肺黏液表皮样癌预后的研究发现,肿瘤分期是影响患者预后的独立危险因素,IA 期、IB 期、IIB 期患者预后(10 年生存率为 87.5%)明显好于IIIB 期、IV 期患者(1 年生存率为 28.6%;2 年生存率为 0,$P=0.001$)。组织学分级也是影响预后的一个重要因素,低级别肿瘤患者预后(1 年生存率 80%;5 年生存率 57.1%)优于高级别肿瘤患者(1 年生存率 20%)($P=0.035$),但不能作为预测预后的独立危险因素($P=0.054$)。于长海等亦证实了组织学分级对患者预后的影响,他们回顾总结了 34 例手术切除的原发性肺黏液表皮样癌,其中 23 例低度恶性肺黏液表皮样癌,1 例有肺门淋巴结转移,1、3、5 年的生存率分别为 100%、100% 和 90.9%;11 例高度恶性患者,淋巴结转移率 63.64%,术后 1、3、5 年生存率为 50.0%、14.3% 和 0。此外,年龄越大越易患高级别肿瘤,儿童较成年人预后好。

从分子生物学角度看,是否存在 MECT1-MAML2 融合基因,也是影响预后的一个因素。Behboudi 等研究发现,MECT1-MAML2 融合阳性者比阴性者,具有更低的局部复发转移或者肿瘤相关的死亡风险($P=0.0012$)。当仅考虑肿瘤相关死亡时,融合阳性者的中位生存期大于 10 年,而阴性者中位生存期仅 1.6 年。由此可见,MECT1-MAML2 融合基因的存在,也是影响预后的一个重要因素。

九、典型病例

患儿,男性,7 岁,以"反复咳嗽伴发热 1 年"为主诉于 2010 年 6 月 28 日入院。外院行肺 CT 示右肺中间支气管斑片状高密度影并右肺中叶不张,右肺下叶炎症改变,行抗感染及化痰治疗疗效欠佳。

2010 年 6 月 30 日在我院行支气管镜检查,镜下见右中间段开口有一息肉样肿物将管腔完全堵塞(图 8-4-3A),多次行二氧化碳冻取肿物,将肿物完全取出。可见肿物基底部位于右中叶开口,右中叶及右下叶管腔通畅,可吸出少量白色分泌物。在右中叶开口行二氧化碳冷冻治疗。术中有出血,给予局部喷洒肾上腺素、血凝酶及行氩气刀烧灼后血止。病理报告:低级别黏液表皮样癌,AB-PAS 黏液(+)(图 8-4-3B)。

2010 年 6 月 30 日至 2010 年 8 月 18 日在气管镜下共进行 4 次二氧化碳冷冻及 1 次氩气刀治疗。经治疗后,可见右中叶及下叶管腔通畅,原肿物基底部平整(图 8-4-3C)。患者病情好转出院。每 3 个月复查一次,1 年后支气管镜仍示右侧各叶段管腔通畅,未见肿瘤复发(图 8-4-3D)。因患者年龄较小,家属拒绝手术治疗,经气管镜下二氧化碳冷冻及氩气刀治疗创伤性小、安全、简便,同样可达手术治疗的效果,长期疗效有待进一步观察。

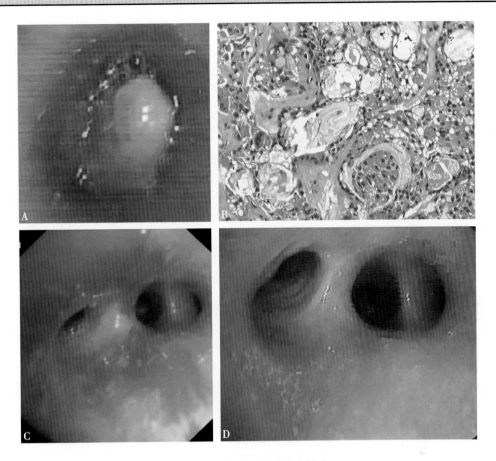

图 8-4-3 右中叶黏液表皮样癌

A. 右中间段开口新生物治疗前；B. 低级别黏液表皮样癌（HE 染色 ×20）；C. 右中叶及下叶开口通畅，黏膜水肿；D. 右中叶及下叶开口通畅，黏膜光滑（4 次二氧化碳冷冻治疗 1 年后）

（张洁莉 李月川）

参 考 文 献

1. Huang HK, Cheung YL, Chang H, et al. Mucoepidermoid carcinoma of the lung. J Med Sci, 2009, 29 (6): 305-308.

2. Li CH, Huang SF, Li HY. Bronchoscopic Nd-YAG laser surgery for tracheo-bronchial mucoepidermoid carcinoma: A report of two cases. Int J Clin Prat, 2004, 58 (10): 979-982.

3. Han SW, Kim AP, Jeon YK, et al. Mucoepidermoidcarcinoma of lung: potential target of EGFR-directed treatment. Lung Cancer, 2008, 61 (1): 30-34.

4. Liu X, Adams AL. Mucoepidermoid carcinoma of the bronchus: a review. Arch Pathol Lab Med, 2007, 131 (9): 1400-1404.

5. Fehr A, Röser K, Heidorn K, et al. A new type of MAML2 fusion in mucoepidermoid carcinoma. Gene Chromosome Canc, 2008, 47 (3): 203-206.

6. Okabe M, Miyabe S, Nagatsuka H, et al. MECT1-MAML2 fusion transcript defines a favorable subset of mucoepidermoid carcinoma. Clin Cancer Res, 2006, 12 (13): 3902-3907.

7. O'Neill ID. Gefitinib as targeted therapy for mucoepidermoid carcinoma of the lung: possible significance of

CRTC1-MAML2 oncogene. Lung Cancer,2009,64(1):129-130.

8. Chin CH,Huang CC,Lin MC,et al. Prognostic factors of tracheobronchial mucoepidermoid carcinoma—15 years experience. Respirology,2008,13(2):275-280.

9. 殷全红.肺黏液表皮样癌的 CT 诊断(附 5 例报告及文献回顾).中国 CT 和 MRI 杂志,2010,8(1):36-38.

10. Wang Hongwu,Zhang Jieli,Li Dongmei,et al. Efficacy of BronchoscopicTherapies for Bronchial Mucoepidermoid Carcinomain Children:Results from Six Patients.Tumori,2015,101(1):52-56.

11. 于倩,闫静,曾费天之,等.肺黏液表皮样癌治疗进展.中国医师进修杂志,2010,33(19):68-70.

12. 于长海,尹静,刘颖,等.肺黏液表皮样癌的外科治疗与预后分析.临床肺科杂志,2010,15(3):342-343.

第五节　中央型肺癌

一、概述

中央型肺癌是指发生在段支气管以上至主气管的癌肿,约占肺癌的 3/4,以鳞状上皮细胞癌和小细胞未分化癌较多见。但发现时,85% 均处于晚期阶段,失去手术治疗时机。

二、发病机制

肺癌的病因至今尚不完全明确,但大量资料已明确吸烟可导致肺癌。肺癌的其他危险因子包含石棉、氡、砷、电离辐射、卤素烯类、多环性芳香化合物、镍、遗传、慢性肺疾病等。

三、症状及体征

(一)肿瘤引起的局部和全身症状

肺癌在早期症状不具有特异性,仅为一般呼吸系统疾病所共有的症状,如咳嗽、痰血、低热、胸痛、气闷等,很容易忽略。

(二)肺癌外侵与转移的症状

1. 上腔静脉阻塞综合征　若肿瘤侵及纵隔右侧压迫上腔静脉,最初会使颈静脉因回流不畅而怒张,最后还会导致面、颈部甚至双上肢水肿,颈部和上胸部静脉怒张,毛细血管扩展等。

2. 声嘶　是最常见症状,当肿瘤压迫喉返神经时,会出现声音嘶哑。

3. Horner 综合征　肺尖部肺癌或转移淋巴结易压迫颈部交感神经,从而引起病侧眼睑下垂、瞳孔缩小、眼球内陷,同侧额部与胸部少汗或无汗。

4. Pancoast综合征　在Horner综合征的基础上肿瘤进一步破坏第1、2肋骨和臂丛神经,引起上肢疼痛。

5. 其他　若病灶转移到脑,则可产生持续性头痛、视矇。继续发展可能导致意识模糊甚至癫痫;若癌症转移到骨,可引起骨痛或骨折;肺癌发生脊柱转移可引起疼痛;癌症可进一步转移至脊髓可首先表现为背痛,继之传至下肢,可有下肢无力、大小便失禁,最终可导致转移点以下部位瘫痪。

(三)胸外表现

肺癌非转移性胸外表现又称为副癌综合征。肺性肥大性骨关节病多见于肺腺癌患者,其次也可见于肺鳞癌。临床表现主要为骨的大关节疼痛、杵状指/趾,X 线见长骨骨膜增生或骨膜炎可作为诊断依据。高钙血症可由骨转移或肿瘤分泌过多甲状旁腺激素相关蛋白引起,常见于鳞癌,切除肿瘤后血钙水平可恢复正常。此外,非小细胞肺癌也可表现为Cushing综合征、重症肌无力、多发性肌肉神经痛等。

四、影像学及支气管镜下表现

(一)影像学表现

1. 胸部X线片检查　是发现肺癌的重要方法。中央型肺癌表现为靠近肺门的类圆形或不规则团块,可有毛刺或分叶;肿瘤转移至肺门或纵隔淋巴结,可出现肺门增大、气管分叉角度异常;伴肺不张或阻塞性肺炎时,形成反"S"征,为肺癌的典型征象(图8-5-1);不完全阻塞时可出现局限性肺气肿,完全阻塞时可出现肺不张(图8-5-2)。体层摄片可见支气管管壁增厚、狭窄、中断或腔内肿物。

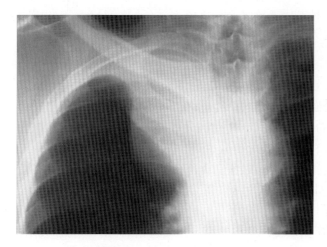
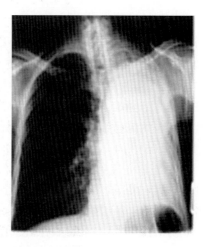

图 8-5-1　右上肺反"S"征
右上肺大片密度增高影,水平裂呈反"S"形

图 8-5-2　左侧中央型肺癌并左全肺不张
左肺大片密度增高影,纵隔向左侧移位

2. 计算机断层扫描(CT)　CT是诊断肺癌和鉴别良恶性结节的重要手段。可以发现普通X线检查难以发现的病变,如心脏后、脊柱旁沟、肺尖、肺底近膈面的病变。可更好地观察肺内结节影的密度、是否钙化、有无空洞、边缘和毛刺等特征。同时,对病灶进行高分辨CT(HRCT)检查可获得更多的信息。

有作者分析了43例临床确诊的中央型肺癌患者64排螺旋CT检查结果,并以病理诊断结果为参照标准判断其准确性。结果显示,43例患者CT诊断气管、主支气管、叶支气管、近端段支气管的准确性分别为100%、97.7%、96.7%、88.4%。38例患者肺门血管受侵,CT诊断肺门血管受侵和可疑受侵的准确性分别为88.23%、75.00%。结论认为,64排螺旋CT能比较准确地显示中央型肺癌气管、支气管、肺门气管侵犯的情况。

对于肺门部肿块应进行增强CT检查,有助于区别肿块与血管的影像(图8-5-3)。

3. 磁共振显像(MRI)　有作者对中央型肺癌行3.0T MRI与常规CT,结果显示,3.0T MRI对显示中央型肺癌病灶部位、大小、支气管改变、肺门肿块的显示能力与CT比较无明显统计学差异($P>0.05$)。3.0T MRI对显示中央型肺癌肿瘤组织与阻塞性病变的改变方面与

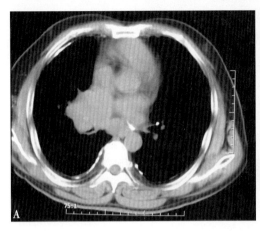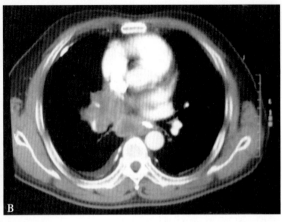

图 8-5-3　右下肺肿瘤增强 CT

A. 右下肺直径 6cm 肿块 , 与心脏粘连在一起 , 边界不清 ; B. 肺增强 CT 显示右下肺直径 6cm 肿块 , 内有血管包埋 , 与心脏粘连在一起 , 隆突下淋巴结肿大

CT 比较有明显统计学差异（$P<0.05$）。结论认为 , 3.0T MRI 可以较好地显示中央型肺癌的基本征象 , 可作为影像学检查的一种有效补充手段。在 CT 上 , 肺癌与继发阻塞性肺炎及肺不张有时区分困难 , 主要由于增强后其强化程度相同。然而 , 在 MR T_2WI 上 , 继发阻塞性肺炎及肺不张的信号强度明显高于肺癌的信号强度。MR 对区分肿瘤与炎症不张的肺组织优于CT（$P<0.05$）。

4. 正电子发射计算机体层显像（PET-CT）　对鉴别肺部孤立结节是否为恶性具有较高的敏感性和特异性。对纵隔淋巴结和远隔转移检出率高 , 有利于肿瘤分期。对肺不张的患者有助于鉴别肿瘤的位置。

5. CT 仿真支气管镜（CTVB）　CT 仿真支气管内镜是一种气道三维（3D）成像新技术 , 其方法是用薄层螺旋 CT 扫描数据重建成模拟气道影像 , CTVB 能连续观察管腔内表面 , 将观察点置于气管、支气管内 , 任意在管腔内探查和漫游 , 并能深入到较大的亚段支气管内 , 能观察到酷似支气管镜所见的影像。所示图像直观而生动 , 可进入 5~7 级支气管 , 可通过重度狭窄对远端支气管进行观察 , 这种非侵入性的成像技术已成为评价气道病变的新方法 , 可充分显示累及气道的两类病变 : 一类为发生于气道腔内的病变 , 另一类为气道周围病变对气管造成压迫与浸润改变。CTVB 能清楚显示的中央型肺癌大多为晚期 , 对原位癌或癌前病变尚难发现。根据仿真支气管镜原理 , 现已研制成功虚拟支气管镜引导系统（VBN）, 可准确引导支气管镜检查和活检。

（二）支气管镜表现

1. 普通气管镜检查　中央型肺癌的病变可简单地归纳为二大征象。

（1）直接征象 : 即在气管镜下直接窥见肿瘤 , 这是中央型肺癌在镜下的主要特征。又可根据其生长特性 , 大致分为 :①增生性改变 : 结节状、菜花状（桑葚样）、息肉状、乳头状等改变 , 有时癌肿表面覆盖乳白色坏死组织。癌肿常突向管腔 , 造成不同程度的阻塞。②浸润性改变 : 癌肿在支气管黏膜层或黏膜下层呈浸润状生长。可见到黏膜表面粗糙不平、局部增厚隆起、触之易出血、管腔呈不同程度不同形态的狭窄（如漏斗状、裂隙状、唇样等）或阻塞。

（2）间接征象 : 即在支气管镜下未直接窥见明确的肿瘤体 , 为癌组织穿透支气管壁的外膜层,向肺内生长。而管腔内仅表现为黏膜充血、水肿、糜烂、溃疡、增厚、僵硬、嵴增宽及管腔受压狭窄等非特异性改变。

普通气管镜发现上述典型征象,一般均为晚期,只有29%的早期肺癌可以被有经验的气管镜大夫发现。

肿瘤活检或刷检:中央型肺癌一般均可在直视下取活检或刷检,多数患者都能获得满意的标本,活检和刷片结合应用,可使肺癌的诊断阳性率显著提高。活检时宜在肿瘤与正常黏膜交界处取标本,不要在坏死明显的部位取标本。刷检可在活检的部位刷取,以提高阳性率。活检后第二天应再留带血的痰标本,也能提高痰检阳性率。

对胸片阴性和痰癌细胞阳性的所谓隐性肺癌患者,多数能经气管镜检查获得定位和去除病灶(经一次活检将病灶去除的称为一勺癌),多数为原位鳞癌,能获得早期治疗;但也有不少患者,需经数次甚至10多次检查才能确诊。对管壁浸润或增厚者,可用针刺固定取材或针吸取材。亦可在病变的黏膜下注射少量生理盐水,使病变组织隆起,更利于取材。

2. 光动力支气管镜检查　有少数早期支气管肺癌极其微小,气管镜肉眼不易观察到,或在黏膜下生长者,较难发现。近来采用光动力气管镜检查法可早期发现。

光动力气管镜检查术是将光敏剂于检查前48~96小时做静脉注射,然后在激发光的照射下作气管镜检查,恶性组织出现红色荧光而周围的正常组织呈暗色。此法的优点是:①光敏剂的荧光能显示出癌前期细胞,利于早期诊断。②能发现极其微小的甚至肉眼看不到的肿瘤。由于所用的激发光紫光和所发射出的荧光,对组织有一定的穿透力,因此即使在黏膜下所隐藏的癌肿,亦能被发现。③癌组织最强的荧光是出现在肿瘤的边缘,故通过此法能精确了解病灶侵犯的程度,以决定治疗方案。④不同类型的癌肿其荧光强度也不一致,以鳞癌的光最强,腺癌次之,肉瘤最弱。良性肿瘤的荧光假阳性者很少。因此光动力气管镜技术大大有利于肺癌的早期诊断。

3. 自荧光支气管镜检查　一种新的独特的自荧光支气管镜检查(autofluorecence bronchoscopy,AFB)就是利用细胞自发性荧光和电脑图像分析技术开发的一种内镜,不需要光敏剂,通过荧光显示,能清楚地辨别可疑部位,进行活检或刷检,可显著提高气管黏膜早期癌变的诊断率和定位诊断,是对传统内镜检查的技术突破。

AFB在发现癌前病变和原位癌(CIS)方面有独特的优势,已在欧、美、日本等国广泛应用。

目前临床应用的主要有日本PENTAX SAFE 3000、OLYMPUS AFI和德国的STORZE系统,前两种为电子支气管镜,后一种为纤维支气管镜。

AFB的适应证:

(1) 痰细胞学有中至重度不典型增生,或6个月内胸片无病灶但怀疑有癌变者。

(2) 高度怀疑肺癌的患者,确定病变部位,指导活检。

(3) 早期(Ⅰ、Ⅱ期)肺癌患者术后,怀疑复发者。

(4) 监测气管内肿瘤的治疗效果,指导腔内肿瘤治疗的定位。

总体而言,每个患者的诊断率可提高37%~75%,每个活检区的诊断率可提高25%~67%。

据美国Beamis报道293例气道病变患者取得821个病理标本,AFB的阳性率为61.2%,而白光支气管镜(WLB)的阳性率10.6%($P<0.0001$);特异性为WLB 94.6%,AFB 75.3%($P<0.0001$);阳性预计值AFB为22.2%,WLB为18.4%($P=0.49$);阴性预计值AFB为94.9%,

WLB 90.2%（P≤0.01）。AFB 明显改进了中央型气道黏膜Ⅲ级病变诊断的阳性率。

德国 Häußinger 报道了欧洲一项前瞻性多中心临床随机试验，比较了 AFB 联合 WLB 与单独应用 WLB 在吸烟高危人群中检出癌前病变的情况。共有 1173 例（916 例男性）患者入组，平均年龄 58.7 岁，年龄超过 40 岁（吸烟 ≥ 400 支 / 年），随机分为联合检查组 A（AFB+WLB）和单独检查组 B（WLB）。在所有患者中，浸润前病灶（Ⅱ~Ⅲ级发育异常和 CIS）的检出率为 3.9%，B 组的检出率为 2.7%，而 A 组为 5.1%（P=0.037）。在Ⅱ~Ⅲ级发育异常的患者中，WLB+AFB 的检出率增加了 2.1 倍（P=0.03），而 CIS 只增加 1.24 倍（P=0.75）。对Ⅱ~Ⅲ级发育异常和 CIS 活检的敏感性 B 组为 57.9%，而 A 组为 82.3%（增加 1.42 倍），特异性为 62.1% 对58.4%（降低 0.94 倍）。结果也表明，WLB+AFB 对检出浸润前病灶明显优于单独 WLB。

AFB 不但有助于发现早期病变，还有助于确定病灶部位，指导治疗。据日本 Shibuya 报道，AFB 检查所见的早期气管 - 支气管癌，用 PDT 治愈率可达 92% 以上。

4. 光学相干断层成像（optical Coherence Tomography，OCT）　OCT 的内镜图像一般是由构成全体明暗变化的部分和黏膜表面的微细结构成分而组成。OCT 图像能显示气道的多层显微结构，最大穿透深度为 2~3 mm，空间分辨率 10μm。上皮细胞、上皮下组织和软骨均清晰可辨。获得的 OCT 图像与病理结构高度匹配。另外，OCT 还可原位鉴别与炎症浸润、上皮化生和肿瘤有关的结构变化。所以，OCT 可实时显示内镜下黏膜的病理变化，并进行精细的测量，它是一种非接触性、非损伤性的检测设备，对早期肺癌的诊断和治疗均具有重大意义。如一男性 68 岁患者，痰中发现异常细胞，经气管镜 AFI、OCT 检查和病理活检，诊断为鳞癌（图 8-5-4）。

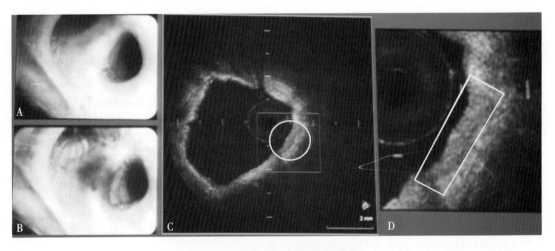

图 8-5-4　AFB 与 OCT 结合应用

A. 白光支气管镜发现右上叶支气管 B1a-B1b 分叉处黏膜肥厚；B. AFI 发现此处黏膜呈棕红色改变；C，D. OCT 确定病变的结构和深度

5. 窄波光成像（narrow band imaging，NBI）　是一种新型内镜检查设备，采用高对比度可以观察黏膜表层，为血管病变的诊断提供重要的细微图形。利用专用的光学滤光器，可以发生窄波光，这种窄波光由 415nm 和 540nm 所组成。由于它们是被血红蛋白强烈吸收的波长，所以最适宜描绘血管图像。415nm 的窄波光以茶色的色调描绘出黏膜表层的血管图像，

540nm 的窄带光以青绿色的色调描绘出黏膜表层下的血管图像。由于这些颜色的不同,可以丰富地表现出血管的走行状态(图 8-5-5)。

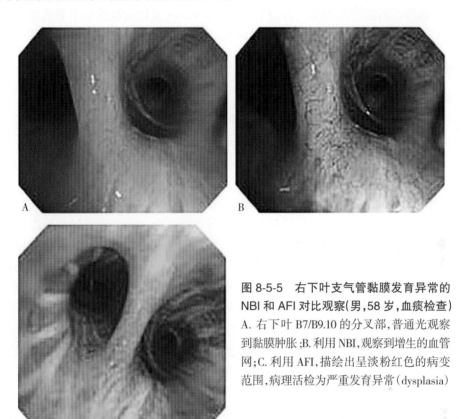

图 8-5-5 右下叶支气管黏膜发育异常的 NBI 和 AFI 对比观察(男,58 岁,血痰检查)
A. 右下叶 B7/B9.10 的分叉部,普通光观察到黏膜肿胀;B. 利用 NBI,观察到增生的血管网;C. 利用 AFI,描绘出呈淡粉红色的病变范围,病理活检为严重发育异常(dysplasia)

美国 Vincent 报道一项前瞻性、双盲对照、多中心随机研究,有 22 例已知或可疑的支气管异常增生或恶变的患者进行了支气管镜检查。首先对整个气道进行普通(白光 WL)气管镜检查,然后进行 NBI。对可能支气管异常增生、恶性变和正常(对照)的区域进行活检,送病理检查,由病理科大夫双盲出报告,然后再对照 WL 和 NBI 的检查结果。结果在 22 例 WL 正常的患者中 NBI 发现 1 例恶性、4 例异常增生,诊断阳性率提高 23%。但如果 WL 异常,NBI 也不能改善诊断率,表明 NBI 能明显提高恶性变和异常增生的诊断率($P= 0.005$)。但 NBI 对高危人群气道癌前病变诊断的有效性有待进一步观察。

6. 超声内镜(EBUS)检查 气道内超声检查能清楚显示气道壁的 6 层结构,对于判断黏膜下和管壁内的异常变化有重要意义。EBUS 常与 OCT、AFB 等结合应用,以准确指导活检。EBUS 还能发现肺门和纵隔内肿大的淋巴结,有助于指导淋巴结针吸活检(TBNA)。

7. 经支气管针吸活检 经支气管针吸活检术(transbronchial needle aspiration,TBNA)可以较容易地获取纵隔淋巴结、支气管旁淋巴结及肺内孤立性结节病灶标本,采用细胞学、病理学和病原微生物学确定病灶性质,以指导临床治疗。TBNA 对于纵隔及肺门部肿物定性诊断有重要作用。纵隔肿大淋巴结的性质对于肺癌的分期和治疗方案的选择有着重要的作用,因为纵隔淋巴结增大的因素除了肿瘤转移外,亦常见于结核、炎症等非肿瘤疾病。对位于黏膜下位于叶段支气管腔外,而管腔内基本正常的患者,也可通过经支气管针吸活检使大部分病例得以确诊。若能将常规支气管镜下活检术、TBNA 及经皮肺活检术有机结合起来,即可对 95% 以上的肺癌患者进行病理诊断和分期。

五、诊断和分期

(一) 诊断

在肺癌高发人群中普查,通过胸部 X 线片和痰脱落细胞检查,如有结果出现异常,应仔细分析:

1. X 线胸片阳性(有直接或间接征象)和脱落细胞阳性(找到癌细胞)者,在排除了上呼吸道及口腔、食管癌之后应诊断肺癌。

2. X 线胸片阴性而痰脱落细胞阳性的隐性癌,在排除了口鼻咽和食管癌之后,应进行气管镜检查,认真查找癌灶,对可疑部位进行活检、刷检和灌洗液找癌细胞或肿瘤标志物检测,有时需反复进行多次才能确诊。若仍为阴性结果,可用光动力或自体荧光气管镜直接观察,对可疑部位进行活检。

3. X 线胸片阳性,痰脱落细胞阴性者,对阻塞性肺炎、肺不张或肿块位于肺门的宜尽早行气管镜检查,对周边的病变可进一步作 CT 等影像学检查外,应作经皮或用气管镜经支气管肺活检。

4. X 线胸片和痰脱落细胞检查均阴性的肺癌高发人群,如 45 岁以上的男性有大量吸烟史,有咯血痰史者,应直接作气管镜检查,以便早期获得诊断。

作者将中央型气道分为八个区,病变分为四种类型。在 881 例中央型恶性气道病变中,位于Ⅲ、Ⅴ、Ⅵ、Ⅶ区最多见,且以原发性、混合型最常见。鳞癌多见于Ⅱ、Ⅲ、Ⅴ、Ⅶ区。腺癌、SCLC 和黏液表皮样癌均以Ⅵ、Ⅶ、Ⅷ区较多见,而腺样囊性癌则以主气管(Ⅱ、Ⅲ区)最为常见。食管癌最常转移的部位是Ⅶ、Ⅲ、Ⅱ、Ⅴ区,甲状腺最常转移的部位是Ⅰ区。

(二) 临床分期

最常用于描述 NSCLC 生长和扩散的是 TNM 分期系统,T 代表肿瘤(其大小以及在肺内和邻近器官的扩散程度),N 代表淋巴结扩散,M 表示转移(扩散到远处器官)。在 TNM 分期中,结合了有关肿瘤、附近淋巴结和远处器官转移的信息,而分期用来指特定的 TNM 分组。分组分期使用数字 0 和罗马数字Ⅰ到Ⅳ来描述。

六、治疗

如果患者不适合手术切除或拒绝手术,采用合适的气管镜下介入治疗方案,也可达根治效果。常用的方法有冷冻、热消融(高频电刀、APC、激光、微波、射频等)、光动力治疗、近距离放疗、内支架置入、黏膜下或瘤体内药物注射等。而对腔外的肿瘤则可在影像引导下经皮穿刺行血管介入治疗、氩氦刀、射频、微波、放射性粒子 / 化疗粒子植入等。

基于大量的 Meta 分析,许多作者建议在早期肺癌选用以下方案(根据权重系数,由 B → I 可选方案依此减轻):

1. 对那些早期表浅、不能手术的鳞癌,PDT 应作为一种治疗方案,推荐意见为 B。

2. 对那些早期表浅、能手术的鳞癌,PDT 也可作为一种治疗方案,但需进一步比较两者的优势,建议 I。

3. 对那些早期表浅的鳞癌,高频电切应作为一种治疗方案,建议 C。

4. 对那些早期表浅的鳞癌,冷冻应作为一种治疗方案,建议 C。

5. 对那些早期表浅的鳞癌,近距离放疗应作为一种治疗方案,建议 C。

6. 对那些早期表浅的鳞癌,Nd:YAG 激光不应作为一种治疗方案,建议 I。

美国胸科医师学会(ACCP)在第 2 版循证医学临床实践指南中指出,对支气管上皮内的新生物或早期中央型肺癌的处理原则是:

1. 对那些有严重异常增生、原位癌(CIS)、痰中有癌细胞但胸片无异常定位的患者,标准的白光支气管镜检查(WLB)是必需的,如有条件可行 AFB 检查。建议等级 1B。

2. 对那些认为能对中央型 CIS 施行根治性腔内治疗的方法,如有条件,可使用 AFB 指导治疗。建议等级 2C。

3. 对那些已知中央型气道内严重异常增生、原位癌(CIS)的患者,建议每 3~6 个月用标准的 WLB 随访一次,如有条件可用 AFB 进行随访。建议等级 2C。

4. 对不适合手术切除的表浅性鳞癌,PDT、高频电刀、冷冻和近距离放疗均可作为治疗方案。不建议用 Nd:YAG 激光治疗,因为有穿孔危险。建议等级 1C。

七、典型病例

患者男性,65 岁,因"无明显诱因出现咳嗽、痰中带血丝 1 个月余"于 2006-6-20 入院。查胸部 CT 示右肺上叶及中间段气管狭窄,右肺门处软组织影(图 8-5-6A)。查气管镜示右上叶开口及右中间段支气管肿物,管腔狭窄(图 8-5-6B),活检病理为肺腺鳞癌。曾给予全身化疗(方案为卡铂 + 多西他赛),化疗后患者自述咳嗽、气短症状较前明显减轻。初步诊断:①肺癌(原发,右上肺,中央型,低分化腺鳞癌),$T_3N_3M_1$ 期,双侧肺内多发转移,纵隔淋巴结转移。②慢性阻塞性肺疾病(慢性支气管炎,慢性阻塞性肺气肿)。

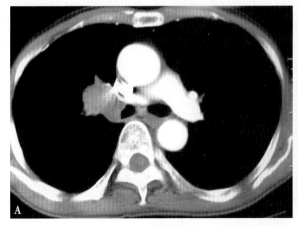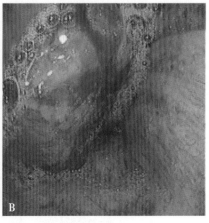

图 8-5-6　气管镜介入治疗联合经皮穿刺氩氦刀治疗中央型肺癌

A.肺CT示右肺门肿块影 3 cm × 4cm,右中间段管腔狭窄;B.支气管镜示右主支气管内肿瘤突出管腔,上叶开口堵塞,右中间段管腔近乎闭塞

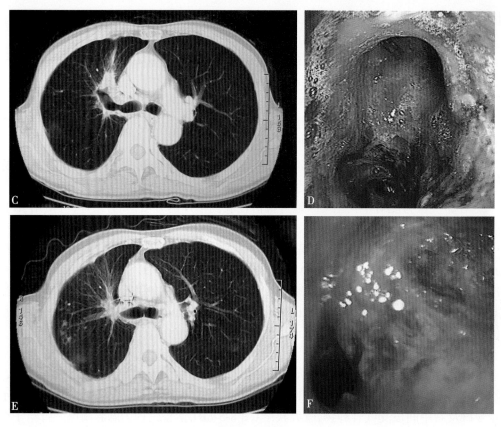

图 8-5-6(续)

C.氩氦刀治疗 2 个月后右肺门肿块影消失,遗留空洞影,右中间段扩大;D. APC 治疗 1 个月后,
上叶开口扩大,右中间段管腔较前通畅;E.氩氦刀治疗 15 个月后右肺门肿块影完全消失,遗留
长纤维索条影;F.治疗 15 个月后,上叶管口稍窄,右中间段管腔基本正常

　　入院后,先行气管镜检查,发现右主支气管外前壁见一新生物,表面血管丰富,触之易出血,
将右主支气管堵塞 4/5,给予氩气刀烧灼后并清理,管腔较前宽阔。3 天后又在 CT 引导下经皮
穿刺行氩氦刀治疗,肿瘤消融范围 100%。随之经多次气管镜介入治疗,右支气管内及右上肺肿
瘤逐渐缩小,2 个月后复查 CT 右上肺呈空洞样改变(图 8-5-6C,D)。半年后又出现右中间段支气
管瘢痕样狭窄,遂置入 2cm 被膜金属直支架,4 个月后取出,经反复冻融处理,半年后病情稳定。
15 个月后,右上肺空洞消失(图 8-5-6E,F)。随访 6 年,本例达治愈效果,最后死于胆囊癌。

八、视频

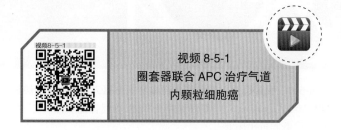

视频 8-5-1
圈套器联合 APC 治疗气道
内颗粒细胞癌

（王洪武　许飞）

参 考 文 献

1. 黄宝泉,郑悦,张庆,等.64排螺旋CT评价中央型肺癌气管、支气管及肺门血管侵犯的应用研究.国际医药卫生导报,2010;16(16):1981-1984.

2. 吴华伟,程杰军,许建荣,等.3.0T MRI评价中央型肺癌一与常规CT对照.医学影像学杂志,2009,19(1):38-41.

3. Loewen G,Natarajan N,Tan DF,et al. Autofluorescence bronchoscopy for lungcancer surveillance based on risk assessment.Thorax,2007,62:335-340.

4. Beamis JF,Ernst A,Simoff M,et al. A Multicenter Study Comparing Autofluorescence Bronchoscopy to White Light Bronchoscopy Using a Non-Laser Light Stimulation System.Chest,2004,125:148S-149S.

5. Häußinger K,Becker H,Stanzel F,et al.Autofluorescence bronchoscopy with white light bronchoscopy compared with white light bronchoscopy alone for the detection of precancerous lesions:a European randomised controlled multicentre trial.Thorax,2005,60:496-503.

6. Whiteman SC,Yang Y,van Pittius DG,et al.Optical coherence tomography:real-time imaging of bronchial airways microstructure and detection of inflammatory/neoplastic morphologic changes. Clin Cancer Res,2006,12:813-818.

7. Vincent BD,Fraig M,and Silvestri GA.A pilot study of narrow-band imaging compared to white light bronchoscopy for evaluation of normal airways and premalignant and malignant airways disease.Chest,2007,131:1794-1799.

8. Moghissi K,Dixon K,Thorpe JAC,et al. Photodynamic therapy(PDT)in early central lung cancer:a treatment option for patients ineligible for surgical resection.Thorax,2007,62:391-395.

9. Vergnon JM,Huber RM,Moghissi K.Place of cryotherapy,brachytherapy and photodynamic therapy in therapeutic bronchoscopy of lung cancers. Eur Respir J,2006,28:200-218.

10. 王洪武,张楠,李冬妹,等.881例中央型气道恶性肿瘤分析.中华结核和呼吸杂志,2014,36(9):26-27.

11. 王洪武,周云芝,马洪明,等.氩等离子体凝固与氩氦刀联合治疗伴有大气道阻塞的中央型肺癌.中华结核和呼吸杂志,2009,32(2):152-153.

12. 罗凌飞,王洪武,马洪明,等.靶动脉栓塞化疗联合氩氦刀等微创技术治疗原发性非小细胞肺癌139例分析.中国肺癌杂志,2010,13(1):60-64.

第六节　周围型肺癌

一、概述

周围型支气管肺癌(以下简称为周围型肺癌)是指发生于段支气管(三级)以下的肺癌。周围型肺癌早期体积小,症状不明显,常在体检时发现,痰细胞学阳性率低,常规支气管镜检阳性率也仅为30%~77%。

二、诊断

近年来,随着内镜和影像诊断技术的发展,周围型肺癌的早期诊断阳性率得到大幅度提高。目前,主要依靠以下6种方法获得诊断:痰脱落细胞学检查,低剂量螺旋CT扫描,支气管镜引导下的肺活检(TBLB)、刷检(BB)以及肺泡灌洗(BAL),影像引导下的肺穿刺活检,正电子发射断层扫描(PET)、CT血流灌注成像及计量诊断系统。

（一）痰脱落细胞学检查

痰脱落细胞学检查是诊断肺癌最简单、最便捷的方法之一，但对周围型肺癌阳性率仅20%左右，只有痰中带血时，阳性率才相对高些。用诱导排痰来改善痰的质量，可以提高周围型肺癌的检出率。

（二）低剂量螺旋 CT 扫描

在我国目前主要采用 X 线胸片筛查肺癌，而越来越多的研究显示了胸片发现早期肺癌的敏感度有限，而常规 CT 扫描对早期肺癌的检出率明显提高；但常规 CT 扫描作为普查筛选工具，因筛选人群每年都例行接受 CT 检查，累计辐射剂量较大、费用昂贵等因素而难以普及。

低剂量螺旋 CT（LDCT）的扫描参数为 120kVp，50mA 或 25mA，10mm 层厚，X 线球管 1 转 / 秒。由于 LDCT（30mA）与标准 CT（SDCT）（200mA）发现肺结节具有较好的一致性（相关系数为 0.89。分歧多数发生在邻近肺血管的结节），LDCT 已用于肺癌筛查。

Diederich 等报告 LDCT 筛查肺癌有 50% 的受检者发现肺结节。LDCT 筛查肺结节的阳性结果是胸部 X 线片筛查的 3 倍，发现恶性病变是胸部 X 线片筛查的 4 倍，发现的 I 期肺癌是胸部 X 线片的 6 倍。

日本 Sobue 等比较了 LDCT、胸片和痰细胞学检查结果，阳性率分别为 11.5%、3.4% 和 0.8%。在 1611 例参与者中，发现肺癌 14 例（占 0.87%），其中 71% 为ⅠA 期，肿瘤直径平均 19.8mm。在重复筛查中，阳性率分别为 9.1%、2.6% 和 0.7%；有 789 例参与者，发现肺癌 22 例（占 0.28%），82% 为ⅠA 期，平均肿瘤直径为 14.6mm。在初始和重复筛查的患者中，筛查诊断肺癌的患者 5 年存活率分别为 76.2% 和 64.9%。

陈东等报道 LDCT 在发现肺结节灶的能力上以及在观察深分叶征、毛刺征、小泡征（空洞）、支气管征、钙化、胸膜凹陷征各种肺结节征象上与常规剂量螺旋 CT 均无明显差异，能满足胸部 CT 诊断的一般性要求，而薄层螺旋 CT 扫描发现该征象的能力略优于常规剂量扫描和低剂量扫描。薄层螺旋 CT 扫描具有较高的密度分辨率，缩小了扫描和成像范围，减小了采样和重建厚度，空间分辨率和密度分辨率都有很大程度的提高。因此，LDCT 结合薄层多层螺旋 CT 扫描技术与常规剂量螺旋 CT 扫描相比，具有明显的低射线剂量，且在检出肺结节方面与常规 CT 扫描无差异的优势，成为高危人群进行普查并早期发现肺癌的有效可行手段。

MacRedmond 等报道 449 例肺癌高危人群 LDCT 随访 2 年，对直径 >10mm 的非钙化性结节（NCNs）建议经皮穿刺针吸活检。发现 NCNs 111 例（24.7%），其中肺癌 3 例。肺癌发现率为 0.67%，均为 IA 期非小细胞肺癌。

最近国际肺癌筛查研究小组（The National Lung Screening Trial Research Team）发表了一份报道，自 2002 年至 2004 年在美国 33 个医学中心中入组了 53 454 个肺癌高危个体，3 年内随机分为 LDCT 组（26 722 人）和常规胸片组（26 732），随访到 2009 年 12 月 31 日。结果显示，LDCT 的阳性率为 24.2%，而胸片的阳性率为 6.9%。LDCT 组肺癌的发生率为 645/（10 万人·年），而胸片为 572（10 万人·年）。LDCT 组的死亡率为 247/（10 万人·年），而胸片组为 309（10 万人·年），LDCT 比胸片组的死亡率下降了 20%。所以，LDCT 有助于降低死亡率。

LDCT 不适合磨玻璃样密度影（ground-glass opacity，GGO）的诊断，管电流应该在 200~400mA 较好。LDCT 产生的噪声较重，与 GGO 相似，难以鉴别。GGO 适宜薄层扫描，层厚 1.0~1.5mm，不易漏检。某些研究表明，持续存在的结节状 GGO 可能是早期腺癌的征象。GGO 含有实变成分和无实变成分，病理证实为肺癌者分别为 63% 和 18%。

日本学者 Yoshida 等在手术前还随访了高分辨 CT（HRCT）表现为 GGO 的 23 例肺腺癌患者 6 个月。影像上表现为三种类型：Ⅰ型，单纯 GGO 无实变；Ⅱ型，GGO 内实变影增加；Ⅲ型，实变影无 GGO。同时分析患者表皮生长因子（EGFR）、K-ras 基因的突变和 p53 蛋白的免疫组化染色。结果表明，EGFR 突变 74%，而 K-ras 突变为 0，p53 阳性染色 35%。影像学随访发现，Ⅰ型 EGFR 突变和 p53 染色阳性分别为 67% 和 0，Ⅱ型分别为 89% 和 44%，Ⅲ型分别为 60% 和 80%。由此可见，EGFR 突变主要发生于 GGO 的患者，非活化 p53 与 GGO 内实变有关，测定分子生物学标志有助于动态监测 GGO。

（三）支气管镜检查方法

1. 常规经支气管镜肺活检（TBLB）　盲检法。一般患者采用局部麻醉即可。支气管镜在完成常规的气管、支气管腔内检查后，将支气管镜先端部固定于可疑病变的段、亚段支气管开口处，再将活检钳缓慢轻柔地伸入到病变处，反复钳取组织 5~6 块，然后在活检部位刷检，分别送组织学和细胞学检查。

TBLB 是组织病理学诊断，而支气管镜毛刷（BB）是细胞病理学诊断，因此两者阳性率存在差异。TBLB 可以获得深部肿瘤组织，较少受到肿瘤表面坏死组织的影响；而 BB 则受肿瘤表面坏死组织的影响较大，且可因背景细胞重叠影响镜检。联合 TBLB、BB 可以提高诊断阳性率，特别是活检后再行 BB，可提高 BB 的诊断阳性率，是 TBLB 的有益补充。

TBLB 的并发症：最常见的并发症是咯血和气胸。一般术后 1~3 天内咯血痰可完全消失。如果谨慎操作，可无气胸发生。

2. 在 X 线透视下进行支气管镜检查　将超细支气管镜（外径为 2.8mm）经鼻或口插入。经胸片和 CT 定位并在 X 线引导下将支气管镜插入病灶所在肺段、亚段，一直到 6~8 级细支气管部位，在插入过程中如发现细支气管病灶，可直接进行活检 3~4 块组织并刷检。活检标本固定送病理检查，刷检涂片和灌洗液进行瑞士染色找瘤细胞，并行抗酸染色进行细菌学检查。其优点是可清楚看到病灶的位置取得有价值的标本，活检准确率较高，可达 85% 以上。

3. 气管镜引导系统　当病变直径小于 2cm 时，适于超细支气管镜检查活检，可插入到第 10 级末梢支气管，并用专用的活检钳和细胞刷提取组织。

（1）在 CT 实时引导下将超细支气管镜直接插到病变部位进行活检，可大大提高诊断阳性率。德国学者 Heyer 报道 33 例常规气管镜未能确诊的肺内肿块（直径 <2cm）用 LDCT 引导气管镜活检，活检前用 CT 确认活检装置的头端，结果 24 例患者得到组织学诊断（准确率72.7%），13 例（54%）为原发性肺癌，11 例（46%）为良性病变。

（2）在超声内镜（EBUS）引导下进行肺内病变活检：Yoshikawa 报道用 EBUS 与引导鞘（EBUS-GS）相结合的方法（无需荧光透视）检测 121 例患者 123 个肺内周围型病灶（PPLs），先用 EBUS 检测到病变部位，然后退出 EBUS，留置导管鞘，再沿导管鞘进行活检 TBLB、BB 或 BALF。结果 61.8% 的病例得到确诊（其中 PPLs 直径 > 20mm 者诊断阳性率 75.6%，明显高于直径 <20mm 的阳性率 29.7%（$P< 0.01$）。中叶和舌叶病变的阳性率明显升高（$P< 0.05$）。若配合 CT 扫描确认气管镜的位置其阳性率可达 79.2%。另外，实性病灶的诊断阳性率明显高于非实性病灶（67.0% vs 35.0%，$P<0.05$）。多因素分析表明，病灶直径和部位与 EBUS-GS 引导气管镜检查的敏感性明显相关（$P< 0.05$）。

Kurimoto 还比较了 EBUS-thick（粗）GS 与 EBUS-thin（细）GS 在检测 PPLs 中的效果。第一种方法使用粗超声探头（UM-20-20R，radialOLYMPUS）配合粗引导鞘（直径 2.5mm）检查 150 个 PPLs，第二种方法使用细超声探头（XUM-20-17R，radial OLYMPUS）配合细引导鞘（直径 2.0mm）检查 130 个 PPLs。结果表明，第一种方法可探测到 140 个病灶（敏感性 93%），确诊 116 例（阳性率 77%），探头在病灶内的诊断阳性率（105/121，87%）明显高于探头在病灶附近的阳性率（8/19，42%）。第二种方法可探测到 128 个病灶（敏感性 97%），诊断阳性率 83%，探头在病灶内的诊断阳性率（91/99，92%）明显高于探头接近病灶的阳性率（18/29，62%）。左肺 B1+2 用第二种方法的诊断阳性率（88%）明显高于第一种方法的阳性率（40%）。

日本学者 Fukusumi 报道 27 例患者 27 个病灶，在 EBUS 加 GS 引导下进行周围型肺病灶的活检，病灶平均大小 20.2mm，平均检查时间为 24.5 分钟 17/27 得到明确诊断，其中 12 例为肺癌，5 例为良性，余 10 例未明确诊断。诊断阳性率为 63.0%。肺癌诊断的敏感性、特异性、阴性预计值、阳性预计值和准确率分别为 66.7%、100%、45.5%、100% 和 73.9%。

（3）虚拟支气管镜引导系统（virtual bronchoscopy navigation，VBN）：目前主要有日本 Olympus 公司研制的 VBN 和美国 LUNG-POINT，都是根据仿真支气管镜的原理，对二维螺旋 CT 所收集到的数据，通过计算机处理产生三维气道内图像，超细支气管镜（Olympus：BF-XP40 or XP260F；外径 2.8mm；内径 1.2mm）则在导航仪的引导下逐级进入病变的支气管内，同时可观测到气管镜图像，到达预定部位后，再次 CT 扫描或插入超声小探头，以进一步确认病变位置，然后进行支气管内膜活检（EB）、TBLB、BB 或 BALF。

（4）电磁导航支气管镜（Electromagnetic Navigation Bronchoscopy，ENB）：电磁导航系统由三个主要部件组成：一块可以产生弱电磁场的磁性板；一个位于可弯曲导管上的微传感器（MS）；一台可以进行图像处理和对弱磁场中的 MS 运动进行实时监控的计算机系统（详见第六章第十七节）。

德国学者 Eberhardt 等报道 118 例经病理确诊的周围型肺癌，EBUS+ENB 联合应用诊断阳性率为 88%，明显高于单一方法（EBUS 为 69%，ENB 为 59%，P= 0.02）。气胸发生率为 5%~8%。美国 Gildea 等报道一项多中心前瞻性研究，40 例周围型小病灶（22.8 ± 12.6）mm 实行 ENB，平均操作时间（7 ± 6）分钟，诊断阳性率 74%，肺癌的确诊率为 74.4%。

法国 Makris 等报道 40 例经周围型小病灶（平均直径 23.5mm ± 1.5mm，距胸壁深度 14.9mm ± 2 mm），除 1 例外，均在 ENB 引导下（无 X 线引导）到达病灶部位，62.5% 明确诊断。

目前国外还在研制一些新的诊治手段，如激光扫描纤维支气管镜（scanning fiber bronchoscope，SFB），能对直径 1mm 以内的 10 级支气管内病变进行高清晰度诊断，并可与 AFB、PDD/PDT 等结合应用。

4. 经支气管肺泡灌洗（BAL） BAL 作为一种液体的肺活检物质，在许多免疫性疾病中有鉴别诊断价值。分析 BALF 液中细胞和非细胞成分，有助于肺癌的诊断与鉴别诊断。国外 13 组报道中 BAL 诊断肺癌的阳性率为 43%。

美国学者 Chechani 比较了刷检、TBLB、经支气管针吸活检（TBNA）和支气管冲洗（BW）的效果。49 例患者进行了 51 可曲性支气管镜检查（FB），73% 的患者得到确诊，在 13 例未确诊的患者中，9 例又通过组织学检查得到诊断，另 4 例又在临床随访中得到确诊。FB 诊断的患者中 80% 为原发性肺癌，65% 的患者得到标本。总的诊断阳性率为 BW 35%，刷检 52%，TBLB 57% 和 TBNA 51%。病灶边界锐利者诊断阳性率（54%）明显低于边界模糊者（83%，

$P=0.03$)。TBLB 的阳性率在边界模糊者为 78%，明显高于边界锐利者(32%，$P=0.005$)。FB 诊断阳性率与病灶大小明显相关，≤2cm 者阳性率为 54%，<3cm 者为 57%($P=0.07$)，>3cm 者为 80%。下叶背段或上叶尖段病变的阳性率(58%)明显低于其他亚段(83%，$P=0.05$)。常规细胞学检查中没必要进行 BW。

(四) 影像引导下的肺穿刺活检

可以在 CT、X 线透视或 B 超引导下，利用穿刺针等特殊器械经皮穿刺直接达到肿瘤部位取活检。穿刺引导技术有两种：常规 CT 引导(conventional CT guided，CCT)和实时 CT 透视(real time CT fluoroscopy，CTF)引导。

CCT 引导技术在一定程度上达到了三维显示的目的，对靠近大血管病变的活检和治疗的安全性得到了较大的提高，但其最大的缺点就是影像观察非实时性，小病灶容易受膈肌呼吸运动的影响，发生偏移，影响穿刺的一次性命中率。同时穿刺过程比较繁琐，需要操作者来回往返于扫描间与扫描控制室。

CTF 引导肺穿刺活检时可避免 83%~90% 的患者再穿刺。据 Silverman 报道，CTF 和常规 CT 组的活检敏感性和阴性预计值无明显差异。室内操作时间也无明显缩短。但 CTF 置针时间(平均 29 分钟)明显短于常规组(36 分钟)。患者平均暴露射线剂量 CTF 为 74cGy，明显高于常规 CT 的辐射量(30cGy)。CTF 组医生暴露射线的剂量和时间也明显增加。用肠钳夹住穿刺针，可使手离开扫描窗 10cm 以上，避免手直接暴露于放射线下。平均 CTF 穿刺时间为 79 秒。所以术中应严格防护措施，如穿铅衣、戴防护手套和手远离扫描窗等。为保证穿刺命中率与减少辐射剂量，CTF 参数以低剂量及超低剂量程序为宜，并在扫描间歇进针。Kato 等报道，如果手直接暴露于射线下，每次穿刺受到的辐射剂量是 120mSv(1.47mSv/s)，每年只能穿刺 4 次，而如果用持针器(手离开直射 4cm)每次穿刺受到的辐射剂量是 1.5mSv(0.025mSv/s，是前者的 1.7%)，每年可允许穿刺 330 次)。

因此，有学者建议，对直径 <5cm 和部位较深的病灶，应使用 CTF，而对于瘤体较大的病灶，使用常规 CT 即可，以减少辐射损伤。

经皮穿刺针按用途分两大类：抽吸针、切割针。前一种主要成员用于细胞学检查，后一种可用于组织学检查。

韩国学者 Kim 等报道 50 例肺周围型病灶在 CT 引导下经皮穿刺切割活检，确诊肺癌 33 例，其中真阳性 33 例，假阳性 3 例，敏感性 92%(33/36)。确诊良性病灶 10 例，特异性 90%。总的诊断准确性 91%，阳性预计值 97%，阴性预计值 75%。两组不同大小的病灶(<2cm vs ≥2cm)和含 GGO 不同比例(> 90% vs 50%~90%)其活检敏感性和准确性均无明显差异。

(五) 正电子发射断层扫描仪(PET)

PET 是一种出色的影像诊断技术。[18]FDG([18]氟标记脱氧葡萄糖)是 PET 最常用的示踪剂。进入肿瘤细胞内的 FDG 不能被代谢，含量增加，PET 上显示为肿瘤放射聚集性增强。FDG-PET 是目前能够获得肿瘤生理和代谢信息的最敏感的方法。研究发现，PET 对周围型恶性肺肿瘤诊断的敏感性为 88%~96%，特异性为 70%~90%。在所有 T1 期肺癌患者中 [18]FDG-PET 的假阴性率为 5%，但直径≥5mm 者假阴性率只有 3%。PET 阴性、长期存活的肺癌患者生长不活跃。

Yi 等报道一项比较性研究，动力型螺旋 CT 对周围型球形病灶(SPNs)的敏感性、特异性和准确性分别为 81%、93% 和 85%，而 PET/CT 分别为 96%、88% 和 93%，两种技术结合有助于 SPNs 的诊断。确诊还需经过穿刺获得病理学依据。

但 PET/CT 也会出现假阳性或假阴性结果。假阳性病例包括活动性肺结核、组织胞浆菌病和风湿性结节等,假阴性病例可有类癌、肺泡细胞癌及直径 <10mm 的恶性肿瘤。

(六) CT 血流灌注成像

CT 灌注成像是指在静脉注射对比剂的同时对选定的层面行连续多层扫描,以获取该层面内每一像素的时间密度曲线。然后根据曲线利用不同的数学模型计算出血流量等参数,以此来评价组织器官的血流灌注状态。

谭理连等探讨了螺旋 CT 动态增强扫描直径 ≤ 3cm 周围型肺癌血流动力学特点。回顾性分析了经病理证实或临床针对性治疗有效的 77 例直径 ≤ 3cm 孤立性肺结节病灶(其中周围型肺癌 50 例,肺炎性结节 21 例,结核球 5 例,转移瘤 1 例)患者的资料。所有患者均行螺旋 CT 动态增强扫描,分别于注射对比剂后 8、15、22、29、36、43、50、60、90、120、180 秒各扫描 1 次,绘出病灶动态增强时间 - 密度曲线,计算病灶最大增强线性斜率(SS)、强化峰值(PH)、血流灌注量(BP)。结果:肺癌时间 - 密度曲线形态主要表现为起始呈慢升,后呈急升达峰值再慢降型;肺炎性结节时间 - 密度曲线形态主要表现为起始呈急升、再慢升达峰值、再慢降型;肺结核球、转移瘤的时间 - 密度曲线形态多呈一低平曲线。肺癌平均 SS、BP、PH 分别为 $(3.12\% \pm 2.11\%)$/s、(0.79 ± 0.72)ml/$(min·ml)$、(39.36 ± 16.67)Hu。肺炎性结节平均 SS、BP、PH 分别为 $(4.86\% \pm 3.39\%)$/s、(1.28 ± 0.98)ml/$(min·ml)$、(65.89 ± 21.35)Hu。结核球平均 SS、BP、PH 分别为 $(0.66\% \pm 0.1)$%/s、(0.17 ± 0.05)ml/$(min·ml)$、(12.75 ± 3.75)Hu。转移瘤 PH 为 4.47Hu。结论认为,螺旋 CT 动态增强扫描能反映直径 ≤ 3cm 周围型肺癌的血流动力学特征,对周围型肺癌诊断与鉴别诊断有较大临床价值。

(七) 计量诊断

肺内周围型球形病灶常见有肺炎性假瘤、肺结核瘤、肺错构瘤和周围型肺癌,早期往往无症状或症状轻微,鉴别诊断困难,容易误诊。医学计量诊断采取常用的概率型数学模型——最大似然法,制定出肺内周围型球形病灶计量鉴别诊断指数表,并制成电子计算机专家诊断系统。笔者回顾性分析了国内 2937 例肺内周围型球形病灶(包括肺炎性假瘤、肺结核瘤、肺错构瘤和周围型肺癌),根据临床常用的肺部球形病灶鉴别诊断要点,筛选出有价值的 15 个项目 32 个指标,编制了电子计算机计量诊断系统。经手术病理证实的 711 例肺内周围型球形病灶,317 例周围型肺癌计量诊断的阳性率为 94.0%(术前诊断阳性率 78.1%,提高了 15.9%),204 例结核瘤为 94.1%(术前为 24.2%,提高了 69.9%),120 例错构瘤为 89.2%(术前为 22.2%,提高了 67.0%),70 例炎性假瘤为 82.8%(术前为 13.8%,提高了 69.0%)。由此可见,计量诊断可使各种疾病的诊断阳性率大幅度上升,明显提高了肺内周围型球形病灶的鉴别诊断能力。方法简单易行,便于基层医院应用,但确诊还是靠病理。

(八) 液体活检

肿瘤患者血液中存在少量循环肿瘤细胞(circulating tumor cell,CTC)以及由坏死癌细胞释放的少量循环肿瘤 DNA(circulating Tumor DNA,ctDNA)。通过检测血液中的 CTC 和 ctDNA 对患者肿瘤进行诊断与监测的方法被称为液体活检。在临床实践中,获得肿瘤患者组织样本只有手术活检和穿刺活检两种。相比于传统的活检方法,液体活检具有副作用小、操作简单、能重复取样等优点。

CTC 是指自发或因诊疗操作由实体瘤或转移灶释放进入外周血循环的肿瘤细胞,是恶性肿瘤患者出现术后复发和远处转移的重要原因,也是导致肿瘤患者死亡的重要因素。CTC是一个良好的肿瘤预后标志,是能够帮助医生揭示患者未来复发风险或者死亡风险的检测指标。CTC还是一个良好的药物敏感性标志物。若CTC阳性患者经过药物治疗后转为阴性,则证明该药物对患者有效,不然医生则考虑采用其他的治疗方案。反之,若CTC阴性患者在治疗过程转为阳性,则证明患者肿瘤已经产生了抗药性,医生需要及时的更换药物,以达到精准医疗的目的。CTC为转移的肿瘤细胞,其基因型可能与肿瘤转移组织更类似。通过监测CTC类型和数量变化可以实时评估肿瘤动态与治疗效果,有望实现个体化精准用药。

　　ctDNA是人体血液系统中带有的来自肿瘤基因组的DNA片段。主要来源为坏死的肿瘤细胞、凋亡的肿瘤细胞、循环肿瘤细胞、肿瘤细胞分泌的外排体。这些肿瘤DNA往往含有肿瘤基因组所特有的基因突变,据此可以指导抗肿瘤药物选用、疗效评估、预后判断,甚至早期发现和早期诊断。

　　ctDNA在临床应用潜力非常广泛,主要涉及肿瘤早期筛查、肿瘤动态监测、耐药基因突变检测、评估肿瘤异质性及复发风险等作用。从已有的临床实验来看,ctDNA的检测平台一般为二代基因测序与数字化PCR,适应证集中在非小细胞肺癌、乳腺癌、结直肠癌、皮肤癌等常见肿瘤。ctDNA同时来自于原发肿瘤细胞与转移肿瘤细胞的衰亡,其基因型可能介于两者之间。从临床角度,同时检测CTC和ctDNA所得到的信息可能是互补的(表8-6-1)。

表 8-6-1　CTC 与 ctDNA 的比较

比较	CTC	ctDNA
共同点	灵敏度高、高频检测、成本低、适用于大部分肿瘤	
不同点	■ 捕获细胞,可提供包括蛋白表达、染色体变异、基因突变等多种信息	■ 捕获DNA片段,只提供基因突变信息
	■ 基因信息与肿瘤转移组织类似	■ 基因信息来自于原发组织与转移组织,更综合
	■ 仅适用于肿瘤转移期患者	■ 适用于肿瘤患者以及健康人群的肿瘤早筛
发展趋势	同一管血样中可同时检测CTC和ctDNA。两种技术得到的诊断信息可能互补	

　　近来上海安可济公司采用Firefly TM技术即单链环化DNA滚环复制串联重复确认法,取代国际主流的双链DNA分子条码扩增比对确认法,在解决了微量的循环肿瘤DNA扩增难题的同时极大地提高了检测灵敏度和特异性。基于该技术开发的涵盖61个基因测序的安可济TM产品已经完成了性能验证,正在中国推进针对不同癌症种类的6个临床合作研究项目。临床研究结果证明了在晚期肺癌病例中,ctDNA与组织测序有98%病例符合率和高达87%位点符合率。

三、治疗

　　周围型肺癌以手术切除、局部放疗结合全身化疗、分子靶向治疗为主。但由于腺癌易发生远位转移,确诊时80%以上为肺癌晚期,失去手术治疗时机。近年来由于肿瘤微创治疗技术的发展,主要采取经皮穿刺引导下的消融治疗(氩氦刀、射频、微波、激光等)、胸腔镜治疗、立体定向放疗、局部放疗粒子/化疗粒子植入等,使许多肿瘤可以达到原位根治效果。

气管镜可在导航系统引导下,将放疗粒子、基因药物、化疗药物等植入或注射到瘤体内,或应用射频消融治疗,发挥应有的治疗作用。

四、典型病例

患者男性,80 岁,因"发热、咳嗽 7 天"于 2009-9-13 入院。患者于 2009 年 9 月初无明显诱因出现发热、咳嗽,行胸部 CT 检查发现右肺上叶前段团块状影,大小约 21cm×18cm,边缘可见毛刺征,并与纵隔分界不清,纵隔淋巴结肿大(图 8-6-1A),行肺穿刺活检,病理结果为"低分化鳞癌";次日行电子支气管镜下纵隔淋巴结针吸活检,病理结果为"恶性肿瘤细胞团",临床诊断:原发性右肺周围型低分化鳞癌,$T_3N_3M_0$,Ⅲb 期,纵隔淋巴结转移;原发性舌癌手术切除术后;冠状动脉粥样硬化性心脏病、稳定性心绞痛、高血压 2 级。

患者入院后先后两次分别在 CT 引导下行放/化疗粒子植入治疗。右上肺病灶行仰卧位扫描,右纵隔淋巴结病变行俯卧位扫描,明确病灶位置、大小及其与邻近结构关系,依据扫描图像制定三维植入计划,确定右侧前上胸壁皮肤穿刺点、穿刺深度及角度。局部消毒铺巾,局麻下以专用粒子植入针穿刺,复扫位置准确后依计划分别在右上肺病灶和右纵隔淋巴结病变植入放/化疗粒子(图 8-6-1B,C)。

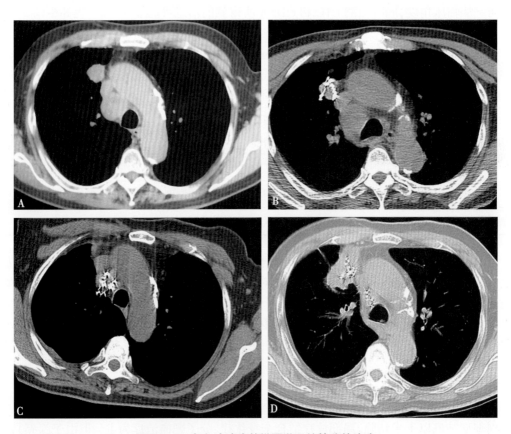

图 8-6-1　右上叶肺癌并纵隔淋巴结转移的治疗

A. 胸部 CT 检查发现右肺上叶前段团块状影(21cm×18cm),边缘可见毛刺征,紧贴纵隔,纵隔淋巴结肿大(直径约 3cm);B. 肺内肿瘤植入放射性/化疗粒子;C. 右上纵隔 2 区淋巴结内植入放射性/化疗粒子;D. 1 个月后复查肺 CT,右上肺内病灶较前增大,纵隔内病灶较前明显缩小

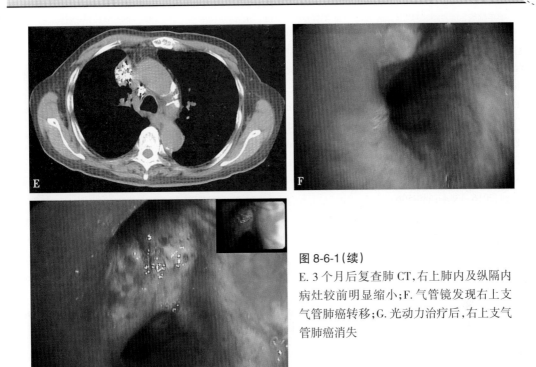

图 8-6-1(续)
E. 3 个月后复查肺 CT,右上肺内及纵隔内病灶较前明显缩小;F. 气管镜发现右上支气管肺癌转移;G. 光动力治疗后,右上支气管肺癌消失

　　1 个月后复查胸部 CT,右上肺内病灶较前增大,纵隔内病灶较前明显缩小(图 8-6-1D)。右上肺内病灶再次在 CT 引导下植入放 / 化疗粒子。3 个月后复查右上肺内及纵隔内病灶基本消失(图 8-6-1E)。

　　1 年半后又发现右侧牙龈癌及右上支气管肺癌转移(图 8-6-1F),遂行 APC 及 PDT。1 个月后牙龈癌好转,右上支气管肺癌消失(图 8-6-1G)。

(王洪武)

参 考 文 献

1. 谭敏,宾晓农,陈家堃. 痰脱落细胞 ras 基因突变在肺癌诊断中的意义. 国际医药卫生导报,2007,13(14):4-7.

2. 陈东,葛湛,何学军,等. 低剂量与薄层扫描螺旋 CT 在检出肺结节中的研究. 实用医技杂志,2007,14(15):1984-1986.

3. MacRedmond R,McVey G,Lee M,et al. Screening for lung cancer using low dose CT scanning:results of 2 year follow up.Thorax,2006,61:54-56.

4. National Lung Screening Trial Research Team,Aberle DR,Adams AM,Berg CD,et al.Baseline characteristics of participants in the randomized national lung screening trial. J Natl Cancer Inst,2010,102(23):1771-1779.

5. Park CM,Goo JM,Lee HJ,et al.Nodular Ground-Glass Opacity at Thin-Section CT:Histologic Correlation and Evaluation of Change at Follow-up. Radio Graphics,2007,27:391-408.

6. Yoshida Y,Kokubu A,Suzuki K,et al. Molecular Markers and Changes of Computed Tomography Appearance in Lung Adenocarcinoma with Ground-glass Opacity. Japan J Clin Oncol,2007,37(12):907-912.

7. 金发光,刘同刚,谢永宏,等. 超细支气管镜肺活检并刷检结合经皮肺自动弹性活检对肺周边病灶的诊断. 心肺血管病杂志,2006,2:5-8.

8. Heyer CM,Kagel T,Lemburg SP,et al.Transbronchial Biopsy Guided by Low-Dose MDCT:A New Approach for Assessment of Solitary Pulmonary Nodules.*AJR*,2006,187:933-939.

9. Yoshikawa M,Sukoh N,Yamazaki K,et al.Diagnostic Value of Endobronchial Ultrasonography With a Guide Sheath for Peripheral Pulmonary Lesions Without X-Ray Fluoroscopy.Chest,2007,131:1788-1793.

10. Kurimoto N,Osada H,Miyazu Y,et al. Endobronchial ultrasonagraphy using two types of the guide sheath (EBUS-GS)for peripheral pulmonary lesions. Chest,2007,132(4):439S.

11. Eberhardt R,Anantham D,Ernst A,et al.Multimodality Bronchoscopic Diagnosis of Peripheral Lung Lesions.A Randomized Controlled Trial.Am J Respir Crit Care Med,2007,176:36-41.

12. Khan KA,Nardelli P,Jaeger A,et al.Navigational bronchoscopy for early lung cancer:A Road to Therapy.Adv Ther,2016,33(4):580-596.

13. Fukusumi M, Ichinose Y, Arimoto Y,et al.Bronchoscopy for pulmonary peripheral lesions with virtual fluoroscopic preprocedural planning combined with EBUS-GS:a pilot study.J Bronchology Interv Pulmonol,2016;23(2):92-97.

14. Kim TJ,Lee JH,Lee CT,et al.Diagnostic accuracy of CT-guided core biopsy of ground-glass opacity pulmonary lesions. AJR,2008,190:234-239.

15. Yi CA,Lee KS,Kim B-T,et al. Tissue characterization of solitary pulmonary nodule:comparative study between helical dynamic CT and integrated PET/CT. J Nucl Med,2006,47:443-450.

16. 谭理连,李扬彬,李树欣,等. 螺旋 CT 动态增强扫描对直径≤ 3cm 周围型肺癌血流动力学定量研究. 中国 CT 和 MRI 杂志,2006,4(1):17-19.

17. 王洪武,赵建武. 计量诊断对判别肺内周围型球形病灶的价值. 中国肿瘤临床,1996,23(4):247-251.

18. Wan JW, Gao MZ, Hu RJ, et al. A preliminary study on the relationship between circulating tumor cells count and clinical features in patients with non-small cell lung cancer. Ann Transl Med, 2015,3(22):352.

19. Sun W, Yuan X, Tian Y,et al.Non-invasive approaches to monitor EGFR-TKI treatment in non-small-cell lung cancer. J Hematol Oncol,2015,31,8:95.

20. Xu S, Lou F, Wu Y,et al. Circulating tumor DNA identified by targeted sequencing in advanced-stage non-small cell lungcancer patients. Cancer Lett, 2016,370(2):324-331.

21. Hongwu Wang,Littrup PJ,Yunyou Duan,et al. Thoracic masses treated with percutaneous cryotherapy:Initial experience with more than 200 procedures.Radiology,2005,235:289-298.

22. Wolf FJ,Grand DJ,Machan JT,et al. Microwave ablation of lung malignancies:Effectiveness,CT findings,and safety in 50 patients.Radiology,2008,247:871-879.

23. Simon CJ,Dupuy DE,Dipetrillo TA,et al. Pulmonary radiofrequency ablation:Long-term safety and efficacy in 153 patients. Radiology,2007,243:268-275.

24. 安有明,黄润生,吴彩珍,等. 立体定向放疗治疗早期非小细胞肺癌. 临床肺科杂志,2008,13(5):577-579.

25. 郑广钧,柴树德,毛玉权,等. CT 引导下放射性粒子植入治疗肺转移癌,2008,2 :14-17.

第七节　恶性肿瘤所致的阻塞性肺不张

一、概述

所谓肺不张即指任何原因引起一侧肺、一个肺叶、一个肺段或一个肺泡单位的萎缩。肺不张多发于中年男性,此年龄段亦为肺癌的高发年龄。肺不张最常见的三大病因是:肺癌、炎症和结核。

据笔者 2974 例肺不张分析,以癌症最为常见占 54.5%,次为炎症占 35.9%,结核仅占 4.2%。引起全肺不张和上、下叶不张最常见的病因为肺癌,右上叶支气管癌占 17.2%;而右中叶肺不张最常见的病因为炎症 65.7%,结核最多发生于右中叶支气管占 50.7%。

肺不张的病因与年龄亦有关系,青年组肺不张以炎症、结核为主,而老年组则以肺癌居多。临床上最常见的还是恶性肿瘤引起的阻塞性肺不张。

大多数阻塞性肺不张是由叶或段的支气管内源性或外源性的阻塞所引起,引起阻塞的病变可发生在支气管腔内、腔外或支气管壁上。恶性肿瘤可来源于气道原发肿瘤或转移性肿瘤。

二、发病机制

根据发病机制,肺不张可分为阻塞性肺不张、非阻塞性肺不张和压迫性肺不张。

支气管突发阻塞后,周围肺泡内气体经肺泡毛细血管血液循环吸收,在 18~24 小时内形成肺无气状态和肺组织收缩。在无感染情况下,肺脏可完全收缩和萎陷。早期阶段,血液灌注经过无气的肺组织,结果造成动脉低氧血症。毛细血管和组织缺氧导致液体渗漏和肺水肿;肺泡腔内充满分泌物和细胞,使不张的肺不能完全萎陷。虽然未受损害的周围肺组织膨胀可部分代偿肺容积的缩小,但在大面积肺不张时,还有横膈抬高,胸壁扁平,心脏和纵隔移向患侧。根据肺阻塞的程度,可分为完全性肺不张(肺密度均匀一致性增高,肺体积缩小,图 8-7-1A)、肺膨胀不全(肺密度不一致性增高,体积缩小,图 8-7-1B)和肺段性肺不张(图 8-7-1C)。

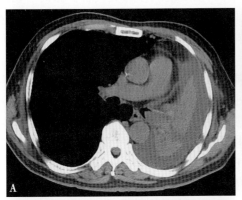
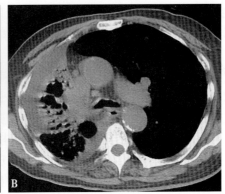
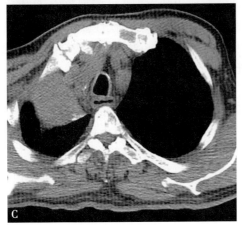

图 8-7-1 阻塞性肺不张的 CT 表现
A. 因左主支气管阻塞引起的左全肺不张;
B. 因右上支气管阻塞引起的右上肺膨胀不全;C. 因右上叶前段支气管阻塞引起的右上叶前肺段不张

三、症状及体征

　　阻塞性肺不张的临床表现主要取决于肺不张程度和范围、发生的时间以及并发症的严重程度。急性起病的一侧全肺不张,可有胸闷、气急、呼吸困难、干咳等。当合并感染时,可引起患侧胸痛,突发呼吸困难和发绀、畏寒、发热、咳嗽、喘鸣、咯血、脓痰、心动过速,严重时引起血压下降,有时出现休克。缓慢发生的肺不张或小面积肺不张可无症状或症状轻微。胸部体格检查示病变部位胸廓活动减弱或消失,气管和心脏移向患侧,叩诊呈浊音至实音,呼吸音减弱或消失。肺不张范围较大时,可有发绀,病变区叩诊浊音,呼吸音减低。吸气时,如果有少量空气进入肺不张区,可听到干性或湿性啰音。

四、影像学及支气管镜下表现

(一)影像学表现

　　胸部 X 线及肺 CT 检查是临床诊断肺不张的主要检查方法,可确定其发生部位。肺不张的 X 线表现分直接 X 线征象和间接 X 线征象两种。

　　1. 直接 X 线征象　一侧肺不张,表现为患侧肺野呈均匀一致的密度增高影,胸廓塌陷,肋间隙变窄,纵隔向患侧移位,横膈上抬,健侧肺代偿性肺气肿。肺叶不张因肺叶的大小形态不同,表现也不同,但共同点为肺叶体积缩小,密度增高,肺血管、肺门及纵隔不同程度向患侧移位,邻近肺组织代偿性肺气肿。肺段不张较少见,一般不具特征性,仅肺段体积缩小。

　　肺不张的组织透亮度降低,均匀性密度增高,恢复期或伴有支气管扩张时可密度不均(囊状透亮区)。不同程度的体积缩小,亚段及以下的肺不张可因有其他侧支的通气而体积缩小不明显。叶段性肺不张一般呈钝三角形,宽而钝的面朝向肋膈胸膜面,尖端指向肺门,有扇形、三角形、带状、圆形等。

　　2. 肺不张的间接 X 线征象　叶间裂向肺不张的患侧移位,如右肺横裂叶间胸膜移位,两侧的斜裂叶间胸膜移位等;由于肺体积缩小,病变区的支气管与血管纹理聚拢,而邻近肺代偿性膨胀,致使血管纹理稀疏,并向不张的肺叶弓形移位;肺门阴影向不张的肺叶移位;肺门阴影缩小和消失,并且与肺不张的致密影相融合;纵隔、心脏、气管向患侧移位,特别是全肺不张时明显,有时健侧肺疝移向患侧,而出现纵隔疝;横膈肌升高,胸廓缩小,肋间隙变窄。

　　3. CT 扫描　也是诊断肺不张的重要手段,随着高分辨 CT(HRCT)的应用,CT 也能对肺不张的范围和部位作出准确的判定(图 8-7-1)。最突出的表现为叶间裂移位,肺密度增高,血管和支气管聚集拥挤等直接征象;也有纵隔移位,肺门移位,代偿性肺气肿,胸廓塌陷,横膈抬高,充气支气管征等间接征象。同时还可了解气管、支气管的管腔狭窄、阻塞程度。但对病因诊断属间接性的,需结合支气管镜检查明确诊断。

(二)支气管镜下表现

　　恶性肿瘤气管镜下可表现管内型、管壁型、管外压迫型和混合型四种类型。

　　1. 管内型(图 8-7-2A)　为广基底结节或有蒂肿块型,肿物呈息肉或结节状突向腔内,基底贴附于管壁,瘤体与气管壁分界不清,伴管壁局限性增厚,管腔变窄。

　　2. 管壁型(图 8-7-2B)　沿管壁浸润状增厚型,肿瘤起源于气管黏膜上皮及腺体组织,并沿管壁长轴浸润生长,使管壁全层、全周或近全周增厚,致管腔重度狭窄。

　　3. 混合型(图 8-7-2C)　为肿瘤穿破管壁向腔外生长,轮廓不规则或分叶。向腔内生长

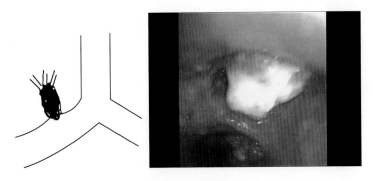

图 8-7-2A　管内型

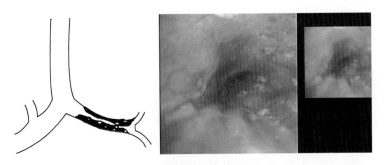

图 8-7-2B　管壁型

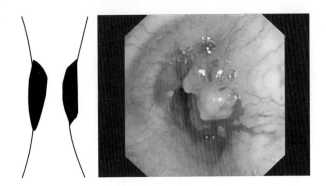

图 8-7-2C　混合型

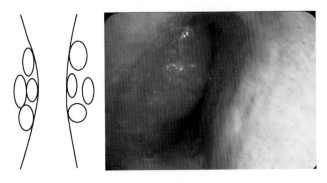

图 8-7-2D　管外压迫型

为主者管腔明显狭窄,若向腔外生长,常累及纵隔及颈部结构。

4. 管外压迫型(图 8-7-2D)　肿瘤源于管壁或管壁外组织,在管腔外生长,但压迫气道变窄。

五、诊断

阻塞性肺不张诊断主要靠胸部影像学检查、支气管镜检查,同时需结合病史。引起肺不张的病因很多,电子气管镜检查是肺不张最有价值的诊断手段之一,多数情况下可在镜下看到阻塞性病变,并在病变部位活检、刷检或灌洗,因此气管镜检查是获得肺不张病理诊断的有效方法。

六、治疗

阻塞性肺不张的治疗,需根据阻塞的部位,采用手术、放疗、化疗及支气管镜下介入治疗等。本书主要介绍镜下治疗方法。

1. 药物注射　支气管镜直视下向肿瘤组织直接注射化疗药物(如抗癌药、基因药物、无水乙醇、恩度等),近期疗效明显,并能保证瘤体抗癌药物高浓度,更好地杀伤瘤细胞,使瘤体组织坏死、脱落、缩小,使气道通畅,不张肺复张。虽然早期有咯血、气道狭窄加重、恶心呕吐、脱发等症状,但相对于全身化疗来说,副作用明显减少,有利于患者坚持化疗,提高生存质量,减轻痛苦。

2. 消融治疗　热消融,如激光、高频电刀、APC 及微波;冷冻,可分为冻取及冻融。

3. 光动力治疗　应在消融治疗的基础上应用,有助于消灭残余肿瘤。

4. 内支架治疗　应在消融治疗、远端肺复张的基础上应用,以放置被膜金属支架或放射性粒子支架为宜。

5. 血管介入治疗　如瘤体内血管较丰富,可先行支气管动脉栓塞化疗,再采取腔内消融治疗或经皮穿刺消融治疗等。

6. 放 / 化疗粒子植入　应在消融治疗的基础上应用,将粒子植入到黏膜下、支架下或瘤体内。

笔者曾回顾性分析 120 例经病理证实的因恶性肿瘤引起的阻塞性肺不张,年龄 5~90 岁。气管镜下行 APC、冷冻等治疗。结果显示,120 例患者合并肺不张 187 个,缘于原发肿瘤引起者 98 个,转移肿瘤引起者 89 个。在原发气道肿瘤引起的肺不张患者中,两肺发生肺不张的次数相似,但双上肺最为常见(占 44.9%,χ^2=27.918,$P<0.001$,右上肺最多,次为左上肺),次为全肺不张(16.3%),左全肺不张明显多于右全肺不张(1% vs 15.3%,χ^2=1.338,$P<0.001$)。41.8%(41/98)的气道内肿瘤可经气管镜治疗完全消除,有效率(CR+PR)达 98%。以右中叶支气管的疗效最佳。经气管镜治疗后,12.2%(12/98)可完全复张,部分复张率达 17.3%(17/98),有效率达 29.6%(29/98)。左肺复张的有效率(43.7%)高于右肺(16%,χ^2=9.051,$P<0.05$)。

在转移性气道肿瘤引起的肺不张患者中,两肺发生肺不张的次数亦相似,但以两全肺不张最为常见(占 49.4%,左肺多于右肺),明显高于原发肿瘤引起的全肺不张(χ^2=23.767,$P<0.01$);次为双上肺不张占 25.8%,但低于原发肿瘤引起的右上肺不张 46.1%($P>0.05$);46.1%(41/89)的气道内肿瘤可经气管镜治疗完全消除,有效率(CR+PR)达 97.7%,各段支气管内肿瘤的消除率相似。经气管镜治疗 3 天后,经 CT 复查发现肺完全复张率达 12.3%(11/89),部分复张率达 43.8%(39/89),有效率达 56.2%(50/89),明显高于原发肿瘤引起的肺不张的疗效

(χ^2=13.541,P<0.01)。双肺复张的有效率相似。从上可见,气管镜对两组气道内肿瘤的清除率相似,但原发肿瘤组肺复张率明显低于转移组。治疗后患者的体质评分(KPS)均有明显升高,气促评分(SS)明显降低。术中约 3/4 出现低氧血症,3.4% 发生术中大出血,其中 1 例死亡。大多数濒危的患者经气管镜治疗后生存期延长,中位生存时间为 6 个月,1 年存活率 27.1%。

对严重气道阻塞的患者,应以硬质镜结合软镜治疗为宜。恶性肿瘤阻塞所致全肺不张可引起严重的血流 / 通气比例失调,造成难以纠正的低氧、感染等并发症。既往认为阻塞性肺不张 2 个月,肺即可发生机化,不能复张,或全肺复张后易发生复张性肺水肿,对全肺不张的治疗更增加了神秘色彩。笔者观察患者全肺不张平均时间为 2.8 个月左右,复张率约 2/3,无 1 例发生复张性肺水肿,1 例阻塞两年的患者亦有部分肺复张。气道再通的患者,均可吸出大量黄脓痰,氧合指数均可明显改善。

如何快速、有效地开通气道,与麻醉方式、介入通道和所用设备有关。笔者在早期阶段主要采取局部麻醉、软镜检查的方法。但大多数全肺不张的患者难以平卧,操作较为困难。由于麻醉师的大力配合,后期患者均在全麻或监视麻醉下进行,患者无痛苦记忆。

电视硬质镜联合软性支气管镜,可迅速清除肿瘤,使阻塞的管口再通,治疗效率大大提高。笔者采用的治疗方法有铲除法、夹取法、冻取法、电圈套器、APC、局部注药、内支架等。采用哪些方法合适,需考虑内镜技术的熟练程度、已有的设备条件等。对有蒂或瘤体较长的肿瘤适合用电圈套器或光学活检钳将肿瘤直接切除;对瘤体表面较脆、易出血的肿瘤则适宜先用 APC 封闭血管,再结合冷冻将肿瘤冻取;对基底较宽、瘤体较大的肿瘤,亦可直接用冻取的方法,必要时结合 APC。

根据笔者经验,均可通过气管镜将两侧支气管内病灶大部分清除,有效率达 91.7%~100%,与病灶部位无明显关系。肺不张的复张程度两侧虽相似,但主支气管内病灶肺完全复张率明显高于段支气管内病灶者,肺复张率(全部 + 部分)前者亦高于后者,说明大气道内肿瘤清除后,远端肺易复张。段支气管内肿瘤由于远端易残留(器械等原因不能深入清除病灶),段及亚段支气管不易再通,相应的肺段不易复张。

腔内肿瘤清除后可能会复发,造成再阻塞,所以术后还应行多次气管镜复查,同时结合全身化疗、局部放疗等。

七、典型病例

例:因左肺鳞癌阻塞左主支气管引起的左全肺不张

患者男,57 岁。主因"干咳、声嘶 1 年,加重伴呼吸困难 2 周"于 2010-11-7 收入院。患者 1 年前无明显诱因出现干咳,无痰,声嘶,在外院按咽炎治疗,疗效不佳。10 月前间断出现饮水呛咳,未予注意。2 周前患者咳嗽剧烈,无痰,剧烈活动后感气短明显,在外院给予抗感染治疗,此后活动后气短症状进行性加重。1 周前因咯血丝痰,每日 4~5 口,为鲜红色,在外院行胸部 CT 示左下肺前基底段开口处有一肿物,隆突下有一肿大淋巴结,考虑为肺癌。入院前夜晚突感气短、喘憋明显,大汗,四肢厥冷,不能平卧,在外院查血气分析为低氧血症,胸片示左全肺不张(图 8-7-3A),遂急诊转入我院。在手术室全麻下插入硬质镜,气管镜所见左主支气管被肿瘤完全阻塞(图 8-7-3B),用冻取结合 APC 将左主支气管肿瘤全部取出,肿瘤基底部位于左主支气管中下端,左上、下叶开口通畅,吸出大量脓性分泌物,1 周后复查肺 CT,肺已完全复张,左下肺可见直径 2cm 的肿瘤,纵隔及隆突下淋巴结肿大(图 8-7-3C)。随

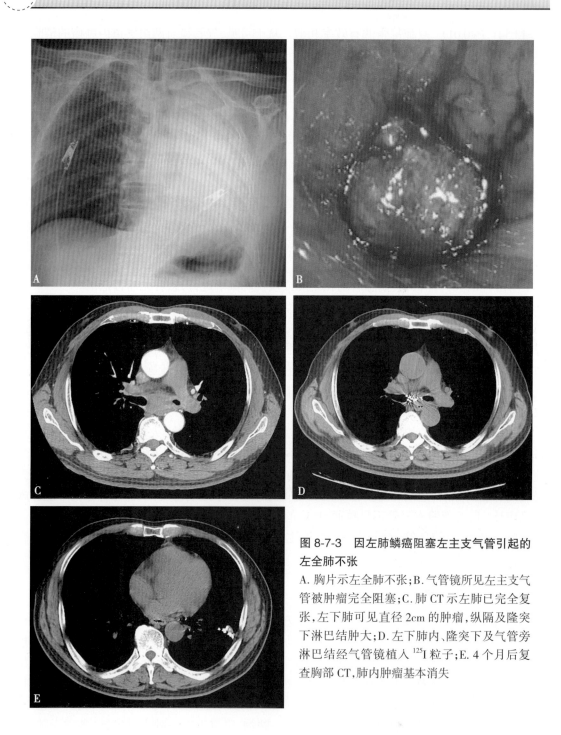

图 8-7-3　因左肺鳞癌阻塞左主支气管引起的左全肺不张

A. 胸片示左全肺不张；B. 气管镜所见左主支气管被肿瘤完全阻塞；C. 肺 CT 示左肺已完全复张，左下肺可见直径 2cm 的肿瘤，纵隔及隆突下淋巴结肿大；D. 左下肺内、隆突下及气管旁淋巴结经气管镜植入 ^{125}I 粒子；E. 4 个月后复查胸部 CT，肺内肿瘤基本消失

后左主支气管行光动力治疗，左下肺内、隆突下及气管旁淋巴结经气管镜植入 ^{125}I 粒子(图 8-7-3D)，同时结合全身化疗(培美曲赛 + 顺铂 + 恩度)3 个疗程。左下肺内肿块在 CT 引导下经皮穿刺植入放(化)疗粒子，4 个月后复查胸部 CT，肺内肿瘤基本消失(图 8-7-3E)，纵隔及隆突下淋巴结明显缩小。复查气管镜，左主支气管黏膜光滑。

(王洪武)

参 考 文 献

1. 王洪武,田光,段蕴铀,等.2794 例肺不张纤支镜检查资料分析.天津医药,1997,25(2):101-102.
2. 罗维贵,李文强,林剑勇,等.纤维支气管镜筛查胸部 X 线"三阻征"早期中央型肺癌的结果分析.中国综合临床,2008,24(7):637-639.
3. 李凤玲,胡建章.246 例肺不张电子支气管镜检查结果分析.中国医师进修杂志,2008,31(10):53-54.
4. 蒋琳,刘万富.阻塞性肺不张 270 例临床分析.四川医学,2007,28(7):723-724.
5. 王洪武,李冬妹,周云芝,等.气管镜治疗 187 例次因恶性肿瘤引起的阻塞性肺不张的临床分析.中国肺癌杂志,2011,14(8):653-659.
6. Garg T,Gera K,Shah A. Middle lobe syndrome:an extraordinary presentation of endobronchial tuberculosis. Pneumonol Alergol Pol,2015,83(5):387-391.
7. Lu M,Pu D,Zhang W,et al.Trans-bronchoscopy with implantation of ^{125}I radioactive seeds in patients with pulmonary atelectasis induced by lung cancer.Oncol Lett,2015,10(1):216-222.

第八节　咯　　血

一、概述

咯血是指喉及喉以下呼吸道任何部位的出血,经咳嗽从口腔咯出。咯血大部分源于肺部体循环系统,主要是支气管动脉(>90%),亦有来自锁骨下动脉分支、肋间动脉分支等,少数源于肺动脉分支。支气管扩张、肺结核、肺癌、肺隔离症、支气管动脉 - 肺动脉瘘等为咯血的常见原因。支气管动脉或其分支一旦受累破裂,即发生咯血乃至大咯血。

根据咯血量的多少,分为痰中带血、少量咯血、中量咯血和大量咯血。由于肺出血可能淤积在肺内或经口咽下,咯出的血量并不能反映实际的出血量,因而不能根据咯出的血量来判断出血的严重程度。其中急性大咯血通常是指危及生命的咯血,其发生率为 7%~32%,是急诊的危重情况,患者常因休克或窒息突然死亡。

二、治疗

如果患者仅为痰中带血或咯数口鲜红色血,无大咯血的潜在风险,可适当服镇咳药及口服止血药:如安络血、云南白药;静脉或肌注酚磺乙胺、氨甲苯酸等止血药物。对于中等量、大咯血,在保持呼吸道通畅、给予生命体征支持的同时进行止血,常用药物有垂体后叶素、氨甲苯酸、酚磺乙胺、血凝酶如巴曲亭、立止血等。药物止血效果不佳时,可考虑支气管动脉栓塞术,如果以上止血手段都无法有效止血时,如果病变适于手术切除,可考虑外科手术。

经气管镜下介入治疗止血是咯血的一种微创内科止血治疗手段,可在明确病因的同时进行镜下止血治疗。随着支气管镜检查技术的广泛开展,经支气管镜介入治疗止血的方法也越来越多,技术也较为成熟。尤其对于部分接受内科药物、介入栓塞、外科手术以及原发病治疗后均不能达到理想效果的长期顽固性咯血患者,经支气管镜介入治疗咯血为一种相对安全、有效的方法。但对于单纯血管性因素如支气管动脉畸形等疗效较差。因此,可根据临床需要,两种或两种以上不同的方法联合治疗可能达到满意的效果。

支气管镜下介入止血治疗的步骤如下:

1. 掌握治疗时机的选择,充分向患者家属解释病情,获得同意并签字。

2. 常规支气管镜检查术前准备。

3. 检查及治疗全程进行心电监护,同时吸氧。

4. 进行支气管镜下治疗。

(1) 镜下灌注止血药物:支气管镜进入后,首先清理气道内的陈旧或新鲜出血,使用冰盐水(4℃左右)或肾上腺素稀释液(0.9%氯化钠注射液100ml+肾上腺素0.5mg)进行冲洗,吸出气道内的血迹。对肺部有病变且部位明确者,先清理正常气道内血迹,并观察有无活动性出血,最后观察病变部位,再次用肾上腺素稀释液冲洗,吸引后观察有无活动性出血,明确出血部位后,将支气管镜前端伸入肺叶或肺段支气管内,根据出血量的大小,选择局部灌注的止血药物种类。常用的药物有:①出血量较少者,选择肾上腺素稀释液或卡络磺钠氯化钠注射液,每次5ml注入后吸出,观察止血效果;②若仍有出血,可注入血凝酶(巴曲亭、立止血、白眉蛇毒血凝酶等),可根据出血情况反复灌注;③若出血量多且出血速度快,直接灌注凝血酶冻干粉(灭菌注射用水5ml进行稀释),使用剂量200~2000U不等,少数急性出血可至10 000U。待血止后吸出局部凝血块。该方法适用于各种原因的出血,无论镜下是否看到病变。

(2) 镜下氩气刀、电刀、激光止血:该方法适用于有明确气道内病变者,使用电刀、氩气刀、激光等电凝止血功能,对气道内病灶直接进行电凝止血治疗。具体操作方法见高频电刀、氩气刀、激光的操作。

(3) 支气管镜下局部灌注生物蛋白胶:多用于气道内无明确病变者。生物胶是以哺乳动物或人的血液有关成分为原料,提取高浓度的纤维蛋白原为基质,加上能使其转变成纤维蛋白的凝血酶,以及钙离子和抑肽酶等组成纤维蛋白胶,主要成分有纤维蛋白原、XIII因子及稳定剂等。在使用时,两种主要成分溶解后相混合,纤维蛋白原在凝血酶的作用下裂解,形成纤维蛋白的单体,随之聚合成纤维蛋白多聚体。凝血酶与Ca^{2+}激活XIII因子,活化后的XIII因子,作用于可溶性纤维蛋白多聚体,使其成为稳定的纤维蛋白多聚体,起到止血作用。而机体具有纤溶系统,在纤溶系统的作用下,纤维蛋白最终会被吸收,当稳定的纤维蛋白多聚体形成后,既为创伤组织提供黏合,又填充组织的缺损,为成纤维细胞、平滑肌细胞等间叶细胞的增殖提供了良好的基质。操作方法同支气管镜下药物止血。

(4) 明胶海绵填塞:明胶海绵为白色或微黄色轻软而多孔的海绵状物,具有吸湿性,不溶于水,可吸收其本身重量的50倍水或48倍血液,吸入大量血液后,促使血小板破裂,释放出大量血小板促凝血因子,促进血液凝固。其主要成分是胶原,为生物体各种结缔组织的主要组成成分,可促进组织愈合,并可体内降解且降解碎片具有组织相容性的特性。同时本品还有支架作用,使血块不易脱落而达止血作用。操作方法:首先进行支气管镜检查,确定出血部位,清理分泌物,使得视野清楚,估计拟行填塞支气管直径大小。退出支气管镜,活检钳伸出活检孔,夹取与拟行填塞支气管直径大小明胶海绵,直视下经口送至出血部位,进行填塞治疗。注意插入内镜时尽量不要接触分泌物。该方法与生物蛋白胶联用可提高止血效果。

(5) 球囊压迫止血:该方法是通过直接压迫或堵塞的办法进行止血。操作方法:支气管镜进入气道,找到出血部位后,清理气道积血及分泌物,向拟堵塞支气管置入导丝,退出支气管镜,直视下沿导丝置入球囊导管,确定球囊位置,经压力泵向球囊注入生理盐水使球囊膨胀压迫出血部位,从球囊导管侧孔注入血凝酶进行止血,或经导管注入封堵剂,待封堵剂凝固,出血停止,前者适用于压迫止血,后者适用于封堵止血。出血停止后,压力泵抽出球囊内液体,退出球囊,清理气道内血液及分泌物,观察无活动性出血后退出支气管镜。

咯血尤其是大咯血时支气管镜的检查时机应在术前充分评价并掌握。现一般认为小量咯血可在咯血期间进行支气管镜检查;中等量咯血但不至于立刻威胁生命时,一般在咯血停止 48 小时后 72 小时前进行检查;大咯血者在咯血量减少或停止 1 周后进行。但如果大咯血患者,如经积极内科治疗仍咯血不止或有窒息可能时,可立即行支气管镜检查,并严格掌握检查适应证和绝对禁忌证(严重心血管疾病和严重凝血功能障碍),同时必须严密心电监护、做好窒息抢救准备,尽量在手术室进行,充分麻醉,充分给氧,由技术熟练、经验丰富的医师操作,动作要轻、快、准。对于凝血功能差,出血量多、出血迅速,诊断不明,尤其高度怀疑单纯血管因素所致的咯血患者,应严格掌握支气管镜介入止血的适应证。对镜下止血有困难者,可联合支气管动脉栓塞术,必要时立即进行外科手术治疗。

三、视频

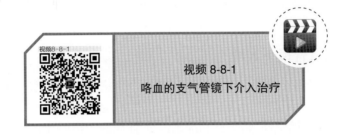

视频 8-8-1
咯血的支气管镜下介入治疗

(李王平　李春梅)

参 考 文 献

1. 孙雪莲.咯血.中国医刊,2010,45(11):80-85.
2. 黄江袁,邹俊袁,吕琴.经支气管镜应用氩气刀治疗气道出血.南方医科大学学报,2010,30(11):2603-2604.
3. 刘建明,刘新民,孙圣华,等.经内镜注射生物蛋白胶联合微波治疗支气管胸膜瘘 8 例.中国组织工程研究与临床康复,2010,14(8):1491-1494.
4. Gursoy S,Yapucu MU,Ucvet A,et al. Fabric glue administration to support bronchial stump line. Asian Cardiovasc Thorac Ann,2008,16(6):450-453.
5. 庞迪,张亚新.新型生物止血材料医用生物蛋白胶临床应用的效果观察.山东生物医学工程,2003,22(1):44-45.
6. 柯彩霞,罗益锋,李志平,等.气道内球囊导管压迫治疗支气管扩张咯血的护理.实用医学杂志,2005,21(21):2451-2452.
7. 金发光,钱桂生,刘同刚,等.支气管检查在胸部影像学正常咯血患者诊断中的应用.中国急救医学,2006,26(7):501-503.

第九节　甲状腺癌气管侵犯

一、概述

甲状腺癌晚期可以侵犯周边重要结构,如喉、气管和大血管等。有报道甲状腺癌侵犯呼吸道者约占 0.9%~22%,晚期患者可达 29.7%。50% 的甲状腺癌死于气道阻塞。瘤体侵犯气管可单独发生,也可合并侵犯食管和喉返神经等。

二、发病机制

甲状腺癌侵犯气管分为腔外型(侵犯气管外筋膜)、管壁型(侵及气管软骨环)、腔内型(侵犯气管黏膜,突入管腔)和混合型 4 种类型,临床以前一种和后一种多见。甲状腺癌侵犯气管前壁、侧壁多见。在侵犯的早期阶段,肿瘤侵出腺体包膜与气管外膜形成癌灶粘连,随后穿透软骨膜侵犯气管浅层和中层,病变进一步发展,肿瘤细胞穿透软骨侵犯至气管黏膜下层,形成黏膜下肿块。晚期肿瘤侵出黏膜形成肉眼可见的肿块。

三、症状及体征

常以甲状腺肿块、呼吸困难、咯血以及声嘶、呛咳等为主要的临床表现。腔外型由于气管外压狭窄变形,引起呼吸困难;管壁型、腔内型肿瘤突入管腔可伴有咯血或痰中带血。

四、影像学及气管镜下表现

根据甲状腺病变侵犯气管部位不同,可以出现不同的影像学和气管镜表现。CT 或 MRI 检查不仅可以清楚地显示甲状腺肿块及气管受侵犯范围,还可明确气管软骨被破坏的程度。CT 对甲状腺侵犯气管的敏感性、特异性和准确性分别为 59.1%、91.4% 和 83.2%。支气管镜检查可以帮助了解患者声带麻痹、气管腔内黏膜受侵犯情况,明确肿瘤管腔内侵犯的部位及范围,必要时可行肿瘤活检,明确其病理诊断。

腔外型:以气管受压变型为主,气管管腔狭窄,但黏膜一般光滑。

管壁型:肿瘤侵犯气管管壁造成气管狭窄,但黏膜可有病变。

腔内型:肿瘤侵犯气管管壁并突入管腔内造成管腔狭窄,肿瘤浸润,黏膜破坏,触之易出血。

五、诊断

如果甲状腺癌患者出现气管侵犯症状,应尽快行 CT、磁共振成像、支气管镜检查等可以明确肿瘤是否侵犯气管。必要时行 PET-CT 检查,以进一步明确肿瘤侵犯的范围。

六、治疗

管外型可以手术切除,而管壁型及管内型则难以手术切除,只能在气管镜下削除肿瘤,再结合 CT 引导下经皮穿刺,甲状腺瘤体内植入放 / 化疗粒子,控制管外肿瘤。

由于甲状腺癌侵犯气道的位置较高,难以放置气管支架。若确有放置支架指征,应放置被膜金属支架,尽量避免放置金属裸支架。

对腔外的甲状腺癌则采取经皮穿刺植入放 / 化疗粒子的方法,以控制肿瘤生长。笔者曾对 4 例甲状腺有病灶的患者行经皮穿刺植入 ^{125} 碘(^{125}I)放射性粒子、5-Fu 缓释化疗药或氩氦刀等治疗,必要时结合血管介入治疗。

七、典型病例

患者男,63 岁,因"间断活动后气短 20 年,加重 2 年"于 2011-6-9 入院。患者 20 年前无明显诱因出现活动后气短,在当地医院诊断为甲状腺左叶癌,行手术切除,术后病理为乳头状癌,术后未行放化疗及其他治疗。未再出现气短等症状。近 2 年患者再次出现刺激性干咳,无痰,活动后气短,乏力,嗜睡,在当地医院行颈部 CT 示甲状腺肿物,考虑为甲状腺癌术后复发。间断服用中药治疗。5 个月前患者气短、思睡症状逐渐加重,伴有喘鸣,在当地医院行颈部 CT:左侧甲状腺区见类圆形软组织肿块,密度混杂,内见点状致密影,与周围分界尚清,增强扫描见明显不均匀强化,肿块下方见多个囊性低密度灶,气管受压右移(图 8-9-1)。仿真内镜显示气管受压表现,气管管腔变窄,内壁黏膜尚完整。颈部未见肿大淋巴结。2011-6-10 在我院手术室全麻下行气管镜检查,术中可见声门下约 2cm 处气管外压性缝隙样狭窄,黏膜表面光滑,血管显露(图 8-9-2),镜身(外径 4.9mm)可勉强通过,狭窄段长约 2cm,在气管镜引导下经鼻腔置入气管插管(ID7.5)至 28cm 处。2011-6-11 行甲状腺癌靶血管栓塞化疗术,术中灌注顺铂 40mg、替加氟 800mg。于 2011-6-13 针对甲状腺癌行氩氦靶向治疗(图 8-9-3)。2011-6-23 将气管插管拔出,并在气管镜下放置 CZTS 型直筒被膜支架(规格 17~90mm,图 8-9-

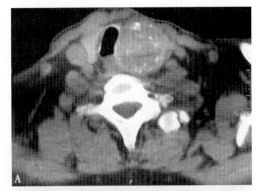

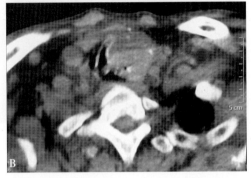

图 8-9-1　左侧甲状腺乳头状癌侵犯气管(管壁型 + 管内型 + 管外型)
A. 颈部 CT 示左侧甲状腺肿大,可见一软组织密度阴影(5cm × 5cm),内部密度不均,有钙化;B. 左侧甲状腺肿物将气管上段压扁,突入管腔,将管腔堵塞 2/3

4),过程顺利。治疗后患者喘憋明显减轻,病情好转出院。出院后病情相对稳定,咳嗽,咯少量白痰,较易咳出,无明显气促,无吞咽困难,无声音嘶哑,无颈部疼痛。半年后行 CT 示甲状

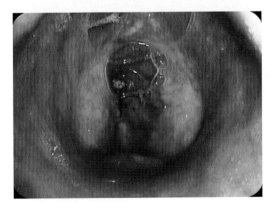

图 8-9-2　左侧甲状腺乳头状癌侵犯气管腔内
声门下 2cm 可见肿瘤从左侧壁侵入管腔内,管腔近乎闭塞,仅留一缝隙

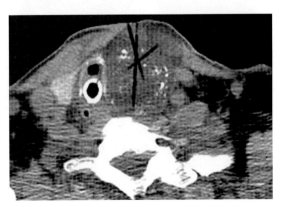

图 8-9-3　氩氦刀治疗
在 CT 引导下经皮穿刺氩氦刀冷冻治疗后,可见冰球覆盖肿瘤面积 120%

腺左叶肿块明显缩小,周围软组织肿胀较前明显好转(图 8-9-5),左肺上叶前段有一小结节,考虑为转移,又在 CT 引导下在肺转移灶内植入 10 枚 ^{125}I 粒子(图 8-9-6)。随后在气管镜下将气管支架取出,管腔扩大(图 8-9-7)。1 年后复查 CT 及气管镜,气管腔内肿瘤、甲状腺肿瘤及肺内肿瘤均消失,随访 5 年未再复发,达治愈效果。

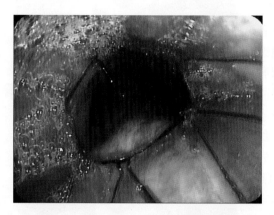

图 8-9-4　气管内置入 Z 型被膜金属支架

气管内可见直筒形 Z 型被膜金属支架

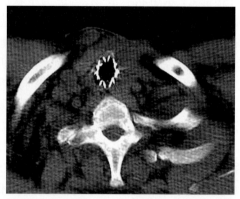

图 8-9-5　半年后复查 CT

颈部 CT 示左侧甲状腺肿块基本消失,气管内可见金属支架

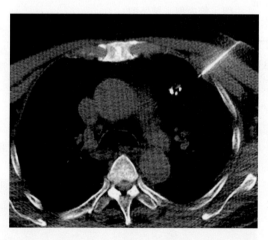

图 8-9-6　CT 引导下植入放射性粒子

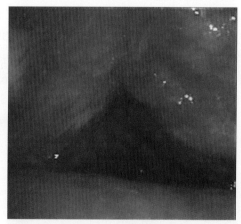

图 8-9-7　复查支气管镜

将管腔内支架取出后,管腔内肿瘤消失,管腔扩大

（王洪武）

参 考 文 献

1. Mc Caffrey JC. Evaluation and treatment of aerodigestivetract invasion by well - differentiated thyroid carcinoma. Cancer Control, 2000, 7：246-252.

2. Shadmehr MB, Farzanegan R, Zangi M, et al. Thyroid cancers with laryngotracheal invasion.Eur J Cardiothorac

Surg, 2012, 41(3):635-640.

3. Peng A, Li Y, Yang X, et al. A review of the management and prognosis of thyroid carcinoma with tracheal invasion.Eur Arch Otorhinolaryngol, 2015, 272(8):1833-1843.

4. Shindo ML, Caruana SM, Kandil E, et al. Management of invasive well-differentiated thyroid cancer: an American Head and Neck Society consensus statement. AHNS consensus statement.Head Neck, 2014, 36(10):1379-1390.

5. Han YH, Jung BH, Kwon JS, et al. Successful Treatment of Tracheal Invasion Caused by Thyroid Cancer Using Endotracheal Tube Balloon Inflation under Flexible Bronchoscopic Guidance.Tuberc Respir Dis (Seoul), 2014, 77(5):215-218.

6. Hongwu Wang, Meimei Tao, Nan Zhang, et al. Bronchoscopic interventions combined with percutaneous modalities for the treatment of thyroid cancers with airway invasion.Eur Arch Otorhinolaryngol, 2015, 272(2): 445-451.

第十节　气管内肉瘤

一、概述

原发性肺肉瘤是来自肺实质、支气管壁和血管壁、支气管软骨等中胚层组织的恶性肿瘤,有多种组织类型,占肺恶性肿瘤的 0.7%~3.6%。国内有报道经病理确诊的肺原发性恶性肿瘤中,肺肉瘤占 0.91%(20/2199 例)。

肺肉瘤根据病理又可分为肉瘤样癌、肉瘤(纤维组织肉瘤、梭形细胞肉瘤)等。一般原发于肺组织,大气道内罕见。

肺肉瘤可发生于任何年龄,多见于青壮年,男性多于女性。

近年来作者共收治肺肉瘤患者 16 例,平均年龄(53.1±5.4)岁。男 10 例[(56.1±2.8)岁],女 6 例[(31.3±8.1)岁]。其中肉瘤样癌 10 例,纤维肉瘤和肉瘤各 2 例,纤维黏液性肉瘤和梭形细胞型滑膜肉瘤各 1 例。

二、发病机制

关于气管肉瘤的发生机制目前仍不是很清楚。肉瘤的组织分类是根据其形态学上类似何种正常组织而区分,肉瘤样癌占肺部恶性肿瘤的 0.3%~4.7%,它含有肺癌和肉瘤两种成分。梭形细胞肉瘤的主要组织类型有平滑肌肉瘤、纤维肉瘤、恶性纤维组织细胞瘤、多形性脂肪肉瘤、横纹肌肉瘤、滑膜肉瘤。

三、症状及体征

原发性气管肉瘤发病隐匿,当管腔被重度阻塞时才引起症状。早期多无症状或症状轻微,且症状无特异性,刺激性干咳可为唯一早期症状,也可表现为活动后气促及咳嗽、咳痰,呼吸困难及咳血或痰中带血,咽部异物感,胸痛,右颈前区疼痛及喘鸣等,常规 X 线不易发现,患者早期多误诊为支气管炎、支气管哮喘及其他心肺疾病。晚期随病灶不断增大,可出现逐渐加重的呼吸困难和喘鸣,甚至阻塞呼吸道,出现明显症状。直至肿瘤堵塞管腔 ≥ 70% 或管腔直径 <1cm 时才出现呼吸道阻塞症状。其临床表现主要取决于管腔阻塞的程度和病变发展的速度。呼吸困难可随体位变动而加重或减轻为本病的特异性表现,主要出现在腔

内结节型的气管肿瘤,由于体位改变而致肿瘤变动,管腔变化。气管局部听诊可闻哮鸣音,做肺功能检查有典型的大气道梗阻的图像。本病症状往往无特征性,胸片检查也大多数漏诊,因此大多数患者都不能够早期发现而延误了治疗。各种气管恶性肿瘤确诊前误诊率高,自出现症状至确诊时间长,平均 11 个月,亦有报道 14 个月。

四、影像学及支气管镜下表现

胸部 HRCT 表现可为气管腔内肿块形态不规则,密度均匀,可表现为边缘光滑锐利的结节影,或呈浅分叶菜花状新生物肿块或环绕气管浸润生长、累及气管壁全层、管壁不规则增厚或狭窄者及周围组织的粘连,纵隔淋巴结的肿大等。并可通过计算机软件的后处理,进行气管的三维重建,更好的观察气管肿瘤部位、大小、范围、形态及与周围组织的关系等。

支气管镜检查是确诊本病的最重要的方法。镜下表现:结节向腔内生长,使管腔狭窄,表现为管壁结节状、菜花状、桑葚状或类圆形息肉样均匀密度软组织影,相应部位气管变窄,肿物突入管腔,管腔阻塞明显,肿物表面光滑或不光滑。

五、诊断

气管肉瘤的诊断主要依靠胸部 CT 片、支气管镜检查,确诊主要依靠病理学检查及免疫组化检查。内镜检查是诊断气管肿瘤最直接和最客观的方法,且可取组织做病检,气管镜检查属首选。

六、治疗

气管肉瘤来源于间叶组织,对放化疗不敏感。一直认为手术切除是首选的治疗手段。但晚期患者多数难以彻底切除或失去手术机会。近年来随着支气管镜检查技术及支气管腔内介入治疗技术的不断发展,在气管支气管肿瘤的治疗方面,经支气管腔内介入治疗越来越用于恶性肿瘤,特别是对于无法手术以及术后复发的患者。作为姑息性治疗手段,采取经支气管镜介入治疗,有效切除肿瘤,改善通气,缓解患者痛苦,同时还可以为下一步放疗、化疗等创造条件。

根据肿瘤在管腔内的位置,可采取不同的支气管镜介入治疗措施。管内型肿瘤可通过套取、冻取及 APC 等完全取出,阻塞的肺不张可完全缓解。而对腔内混合型肿瘤则需结合冻取及 APC 等将部分肿瘤取出,必要时结合内支架置入。治疗后患者气道阻塞程度、KPS 和气促评分均有明显改善。

七、典型病例

患儿女,6 岁,因"间断喘憋伴咳嗽、咯血 1 年余"于 2009 年 11 月 10 日收住我院。患儿 2008 年 9 月无明显诱因出现明显喘憋,伴有咳嗽、咯血 1 次,量约 10ml,色鲜血,曾诊断为肺炎、支气管扩张,行抗感染治疗效果不佳,行胸部 CT 检查发现气管远端肿物,行气管镜下治疗,取出约黄豆大小肿物,术后病理提示为中度分化梭形细胞肉瘤,未进一步行放化疗。2009 年 5 月于受凉后再次出现咳嗽、咳黄色黏痰,痰中偶见血丝,再次行胸部 CT 检查发现气管内结节样肿物,抗感染治疗后症状缓解,未行气管镜检查。曾就诊于北京、天津等地多家医院,均表示不适宜手术治疗。2009 年 10 月复查胸部 CT 提示气管中段肿物较前增大(图 8-10-1A),为进一步治疗来我院。入院查体:体质评分(KPS)70 分,气促评分 3 级。胸骨前可闻及高调喘鸣音。在手术室全麻下行气管镜检查,可见气管中下段球形肿物生长(图 8-10-1B),表面黏膜光滑,血管丰富,质脆,触之易出血,其下方有黄豆大小肿物相连,病变长约 1.5cm,管腔堵塞 50%,行二氧化碳冷冻及 APC 治疗,肿物基本清除,管腔通畅。术后病理仍为梭形细胞肉瘤(图 8-10-1C),CK34βE12(−),CK8(−),S-100(−),Vim(+++),NSE(+),actin(−),CgA(++),ki-67<5%,GFAP(−)。术后未行放、化疗,一直在天津当地医院服用中药治疗(汤药,方案不详)。术后随访 1 年,气管镜检查肿瘤无复发。

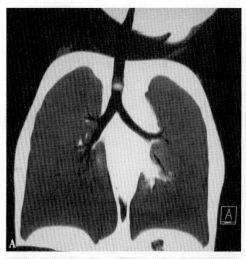
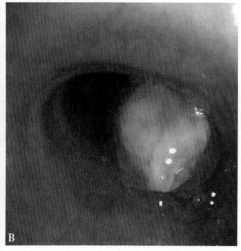
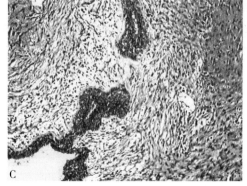

图 8-10-1　气管梭形细胞肉瘤
A. 胸部 CT 显示气管右后壁肿物;B. 气管镜显示气管中段息肉样肿物,堵塞管腔 50%;C. 气管内活检组织病理(HE 染色 ×10),间叶组织来源的梭形细胞肿瘤,部分轻度异形,偶见病理性核分裂

(王洪武)

参 考 文 献

1. 张恒,赵松.原发性肺肉瘤的诊断与外科治疗 12 例分析.医学论坛杂志,2009,30(21):51-53.

2. Gupta A,Marsh R,Jordan S,et al. Endobronchial fibrosarcoma presenting as recurrent left-sided pneumonia. Pediatr Pulmonol,2011,46(6):610-613.

3. Massey C,Laver N,Bedi H,et al.Primary fibrosarcoma of the trachea presenting with acute airway loss.Am J Otolaryngol,2015,36(2):287-289.

4. Podgaetz E,Kriegsmann M,Dincer EH,et al .Myeloid sarcoma:an unusual presentation for acute tracheal

stenosis.Clin Respir J, 2015. doi:10.1111/crj.12287

5. Aksu K, Aktaş Z, Aksu F, et al.Spindle cellsarcomatoidcarcinoma:first case reported in the trachea.Tuberk Toraks, 2009, 57(3):337-341.

6. Pelliccia P, Pero MM, Mercier G, et al.Transoral endoscopic resection of low-grade, cricoid chondrosarcoma: endoscopic management of a series of seven patients with low-grade cricoid chondrosarcoma.Ann Surg Oncol, 2014, 21(8):2767-2772.

7. Wang H, Zhang N, Tao M, et al. Application of interventional bronchoscopic therapy in eight pediatric patients with malignant airway tumors.Tumori, 2012, 98(5):581-587.

第十一节　气道 - 消化道瘘

一、概述

由于各种原因造成气道管壁的完整性受到破坏,管壁上出现瘘口时称为气道壁瘘。根据瘘口相通的部位,气道壁瘘可以分类为气道 - 消化道瘘及气道 - 纵隔瘘两种。由于气道与消化道的异常相通导致消化道腔内的液体流入气道、气道内的液体流到消化道,患者不能正常进食、咳嗽剧烈,常常存在难以控制的肺部感染,生活质量差,一般情况迅速恶化。气道 - 消化道瘘患者若不积极治疗,多在数天至数周内死亡,其中 90% 以上患者死于肺部感染。

二、病因及发病机制

气道 - 消化道瘘根据瘘口在消化道解剖位置的不同,可分为气道 - 食管瘘、气道 - 吻合口瘘、气道 - 胸腔胃瘘、气道 - 胆道瘘。气道的瘘口可位于气管,亦可位于支气管。由于解剖部位的差异,不同类型的气道 - 消化道瘘的发病原因不同,临床特点亦不同,因此在治疗手段的选择及预后上也存在很大差异。

（一）气道 - 消化道瘘的病因

1. 良性病因　包括先天性发育异常;创伤,如严重胸廓挤压伤、带气囊的气管导管长期压迫、腐蚀性食管损伤等;良性疾病,如结核性气管支气管溃疡、食管气管支气管梅毒、非特异性感染等。良性食管 - 气道瘘约占 40%。

2. 恶性病因　是气道 - 消化道瘘的主要原因,可发生在晚期食管癌、晚期肺癌、甲状腺癌、纵隔恶性肿瘤等恶性疾病,其中晚期食管癌是最主要原因,临床上的绝大多数气道 - 消化道瘘由食管癌所引起。

（二）气道 - 消化道瘘的分类

1. 气道 - 食管瘘　气道 - 食管瘘在食管癌的发生率为 5.0%~15.0%,尸检报告中可达17.79%。其主要发病原因为:①食管癌晚期因癌组织侵犯食管壁全层,而食管上中段前壁毗邻气管、左主支气管后壁,当癌肿缺血坏死时易形成瘘。②放射治疗在杀伤肿瘤组织的同时也损伤正常食管组织容易导致瘘的形成,化疗后肿瘤组织坏死吸收也易导致瘘的形成。③食管癌晚期因食管狭窄行食管内支架治疗时,为防止食管支架移位,常采用哑铃状或喇叭口状支架,使支架两端对食管壁产生较大压力,影响食管壁尤其前壁的血液供应,易引起组织坏死形成瘘,在放射治疗后更易发生。

2. 气道 - 胸腔胃瘘　是食管癌行食管 - 胃弓上吻合术或颈部吻合术后胃牵拉到胸腔或纵隔食管床,胃与气管或支气管之间相通而形成的瘘,是食管癌切除术后严重且威胁生命的并发症之一。

形成胸腔胃 - 气道瘘的相关因素有:①放疗,食管放疗剂量和耐受量为 60~70Gy,而胃的耐受剂量仅为食管的一半,约为 30~40Gy,胸腔胃部位接受过量的射线容易导致放射性胃溃疡、胃壁坏死、穿孔和气管损伤;②胃酸化学性刺激及胃液消化酶局部腐蚀;③肺部感染及局部炎症;④肿瘤复发及侵袭;⑤手术缝合不良及局部缺血;⑥化疗及全身营养不良等。

3. 气道 - 吻合口瘘　食管癌术后食管与胃的吻合口与气道相通即为气道吻合口瘘,瘘口位于吻合口这个特殊位置,其上方为食管、下方为宽大的胃腔,解剖结构特殊。食管癌手术切除弓上吻合后,吻合口区域的大剂量放射线治疗或吻合口肿瘤复发、直接蔓延浸润气道易造成吻合口瘘;另外,吻合口狭窄扩张治疗后、吻合口出现感染等情况也容易导致吻合口瘘的形成。根据病史、胃镜及支气管镜所见诊断一般不难。胃镜可见瘘口位于食管与胃的吻合口处,瘘口上方可见食管黏膜、下方为胃黏膜。

4. 气道 - 胆道瘘　十分少见,可由良恶性病因所致,常见于先天异常、肝胆恶性肿瘤患者、右胸严重感染。一般发生在较小的支气管。

三、诊断

通过结合临床症状、影像学检查、支气管镜及胃镜所见,气道 - 消化道瘘的诊断一般不难。

(一) 临床症状

气道—消化道瘘特征性的症状为吞咽后阵发性呛咳,当患者进食时出现剧烈呛咳,咳出食物残渣,临床医生应考虑到气道 - 消化道瘘的可能。此外部分患者表现为"卧位烧灼样呛咳综合征",患者出现烧灼样剧烈刺激性呛咳,平卧位呛咳或呛咳加重,坐立位呛咳减轻或消失;患者可以有大量白黏痰或血性痰、脓性痰,下肺呈肺叶或肺段性炎性改变。该综合征产生的机制为胃液溢入碱性环境的气道或肺内,产生化学性、腐蚀性肺炎和肺部感染而出现的临床症状,多发生在气道 - 胸腔胃瘘患者。气道 - 胸腔胃瘘临床症状较一般气道 - 食管瘘更为严重、凶险,禁食仅减少食物进入气道,但胃液、胆汁等消化液仍通过瘘口大量流入气道,瘘口往往在短期内迅速扩大。患者即使不进食也会咳嗽剧烈,肺部炎症一般较严重,早期为化学性炎症,后期常合并有细菌、真菌等感染性炎症。瘘口较大时,由于大量的吸入气体流入胃腔,患者出现呼吸功能下降、呼吸衰竭等,如果不及时处理,患者会很快死亡。气道 - 吻合口瘘临床症状与胸腔胃瘘相似,但严重程度一般较轻。气道 - 胆道瘘表现为顽固性咳嗽,咳出黄绿色胆汁,一般有右下肺严重感染的表现。

(二) 影像学检查

X 线食管造影有重要价值,但是常规造影有时难以显示细小瘘管,选用 40% 泛影葡胺为造影剂,造影时用手压迫上腹部进行摄片,可提高诊断率。CT 或 MRI 亦是对气道 - 消化道瘘诊断的敏感方法,能较好的观察气道及食管、胸腔胃的病变,但对瘘管位置、形状、长短、直径等的了解仍需进行造影检查。

(三) 内镜检查

支气管镜检查一般可以直接见到瘘口,确认瘘口在气管或支气管内的位置;当气道内存在许多分泌物时,应先吸引干净分泌物后再仔细观察,这样比较容易见到瘘口。如果瘘口很小有时不易发现,口服亚甲蓝后再行支气管镜检查有助于发现瘘口,通过动态观察气道壁是否有气泡溢出也有助于判断小瘘口的存在。胃镜检查不是确诊的必需手段,但胃镜检查可帮助观察瘘口周围黏膜的情况,必要时可进行活检确诊疾病,并可帮助制定治疗措施。

四、治疗

(一) 手术治疗

对于良性瘘,能手术者,尽量争取手术治疗。恶性气道 - 消化道瘘患者一般属于肿瘤晚期,身体状况差,基本不适合行手术治疗。手术治疗的原则是切除瘘管和病变的组织,对于病变不可逆的肺组织可行肺叶或全肺切除术,与瘘有关的食管憩室亦应切除,气管、支气管、食管缺损处分别双层缝合。可于食管和气管之间置入如胸膜、肌肉、心包膜或膈肌瓣等活组织包裹瘘口以减少瘘复发。

(二) 内科保守治疗

一般情况较差不能耐受手术的气道 - 消化道瘘,内科保守治疗是基本的治疗措施,包括使用抗生素控制肺部感染,静脉高营养、空肠造瘘等支持治疗,化痰、适当止咳等对症治疗。此外,对于气道 - 胸腔胃瘘、气道 - 吻合口瘘患者,除禁食外,还需留置胃管,进行胃肠减压,以减少酸性胃液流入气道。

(三) 经内镜介入治疗

绝大多数气道 - 消化道瘘患者需要经内镜介入治疗,经支气管镜或胃镜介入治疗是不适合手术的气道 - 消化道瘘的主要治疗手段,能很大程度的减轻患者的症状,改善生活质量。内镜介入治疗措施主要包括:气道、消化道被膜金属支架的置入,为最主要的姑息性治疗手段;生物胶瘘口局部灌注封堵,适合治疗小瘘口或与支架联合应用,但封堵1~2周后因生物胶的溶解瘘口会再通,临床少用;经支气管镜硅胶封堵,适合于气道 - 胆道瘘的治疗,支气管镜引导下把硅胶置入到病灶的引流支气管腔内,封堵管腔,从而阻止胆汁流入其他正常肺组织。

被膜金属支架的置入是最重要也是最常用的治疗手段,介绍如下。

1. 被膜金属支架的置入原则　置入被膜金属支架仍然是气道消化道瘘的最主要治疗措施,能有效封堵瘘口,减少消化道分泌物流入气道,减少气道内气体流入消化道,改善患者的生活质量。由于气道 - 消化道瘘患者气体不同程度的从气道流入消化道,所以支气管镜不仅可以引导置入气道支架,也可以代替胃镜引导置入消化道支架。

目前常用的被膜金属支架有两种:镍钛合金被膜金属支架、不锈钢被膜金属支架。

2. 硅酮支架　常用 Y 或 L 形硅酮支架封堵气管食管瘘。硅酮支架一般较细,且侧壁有钉突,一般只用于气道膜部瘘口的封堵。若瘘口位于侧壁,需将钉突削除,否则,难以堵瘘。

3. 各种气道 - 消化道瘘的支架置入

(1) 气道 - 食管瘘

1) 气道 - 食管瘘一般首先选择单用食管被膜金属支架封堵瘘口,但以下情况需要联合置入气道支架:①食管支架置入后效果欠佳。②伴有气管或主支气管狭窄者:这种情况应首先置入气道支架,再置入食管支架。如首先放置食管支架,可因支架对气道的压迫作用而致气道狭窄加重,加剧患者呼吸困难甚至威胁生命。③食管支架容易移位者:通过置入气道支架,气道支架与食管支架相互作用使得食管支架不易移动。

2) 以下情况一般选择单用气道被膜金属支架:①位于颈部上段食管的气道食管瘘:在该段食管内放置支架后可能引起疼痛、异物感、影响吞咽,且易出现支架移位、出血、穿孔等并发症,食管支架长期放置不易成功。②食管瘘口远端食管管腔完全阻塞者:因未能顺利插入导丝到胃腔导致食管支架置入困难。③食管支架置入容易导致食管破裂的患者,如食管癌放疗后明显瘢痕狭窄者、食管病变使得食管壁十分薄弱者。

(2) 气道-胸腔胃瘘:由于瘘口位于宽大的胃体,从食管-胃途径置入支架不能封堵瘘口,只能单用气道被膜金属支架封堵瘘口。气道-胸腔胃瘘的危害极大,应及时置入气道支架封闭瘘口。需根据瘘口大小、部位及气管、支气管的解剖学形态设计不同口径大小、不同形态的气管-支气管被膜金属支架,多数情况下需要用连体形被膜气道支架。

(3) 气道-吻合口瘘:应首先置入气道支架,然后酌情置入消化道支架。由于吻合口位置特殊,置入的消化道支架不能够完全封堵瘘口,但能或多或少地减少消化道内的食物及分泌物流入气道。

3. 被膜金属支架的个体化设计

(1) 气道被膜金属支架的个体化设计

1) 根据瘘口位置选择支架形态:瘘口及病变管腔上下有超过 10mm 正常管腔者可选用普通直筒型支架,支架距离隆突较近时可设计成隆突型支架;瘘口位于气道分叉处或病变管腔上下无足够的固位点时,应选用分叉连体型被膜金属支架。

2) 据病变长度确定支架长度:支架长度以超过病变范围 20mm 为宜;对于 Wallstent 镍钛合金支架,选择支架时应把支架受压的伸长长度计算在内;瘘口较大时支架最好要覆盖瘘口两端各 20mm 以上。

3) 根据瘘口上下气道管径及狭窄程度确定支架直径:支架直径一般选择大于正常气道内径 2mm 或等于气道前后径,但对于瘘口附近管腔狭窄明显者应设计成哑铃型、手电筒型等个体化支架。

4) 气道长度的测量:一般在支气管镜直视下测量,用定位尺或活检钳帮助测量能使测量值更加准确。

5) 气道直径的测量:一般在深吸气时病灶处薄层 CT 的中间窗上测量较为准确,CT 扫描为气道的斜切面时其测量值不准确。

(2) 消化道被膜金属支架的个体化设计

1) 气道-食管瘘的食管被膜金属支架的设计:支架长度要求至少超过瘘口的长度 5cm 以上,置入后要确保支架上缘高于瘘口上缘 2cm 以上,支架直径一般选择直径 17~20mm,对于有食管放疗病史者一般选择 14~16mm,对于支架上缘拟放置到食管入口附近者应选择小直径(15~17mm)且上缘无喇叭口的支架。

2) 气道-吻合口瘘的消化道支架设计:置入的消化道支架直径不宜太大;支架一部分位于食管,该部分参照食管支架设计;一部分位于胸腔胃内,其下端可设计成大喇叭口形状,以减少胃内容物沿支架外表面和胃壁之间进入瘘口而形成侧漏的现象。另外,支架下段最好加上防反流瓣膜,减少胸腔胃内容物的反流。

4. 疗效评价　目前国内外尚无气道瘘疗效判断标准,王洪武等根据自己的经验制定了瘘口封堵疗效的判断标准:

CR(complete response,治愈),瘘口愈合,临床症状完全缓解持续1个月。

cCR(clinical complete response,临床完全缓解),瘘口未愈合,但被支架完全封堵,临床症状(饮水呛咳、发热等)完全缓解持续1个月。

PR(partial response,部分缓解),瘘口未闭合,部分被支架封堵,临床症状部分缓解。

NR(no response,无效),瘘口未闭合,未被支架封堵,临床症状无缓解。

被膜金属支架置入是否成功,与支架的个体化设计关系紧密。只有根据瘘口的位置、性质及病变区域气道、食管的特点设计出个体化可取式被膜金属支架,才能最大限度的封堵瘘口,控制感染,恢复患者进食。王洪武等根据中央型气道的八分区方法提出,瘘口位于3~5、7部位应首选Y或L形气道支架,位于1~2、5~6、7~8之间可选L或I形支架,位于1、6、8部位一般不适合放置气道支架,需放食管支架,否则,只能放置胃管或胃造瘘。

笔者曾报道63例恶性气道-食管瘘,其中73%为食管癌引起。瘘口位于2区28.6%,3区34.9%,7区14.3%。所有患者均放置气管支架,其中8例同时放置食管支架。气管支架类型直筒形(I形)15.9%,L形12.7%,Y形71.4%,CR达71.4%。Y形疗效明显优于L或I形。笔者的经验表明,由食管癌引起的食管-气道瘘伴有食管狭窄而无或轻度气管狭窄时,带膜食管支架应放于食管内,效果立竿见影,但由于食管支架易移位,所以术后易复发。当狭窄位于气管时,则支架应置入气管内。当食管和气管均有中至重度狭窄或瘘口较大时,则需在两侧同时放置支架。分叉支架可有效封堵瘘口,同时也能有效封堵两侧支气管,进一步防止异物从瘘口内进入气管,起到双保险的作用,而且分叉气管支架固定良好,一般不易移位,并发症较少,对不适合食管支架的患者可作为首选。

五、视频

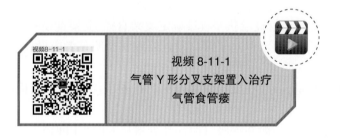

视频8-11-1
气管Y形分叉支架置入治疗
气管食管瘘

(柯明耀　王洪武)

参 考 文 献

1. Bennie MJ,Sabharwal T,Dussek J,et al.Bronchogastric fistula successfully treated with the insertion of a covered bronchial stent.Eur Radiol,2003,13(9):2222-2226.

2. 姜杰,柯明耀,杜好信,等.气管镜下覆膜内支架置入治疗胸腔胃-气道瘘.中国胸心血管外科临床杂志,2008,15(4):301-302.

3. Hamai Y,Hihara J,Emi M,et al.Airway stenting for malignant respiratory complications in esophageal cancer.Anticancer Res,2012,32(5):1785-1790.

4. Kim J，Shin JH，Kim JH，et al.Metallic stent placement for the management of tracheal carina strictures and fistulas：technical and clinical outcomes.Am J Roentgenol，2014，202(4)：880-885.

5. HW Wang，MM Tao，N Zhang，et al.Airway covered metallic stent based on different fistula location and size in malignant esophagorespiratory fistula. Am J Med Sci，2015，350(5)：364-368.

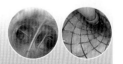

第九章

难治性气胸的支气管镜介入治疗

一、概述

气胸是临床常见病,从病因上可以分为自发性气胸及外伤性气胸(包括医源性气胸)两大类。而自发性气胸又可分为两类,包括:

1. 原发性自发性气胸(primary spontaneous pneumothorax,PSP),指发生于没有肺部基础病变者。但随着胸腔镜的普及应用,发现此类患者最常见的病因是胸膜下疱破裂。

2. 继发性自发性气胸(secondary spontaneous pneumothorax,SSP),指继发于原有肺部基础病变者。

从胸膜瘘口与气流的关系可以分为闭合性气胸、交通性气胸、张力性气胸三个类型,三者之间可以互相转化。

自发性气胸的发病率各家报道不一,美国 Minnesota 州 Olmsted 县 1950—1974 年的回顾性调查表明年龄调节后的 PSP 年发病率为男性 7.4/100 000,女性 1.2/100 000。PSP 的发病有一定的家族倾向,吸烟、瘦长体形也是危险因素。SSP 的年发病率为男性 6.3/100 000,女性 2.0/100 000。SSP 最常见的病因是慢性阻塞性肺疾病。继发于慢性阻塞性肺疾病的 SSP 常合并持续漏气,约 35% 此类 SSP 漏气大于 5 天。SSP 的其他常见病因还包括哮喘、肺结核、急性肺炎等。目前尚没有关于国人自发性气胸发病率的流行病学调查。

医源性气胸是外伤性气胸的特殊情况,经胸针吸活检是医源性气胸最常见的原因。经胸针吸活检术气胸的发生率约 20%~30%,其中 10% 需要肋间置管。机械通气也是医源性气胸的常见原因之一。另外,约有 3%~6% 的中央静脉置管术并发气胸,以锁骨下静脉置管术最为常见。

难治性气胸(intractable pneumothorax 或 difficult pneumothorax)是临床上的一个棘手的问题,它不但增加了费用、延长住院日,有时还造成胸腔化脓性感染,甚至患者死亡等。

自发性气胸常规的内科治疗方法包括观察、抽气、闭式引流(肋间引流)等。"难治性气胸"一般系指经过上述方法处理后仍存在活动性漏气或持续漏气者。但从治疗学的角度来看,这一定义显然是不全面的,因为它缺少针对"难治性气胸"采取下一步干预措施的时间折点。这个时间点可以帮助临床医师确定经过常规的治疗方法无效后在什么时候可以采取有创或介入治疗手段。

目前有关的资料主要集中在关于经引流后仍持续漏气者的最佳手术时间而无直接的

难治性气胸的时间定义。一项被引用较多[包括被英国胸科学会(BTS)及西班牙肺脏病与胸外科学会(SEPAR)自发性气胸处理指南引用]的研究是 Chee 等人于 1998 年发表于 *Respiration Medicine* 上的临床研究,Chee 发现 PSP 在引流 14 天后 100% 的患者瘘口均愈合(笔者注:临床实践中仍有一部分 PSP 患者可持续漏气 14 天以上,甚至 1~2 个月以上),而 79% 的 SSP 在引流 14 天后瘘口愈合,超过 14 天则愈合缓慢,甚至长期持续漏气。Chee 建议将外科手术的时间定在引流 14 天后仍持续漏气。但《自发性气胸处理:BTS 胸膜疾病指南 2010》推荐自发性气胸引流 3~5 天后仍持续漏气时应咨询外科医师的意见,而引流 5 天后仍持续漏气时则应考虑手术干预治疗,因为延长引流时间于患者无益;Steven 等人的观点与 BTS 指南相近。SEPAR 则未对外科干预的时间作出明确的推荐。Schoenenberger 等结果表明,如果持续漏气大于 48 小时则即使继续引流 8~10 天也只能增加一小部分患者的愈合。对于持续漏气 Granke 则认为肋间引流 3~4 天无效后则应考虑外科手术治疗。综合上述资料,笔者建议将难治性(自发性)气胸定义为"自发性气胸经肋间引流 7 天后仍持续漏气",这可能将有助于呼吸科医师确定采取介入治疗措施的时间。

有关难治性气胸究竟占自发性气胸的比例为多少的调查少之又少。Seremetis 等认为大部分气胸的漏气在 24~48 小时内停止,只有 3%~5% 的患者存在持续漏气。由于时间定义的不确定,难治性气胸占自发性气胸的比例必然因不同的时间定义而变化:仅有的资料仍然是 Chee 的研究,根据这一研究如将难治性气胸时间折点定义为持续漏气超过 14 天,则 PSP 中难治性气胸的比例为零(临床实践中也有 PSP 持续漏气超过 2 周甚至数月者),而 SSP 中难治性气胸的比例为 21%。而如果将难治性气胸时间折点调整为持续漏气超过 7 天,则 PSP 中难治性气胸的比例为 25% 而 SSP 中的比例为 39%。因此,难治性气胸在临床上并不少见,而在 SSP 中难治性气胸发生率明显高于 PSP。

难治性气胸经过常规的内科治疗后胸膜漏气仍不能停止者可以采用以下几方面措施:

1. 进一步的内科治疗　如负压吸引、胸膜硬化术等。胸腔置管引流的早期不要使用负压吸引,一旦漏气持续 48 小时以上则应考虑负压吸引,一般以小负压为佳。药物(或称化学)胸膜硬化术可以减少复发率,但只用于患者不能耐受或不接受外科治疗。必须注意的是对于未成年人不应使用胸膜硬术,因为其可能引起明显的胸膜肥厚,甚至患侧胸廓塌陷,影响胸廓的正常发育。另外,对于今后有可能行开胸手术的患者来说,胸膜硬化术必然增加日后开胸手术的困难。

2. 介入治疗　包括支气管腔内介入治疗技术、内科胸腔镜等。支气管腔内介入治疗技术是新近几年来发展起来的新技术,是本章要重点介绍的内容,将在下面的章节里专门介绍。

3. 电视辅助胸腔镜手术(VATS)　VATS 由于明显减轻痛苦、减少活动受限、缩短住院日等优势而受到医师及患者的欢迎。随机对照研究也表明其成功率与开胸手术没有显著差异。因此,该技术是难治性气胸的主要选择之一,并正在逐渐取代开胸手术。由于肺部基础情况不同,VATS 对于 PSP 的效果要好于 SSP。即便其创伤性已较开胸手术大大减小,但仍有不少 SSP 患者由于全身情况差、心肺功能不良而不能耐受 VATS。另外,还有一部分患者由于个人意愿或经济原因而未接受 VATS。

4. 开胸手术　开胸手术仍是复发率最低的治疗方法,但其创伤明显大于其他治疗方法。《自发性气胸处理:BTS 胸膜疾病指南 2010》建议自发性气胸经肋间引流 5 天仍有漏气者应采取开胸手术治疗。开胸手术的适应证如下:第二次同侧气胸;第一次对侧气胸;同时双侧气胸;持续漏气大于5天;血气胸;从事危险工作的气胸患者(如飞行员、潜水员等);妊娠。

选择何种治疗方法取决于患者的全身情况及耐受性、肺部基础病变、治疗方法的疗效及可能的不良反应、患者的意愿及经济能力等。在治疗始前应对上述几方面进行综合评估。

不同治疗方法的气胸复发率见表9-1。经VATS胸膜切除术及胸膜磨损术是近年来应用较多的技术,其复发率约5%。

表9-1　PSP不同治疗技术的复发率

治疗技术气胸复发率	(%)	治疗技术气胸复发率	(%)
观察	30~40	胸膜硬化(四环素)	20~25
抽气	25~40	胸膜硬化(滑石粉)	7~15
胸管引流	25~30	手术	0.6~2

二、难治性气胸的支气管腔内治疗技术原理

BTS及SEPAR自发性气胸处理指南对持续漏气(难治性气胸)的治疗措施包括内科胸膜硬化术、微创技术、外科胸膜硬化术、外科胸膜磨损硬化术、开胸手术、电视辅助胸腔镜(VATS)手术等。开胸手术是上述疗法中复发率最低者,但VATS由于较小的创伤性而被SEPAR推荐作为首选的外科干预手段。

但在临床实践中,有不少患者由于严重的基础疾病、全身情况差等原因无法承受VATS、胸部手术;另一部分患者则由于个人意愿或经济原因而未接受VATS。选择性支气管封堵术(selective bronchial occlusion,SBO)正是临床工作者针对上述情况探索出来的一种较为安全的支气管镜介入治疗技术。

SBO治疗难治性气胸的基本原理是阻断引流支气管从而使破裂口停止瘘气以加速愈合。自Kabanov AN于1979年报道了第一例采用球囊填塞治疗难治性气胸以来,SBO治疗难治性气胸已有30余年的历史,开始并非选择性的封堵、而是在主支气管上采用球囊填塞,后来的临床研究将封堵的范围选择性地缩小至叶、段,甚至亚段的支气管,从而减少了对通气的影响,但总的来说上述资料均为个案报告。2001年美国胸科学会(ACCP)曾发表一项共识声明,该共识否认了支气管镜对难治性气胸的治疗价值。尽管如此,仍有不少临床工作者坚持探索支气管镜介入技术在难治性气胸的应用并取得较好的疗效。曾奕明等人于2000年开始采用选择性支气管封堵术治疗难治性气胸,并于2003年首先在国内报道了该技术;同年日本Yoichi Watanabe也报道了采用支气管塞封堵支气管治疗难治性气胸。与ACCP的共识相反,上述两项临床研究均表明SBO治疗难治性气胸有较高的治愈率。随着支气管肺减容活瓣(单向活瓣支架)在外科术后持续胸膜漏气的成功应用,美国FDA于2008年10月批准肺减容活瓣用于治疗部分胸部手术后持续胸膜漏气。

SBO包括引流支气管的探查及选择性支气管封堵两大关键步骤(图9-1)。

1. 引流支气管的探查　有多种方法可用于探查引流支气管,但总的来看,与其他探查

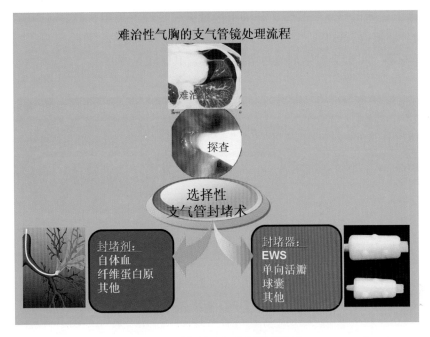

图 9-1　选择性支气管封堵术流程

技术相比球囊探查因其简便、有效、经济、安全等优点而更具实用性,即便在机械通气情况下也可安全地使用小球囊进行引流支气管探查。前述三项临床研究均采用本方法进行引流支气管探查。

其他探查方法:1982 年 Linlington 把 ^{133}Xe 经支气管镜送入到各个叶段支气管,再通过闪烁计数仪检测引流气体中 ^{133}Xe 的浓度进而判断目标支气管。但该文为个例报道,且存在放射性核素污染的可能以及使用者从业资格等问题。同年日本 Atsushi 报道了采用经支气管镜向支气管注入氢气、再从引流管检测该气体浓度的方法,但例数也很少且需要检测仪器。也有人报道采用支气管造影观察造影剂漏出处,该方法在临床实践中效果不理想。2008 年印度医生报道了 10 例采用呼气末 CO_2 来判断目标支气管。操作者将支气管镜嵌于被探测的支气管口,再通过导管将该叶段呼出气与呼气末 CO_2 检测仪连接,与瘘口相通的肺叶、肺段中的呼气末 CO_2 低于未破裂的肺叶肺段。

2. 封堵的方法　如前所述,通过封堵使胸膜瘘口漏气量明显减少或完全停止、达到使漏气停止以及促进瘘口愈合的效果。众多的封堵方法总体上可归纳为封堵剂及封堵器两大类。目前国内外的文献中病例数较大的报告包括我国曾奕明于 2009 年发表的临床研究、日本 Yoichi Watanabe、2009 年美国 Travalin 等三项临床研究。上述三项研究分别代表了支气管封堵剂、支气管塞、支气管镜减容活瓣在难治性气胸的成功应用。

三、设备

难治性气胸的支气管腔内治疗的设备同样涉及引流支气管的探查所需的设备、支气管封堵所需的设备等。

1. 支气管镜　一般要求工作通道直径在 2.8mm 以上以便使探查球囊通过。

2. 探查设备　从当前的临床研究来看最简单、实用设备是球囊。但目前没有专用的探查球囊,原则上任何可经支气管镜工作通道的球囊导管均可采用。但最适合的球囊是前端开口的(三腔)胆道取石球囊。

3. 封堵材料　可分为封堵剂与封堵器两大类,其比较见图9-2。

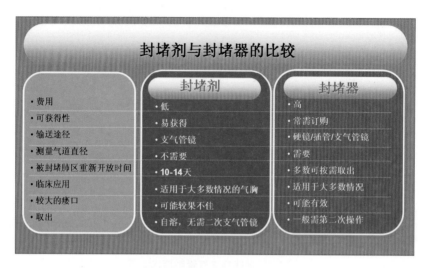

图9-2　封堵剂与封堵器的比较

封堵剂包括自体血+凝血酶、纤维蛋原+凝血酶、纤维织物及纤维蛋白复合物、聚乙二醇,以及各种医用胶等。纤维蛋白原可配制成10mg/ml的溶液、凝血酶配制成50IU/ml的溶液,每个段可注入15~2ml纤维蛋白原溶液+1.5~2.0ml凝血酶溶液。

封堵器主要有支气管塞、单向活瓣、填塞球囊。不同封堵器之间的比较见图9-3。

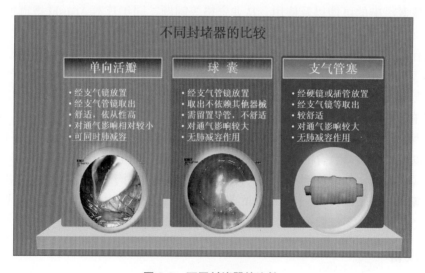

图9-3　不同封堵器的比较

四、适应证

1. 不适合外科手术者。

2. 心、肺功能不良以及存在其他预后不良的基础疾病者。

3. 患者不愿意接受 VATS 及其他外科手术；无力承担各种手术费用等。

4. 另外，对于未成年人而言，由于胸膜硬化术可能导致广泛胸膜肥厚，少数患者最终引起胸廓畸形，选择性支气管封堵术应作为一种可选的治疗方案。

五、禁忌证

相对禁忌证包括：急性肺部感染未控制、合并患侧胸腔感染、不能耐受其他支气管镜检查与治疗的临床状况等。

六、选择性支气管封堵术治疗难治性气胸的操作方法

(一) 术前应准备

1. 仔细检查胸腔闭式引流系统是否存在漏气。

2. 血氧、心电监护，术前给予可待因镇咳。

3. 一般要求在床旁操作，以降低术后搬动时将封堵剂咳出的可能性。

4. 术前有下呼吸道感染者应在控制感染后进行封堵。

5. 其他准备同常规支气管镜检查。

(二) 球囊探查(引流支气管的定位)

与其他探查技术相比球囊探查因其简便、有效、经济、安全等优点而更具实用性，即便在机械通气情况下也可安全地使用小球囊进行引流支气管探查。曾奕明及 Yoichi Watanabe 两项病例数较大的临床研究均采用本方法进行引流支气管探查。球囊探查的阳性率 85%，不同肺叶间存在侧支通气、多叶段瘘口是球囊探查失败的主要原因，其他原因可能包括技术细节上的掌握，如球囊的充盈程度(贴壁性)是否足以阻断该支支气管的气流。

常规支气管镜检查，经支气管镜工作通道送入探查球囊导管，将球囊导管送达不同叶段支气管开口，充盈球囊使之紧密堵塞支气管口，观察水封瓶中气泡是否明显减少或完全停止，若明显减少或完全停止说明该支气管为胸膜瘘口所属肺叶肺段的引流支气管。探查步骤如下：

1. 根据术前影像资料对可先对可疑支气管进行探查。

2. 对无任何线索者按照"上叶 - 下叶 - 中叶支气管"的顺序进行探查。

3. 按"先叶后段"的顺序进行，多数情况下不需到亚段。

4. 以水封瓶中气泡明显减少或完全停止为标准确定引流支气管。

5. 可疑的引流支气管建议进行 3 次验证后方作最后确定。

6. 有的患者存在跨叶段或多叶段的胸膜瘘口，用球囊单独探查一个叶段无法使引流管气泡停止，使定位困难。这时需要在更大的支气管进行探查，然后再分别进行封堵。

(三) 支气管封堵流程

1. 封堵剂　支气管封堵术治疗难治性气胸的基本原理是将引流支气管临时性封堵，使所属肺叶肺段的胸膜瘘口停止漏气并自行愈合，因此封堵应该是临时性的(可恢复性的)，以免导致永久肺不张。理想的封堵剂应在 10~14 天左右自溶吸收(此时胸膜瘘口已愈合)，自身血(或纤维蛋白原)+ 凝血酶所形成的封堵凝块符合这一要求。自体血是一种较方便、经

济、有效的封堵剂,但也可将临床上使用的纤维蛋白原配制成溶液 + 凝血酶作为封堵剂。

(1) 封堵剂的配制(以下任选一种均可):①每个肺段按自身血 15~20ml(待引流支气管确定后即刻抽取)、凝血酶 1000IU+ 生理盐水 5ml 配制备用。②纤维蛋白原可配制成 10mg/ml 的溶液、凝血酶配制成 50IU/ml 的溶液备用。每个肺段可注入 15~20ml 纤维蛋白原溶液 + 1.5~2.0ml 凝血酶溶液。

(2) 封堵范围:为段或叶,偶尔可封堵亚段。但总的来说亚段及其以下的肺组织之间常存在交通支,因此封堵范围不宜过小,否则效果不佳。封堵采用"先难后易、由远及近"的顺序。

(3) 封堵剂注入顺序:①首先推荐采用前端开口的三腔单囊导管将两种封堵成分进行同步推进灌注(图 9-4),这样可使两种成分在引流支气管中迅速混合、快速凝固而形成栓子。这种封堵效果较好。②如不具备上述导管,而仅有常用的双腔单囊导管则建议采用"夹心法"灌注:"凝血酶 - 自体血(纤维蛋白原)- 凝血酶"。"同步推进灌注法"的效果优于"夹心法"灌注法。

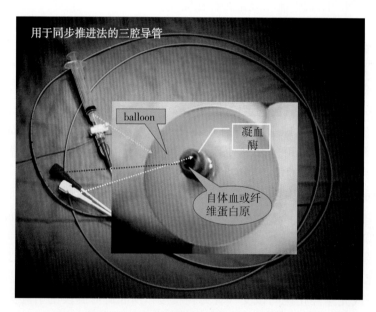

图 9-4　三腔单囊导管封堵剂注入示意图

三腔球囊导管,与注射器相通的管腔通向球囊,红色接头通向球囊前端较大直径的管腔(用于注入自体血或纤维蛋白原溶液),白色接头通向球囊前端较小直径的管腔(用于注入凝血酶溶液)

(4) 继续保持球囊充盈 3~5 分钟后球囊放气、退镜。

(5) 有时探查可使气泡量明显减少,但无法完全停止。提示在另一叶段可能存在另一较小的胸膜瘘口,这时继续胸腔引流。经过数小时或数日后小的瘘口可能自行愈合。

(6) 嘱平静卧床休息(体位视封堵叶段而定)。

2. 封堵器封堵

(1) 单向活瓣:目前用于难治性气胸的活瓣均为肺减容活瓣支架,如 Zephyr EBV、鸭嘴活瓣、IBV™ Valve 等(图 9-5),有的已进入中国市场。目前也有国产镍钛硅酮膜活瓣在临床试验中应用。

活瓣支架治疗难治性气胸的基本操作过程如下:

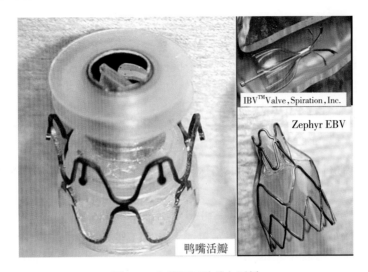

图 9-5　各种不同的单向活瓣

1）通过探查确定目标支气管。

2）目标支气管的直径：采用专用测量器测量。如果没有专用测量器也可以采用球囊粗略估测：将球囊缓慢充气至刚好贴于目标支气管的管壁上，记录注入的气体量，取出球囊导管，将所记录的气体量再次注入球囊，最后测量球囊的直径，所得数据即为目标支气管直径的近似值。

3）活瓣大小的选择：根据测得的目标支气管的直径选择适当大小的活瓣。活瓣的直径过小易移位，甚至咳出；相反，直径过大则有可能使活瓣口折叠、贴壁不佳，影响封堵效果。

4）通过支气管镜及各自专用的输送系统将活瓣送达目标支气管后释放。

5）疗效观察：观察活瓣开闭情况、引流瓶气泡是否停止或明显减少。没有完全停止的病例可以继续引流或负压吸引，不少患者在随后的几天中瘘口闭合。

6）活瓣的取出：瘘口愈合后可经支气管镜将活瓣取出。一般情况下采用鼠咬钳或鳄鱼钳均可容易地取出活瓣。有些 COPD 患者活瓣的放置可能带有肺减容的目的，对于这类病例活瓣可继续留置观察。

（2）支气管塞：商品化的支气管塞只有日本 Watanabe 支气管塞（EWS，图 9-3），且未进入中国市场。

上海第二军医大学长海医院李强等人采用市售人体植入用的硅胶材料自制支气管塞用于治疗难治性气胸取得成功，并累积了一定的经验。

支气管塞放置的基本过程如下：

1）通过探查确定目标支气管。

2）估测目标支气管的直径。

3）选择或自制恰当大小的支气管塞。由于支气管均有较好的弹性或扩张性，因此选择较大直径的支气管塞有利于牢固地将其嵌入支气管开口。

4）用活检钳夹住支气管塞，将其送达目标支气管、塞入、固定好。有时可加用纤维蛋白胶以较好地封闭。放置的主要困难在于上叶尖段支气管。

5）瘘口愈合后可经支气管镜将活瓣取出。一般情况下采用鳄鱼钳均可容易地取出活瓣。带有肺减容的目的，对于这类病例活瓣可继续留置观察。

（3）球囊导管填塞：球囊导管填塞主要用于机械通气并发难治性气胸，可起到保证有效通气量及促进破裂口愈合的作用。主要技术流程如下：

1）确定目标支气管：经鼻送入支气管镜。如患者正在进行机械通气，则可将气管导管球囊稍放气以便支气管镜从旁边通过。将球囊导管经支气管镜工作通道送入，按前述步骤探查目标支气管。

2）放置导丝：确定目标支气管后，退出球囊导管，经支气管镜工作通道将导丝送入目标支气管。接着退出支气管镜。

3）留置球囊导管进行填塞：再次进镜，并沿导丝将球囊导管送入目标支气管，并向球囊中注入水溶性碘造影剂充盈球囊、使之填塞目标支气管。观察引流瓶中气体引流情况。

4）注意事项：球囊导管填塞成功后可行床旁胸片，确定球囊位置以备治疗过程中复查时对照。当球囊导管填塞目标支气管后应当继续留下置导丝，并使导丝从导管先端部向目标支气管远端伸出 3~4cm，以防止在咳嗽时球囊导管被弹出移位。

（四）术后处理

根据曾奕明等的观察资料 14.7% 的患者于封堵后出现低到中度发热，但未发现肺不张或明确的阻塞性肺炎患者。尽管如此，还是建议注意观察体温及血象，对有感染证据者应及时应用抗菌药物。

拔除胸腔引流管的时机：由于系难治性气胸，建议封堵术后水封瓶未见气泡溢出 3 天后夹管，复查胸片后决定是否拔管。

七、疗效

根据曾奕明等的资料，40 例球囊探查中 85% 病例成功定位引流支气管，对成功定位者采用自体血作为封堵剂封堵的成功率为 82.4%，其对血气影响与常规支气管镜相近。

封堵器主要包括 Watanabe 支气管塞（EWS，硅酮材料）、支气管镜肺减容活瓣、球囊、弹簧圈、盲端支架、房间隔缺损封堵器等。

Travalin 等采用肺减容支架治疗难治性气胸 40 例，结果 47.5% 漏气完全停止，45.0% 漏气减少。

Watanabe 于 2003 年报道了一组使用 EWS 治疗的支气管胸膜瘘的患者，其中难治性气胸40 例。其结果显示，平均每位患者需使用4个EWS，39.7% 漏气完全停止，37.9% 漏气减少，57.1% 的患者成功拔除胸管。

1982 年 Ellis 报道了 1 例采用球囊导管填塞治疗机械通气并发难治性气胸取得成功。机械通气并发气胸使有效通气量的维持变得困难、使通气/血流变得进一步失调。这是一种高危状态，机械通气并发气胸使病死率上升到 50%~100%。因此 Ellis 的经验为这一棘手的难题提供了一种值得尝试的解决途径。可惜的是这一个例报道并没有引起太多人的关注，尽管在临床上气胸仍是机械通气的一种常见并发症，而且常常使医生陷入困境，但并没有更多的有关成功应用本技术的报道。当然近年来随着肺减容活瓣及支气管塞在难治性气胸的成功应用，采用这两种封堵器治疗机械通气并发气胸推测应该是合理和有效的。

八、并发症及注意事项

曾奕明报道,自体血封堵的主要副作用为部分患者在封堵术后出现中低热(15% 左右)、未发现肺炎等并发症。Travalin 等采用单向活瓣封堵有少数患者并发咳痰、中度缺氧、支架移位、肺炎、MRSA 定植。Watanabe 采用支气管塞封堵的主要并发症包括:肺炎 3.4%、气促3.4%、发热 1.7%。

九、技术展望

SBO 是一种安全、有效、易于推广的难治性气胸的支气管腔内治疗方法,对于机械通气合并持续性支气管胸膜瘘也有广阔的应用前景。但目前采用球囊探查引流支气管的成功率约为85%,因此探索新的探查方法,提高引流支气管探查的成功率是今后努力的主要方向,可能的方法包括探索 Chartis 系统、其他新方法等。另外,进一步规范各种封堵方法也是今后的工作之一。

十、典型病例

患者男,18 岁,以"胸痛、胸闷 4 小时"为主诉于 2007 年 6 月 5 日入院。1 个月前曾因左侧自发性气胸住我科,经胸穿抽气、闭式胸腔引流治愈出院。本次入院后胸片示"左侧气胸,肺压缩 65%",入院后即予持续闭式胸腔引流。经持续引流 15 天后仍持续有少量气泡溢出(其间经 7 天负压引流),患者开始出现焦虑表现。经与患者及家属讨论于 6 月 20 日行"球囊探查加支气管封堵术"。经支气管镜下球囊探查后确定引流支气管为左上叶支气管,于左上叶支气管开口注入自体血 20ml+ 凝血酶行封堵术(图 9-6A)。封堵后水封瓶气泡即刻停止。封堵后 8 小时,患者出现一次较剧烈咳嗽,随之咳出少量封堵的血块,水封瓶再次持续引流少量气泡(程度同封堵前)。复发的原因分析:考虑注入封堵剂时导管置于固有支开口,使封

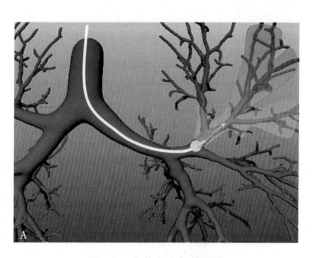

图 9-6　自体血支气管封堵

A. 第一次封堵所形成的自体血凝块封堵了左上叶前段的大部分,但只封堵了左上叶尖后段支气管的起始一小段,这一小段血栓很容易被咳出。推测这是第一次封堵 8 小时后剧烈咳嗽导致气胸再发的主要原因

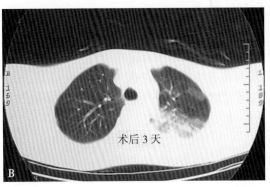
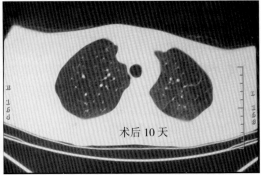

图 9-6（续）

B. 自体血封堵术后 3 天检查胸部 CT 见封堵部位肺实变；封堵后 10 天复查 CT 见封堵部位肺实变影大部分吸收，仅余毛玻璃影像

堵时尖后段支气管注入的量不足、最终导致咳出少量血块后气胸复发。

6 月 25 日决定行第二次封堵，采用"先难后易"的策略：先向较难的左上叶尖后支支气管注入封堵剂，再向相对较容易的左前支支气管注入封堵剂；每个段注入 15ml 封堵剂。封堵后水封瓶溢气停止，封堵 3 天行胸部 CT 检查见封堵叶段肺内浸润影。术后 4 天拔除肋间引流管。封堵 10 天后复查 CT 见封堵剂已基本吸收，原浸润影已吸收为毛玻璃影（图 9-6B）。术后随访半年，气胸未再发。

十一、视频

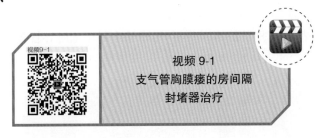

视频 9-1
支气管胸膜瘘的房间隔
封堵器治疗

（曾奕明）

参　考　文　献

1. Gayatridevi Y, Usharani N, Premkumar A, et al. Clinical Profile of Spontaneous Pneumothorax in Adults：A Retrospective Study.Indian J Chest Dis Allied Sci, 2015,57（4）:219-223.

2. Olesen WH, Lindahl-Jacobsen R, Katballe N,et al.Recurrent Primary Spontaneous Pneumothorax is Common Following Chest Tube and Conservative Treatment. World J Surg, 2016:1-8.

3. MacDuffA, ArnoldA, HarveyJ, et al. Management of spontaneous pneumothorax：British Thoracic Society pleural disease guideline 2010. Thorax,2010,65（Suppl 2）:ii18-ii31.

4. 曾奕明,张华平,吕良超,等 . 气囊探查加选择性支气管封堵术治疗难治性气胸 10 例 . 中华内科杂志, 2003,42:193-195.

5. Watanabe Y,Matsuo K,Tamaoki A,et al. Bronchial occlusion with endobronchial watanabe spigot. J Bronchol, 2003,10（4）:264-267.

6. Ellis JH, Sequeira FW, Weber TR, et al. Balloon catheter occlusion of bronchopleural fistulae. AJR, 1982, 138: 157-159.

7. NAGAI A, Takizawa T, Konno K, et al. A New simple method to detect an air-leaking lung field in pneumothorax bya flexible bronchofiberscope. Tohoku J Exp Med, 1982, 136, 111-112.

8. 曾奕明, 洪敏俐, 张华平, 等. 球囊探查加选择性支气管封堵术治疗难治性气胸. 中华结核和呼吸杂志, 2009, 32(4): 274-277.

9. Travaline JM, McKenna RJ, et al. Treatment of persistent pulmonary airleaks using endobronchial valves. Chest, 2009, 136(2): 355-360.

10. 曾奕明. 规范选择性支气管封堵术治疗难治性气胸的应用. 中华结核和呼吸杂志, 2011, 34(5): 332-333.

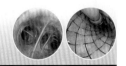

第十章

护士在支气管镜介入治疗中的作用

第一节　支气管镜介入治疗过程中的护理配合

气管镜介入治疗是一项合作性很强的手术,需要经过专门培训过的内镜小组,才能够顺利开展内镜下的治疗工作,这就对手术配合护士提出了很高的要求。笔者经过多年的临床实践,总结出很多经验,供大家参考。

一、护理配合的重要性

在支气管介入治疗过程中,除了要求医生操作熟练外,护士在支气管镜的检查治疗中的管理和配合也非常重要。而熟练掌握术前、术中、术后的配合及护理,是保证支气管镜介入治疗顺利完成的有效措施。护士应认真仔细地做好配合工作,熟练掌握整个操作过程。在支气管镜介入治疗手术中,高质量的护理配合可以预防并发症的发生,提高手术成功率,减轻患者的痛苦,提高患者治疗的依从性,缩短手术时间。

二、支气管镜介入治疗前的常规准备

(一) 术前心理护理

大多数患者均缺乏对支气管镜介入治疗术的了解,易产生恐惧心理和出现紧张情绪,因此,护理人员应具备高度的同情心和责任感,对于首次做支气管镜检查治疗的患者,在手术前要向患者仔细讲解支气管镜检查治疗的目的、方法、过程、注意事项及可能出现的情况,让患者有充分的心理准备,避免紧张、焦虑等不良情绪的影响,打消顾虑,以积极的心态配合手术。同时,应根据患者不同年龄层次,不同疾病,不同心理需求,有针对性地进行全程心理护理。另外护士熟练的术前准备,得体的语言,自信的态度,也会影响患者心态,可以增强患者的自信心以及对手术治疗的依从性,这也是术前心理治疗的一个重要环节。

总之,支气管镜介入治疗前心理护理非常重要。术前良好的心理沟通是手术顺利进行的基础,是整个治疗中一项必不可少的重要工作。

(二) 术前准备

1. 患者准备

(1) 签知情同意书。术前让患者及其家属认真阅读知情同意书并向其解释其中含义,确

认患方已理解并接受知情同意书上详细内容,然后签名。

(2) 术前禁食水 6 小时。

(3) 手术安全性评估,内容包括血压、血糖、血常规、肝功能、肾功能、心功能、出凝血时间等。

(4) 为减少支气管分泌物,术前半小时肌注阿托品 0.5mg。精神紧张者可肌注地西泮 10mg 以达到镇静的效果。

(5) 局部麻醉。利多卡因喷雾鼻腔、咽喉部。向咽喉部喷药时,嘱患者张口吸气;向鼻腔喷药时,嘱患者用鼻深吸气。术前每 3~5 分钟喷药 1 次,共喷 3 次,每次每部位 3~5 喷。剂量约 3~5ml。鼻甲肥大时可用 0.5% 麻黄素滴鼻腔 1~2 次,以收缩鼻腔毛细血管,减少黏膜充血、水肿。麻醉成功的患者咽喉部有麻木感,异物感,吞咽困难,咽部对刺激反射减弱或消失。或采用雾化吸入法,将 2% 利多卡因 10ml(或 1% 丁卡因),加入雾化器让患者雾化吸入。

(6) 告知患者术中可能出现的不适及配合要点、注意事项。

(7) 询问过敏史及病史,备好近期 X 线胸部检查结果、肺部 CT、出凝血时间和血小板检测报告,严格掌握手术适应证和禁忌证。

(8) 其他准备:取下患者的活动义齿及佩戴的饰品手表等交其家属保管。

若为静脉复合麻醉,则按全麻护理常规进行。

2. 术中急救药品及物品准备 备齐常用的急救药品及物品,如舌钳、开口器、简易呼吸囊、气管插管等,合理放置,便于取用,确保处于备用状态,一次性物品及药品不过期。

3. 术中用药的常规准备

(1) 术中局部用麻药:2% 利多卡因 20ml。

(2) 术中局部用止血药:1% 肾上腺素 1ml 加生理盐水稀释至 10ml,血凝酶 1KU 稀释至 6ml(或凝血酶 500U 稀释至 10ml)。

4. 器械及物品准备 活检钳,细胞刷,吸氧装置,无菌纱布,无菌生理盐水及容器,无菌液体石蜡,载玻片及其他标本容器等。

除上述常用物品外,还应根据不同的治疗方法及手段备齐相应的物品,如球囊扩张压力泵,球囊扩张压力导管,注射针,吸引活检针,不同型号的支架,粒子植入器,不同型号的导丝,圈套器,异物钳等。一般说来,支气管镜介入治疗前应备齐可能涉及的各种物品,以满足不同的治疗方法和多种治疗方法同时开展的需求。同时,应察看这些物品功能是否良好,一次性物品是否过期。

5. 设备 治疗型的电子气管镜及主机,负压吸引器,心电监护仪,二氧化碳冷冻仪,氩等离子体凝固仪等。另外根据不同的治疗方法备相应的仪器设备,例如硬质气管镜及其配套器械,激光仪,光动力仪,微波治疗仪等(特别提示:各种仪器设备摆放要合理有序,并调试各仪器,保证其处于备用状态)。

三、支气管镜介入治疗中的常规护理配合

1. 现场应有两名训练有素的专业护士协助术者完成整个手术过程,一名器械护士,一名巡回护士。

2. 工作系统中输入患者资料,连接并调试好各仪器设备。常规进行血氧、心电、血压等

监测。为静脉复合麻醉患者建立静脉输液通路。

3. 协助患者摆好体位：协助患者平卧于检查床上，头稍向后仰，下颌抬高，两手放在躯干两侧，全身放松，力求感觉舒适以利于电支镜的顺利插入，根据病情需要可调整体位。遮盖住患者眼睛，以免进出镜子时冷光源刺激眼睛，同时避免操作时液体进入眼睛。

4. 如果经口进镜，进镜前要为患者放置牙垫并固定。进镜过程中可抬起患者下颌，以使术者更顺利地进镜到声门。

5. 进镜过程中安慰鼓励患者，应用沟通技巧，使患者得到抚慰，减轻疼痛。镜子进声门时告知患者可能的刺激，嘱患者行深呼吸及张口平静呼吸，不憋气，手术过程中不摇头，不用手抓镜子，如有需求可用手势示意，正确配合可避免不良反应。

6. 及时喷注麻药。当镜子过声门前应向两侧的梨状隐窝喷注麻药。进镜至声门后、主气道及左右主支气管时，从镜身活检孔中分别注入 2% 利多卡因 2~3ml。注药方法：用 20ml 注射器抽吸 2% 利多卡因 2ml，并加入 5~10ml 空气加压从活检孔里注入。此注药法能使药液充分分布在气道黏膜上，以达到良好的麻醉效果。

7. 手术过程中必要时间断从操作孔道注入少量生理盐水冲洗以保持视野干净，如口腔中有分泌物，应及时吸出。

8. 器械护士术中应时刻密切观察显示屏，完全了解术野情况，并用眼睛余光掌握术者操作，与术者密切配合，认真听术者指令，准确敏捷的传递器械，以保证手术的连贯性，缩短手术时间。并随时根据手术进展及治疗手段迅速采取各种措施或传递不同工具。

9. 整个手术过程中应做到处处以术者为中心，为术者努力创造有利于手术操作的各种条件，例如传递各种器械进操作孔道时，应尽量高举器械后端以方便术者专心快速操作，使术者赢得最佳操作时间。

10. 术中所用药物护士必须再复述一遍药名、剂量、用法，确保正确无误方可应用，并保留安瓿瓶再次核对。

11. 整个手术过程中密切观察患者病情变化，做好抢救准备。严密观察患者血氧变化，观察有无呼吸困难、窒息、喉痉挛、发绀等现象发生；观察有无心率增快、血压升高等现象，如有异常应立即提醒医生，根据情况及时处理，必要时暂停手术及时抢救。

12. 在整个操作过程中，护士应反应敏捷，判断准确，操作熟练，动作轻柔，与医生配合密切，在处理意外情况时应沉着冷静，果断及时采取措施。

四、支气管镜介入治疗中的特殊护理配合

（一）二氧化碳冷冻术中的护理配合

1. 护理配合

（1）术前准备：除术前常规准备外，重点保证二氧化碳冷冻仪气罐里气源充足，备齐不同型号消毒处理后的冷冻探针，接电源，探针连接冷冻仪，打开气源，检查其是否处于备用状态，脚踏放置位置便于操作。

（2）术中配合：首先按常规护理配合协助术者进镜检查，必要时协助术者对病灶进行其他治疗。手术中根据术野情况和不同的治疗目的及手段，迅速判断应使用冷冻探针的

型号,并与术者口头核实。认真听术者指令,快速敏捷的传递冷冻探针,并协助术者将探针置入患者气道内。探针进气管后密切观察探针所到位置,根据术者指令准确快速地踩下冷冻控制脚踏,然后密切观察探针前端的冷冻位置和冰球形成情况,确保位置正确,冷冻有效。

冻取(冻切):听术者指令踩下脚踏开始冷冻,在术者取下冻取物的瞬间迅速松开脚踏,协助术者将退出的气管镜前端和探针一起放入无菌生理盐水或蒸馏水中,待冻取物慢慢融化脱落,再退出探针,冷冻解除。

冻融:听术者指令踩下脚踏开始冷冻,同时开始默默计时,时间精确到秒,每个部位冷冻时间为1~3分钟,到时间后松开脚踏,待探针前端冰球融化后冷冻解除。再进行下一个部位的冻融,如此循环。

2. 注意事项

(1) 冻取时,在术者取下冻取物的瞬间或撤出镜子的过程中如果探针触到正常黏膜并冻上,一定要等完全解冻后探针从黏膜上松脱才能退出探针,不能强拉,以免损伤正常黏膜。

(2) 冻取时如若不能一次成功取下冻取物,应立即松开脚踏,暂停,融后再重新开始冻取。

(3) 冻融时探针前端的金属探头要完全送出活检孔道,使探头与治疗区域黏膜充分接触,以免在活检孔道内形成冰球,影响治疗效果和镜子寿命。

(4) 气管狭窄患者在冻融治疗时,避免冰球过大,以免气管完全被冰球闭塞导致患者严重缺氧,必要时及早停止重新再冻。

(5) 每次冻后必须等探针前端的冰球完全融化后才能从活检孔道退出冷冻探针,不可强拉。

(6) 保护探针不打折,气罐应在常温存放,温度太低影响冷冻速度。保证气罐内气体充足。

(二) 氩等离子体凝固应用中的护理配合

1. 护理配合

(1) 术前准备:除备齐各种常用物品、药品及仪器设备外,保证氩气刀仪功能正常,气源充足。消毒处理后的软电极连接机器,连接电源调试功率至备用状态,为患者贴好负极板并与机器连接,确保负极板连接有效。脚踏板放至便于术者操作的地方。

(2) 术中配合:首先按常规护理配合协助术者进镜检查,必要时协助术者对病灶进行其他治疗。仔细观察病变情况,认真听术者指令,快速敏捷地传递软电极,并协助术者将软电极置入患者气道内,定位准确后术者踩脚踏开始烧灼。如果烧灼后喷管末端有炭化物和气道内脱落物附着,则配合术者迅速退回软电极,用无菌纱布擦拭掉前端的附着物,保持软电极清洁、通畅,治疗有效。在烧灼过程中密切观察术野情况:如果局部有活动性出血情况,遵术者指令通过活检孔道向出血部位推注止血药;如果治疗部位黏膜过于干燥,则通过活检孔道向干燥部位注水 2~3ml。

2. 注意事项

(1) 避免气管镜前端着火、烧坏气管镜和烧伤患者气道黏膜。气管镜前端着火是氩气刀烧灼治疗过程中最常见的意外。导致着火的因素有:①在烧灼过程中软电极前端距气管镜前端太靠近;②术者一次踩脚踏连续烧灼时间过长,局部温度过高;③烧灼局部炭化物积聚,干燥;④高浓度给氧。

现实工作中引起着火的原因往往是以上多种因素综合作用的结果,因此要尽量避免以上情况。所以在烧灼过程中应注意软电极头部距气管镜前端必须有一定距离,一般为 1cm 以上;同时护士要尽到提醒义务,必要时提醒术者及时松脚踏短时间暂停后再烧灼;如果烧灼局部炭化物积聚、干燥,则及时通过活检孔道向干燥部位注水 2~3ml。

一旦发生着火现象,应立即向患者气道内注水 5~10ml,并迅速撤出气管镜。

(2) 在氩气刀治疗过程中,软电极应稍作盘曲再放置,避免喷管滑落台面而污染。如发生污染或疑为污染则应重新更换再使用。

(3) 软电极在使用或保管的过程中不能打折,以免外管破损漏气,漏气处易发生喷火。软电极陶瓷头一旦严重损毁,应立即更换软电极。

(4) 护士应对等离子氩气刀仪工作原理及操作流程熟练掌握,对常见故障能迅速排除。

(三) 电圈套器应用中的护理配合

1. 护理配合

(1) 术前准备:除术前常规准备外,另备气源充足、功能良好的氩气刀仪一台,接通电源并连接各导线,功率调试至备用状态。为患者贴好负极板并与机器连接,确保负极板连接有效。脚踏板放至便于术者操作的地方,无菌电圈套器连氩气刀仪。

(2) 术中配合:首先按常规配合术者行气管镜检查,认真观察肿物(肿瘤、息肉、肉芽)的位置,大小及形态。认真听术者指令,快速敏捷的协助术者将圈套器通过气管镜操作孔道置入气道,在肿物处缓缓送出电圈套器前端的金属圈,待金属圈完全套住肿物并滑向肿物根蒂部时,与术者踩电切脚踏同步进行缓缓回收金属圈,肿物切下。然后迅速配合术者钳取或冻取出气道内已切下的肿物。

如为多发肿物,可重复以上操作。在套取肿物的过程中,可根据肿物的大小及形态随时调整金属圈的大小。每次套取后,应及时用无菌纱布清理掉金属圈上残留组织及血迹以备用。

2. 注意事项

(1) 准确调节电切电凝功率,功率应从低起逐步向上调(30~50w)。

(2) 每次回收金属圈的电切时间应根据肿物基底部的大小及韧度而临时掌握,一般为1~5 秒 / 次,肿物即可切下。

(3) 每次切下肿物后应迅速配合术者快速将肿物取出,以免其滑向更远端的气道。

(4) 及时留取切下的肿物送病理检验。

(5) 治疗过程中,圈套器应稍作盘曲再放置,避免圈套器滑落台面而污染。如发生污染或疑为污染则应重新更换再使用。

(四) 腔内放射性粒子植入过程中的护理配合

1. 护理配合

(1) 准备:除术前常规准备外,另备一次性粒子植入针 1~2 根,放疗粒子若干,备简易防护放射线操作平台。参与手术者穿戴放射防护设备:防辐射眼镜,铅衣,颈围等。

(2) 术中配合:按常规配合术者行气管镜检查,必要时先协助术者对病灶进行其他治疗,或对病灶上坏死物进行清理。

在简易防护放射线操作平台上或防护箱内,用无菌技术把灭菌后的粒子装入粒子植入针前端 1~2 粒,平稳传递给术者并协助术者将植入针通过气管镜操作孔道置入气道,待术者将植入针远端的穿刺针刺入病灶后,推进针芯植入粒子,同时术者缓缓从病灶中退针,认真观察植入情况,然后协助术者把植入针从操作孔道退出。如此循环往复。

2. 注意事项

(1) 每次植入针从操作孔道退出后要及时检查植入针内有无残留粒子,若有残留,应重新植入。

(2) 退出植入针后应认真观察气道内粒子植入情况,若植入不充分(部分露在气道内)或掉落在气道内,则应用活检钳及时取出消毒后重放。

(3) 操作完毕及时用检测仪检测有可能遗落粒子的地方:操作台上,手术床头及周边,特别是吸引瓶里,因粒子体积小(直径 0.8mm,长度 4.5mm 的圆柱体),掉落气道里的粒子极易被吸走。若有,及时回收,以防放射线扩散。

(4) 整个粒子植入过程严格无菌操作。

(5) 整个操作过程医务人员应穿戴放射防护设备,重视个人防护。

(五) 球囊导管扩张术中的护理配合

1. 护理配合

(1) 术前准备:除术前常规准备外,另备球囊扩张压力泵,不同型号的外周球囊扩张导管,必要时备与球囊内径相匹配的导丝。

(2) 术中配合:首先按常规护理配合协助术者进镜检查,必要时先协助术者对病灶进行其他治疗,或对病灶上坏死物进行清理。

认真观察气管或支气管内的病变位置和狭窄程度,根据病变位置选择不同型号的球囊扩张导管,压力泵里抽无菌生理盐水 20~30ml,连接球囊扩张导管。遵术者指令传递扩张导管从气管镜操作孔道进病变部位,待球囊完全送出操作孔道并置于狭窄部位时,旋转压力泵活塞向球囊内注水,压力由低向高依次递增,同时密切观察扩张局部情况,确保扩张位置正确,球囊无滑脱,达到所需压力后持续球囊扩张状态 1~2 分钟,整个扩张过程中密切监测患者血氧,必要时暂停扩张。1~2 分钟后将球囊完全排空,抽尽球囊内生理盐水使球囊收缩,协助术者撤出球囊扩张导管,若撤出时阻力较大应停止操作,并将球囊和镜子作为一个整体取出再撤回。然后根据狭窄的扩张程度在进行充分扩张,必要时用导丝引导插入。每次扩张后观察局部黏膜有无出血情况,必要时遵术者指令局部喷注止血药。

2. 注意事项

(1) 选择什么规格的球囊。一般来说,长度在 2.5~4cm,直径在 1.0~1.5cm 的球囊较合适。球囊规格的选择主要为球囊直径的选择,若狭窄部位为气管则选择直径较大的球囊,若狭窄部位为支气管则选择只经较小的球囊。

(2) 球囊置入狭窄部位后应使球囊均匀超出狭窄的两端,以使球囊扩张后整个狭窄段都被扩张。如果球囊膨胀后自狭窄处向上或向下滑脱,则应抽出囊内水重新固定位置扩张。

(3) 扩张过程中密切监测患者血氧,观察患者有无缺氧情况,如果血氧下降则暂停扩张,及时加大给氧量,以免患者严重缺氧。

(4) 每次扩张前要确保球囊完全进入气道,否则扩张时可能损伤气管镜。

(5) 扩张时间的选定。气管内扩张一般为 30 秒 ~1 分钟,支气管扩张时间根据患者对一侧支气管完全堵塞的耐受程度而定,一般为 30 秒 ~1 分钟。一般情况下,第一次扩张时间短,但随着扩张持续时间逐渐延长。

（6）向球囊内注水时其压力通常由低向高依次递增，但不能超过球囊的额定最高压力，以防球囊破裂。

（六）支架置入术中的护理配合

1. 护理配合

（1）术前准备：除术前常规准备外，备齐不同型号的支架、导丝、定位尺、液状石蜡、消毒后的尼龙线等。

（2）术中配合：麻醉前让患者咬住牙垫并固定。按常规配合术者经口进镜检查，必要时先协助术者对病灶进行其他治疗，或对病灶上坏死物进行清理。重点检查病变部位及长度。检查过程中协助术者用气管镜测量病变下缘及病变下缘各距门齿的距离，计算出病变长度，选择相应规格型号的气管支架备用。协助术者经气管镜操作孔道放置导丝，导丝通过狭窄段后撤回气管镜，固定导丝，将输送器鞘在导丝的引导下送入气道，远端通过狭窄段，固定鞘管，快速退回输送器内芯连同导丝，将装有支架及顶推管的内管放入鞘管内，用定位尺前端卡在鞘管上顶住牙垫，后端固定顶推管，后退输送器鞘管，然后退出顶推管、内管及鞘管，支架即释放在病变部位。

气管镜下观察支架释放情况，若支架自膨不充分，可协助术者用球囊扩张导管插入支架内进行扩张，以帮助支架膨开。

最后，确认支架位置正确，自膨良好后，剪断并缓缓抽出支架上缘外延的尼龙线。

2. 注意事项

（1）若为气管、支气管瘘患者，必须备用被膜金属支架。

（2）支架置入前必须确保上缘有回收线，以方便支架取出。

（3）若为良性狭窄患者，支架放置时间短，则在支架置入前应在支架下缘连一圈尼龙线，这样支架上下缘均有线，以备随时小范围调整支架位置。

（4）反复器械操作易引起声门水肿，必要时遵医嘱给予糖皮质激素应用以减轻水肿。

（七）黏膜下药物注射中的护理配合

1. 护理配合

（1）术前准备：除常规准备外，另备一次性注射针一支，术中用于黏膜下注射药，并把药物抽吸好摆放在安全易取的位置。

（2）术中配合：首先按常规配合术者行气管镜检查，先协助术者对病灶进行其他治疗，对病灶上坏死物进行清理后配合术者对病灶进行多点注射。

认真观察病灶情况。注射针进操作孔之前应先连接抽好药的注射器排尽注射针内空气，协助术者将注射针通过气管镜操作孔道置入气道，待明确看到注射针前端露出气管镜并置于病灶上，遵术者指令方推出针头，直视下针头刺入 3~4mm（必要时帮术者固定镜子以方便针头刺入），然后缓缓注药，退回针头。再选择另一注射部位进行以上循环操作。注射完毕，退回针头，从操作孔道撤回注射针。

2. 注意事项

（1）注射针进出气管镜操作孔道的过程中必须保证针头退回在针套内，以免刺坏或划伤气管镜。

（2）注射前应排尽针内空气，以免把少量空气注入病灶。最后应抽少量无菌生理盐水把注射针内残留药液缓缓注入病灶,以达到最佳治疗效果同时又避免药液浪费。

(3) 在推注药液的过程中若感到阻力过小,应确认针头是否刺入,必要时重新刺入再注射。

(4) 如注射的是化疗药,那么整个操作过程应注意医务人员的个人防护。

(八) 激光治疗中的护理配合

1. 护理配合

(1) 术前准备:除常规准备外,另备激光治疗仪一台,消毒处理后的石英光导纤维、导丝各一根。接通电源调试功率,脚踏板放至便于术者操作的地方。医护人员戴放护眼镜。

(2) 术中配合:首先按常规护理配合协助术者进镜检查,必要时协助术者对病灶进行其他治疗。光导纤维接治疗仪,预热治疗仪,调试激光功率 100W,波长 1064nm。

协助术者将光导纤维通过气管镜操作孔道导入气道,伸出支气管镜远端至少 1cm,应用可见红光定位,对准目标约 0.5cm,功率一般调试至 20~40W,术者踩下脚踏开始照射,每次照射(脉冲时间)0.5~1 秒,间隔 0.1~0.5 秒。如此循环照射。

照射过程中,应及时用无菌纱布擦拭掉光导纤维末端黏附的分泌物、坏死组织及焦痂,以免影响照射效果。同时,配合术者及时清除照射过程中气道内产生的焦痂及坏死组织,以免影响视野或阻塞气道。

2. 注意事项

(1) 激光烧灼时尽量暂停氧气,以免出现氧气点燃的情况,若需吸氧,吸氧浓度应低于40%。

(2) 光导纤维必须伸出支气管镜操作孔道至少 1cm,以免激光损伤支气管镜。

(3) 照射时应注意激光距病变组织的距离(4~10mm),功率的选择(一般 20~40W)。

(4) 激光应和气管、支气管相平行,避免垂直照射气管、支气管壁,以免引起管壁穿孔。

(九) 微波治疗中的护理配合

1. 护理配合

(1) 术前准备:除常规准备外,另备微波治疗仪一台,消毒处理后的微波辐射器。脚踏板放至便于术者操作的地方。

(2) 术中配合:首先按常规护理配合协助术者进镜检查,认真观察气道内病变情况,必要时协助术者对病灶进行其他治疗。微波辐射器接治疗仪,开机。

协助术者将微波辐射器通过气管镜操作孔道导入气道,伸出支气管镜远端后将插入或深入到腔内病灶的内部或表面,输出功率 40~70W,术者踩下脚踏开始辐射,每次辐射时间为3~6 秒。如此循环辐射。辐射过程中,应及时用无菌纱布擦拭掉微波辐射器末端黏附的分泌物、坏死组织及焦痂,以免影响辐射效果。同时,配合术者及时清除辐射过程中气道内产生的坏死组织,以免影响视野或阻塞气道。

2. 注意事项

(1) 可根据不同需要调节输出功率,一般 40~70W,不得超过 80W。辐射时间不宜超过7 秒。

(2) 可根据病灶的形状与治疗目的选择不同的微波辐射器:接触式和插入式,接触式末端为柱状,多用于扁平病变;插入式末端为针状,多用于隆起病变及止血治疗。

（3）微波辐射器末端必须伸出支气管镜操作孔道至少 2.5~3cm，以免支气管镜操作孔道受热损伤镜子。

（4）微波治疗仪开机前微波输出口必须连接电缆及辐射器，不能空载开机。

（5）调试输出功率时应用纱布包住辐射器。

（6）植入心脏起搏器的患者不能进行微波辐射。

（十）支气管肺泡灌洗技术中的护理配合

1. 护理配合

（1）术前准备：除常规准备外，备 37℃无菌生理盐水 200ml，一次性无菌回收瓶数个。

（2）术中配合：首先按常规护理配合协助术者进镜检查，认真观察气道内管腔、黏膜病变情况，吸尽气道内分泌物，确认灌洗部位。连接一次性无菌回收瓶，遵术者指令从气管镜操作孔道加压注入 37℃无菌生理盐水 20~30ml，2~5 秒后开始负压吸引，灌洗液回收至一次性无菌回收瓶内。必要时重复灌洗、回收，回收液迅速送细胞学、细菌学检查。

2. 注意事项

（1）灌洗过程中负压吸引器负压一般不超过 0.04MPa，以免负压过大损伤支气管黏膜引起出血，必要时注入止血药。

（2）及时吸出患者气道内及口腔内分泌物。

（3）灌洗过程中如患者反应明显，剧烈咳嗽，或有缺氧情况，应暂停操作，加大给氧量，嘱患者放松身心行深呼吸。

（4）及时送检回收液。

（十一）大容量全肺灌洗技术中的护理配合

1. 护理配合

（1）术前准备：除常规准备外，备 37℃无菌生理盐水 2000ml（500ml 瓶装，用后空瓶用来盛装回收液），小型号的电子气管镜或纤维支气管镜（一般用插入管直径 2.8mm 的镜子）。

（2）术中配合

连接灌洗装置：灌洗瓶悬挂于距手术床约 100cm 的高处，连接好负压吸引装置。待麻醉医师在全麻下插入双腔气管插管，左右肺隔开通气后，在灌洗侧气管插管口连接一个三通接口，一端接灌洗瓶，一端接负压吸引瓶，开始行单侧肺灌洗。打开灌洗三通，灌入液量约 1000ml；然后行负压吸引，观察并记录回收液，然后把回收液单独盛装。如此循环灌洗，直到回收液由浑浊变为无色澄清为止。

一侧肺灌洗完毕后，间隔约 50 分钟后，同样方法灌洗另侧肺。

2. 注意事项

（1）在灌洗的过程中给予灌洗侧胸壁叩击或振动，使沉着的蛋白或粉尘易随灌洗液排出。

（2）准确记录灌洗次数和灌洗量，每次灌洗后的回收液应单独盛装，标记次数和量，方便术后送检及观察。

（3）术中密切观察患者的血氧及生命体征变化，间断予以加压纯氧通气。

（4）大量的灌洗液一定要加温至 37℃，使其与体温相同，以免刺激机体。

（5）灌洗完毕后，必要时协助术者常规进镜行气道检查，吸尽患者气道内及口鼻内分泌物。

（十二）支气管镜引导下气管插管术中的护理配合

1. 护理配合

（1）术前准备：除常规准备外，备气管插管一根，无菌液状石蜡。

（2）术中配合：若经口进境，则应先为患者放置牙垫。进镜前，首先用无菌纱布蘸取无菌石蜡油涂抹支气管镜的外壁，将气管插管套于支气管镜外，按常规护理配合协助术者进镜（经鼻或经口），待吸尽气道内分泌物后，协助术者快速将气管插管顺着支气管镜置入气道内，然后在气管镜的直视下调整气管插管的位置，确认位置合适后固定插管，协助术者缓缓撤出气管镜。注射空气入气囊，观察患者两侧胸廓的呼吸运动是否对称，确认气管插管位置合适后遵术者指令用胶布牢牢固定气管插管（若是经口插管固定前先撤下牙垫）。

2. 注意事项

（1）气管插管型号的选择：若是经口插管应选择口径较大的气管插管，通常其直径在7.5mm以上。经鼻插管可选择口径较小的气管插管，通常其直径在5~6mm。

（2）若是选择口径较小的气管插管，那么支气管镜也应选择直径较小的型号，一般检查型支气管镜（直径4.9mm）可满足需求。

（3）操作者动作应熟练、准确、轻巧，以缩短插管操作时间。

（十三）综合治疗中的配合

由于不同患者气道病变的疑难程度不一，加之气道病变的复杂性，为了达到最佳治疗效果，临床上在支气管镜介入治疗技术中，实际上往往是两种或两种以上不同的治疗技术同时应用，以期达到最佳疗效，从而达到理想的治疗目的。那么这就对术中的护理配合提出了更高的要求，从术前准备到术中配合，都要求护士做更多的工作，考虑得更细致、周到，操作得更熟练、敏捷。

术前的物品准备，除常规准备外，还要准备有可能涉及的治疗手段所需要的仪器设备及相应的治疗器械。保证各仪器设备功能正常、备用，摆放合理；各治疗器械齐全、充足。

术中配合护士要做到注意力高度集中，传递器械敏捷、到位，防止因护理配合不熟练而导致医疗差错或事故。护士在手术中要根据不同的治疗技术而采取相应的措施，与术者密切配合，当好术者的好助手。

注意事项

1. 多种治疗技术综合应用时，术前往往并不十分确定要采取的治疗项目，因此，术前准备就比较繁琐，要备好有可能涉及的各种仪器和物品，充分准备，有备无患，从而保证手术的顺利进行。

2. 综合治疗时往往手术时间长，手术难度大，一般采用静脉复合麻醉法，那么术中就应更密切观察患者的病情变化，必要时立即处理。

3. 采用的治疗技术项目越多，术中所用物品和器械越多，例如冷冻探针、氩气刀软电极、圈套器、活检钳等，而这些器械又很难规范放置，所以术中一定要对这些器械灵巧管理，每次用后盘曲好合理放置，避免因放置不当滑落而污染。

4. 护士应对常用仪器、设备工作原理及操作流程熟练掌握，对常见故障能迅速排除。

（十四）其他操作中的配合

1. 硬质气管镜的应用配合

（1）配合：除备齐常规用物外另配硬质气管镜系统及其配件、目镜等，连接硬质镜系统确保仪器处于备用状态。硬镜镜体先用石蜡油润滑,将连接电视的观察目镜插入硬镜内,传递给术者。协助患者平卧,肩背部下垫一垫子,使其头后仰,便于硬镜插入。进镜前在患者下牙上垫一纱布,以保护患者牙齿。硬镜过声门后,迅速接住术者撤出的目镜,同时把接好负压吸引管的电子支气管镜传递给术者进行下一步治疗。

（2）注意事项

1）进硬质镜过程中密切观察患者口腔情况,避免患者舌头卡在牙齿和硬镜之间,避免硬镜损伤口腔,必要时采取干预行为避免损伤。

2）对于个别声门狭窄的患者应及时为术者更换较小型号的硬质镜。

3）在插入和拔出硬质镜的过程中应注意患者有无牙齿松动或脱落现象,如有脱落,及时从口腔取出,避免造成其他意外伤害。

2. 活检钳取活检护理配合

（1）配合:首先按常规护理配合协助术者进镜检查,认真观察气道内病变情况。将活检钳在闭合状态下插入气管镜操作孔道,待活检钳送出孔道约 3mm 后,张开活检钳,靠近活检部位,钳口紧贴钳取部位后,听术者指令进行钳夹,当确认已夹住病变组织后,将钳子拉出,将取出的组织吸附在小滤纸上,然后将吸附组织的小滤纸放入福尔马林溶液中固定送病理检查。必要时重复上面操作,以保证取得足够的病理组织。

（2）注意事项:

1）活检后出血是最常见的并发症,因此钳取时一定要注意尽量避免钳取过深、过量,钳取后一旦有活动性出血,局部可给予止血药应用。

2）为提高钳取的成功率,钳取时叮嘱患者尽量避免咳嗽。

3. 淋巴结针吸活检护理配合

（1）配合:按常规护理配合协助术者进镜检查,到达预定穿刺点后,协助术者将尾端连有 30ml 空注射器的穿刺针由操作孔道送入气道,当看到穿刺针的金属环露出气管镜时,分别将内外针推出并固定,待术者将穿刺针刺入预定的气道黏膜内后,抽吸尾端的空注射器 10~20ml 左右持续 10 秒,维持负压,这期间术者在保证穿刺针不退出气道黏膜的情况下不断地以不同方向进出病灶,从而使细胞从结节或肿物上脱落而吸入穿刺针。然后在依然维持负压的情况下拔针,将穿刺针活检部退回保护套内,从操作孔道撤出穿刺针。

取出穿刺针,在穿刺针末端连接含 50ml 注射器 1 副,用力推针栓将穿刺物推至玻片上的固定液内(事先在玻片上滴固定液少量,穿刺针头插入固定液用力推),立即送病理检验。或立即涂片后立即将玻片放入盛有固定液的瓶内送病理检查,避免穿刺液干燥而影响病理结果,良好的标本在玻片上可见较多颗粒样物质。

（2）注意事项:

1）穿刺针进操作孔道前应先检查穿刺针活检部进出状态,确保正常。

2）在操作过程中,穿刺针的活检部必须完全退回外套中才能进出气管镜操作孔,只有看到穿刺针的前端才可以将穿刺针的活检部推出,这样才能有效保护气管镜不被穿刺针损伤。

3）推出活检部是一定要注意保持气管镜前端与气道黏膜有距离,不能推出穿刺针而损伤非穿刺部位黏膜。

4) 由于组织学穿刺活检针是依靠穿刺针口的锋利将组织切割挤入针内,要依靠负压抽吸才有可能不脱落,因此拔针时一定要维持负压。

4. 细胞刷刷检术中的护理配合

(1) 配合:按常规护理配合协助术者进镜检查,到达刷检部位后,协助术者将毛刷从气管镜操作孔道插入气道,在病变部位进行刷检,采集标本后将毛刷退出立即进行图片固定送检。若是进行细胞学检查,则在预刷检前听术者指令推出刷头,刷后退回刷头再撤出毛刷,把毛刷头用无菌剪刀剪到无菌小瓶内送细菌室检验。

(2) 注意事项:若是进行细胞学检查,那么毛刷在进出操作孔道过程中一定要把刷头退回到刷套内,以免杂菌污染而影响实际检验结果,刷检后应用无菌剪刀剪下刷头。

五、介入治疗后的处理

1. 继续观察患者情况,若病情稳定则撤下患者身上各监护导线、牙垫、负极板等,吸出患者口腔内分泌物,为患者整理衣物,送患者安返病房。

2. 整理术中用物,废弃术中使用或打开的一次性物品,如活检钳、球囊扩张导管、活检针、注射针等。

3. 各设备仪器复原、备用。无污染时清洁擦拭即可,有血液或体液喷溅污染时用500~1000mg/L 含氯消毒液擦拭其表面,吸引瓶用 500~1000mg/L 含氯消毒液浸泡 30 分钟。

4. 对接触患者破损黏膜的各非一次性治疗用品(属高度危险性物品)如圈套器、软电极、冷冻探针、微波输出头等,先清洁处理后送环氧乙烷灭菌处理,备用。

5. 气管镜的清洗、消毒与保养　由于气管镜是一种侵入性操作,有可能导致组织损伤,因此消毒灭菌不彻底,可能引起医源性感染,甚至有可能形成生物膜,这将对患者造成更大的危害。这些年,有关内镜引起感染的例子甚至医疗纠纷也时有发生。因此,镜子使用后的规范清洗和消毒已越来越引起相关人员的重视。而规范的清洗、消毒和保养又可以延长镜子的使用寿命,在节约经济支出的同时又更好地为患者提供了服务,这也是我们每个人所希望的。

依照《内镜清洗消毒操作规范》(2004 年版)和《诊断性可弯曲支气管镜应用指南》(2008 年版),对支气管镜进行清洗、消毒和保养。笔者简单总结出了主要流程及注意事项,概述如下。

流程:初洗→酶洗→清洗→消毒→终洗。

1) 初洗:装防水帽,在流动水下彻底冲洗擦洗镜子外表面各部位,卸下所有可以取下的阀门、按钮并洗净;毛刷刷洗活检孔道和吸引孔道,两头见刷毛;接灌流器冲洗镜子内腔。

2) 酶洗:将洗净擦干的镜子连同各按钮、阀门一并放入配制好的酶洗液中浸泡,接灌流器用酶洗液冲洗镜子内腔及管道。酶洗液的配制和浸泡时间依照产品说明书。

3) 清洗:酶洗液浸泡后,用水枪或灌流器彻底冲洗各腔道,以去除管道内的多酶洗液及松脱的污物,同时冲洗内镜的外表面。

4) 消毒:将洗净擦干的镜子连同各按钮、阀门一并放入配制好的消毒液中并全部浸没,镜子各腔道注入消毒液。消毒液的配制和浸泡时间依照产品说明书。

5) 终洗:更换手套,取出消毒好的镜子和按钮,接灌流器清水冲洗镜子各管腔孔道,流动水下反复冲洗镜子外表面各部位及按钮,擦干镜身,气枪吹干内腔,装上按钮,取下防水帽。备用。

（1）注意事项

1）清洗纱布应当采用一次性使用的方式。

2）多酶洗液应当每清洗 1 条镜子后更换。

3）清洗毛刷在清洗流程中应随同镜子一起走，做到一用一消毒。

4）各种非一次性附件（异物钳、活检钳、细胞刷、圈套器、导丝等）需在超声清洗器内清洗 5~10 秒，而且必须达到一用一灭菌。

5）特殊感染患者使用过的镜子延长消毒浸泡时间。当天不再用的镜子延长消毒浸泡时间。具体延长时间依照消毒液的品种而定。

6）当天不再用的镜子，消毒后用 75% 的乙醇对各管腔冲洗、干燥，悬挂储存于专用柜内。

7）每天诊疗工作结束后对各清洗槽刷洗，用 500~1000mg/L 含氯消毒液进行擦拭。

8）每日诊疗工作开始前，必须对当日准备用的镜子再消毒。

9）及时更换消毒液，每天做化学检测。每季度对气管镜进行生物学检测并记录。

10）在清洗过程中注意爱护镜子，轻拿轻放，避免镜子打折，每次用后及时测漏，一旦发现有漏气现象立即停止使用，送专业人士检修，以避免镜子的进一步损坏。

11）清洗过程中要注意个人防护，穿隔离服，戴防护眼镜。

（2）消毒液的选择：消毒剂种类较多，目前临床常用的消毒液一般有戊二醛和二氧化氯。戊二醛对人体有一定的毒性，对器械也有一定的腐蚀性，笔者根据自己多年的临床工作经验，向大家推荐使用二氧化氯消毒剂。

目前我们所使用的二氧化氯已是稳定型的第四代消毒剂，以其广谱、高效、速效杀菌、低毒、环保而备受瞩目。同时，稳定型的二氧化氯还具有不凝固蛋白和容易清洗无残留毒性的优点。

广谱：对细菌、病毒、真菌、寄生虫、芽孢均有杀灭作用。

高效、速效：0.01% 二氧化氯在 5 分钟内可杀灭细菌繁殖体的 99.99%；0.035% 二氧化氯在 3 分钟内可杀灭所有病毒；0.035% 二氧化氯在 3 分钟内可杀灭所有真菌的 99.99%；0.04% 二氧化氯在 3 分钟内可杀灭细菌芽孢的 99.9%。

配制方法：将活化后的二氧化氯按照 360~400mg/L 的浓度进行稀释。即每 100ml "医院内镜专用消毒灭菌剂"用 4.4~4.9kg 的自来水进行稀释。

注意：必须先进行活化再稀释。其活化前为淡黄色、略有气味的稳定型液体，其有效成分二氧化氯的含量不低于 20 000mg/L，活化 5 分钟后即可使用，其有效成分二氧化氯的含量不低于 18 000mg/L。

缺点：二氧化氯对金属有腐蚀性，消毒效果受有机物影响很大，其活化液和稀释液不稳定，因此要现用现配。

附：　内镜清洗消毒技术操作规范（2004 年版）

第一章　总则

第一条　为规范医疗机构内镜清洗消毒工作，保障医疗质量和医疗安全，制定本规范。

第二条　本规范适用于开展内镜诊疗工作的医疗机构。

第三条　开展内镜诊疗工作的医疗机构,应当将内镜的清洗消毒工作纳入医疗质量管理,加强监测和监督。

第四条　各级地方卫生行政部门负责辖区内医疗机构内镜清洗消毒工作的监督管理。

第二章　基本要求

第五条　开展内镜诊疗工作的医疗机构应当制定和完善内镜室管理的各项规章制度,并认真落实。

第六条　从事内镜诊疗和内镜清洗消毒工作的医务人员,应当具备内镜清洗消毒方面的知识,接受相关的医院感染管理知识培训,严格遵守有关规章制度。

第七条　内镜的清洗消毒应当与内镜的诊疗工作分开进行,分设单独的清洗消毒室和内镜诊疗室,清洗消毒室应当保证通风良好。内镜诊疗室应当设有诊疗床、吸引器、治疗车等基本设施。

第八条　不同部位内镜的诊疗工作应当分室进行;上消化道、下消化道内镜的诊疗工作不能分室进行的,应当分时间段进行;不同部位内镜的清洗消毒工作的设备应当分开。

第九条　灭菌内镜的诊疗应当在达到手术标准的区域内进行,并按照手术区域的要求进行管理。

第十条　工作人员清洗消毒内镜时,应当穿戴必要的防护用品,包括工作服、防渗透围裙、口罩、帽子、手套等。

第十一条　根据工作需要,按照以下要求配备相应内镜及清洗消毒设备:

一、内镜及附件:其数量应当与医院规模和接诊患者数相适应,以保证所用器械在使用前能达到相应的消毒、灭菌合格的要求,保障患者安全。

二、基本清洗消毒设备:包括专用流动水清洗消毒槽(四槽或五槽)、负压吸引器、超声清洗器、高压水枪、干燥设备、计时器、通风设施,与所采用的消毒、灭菌方法相适应的必备的消毒、灭菌器械,50ml注射器、各种刷子、纱布、棉棒等消耗品。

三、清洗消毒剂:多酶洗液、适用于内镜的消毒剂、75%乙醇。

第十二条　内镜及附件的清洗、消毒或者灭菌必须遵照以下原则:

一、凡进入人体无菌组织、器官或者经外科切口进入人体无菌腔室的内镜及附件,如腹腔镜、关节镜、脑室镜、膀胱镜、宫腔镜等,必须灭菌。

二、凡穿破黏膜的内镜附件,如活检钳、高频电刀等,必须灭菌。

三、凡进入人体消化道、呼吸道等与黏膜接触的内镜,如喉镜、气管镜、支气管镜、胃镜、肠镜、乙状结肠镜、直肠镜等,应当按照《消毒技术规范》的要求进行高水平消毒。

四、内镜及附件用后应当立即清洗、消毒或者灭菌。

五、医疗机构使用的消毒剂、消毒器械或者其他消毒设备,必须符合《消毒管理办法》的规定。

六、内镜及附件的清洗、消毒或者灭菌时间应当使用计时器控制。

七、禁止使用非流动水对内镜进行清洗。

第十三条　内镜室应当做好内镜清洗消毒的登记工作,登记内容应当包括,就诊患者姓名、使用内镜的编号、清洗时间、消毒时间以及操作人员姓名等事项。

第十四条　医院感染管理部门应当按照本规范,负责对本机构内镜使用和清洗消毒质量的监督管理。

第三章　软式内镜的清洗与消毒

第十五条　软式内镜使用后应当立即用湿纱布擦去外表面污物,并反复送气与送水至少 10 秒钟,取下内镜并装好防水盖,置合适的容器中送清洗消毒室。

清洗步骤、方法及要点包括:

一、水洗

(一)将内镜放入清洗槽内

1. 在流动水下彻底冲洗,用纱布反复擦洗镜身,同时将操作部清洗干净。

2. 取下活检入口阀门、吸引器按钮和送气送水按钮,用清洁毛刷彻底刷洗活检孔道和导光软管的吸引器管道,刷洗时必须两头见刷头,并洗净刷头上的污物。

3. 安装全管道灌流器、管道插塞、防水帽和吸引器,用吸引器反复抽吸活检孔道;

4. 全管道灌流器接 50ml 注射器,吸清水注入送气送水管道;

5. 用吸引器吸干活检孔道的水分并擦干镜身。

(二)将取下的吸引器按钮、送水送气按钮和活检入口阀用清水冲洗干净并擦干。

(三)内镜附件如活检钳、细胞刷、切开刀、导丝、碎石器、网篮、造影导管、异物钳等使用后,先放入清水中,用小刷刷洗钳瓣内面和关节处,清洗后并擦干。

(四)清洗纱布应当采用一次性使用的方式,清洗刷应当一用一消毒。

二、酶洗

(一)多酶洗液的配制和浸泡时间按照产品说明书。

(二)将擦干后的内镜置于酶洗槽中,用注射器抽吸多酶洗液 100ml,冲洗送气送水管道,用吸引器将含酶洗液吸入活检孔道,操作部用多酶洗液擦拭。

(三)擦干后的附件、各类按钮和阀门用多酶洗液浸泡,附件还需在超声清洗器内清洗 5~10 分钟。

(四)多酶洗液应当每清洗 1 条内镜后更换。

三、清洗

(一)多酶洗液浸泡后的内镜,用水枪或者注射器彻底冲洗各管道,以去除管道内的多酶洗液及松脱的污物,同时冲洗内镜的外表面。

(二)用 50ml 的注射器向各管道充气,排出管道内的水分,以免稀释消毒剂。

第十六条　软式内镜采用化学消毒剂进行消毒或者灭菌时,应当按照使用说明进行,并进行化学监测和生物学监测。

第十七条　采用 2% 碱性戊二醛浸泡消毒或者灭菌时,应当将清洗擦干后的内镜置于消毒槽并全部浸没消毒液中,各孔道用注射器灌满消毒液。

非全浸式内镜的操作部,必须用清水擦拭后再用 75% 乙醇擦拭消毒。

第十八条　需要消毒的内镜采用 2% 碱性戊二醛灭菌时,浸泡时间为:

(一)胃镜、肠镜、十二指肠镜浸泡不少于 10 分钟。

(二)支气管镜浸泡不少于 20 分钟。

(三)结核分枝杆菌、其他分枝杆菌等特殊感染患者使用后的内镜浸泡不少于 45 分钟。

第十九条　需要灭菌的内镜采用 2% 碱性戊二醛灭菌时,必须浸泡 10 小时。

第二十条　当日不再继续使用的胃镜、肠镜、十二指肠镜、支气管镜等需要消毒的内镜采用 2% 碱性戊二醛消毒时,应当延长消毒时间至 30 分钟。

第二十一条　采用其他消毒剂、自动清洗消毒器械或者其他消毒器械时,必须符合本规范第十二条第五款的规定,并严格按照使用说明进行操作。

在使用器械进行清洗消毒之前,必须先按照第十五条的规定对内镜进行清洗。

第二十二条　软式内镜消毒后,应当按照以下方法、步骤进行冲洗和干燥:

一、内镜从消毒槽取出前,清洗消毒人员应当更换手套,用注射器向各管腔注入空气,以去除消毒液。

二、将内镜置入冲洗槽,流动水下用纱布清洗内镜的外表面,反复抽吸清水冲洗各孔道。

三、用纱布擦干内镜外表面,将各孔道的水分抽吸干净。取下清洗时的各种专用管道和按钮,换上诊疗用的各种附件,方可用于下一患者的诊疗。

四、支气管镜经上述操作后,还需用 75% 的乙醇或者洁净压缩空气等方法进行干燥。

第二十三条　采用化学消毒剂浸泡灭菌的内镜,使用前必须用无菌水彻底冲洗,去除残留消毒剂。

第二十四条　内镜附件的消毒与灭菌方法及要点包括:

一、活检钳、细胞刷、切开刀、导丝、碎石器、网篮、造影导管、异物钳等内镜附件必须一用一灭菌。首选方法是压力蒸汽灭菌,也可用环氧乙烷、2% 碱性戊二醛浸泡 10 小时灭菌,或者选用符合本规范第十二条第五款规定的适用于内镜消毒的消毒剂、消毒器械进行灭菌,具体操作方法遵照使用说明。

二、弯盘、敷料缸等应当采用压力蒸汽灭菌;非一次性使用的口圈可采用高水平化学消毒剂消毒,如用有效氯含量为 500mg/L 的含氯消毒剂或者 2000mg/L 的过氧乙酸浸泡消毒 30 分钟。消毒后,用水彻底冲净残留消毒液,干燥备用;注水瓶及连接管采用高水平以上无腐蚀性化学消毒剂浸泡消毒,消毒后用无菌水彻底冲净残留消毒液,干燥备用。注水瓶内的用水应为无菌水,每天更换。

第二十五条　灭菌后的附件应当按无菌物品储存要求进行储存。

第二十六条　每日诊疗工作结束,用 75% 的乙醇对消毒后的内镜各管道进行冲洗、干燥,储存于专用洁净柜或镜房内。镜体应悬挂,弯角固定钮应置于自由位。储柜内表面或者镜房墙壁内表面应光滑、无缝隙、便于清洁,每周清洁消毒一次。

第二十七条　每日诊疗工作结束,必须对吸引瓶、吸引管、清洗槽、酶洗槽、冲洗槽进行清洗消毒,具体方法及要点包括:

一、吸引瓶、吸引管经清洗后,用有效氯含量为 500mg/L 的含氯消毒剂或者 2000mg/L 的过氧乙酸浸泡消毒 30 分钟,刷洗干净,干燥备用。

二、清洗槽、酶洗槽、冲洗槽经充分刷洗后,用有效氯含量为 500mg/L 的含氯消毒剂或者 2000mg/L 过氧乙酸擦拭。消毒槽在更换消毒剂时必须彻底刷洗。

第二十八条　每日诊疗工作开始前,必须对当日拟使用的消毒类内镜进行再次消毒。如采用 2% 碱性戊二醛浸泡,消毒时间不少于 20 分钟,冲洗、干燥后,方可用于患者诊疗。

第四章　硬式内镜的清洗消毒

第二十九条　硬式内镜的清洗步骤、方法及要点包括：

一、使用后立即用流动水彻底清洗，除去血液、黏液等残留物质，并擦干。

二、将擦干后的内镜置于多酶洗液中浸泡，时间按使用说明。

三、彻底清洗内镜各部件，管腔应当用高压水枪彻底冲洗，可拆卸部分必须拆开清洗，并用超声清洗器清洗5~10分钟。

四、器械的轴节部、弯曲部、管腔内用软毛刷彻底刷洗，刷洗时注意避免划伤镜面。

第三十条　硬式内镜的消毒或者灭菌方法及要点包括：

一、适于压力蒸汽灭菌的内镜或者内镜部件应当采用压力蒸汽灭菌，注意按内镜说明书要求选择温度和时间。

二、环氧乙烷灭菌方法适于各种内镜及附件的灭菌。

三、不能采用压力蒸汽灭菌的内镜及附件可以使用2%碱性戊二醛浸泡10小时灭菌。

四、达到消毒要求的硬式内镜，如喉镜、阴道镜等，可采用煮沸消毒20分钟的方法。

五、用消毒液进行消毒、灭菌时，有轴节的器械应当充分打开轴节，带管腔的器械腔内应充分注入消毒液。

六、采用其他消毒剂、消毒器械必须符合本规范第十二条第五款的规定，具体操作方法按使用说明。

第三十一条　采用化学消毒剂浸泡消毒的硬式内镜，消毒后应当用流动水冲洗干净，再用无菌纱布擦干。采用化学消毒剂浸泡灭菌的硬式内镜，灭菌后应当用无菌水彻底冲洗，再用无菌纱布擦干。

第三十二条　灭菌后的内镜及附件应当按照无菌物品储存要求进行储存。

第五章　内镜消毒灭菌效果的监测

第三十三条　消毒剂浓度必须每日定时监测并做好记录，保证消毒效果。消毒剂使用的时间不得超过产品说明书规定的使用期限。

第三十四条　消毒后的内镜应当每季度进行生物学监测并做好监测记录。灭菌后的内镜应当每月进行生物学监测并做好监测记录。消毒后的内镜合格标准为：细菌总数<20cfu/件，不能检出致病菌；灭菌后内镜合格标准为：无菌检测合格。

第三十五条　内镜的消毒效果监测采用以下方法：

（一）采样方法：监测采样部位为内镜的内腔面。用无菌注射器抽取10ml含相应中和剂的缓冲液，从待检内镜活检口注入，用15ml无菌试管从活检出口收集，及时送检，2小时内检测。

（二）菌落计数：将送检液用旋涡器充分振荡，取0.5ml，加入2只直径90mm无菌平皿，每个平皿分别加入已经熔化的45~48℃营养琼脂15~18ml，边倾注边摇匀，待琼脂凝固，于35℃培养48小时后计数。

结果判断：菌落数/镜=2个平皿菌落数平均值×20。

（三）致病菌检测：将送检液用旋涡器充分震荡，取0.2ml分别接种90mm血平皿、中国兰平皿和SS平皿，均匀涂布，35℃培养48小时，观察有无致病菌生长。

第六章　附则

第三十六条　医疗机构设有内镜诊疗中心的,其建筑面积应当与医疗机构的规模和功能相匹配,设立患者候诊室(区)、诊疗室、清洗消毒室、内镜贮藏室等。诊疗室内的每个诊疗单位应当包括:诊疗床 1 张、主机(含显示器)、吸引器、治疗车等,每个诊疗单位的净使用面积不得少于 20m^2。

第三十七条　本规范自 2004 年 6 月 1 日起施行。

原《医院感染管理规范(试行)》第六章第十一节"内镜室的医院感染管理"同时废止,其他与本规范不一致的规定以本规范为准。

第二节　支气管镜介入治疗围术期的护理

支气管镜介入治疗围术期的护理与单纯的支气管镜检查有较大的不同,可分为术前护理、术中护理和术后护理等。术中护理已在本章第 1 节中讨论。

一、术前护理

支气管镜下治疗常采用局麻或全麻两种麻醉方式。根据麻醉方式不同,局麻患者术前禁饮食 4~6 小时,全麻患者术前禁饮食 8~10 小时,以免患者恶心、呕吐致呕吐物误吸至气管而引起意外等。术前留置套管针,有义齿的患者取下义齿。遵医嘱并根据患者的情况给予抑制呼吸道腺体分泌的药物,如阿托品或东莨菪碱,其目的是减少支气管内的分泌物,以利插管的顺利进行及检查中视野的清晰。详细询问患者过敏史、支气管哮喘史及基础疾病史,备好近期 X 线胸片、肺部 CT 片、心电图、肺功能报告。肺功能差者应行动脉血气分析。掌握患者病情,高血压、冠心病、大咯血急性期、危重患者或体质极度衰弱者术中做好相应应急准备。初次做气管镜的患者要讲解气管镜检查治疗过程,而多次重复治疗的患者,支气管镜治疗的痛苦使患者对支气管镜治疗产生较大的恐惧心理,要安慰鼓励患者。多量的支气管镜治疗应尽量对患者进行排序,根据支气管镜的时间做好禁食水的通知。由于支气管镜下治疗常因治疗方法、患者病情及身体状况,导致术中所需时间不能完全控制,患者常因为禁食时间过长而不满。因此,对于年老体弱、耐饥饿差的患者术前可予葡萄糖液静脉输入。术前指导患者进行呼吸功能训练。掌握正确的缩唇式呼吸,即让患者用鼻吸气,然后通过半闭的口唇慢慢呼气。

膈腹肌式呼吸练习:嘱患者取舒适卧位,全身放松。正常吸气后用口快速呼气数次,再闭嘴用鼻深吸气,吸气时患者将其腹部膨起,吸至不能再吸时,再用口慢慢将气呼出,呼气时,用双手放在肋下或腹部,收缩腹肌,使气呼尽。深呼吸即深吸一口气后胸廓上抬,屏气 2~3 秒,再用口慢慢地将气体呼出,呼气的时间比吸气的时间长。

二、术后护理

全麻患者麻醉苏醒后回病房平卧、禁饮食水 6 小时。局麻患者可继续卧床半小时,术后 2~3 小时方可进食,因为咽喉部麻醉后患者的吞咽反射减弱,易使食物误入气管造成误吸,并指导患者检查后的第一餐以半流质少辛辣刺激性饮食。密切观察患者的生命体征及病情变化,主要是呼吸状况及咳痰情况,呼吸状况包括血氧变化、呼吸频率、节律的变化、口唇的颜色,咳痰情况包括痰中血液情况。及时发现各种并发症,以便及时处理。根据麻醉方式、术中情况,给予心电监测。

三、并发症的护理

与支气管镜检查不同的是,频繁的支气管镜治疗及患者病情的发展会导致较多的并发症。

1. 咯血　支气管镜下治疗后患者出现少量的咯血属正常现象,表现为痰中带血或少量的血痰,其原因是治疗中对支气管造成的损伤,一般不必特殊处理,1~3天可以自行愈合。但患者如咯血痰频繁,可根据医嘱给予血凝酶等药物对症治疗。由于治疗中的患者一部分是气管肿瘤,常因为肿瘤侵犯血管导致大咯血。因此,护士应养成看支气管镜报告单的习惯,并及时与主管医生沟通,对有侵犯血管的患者应采取预防措施。如床头准备负压吸引,常规留置套管针等,并教育患者避免剧烈咳嗽、大便用力等,减少血管破裂的诱因。一旦发生大咯血应立即报告医生,并采取有效的护理措施及时抢救。立即去枕平卧,头偏向患侧,或头低脚高位,轻拍背部,消除鼻腔、口咽内的积血,或及时使用负压吸引以保持呼吸道通畅,必要时配合医生行支气管镜下吸引或止血治疗。调高氧气吸入3~4L/min。建立静脉输液通道,给予止血药应用,必要时输血;严密观察生命体征变化,观察有无面色苍白、皮肤湿冷等休克状态,准备好抢救药品、器械,避免窒息致死的后果发生,必要时及时送至重症监护。患者病情控制后,消除患者的恐惧、紧张情绪,必要时给小量镇静剂应用,避免用力咳嗽。一旦大咯血发生,抢救成功率较低。

2. 气道水肿或窒息　支气管镜下治疗会因刺激气道导致气道水肿,或因为治疗产生的坏死物或结痂脱落致气道阻塞。最早在患者术后回病房即可发生,患者出现呼吸困难、血氧下降等,严重时患者会有濒死感。尽量使患者半坐位,调高氧气流量至3~4L/min,通知医生遵医嘱使用甲泼尼龙静脉推注。如症状没有明显缓解,及时配合医生行支气管镜下治疗。

3. 咽喉部疼痛　嘱咐患者少说话,并适当的休息,1周内不要做较用力的动作,不可用力咳嗽咳痰,以防引起肺部的出血,并向患者说明术后可能出现鼻腔及咽部不适、疼痛、声嘶、头晕、吞咽不畅等,休息后可以逐渐好转。

四、心理护理

由于患者对医学知识的缺乏,以及对支气管镜的认知不足,认为支气管镜检查是一种很痛苦很可怕的检查操作,检查前常常存在较重的心理负担和压力,常表现为焦虑、恐惧。因此,支气管镜检查前的心理护理非常重要,它是关系到患者能否有效地配合检查及能否顺利地进行一次性插管的关键。对此,支气管镜检查前我们应主动关心患者,向患者解释检查的全过程,认真听取患者的各种问题,并给予耐心细致地解答,并通过护士良好的语言、表情、态度和行为去影响和改变患者的心理状态,以减轻患者不必要的精神压力,及时解决不利于检查的各种心理反应,尽量使患者精神放松,减轻焦虑、恐惧感,促使其达到接受检查和治疗所需的最佳身心状态,积极地配合检查。

五、几种特殊治疗的护理

(一) 光动力疗法(photodynamic therapy, PDT)

光动力疗法的护理重点为避光的护理,如避光暗室及人员的准备、避光期间的病情观察等。

1. 光敏剂给药前避光的准备

(1) 避光病室的准备:接受光动力疗法的患者必须做好避光前的准备。医护及时沟通,在避光药物输注前至少一天准备好避光病房。具体要求为,悬挂避光窗帘并遮挡病房门等一切可透光的位置,在病房门外做标识标明避光日期。准备台灯以代替室内光源,最好为可调式台灯,在输入光敏剂两周内保持能见度小于 4%。尽量安排患者单独一个病房。患者避光后,除各种治疗外无法进行其他活动,因此,对日常中的小事变得特别敏感,包容性和忍耐力都有下降,多名患者同处一室,患者之间的矛盾会变得更加突出。

(2) 避光前患者的准备:患者需备墨镜、手套、宽边帽、长衬衣和袜子等,在治疗期间需要外出时必须遮盖所有的皮肤。洗漱用水不可过热,以免灼伤皮肤。患者在避光期间严格佩戴墨镜,避免看电视。2 周后根据医嘱逐渐见光。

(3) 避光前的药物输入:配药时要使用避光注射器,输注时要使用避光泵管。输注光敏剂前必要时需做过敏试验。最好用留置套管针来保证通畅的静脉通路,必要时可给予深静脉穿刺,以防止液体外渗造成组织的严重破坏。药物输入时要密切监测药物变态反应,某些患者会出现荨麻疹和支气管痉挛。

(4) 做好避光前的健康教育:光动力治疗方法仍不为患者及家属所熟悉,所以要重视患者的健康教育。教育内容包括治疗简单原理、方法、避光要求、治疗期间患者配合要点和可能出现的反应等,必要时模拟治疗全过程,以熟悉治疗室内环境及治疗过程,避免暗室操作给患者带来紧张、恐惧心理。

2. 避光期间的护理

(1) 避光中的营养支持:行光动力治疗的晚期肿瘤患者或消化系统的肿瘤,常伴有营养不良。特别是消化系统肿瘤的治疗期间常需禁饮食水,因此要重视患者的营养状况评估。但避光暗室增加了患者的病情观察的难度,所以要更重视患者的主诉。同时,胃肠外营养支持的护理很重要。

(2) 安全管理:一般患者静脉输注避光剂 40~50 小时后需做激光照射治疗 2~3 次,因此送患者去照射治疗时要为患者做好遮挡,特别是头部的遮挡要留有空间避免患者憋气。避光中要保持病房的整洁,物品摆放定位置,地面尽量减少杂物避免患者或家属绊倒。但在严格避光期间,黑暗给病室的整理带来了困难,可以将病室整理的时间放在患者去做激光照射治疗的时间。

(3) 患者的运动:黑暗中患者更易于卧床休息而运动减少。因此,在病情允许时护理人员应该时时督促患者运动。根据避光阶段指导患者进行不同运动。用药 5~7 天在严格避光期间,可在床上进行运动,避免室内运动在黑暗中摔倒。两周后可指导患者夜晚时在灯光弱处活动。

(4) 根据患者的遵医行为采取不同的护理:避光前及避光过程前期评估患者避光的遵医行为的顺从性,分为三种:①过度避光;②适度避光;③避光不足。过度避光患者表现为认为开关病房门所泄进的光线都会对其造成伤害,立刻用棉被遮挡整个身体。对于治疗护理中必需的光源,如病情观察及或执行各项操作时,因恐惧光线造成伤害而拒绝开灯或将灯亮度调至最小,对患者日常生活和护理都带来较大影响。过度避光者在避光结束时不去打开窗帘,坚持避光。避光行为欠缺的患者表现为不注重避光,不严格遵守避光要求,及早打开窗帘或房门。

3. 避光期结束的护理　患者不宜长居暗房内,室内应有一定的光线,因为让皮肤暴露于柔和的室内光线,可通过光漂白反应,促发残存的光敏剂灭活。当避光满 30 天后在小面积皮肤(如将手遮住露出 22cm 的皮肤)进行测试,试着暴露于日光下 10 分钟左右,24 小时之内如出现水肿、丘疹、水疱,则应继续避光,2 周后再试。如果 24 小时后未出现以上现象,则可酌情逐渐增加日照时间。

心理护理:由于光动力治疗对于患者及家属较为陌生,加之肿瘤患者也较多地存在焦虑、害怕、忧虑等心理,因此要做好心理护理。

4. 常见并发症

(1) 药物过敏反应:大多数文献报道在注射血卟啉衍生物(HPD)中发现过敏性休克反应,也发现缓慢性出现的胸闷、心悸不适等表现。

(2) 热反应:有 3% 患者直接静脉注射血卟啉衍生物(HPD),在用药当天可出现低热,缓慢静滴可减轻发热反应。

(3) 皮肤光毒反应出现:此现象主要是在注射血卟啉衍生物后避光不当所致。

(4) 皮肤色素沉着:约 2~3 个月后自然消退,一般无不适症状。SGPT 升高应用 HPD 的患者约有 2% 出现 SGPT 升高,适当保肝治疗后可逐渐下降。

(5) 窒息:做肺部或喉部光动力治疗的患者,可由于治疗刺激气道致水肿或治疗后坏死组织阻塞气道导致窒息,所以治疗后应严密观察患者呼吸状况,特别是血氧变化,及时报告医生,遵医嘱给予地塞米松 5~10mg 静脉注射,必要时须回治疗室清理呼吸道。

(6) 光过敏反应:光过敏反应,常由于未严格避光所致。轻微者表现皮肤发红,可不予处理。严重者表现为局部出现皮疹,红斑,可遵医嘱局部涂地塞米松软膏、肌内注射苯海拉明。

(二) 气管内支架置入术

气道内支架置入术是治疗气道狭窄的有效措施,其护理重点在并发症的观察及处理。

1. 术前护理　各种原因导致的气道狭窄患者由于长期呼吸困难,痰液排出不畅,常伴有肺部感染或肺不张,因此支架置入前后呼吸道的护理很重要。配合医生按时、足量使用抗生素抗感染,并观察用药后的反应。采用雾化吸入、翻身、叩背等物理疗法促进排痰。

术前完善常规检查,做好支架置入前支气管镜检查及治疗的配合。置入支架前需做支气管镜检查以明确狭窄部位、程度,并根据气管的部位和粗细选择合适的支架。气管特别狭窄者需做镜下治疗如予氩气刀烧灼或二氧化碳冷冻等治疗扩宽气道以保证支架置入。检查患者牙齿情况,术前取下义齿,牙齿活动者用细线系牢并告知医生。

术前常规禁食水 6 小时,术前 30 分钟苯巴比妥 0.1g、阿托品 0.5mg,肌内注射。予静脉留置针开放静脉通路,并用生理盐水 100ml 维持通畅,以备术中出现出血、呼吸困难等急救用药。术中常规备药 1mg 肾上腺素 1 支,血凝酶 2U,2% 利多卡因 20ml 1 支,带好病历和胸片。

病床需安装负压吸引器、连接管、吸痰管、氧气装置备用,并根据病情准备心电监护仪。全麻患者备好麻醉床。

2. 术后护理　患者返病房,全麻患者常规予平卧位,禁食水6小时。表麻患者予半卧位,禁食水4小时。予持续低流量吸氧2~3L/min,观察患者生命体征变化,特别是心率和血氧饱和度。观察患者呼吸状态及咳嗽、咳痰情况并做好记录。患者支架放置成功后,呼吸困难会立即得到明显缓解。继续常规抗感染治疗,并注重患者排痰状况。支架置入后气道打开,主要靠咳嗽排痰。术后常规祛痰药物沐舒坦30mg,3次/天,静推以减少痰液,并配合超声雾化吸入湿化痰液,使痰液易于咳出。雾化吸入时痰液黏稠可加入碳酸氢钠来稀释痰液,加入地塞米松5mg缓解气道水肿。患者进饮食前,在患者吞咽有感觉后可进清水,进水无呛咳后可进饮食。饮食以软食为准,禁忌硬食或过冷过热,避免吞咽过大食团。一般支架在置入后24~48小时释放完全,这段时间支架更易于移位,因此避免剧烈咳嗽等,并在置入后2~3天做胸片或电子支气管镜检查来明确支架位置及释放情况。护士还要做好抢救的准备,以应对支架置入后支架移位、气道水肿等并发症的发生。

3. 注重患者的全身状况　支架置入患者中一部分由于肿瘤所致的狭窄。肿瘤患者由于其病程长,已有肿瘤的多发转移,加上长期气管狭窄所带来的感染及肺不张等致身体状况较差,病情变化快。因此,要注重对患者身体、心理全面的评估与护理。笔者遇到5例患者在支架置入1个月余因感染或多器官脏器衰竭死亡。这5例患者均为肿瘤晚期,支架置入后患者的呼吸困难得到了有效的缓解,减少了患者痛苦,提高了患者的生存质量。

4. 心理护理　行内支架置入术的患者都有较为漫长的病史,不仅身心受到重创,经济上也会遭受很大的损失。支架置入前渐进的呼吸困难以及多次支气管镜检查及镜下治疗也给患者带来了巨大的痛苦,患者术前对检查、治疗即有较强的恐惧心理。因此,做好患者的心理护理很重要。护理人员要密切配合医生,增加与导管室、支气管镜室、手术室等部门的合作,妥善安排患者的禁食水时间,减少患者手术等待时间。其次,护士要认同患者的巨大痛苦,在术前、术后与患者谈话,给患者提供表达、宣泄痛苦的机会,并适时的鼓励、安慰患者。

5. 并发症的护理

(1) 支架移位:支架移位是支架置入术后常见的并发症。支架置入释放良好后,患者呼吸困难立即得到缓解。而一旦移位会加重喘憋,不及时救治会导致死亡。尤其是覆膜支架一旦移位对呼吸的影响很大,需要特别关注。其中分叉形支架如L形、Y形支架,一旦移位气道阻塞的程度远远大于直筒形的支架。支架移位后患者的喘憋感严重,但血氧降低可能不特别明显,在90%~95%左右,但大汗,心率增快,患者有濒死感,伴极度的紧张,呼吸时可听见气流冲击异物的声音。护士应立刻调节氧气吸入为7~10L/min,摇高床头,通知医生并配合医生行电子支气管镜检查。同时安抚患者,减少患者紧张情绪以降低耗氧量。一旦确定移位,唯一有效的方法是立即送回支气管镜室或手术室调节支架位置或行支架取出术。在临床护理中,笔者曾有2例因支架移位术后2小时即行支架取出,1例返回支气管镜室调整位置。在支架置入一段时间后,由于气道塑形成功,气道大于支架直径,支架也会在气道内移动。当支架移至声门附近,患者可有咽喉部的疼痛感。更有甚者会造成窒息等急症。曾有一例患者,车祸后致气管狭窄行支架置入术后第3天,患者剧烈咳嗽后支架咳至口咽部卡住致窒息,迅速用止血钳将支架拉出后窒息缓解。剧烈咳嗽是导致支架移位的因素之一,因此咳嗽的控制也很重要。

(2) 气道水肿:反复的器械操作易引起气管支气管及声门水肿。气道水肿会加重呼吸道狭窄,患者突然出现呼吸困难,濒死感,血氧迅速下降,严重者造成窒息死亡。术中尽可能手术一次成功避免反复操作是减少并发症的关键。而及时给予注射用水 2ml 加甲泼尼龙 40mg 静推是缓解气道内水肿的有效方法。而支架移位静推甲泼尼龙则不会明显改善呼吸困难。

(3) 咳嗽:患者放入支架后,有些患者不耐受会发生剧烈咳嗽。一般支架置入后达到完全释放需要 24~48 小时,剧烈咳嗽也容易导致支架移位。避免剧烈咳嗽要鼓励患者放松,尽量减少剧烈咳嗽的次数和程度。观察患者咳嗽性质,是否为刺激性干咳。必要时予阿桔片 30mg 口服是缓解刺激性干咳的有效方法。笔者曾遇 5 例患者咳嗽剧烈,其中 2 例口服阿桔片 1 片,3 次 / 天,口服 2 天后缓解;3 例镇咳无效:1 例致支架咳出,1 例镇咳 4 天无效无法忍受取出支架,1 例治疗后持续咳嗽 3 个月,任务完成,支架取出。

(4) 咯血:术后出血多为渗血,量少,出血较多且咯出无力者,需用电子支气管镜吸出,局部给予 0.005%~0.010% 肾上腺素,可同时静脉或皮下注射血凝酶。本组患者支架置入后有少量陈旧性血痰,予血凝酶 1KU 静脉给药后消失,未发生大咯血。

(5) 疼痛:疼痛主要由于放置支架时对气道的损伤、置入支架后支架释放对气道扩张所致。表现为咽喉部、胸部的疼痛,大多数患者的疼痛程度在可耐受范围内,无须药物治疗。但少部分患者疼痛影响睡眠或导致烦躁等心理问题,则根据医嘱使用止痛药物。

(6) 长期并发症:气道再狭窄。气道再狭窄是影响气道支架远期疗效的主要因素之一。患者自身导致气管狭窄的病因很难消除,而支架置入后又作为异物可刺激肉芽组织增生,因此,支架置入后,短则几天即可出现再狭窄。肉芽组织或肿瘤组织可从裸支架网眼内长出,或支架两端增生的肉芽组织均可引起管腔再狭窄。患者气道再狭窄发生后,再次出现进行性的呼吸困难。因此,支架置入后需每月复诊 1 次,行电子支气管镜检查,以了解支架情况及肿瘤生长情况。一旦出现再狭窄,可配合氩等离子体凝固(APC)烧灼、二氧化碳冷冻等治疗来清理气道。长期不复诊,会出现肉芽组织包裹裸支架致取出困难。

(王兆霞)

参 考 文 献

1. 李笑屏,罗玮,谢艺开.舒适护理在纤维支气管镜检查中的应用.现代医院,2010,10(1):85-86.

2. 刘红,吴娅莉,杨莎.健康教育在肿瘤光动力治疗中的应用.重庆医学,2008,37(22):2621-2622.

3. 李慧莉,席延荣,刘慧龙.激光光动力治疗上消化道肿瘤 112 例护理措施.华北国防医药,2008,20(2):72-73.

4. Wang HW,Zhou YQ,Yamaguchi E,et al.Endoscopic removal of metallic airway stents。J Bronchol Intervent Pulmonol,2010,18(1):31-37.

5. 王洪武,李冬妹,张楠,等.气管内覆膜金属支架置入治疗食管气管瘘.中华结核和呼吸杂志,2013,36(5):390-392.

6. 王洪武 . 金属支架置入治疗气道再狭窄及发生再狭窄的相关因素 . 中国组织工程研究与临床康复,2008,
　12(13):2551-2555.
7. 邹珩,张楠,王洪武,等 . 气管硅酮支架治疗创伤性气管狭窄的临床应用体会 . 中华结核和呼吸杂志,
　2015;38(9):704-706.